報道記録

新型コロナウイルス感染症

The COVID-19 timeline in Japan

読売新聞東京本社調査研究本部編

読売新聞社

讀賣新聞
2月27日 木曜日
2020年(令和2年)
発行所 読売新聞東京本社
〒100-8055 東京都千代田区大手町1-7-1
電話 (03) 3242-1111 (代)
www.yomiuri.co.jp/

号外

小中高一斉休校

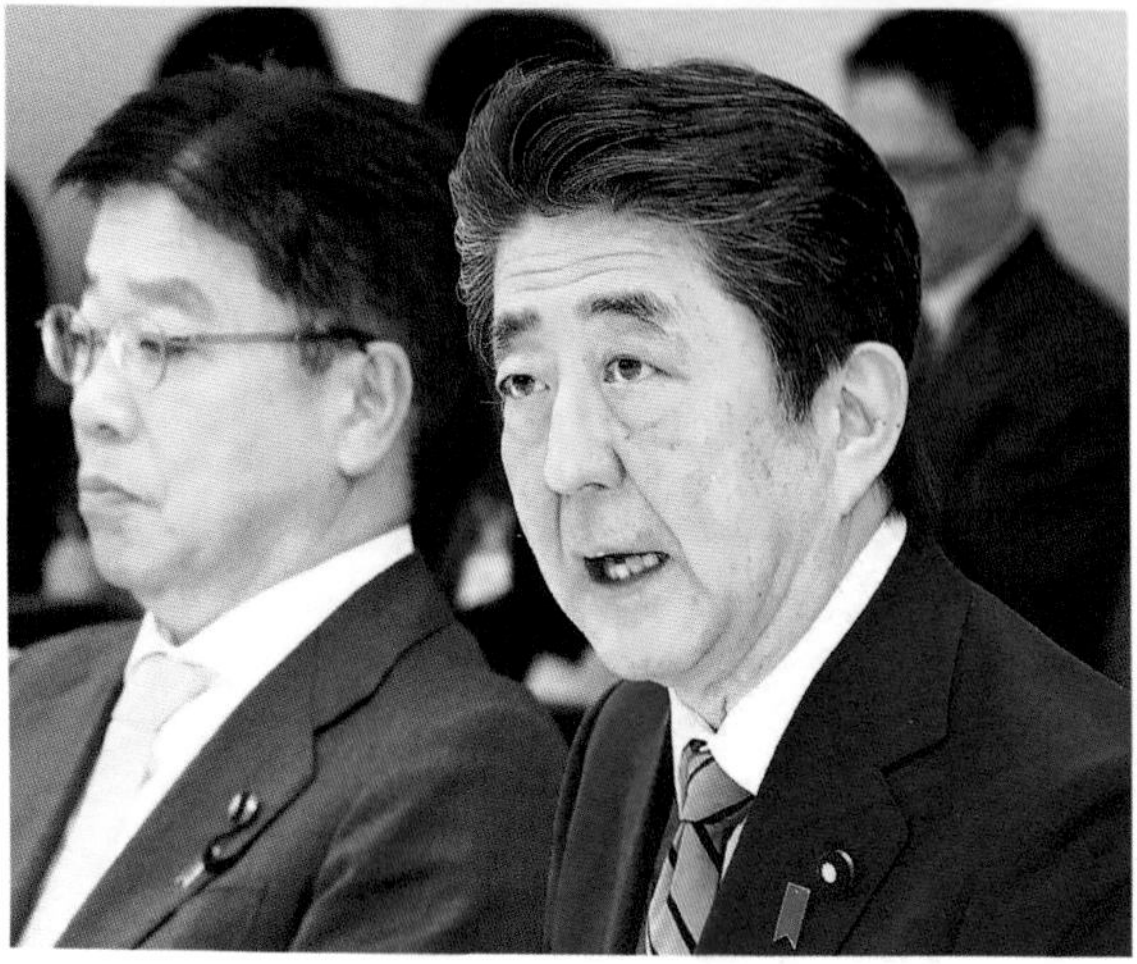

週明けから全国で

新型肺炎、首相要請

政府は27日、新型コロナウイルスの感染拡大を防ぐため、全国の小中学校、高校、特別支援学校を3月2日から春休みまで臨時休校とするよう要請することを決めた。安倍首相が首相官邸で開かれた対策本部で表明した。

文部科学省が全国の教育委員会などに首相の要請を盛り込んだ通知を行う。政府が全国の学校に対し、一律に休校を要請するのは極めて異例だ。

首相は対策本部の会議で、「ここ1、2週間が極めて重要な時期だ。（今回の要請は）何よりも子供たちの健康、安全を第一に考え、多くの子供たちや教員が日常的に長時間集まることによる感染リスクにあらかじめ備える観点からだ」と述べた。

入試や卒業式などを終えていない学校については、「感染防止のための措置を講じたり、必要最小限の人数に限って開催したりするなど、万全の対応を取っていただくようお願いする」と呼びかけた。また、行政機関や企業に対しては、「子供を持つ保護者の方々への配慮」を求めた。

感染者が相次いだ北海道内のほぼ全ての小中学校では27日から臨時休校が始まった。また、千葉県市川市は28日から、大阪市は29日から市立小中学校などの休校を決めた。

▲新型コロナウイルス感染症対策本部で小中高校などへの休校要請について発言する安倍首相（27日午後6時27分、首相官邸で）

◎2020年2月27日号外

讀賣新聞
4月7日 火曜日
2020年（令和2年）
発行所
読売新聞東京本社
〒100-8055
東京都千代田区大手町1-7-1
電話 (03) 3242-1111（代）
www.yomiuri.co.jp/
号外

緊急事態宣言 発令

東京など7都府県

新型コロナ対策 来月6日まで

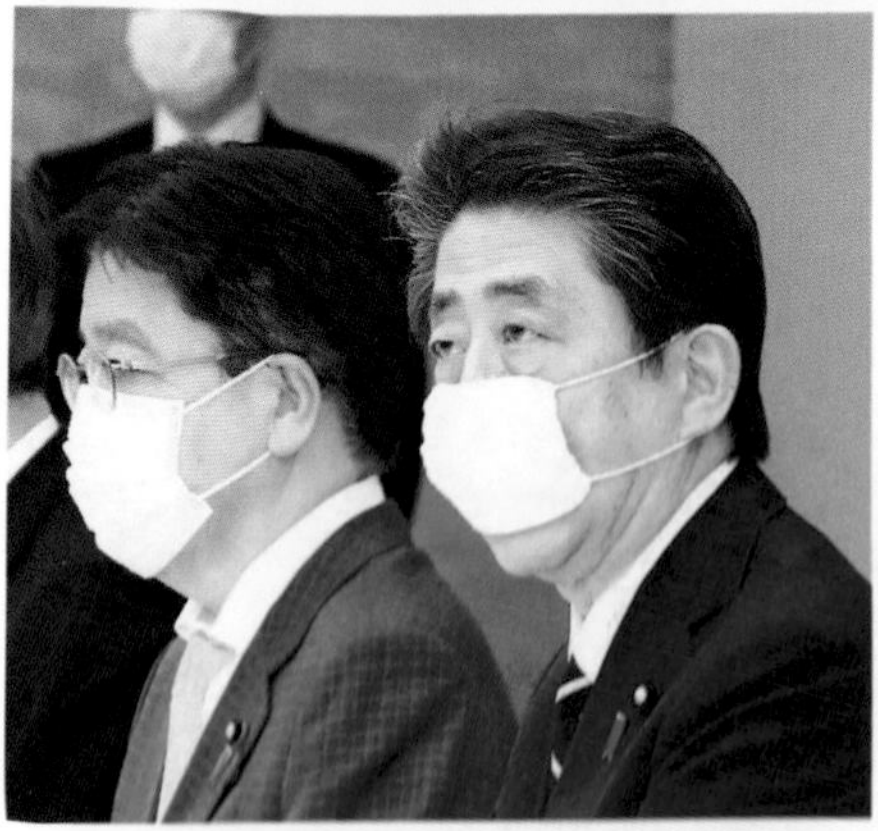

新型コロナウイルス感染症対策本部で緊急事態を宣言する安倍首相（右。左は加藤厚生労働相）（7日午後5時45分、首相官邸で）＝源幸正倫撮影

安倍首相は7日夕、新型コロナウイルスの感染が広がっている東京、神奈川、埼玉、千葉、大阪、兵庫、福岡の7都府県を対象に緊急事態を宣言した。期間は5月6日まで。宣言発令で感染増加に歯止めをかけ、崩壊の懸念が出ている医療提供体制を守る。

宣言は改正新型インフルエンザ対策特別措置法に基づくもので、2012年の特措法成立後、初の発令となった。

首相は首相官邸で開催した7日夕の政府対策本部で「全国的かつ急速な蔓延《まんえん》による国民生活および国民経済に甚大な影響を及ぼす恐れがある事態が発生したと判断し、特措法の規定に基づき、緊急事態宣言を発出する」と表明した。

特措法では、鉄道や道路を強制的に止めることはできない。首相は「海外で見られるような都市封鎖（ロックダウン）を行うものではない」とも強調した。東京都や大阪府も都市封鎖を否定しており、経済・社会活動は可能な限り維持されることになる。

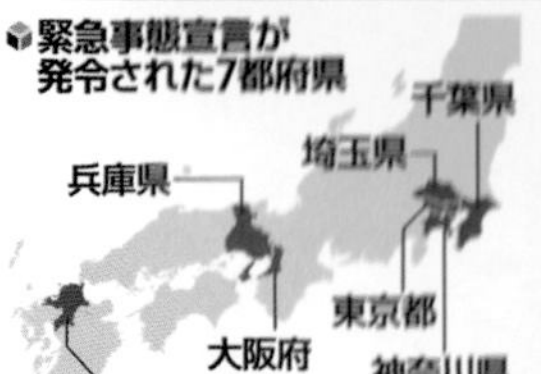

これに先立つ7日午前、首相は専門家でつくる基本的対処方針等諮問委員会に、現状が緊急事態宣言の2要件に該当するかどうかを諮問した。2要件は①国民の生命と健康に著しく重大な被害を与える恐れ②全国的かつ急速な蔓延により国民の生活と経済に甚大な影響を及ぼす恐れ——で、諮問委は双方に該当すると判断した。

首相は同日昼、衆参両院の議院運営委員会に出席し、宣言発令を事前報告した。

発令後は、対象区域の知事が不要不急の外出自粛を要請できるようになるほか、学校や大規模施設について使用停止の要請・指示が可能になる。罰則はない。強制力を伴う措置は①医薬品や食品などの売り渡し要請に応じない場合、強制収用や保管命令を行う②臨時医療施設の開設のため、土地・建物を所有者の同意なしに使用する——のみとなる。

4月7日号外

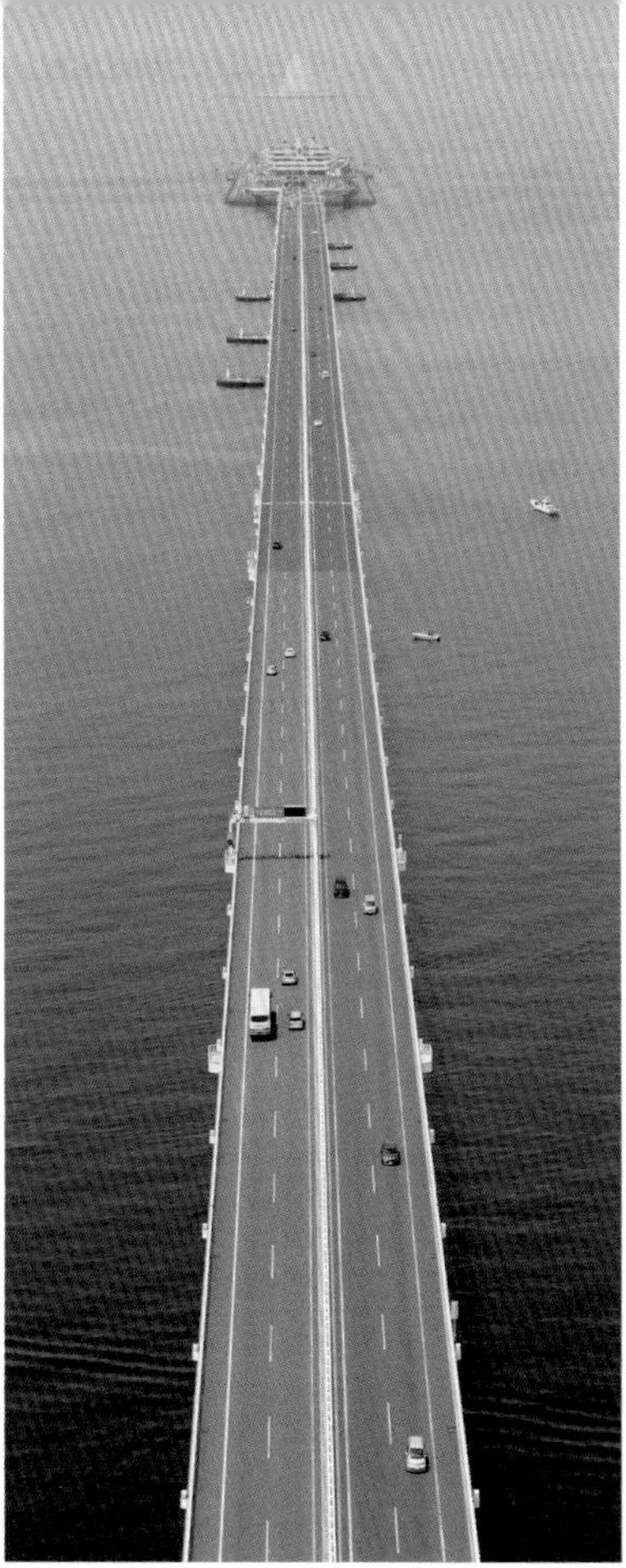

連休中でも車が順調に流れていた東京湾アクアライン（5月5日午前撮影）

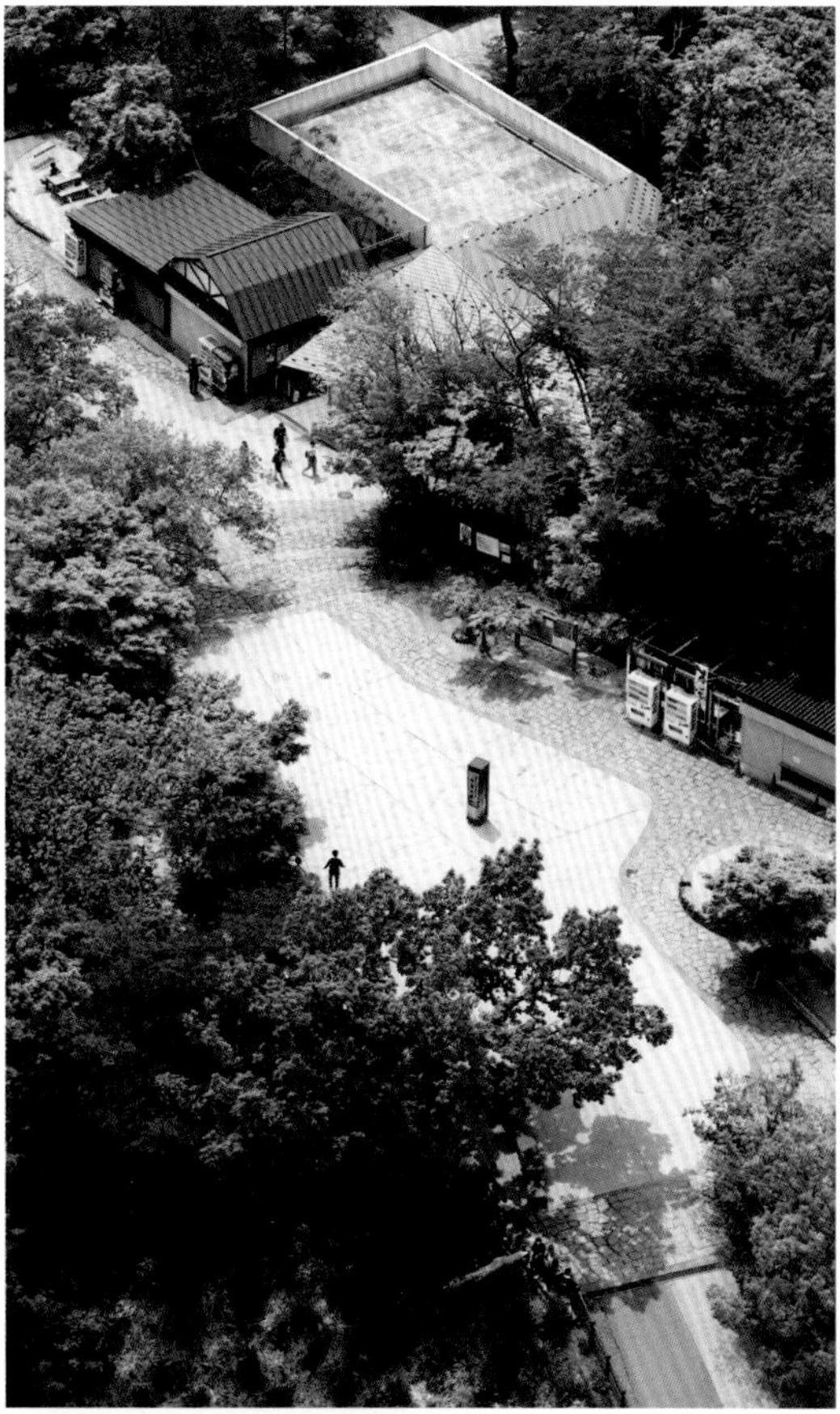

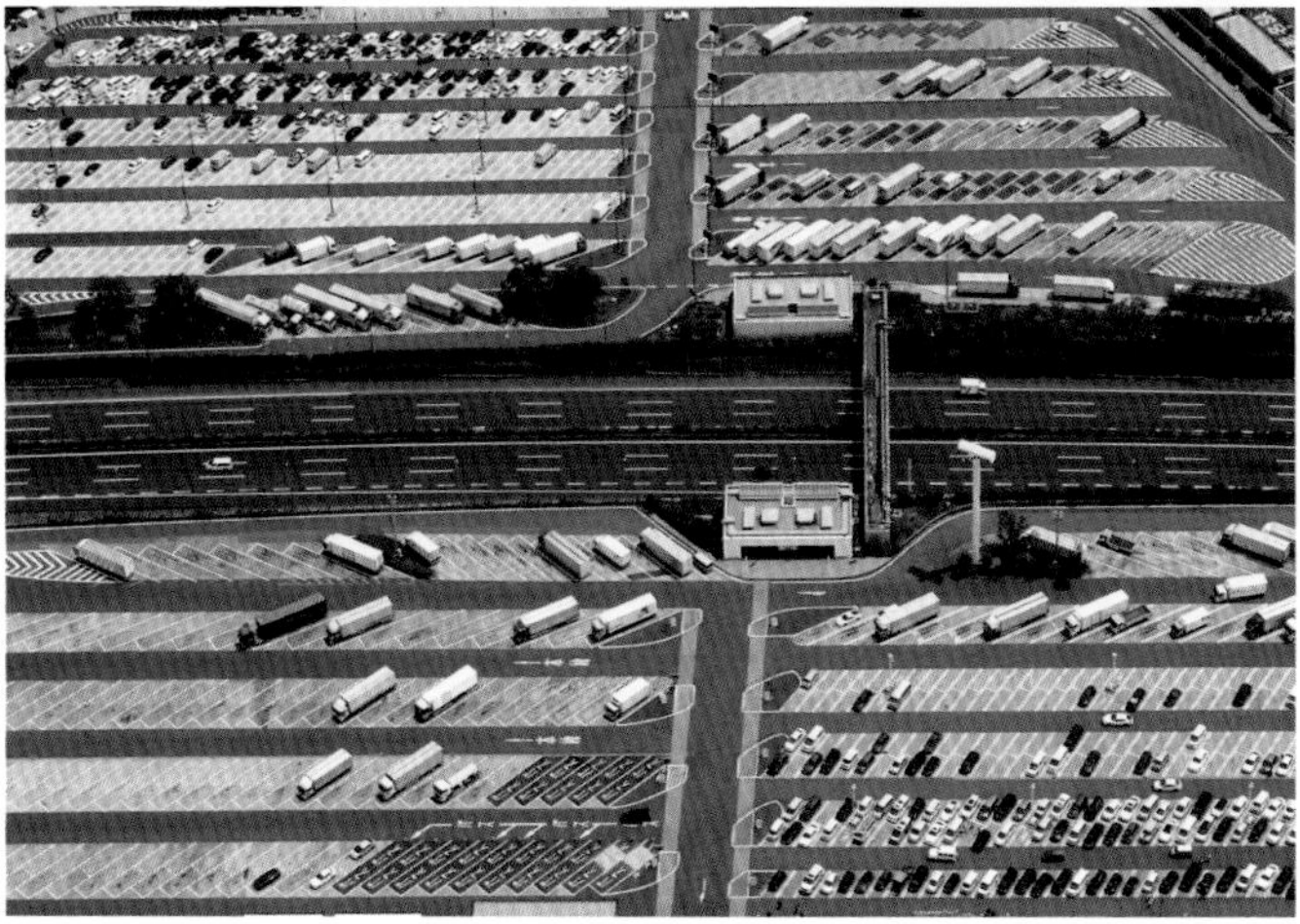

上：東京都八王子市の高尾山。連休中はケーブルカーが運休し、山頂には人の姿が少なかった（5月5日午後撮影）

左：駐車場に空きが目立つ神奈川県海老名市の東名高速道路・海老名サービスエリア（5月5日午後撮影）

◎2020年5月7日夕刊二面写真特集「密なき大型連休」より。いずれも本社ヘリから空撮

讀賣新聞

8月28日 金曜日
2020年(令和２年)
発行所
読売新聞東京本社
〒100-8055
東京都千代田区大手町1-7-1
電話 (03) 3242-1111 (代)
www.yomiuri.co.jp/

号外

安倍首相退陣へ

コロナ下 持病悪化

歴代最長政権に幕

安倍首相は持病の悪化を理由に退陣する意向を固めた。28日夕の記者会見で表明する。新型コロナウイルスへの対応が長期化する中、体調に不安を抱えながら難局のかじ取りに当たるのは困難と判断した。第1次内閣を含め、歴代最長を記録した長期政権が幕を閉じる。

自民党は後継の総裁を選出するが、党内には岸田政調会長や菅官房長官、石破茂元幹事長らを推す声がある。

首相は持病の潰瘍性大腸炎の悪化を受け、8月17日と24日に東京・信濃町の慶応大病院で診察を受けた。しかし、体調は思わしくなく、退陣を決めた。第1次内閣の2007年9月に退陣した際も潰瘍性大腸炎の悪化が原因だった。

首相は12年9月の党総裁選で総裁に返り咲くと、同12月の衆院選で民主党に大勝し、第2次内閣を発足させた。

大胆な金融緩和を柱とした経済政策「アベノミクス」を推進し、経済・雇用を回復軌道に乗せた。外交・安全保障政策では日米同盟を基軸とし、集団的自衛権の限定行使を認める安全保障法制を整備した。

党総裁としては衆院選と参院選をあわせて「国政選6連勝」を達成。18年9月の総裁選で石破氏を破り、総裁連続3選を決めた。総裁任期は来年9月まで。

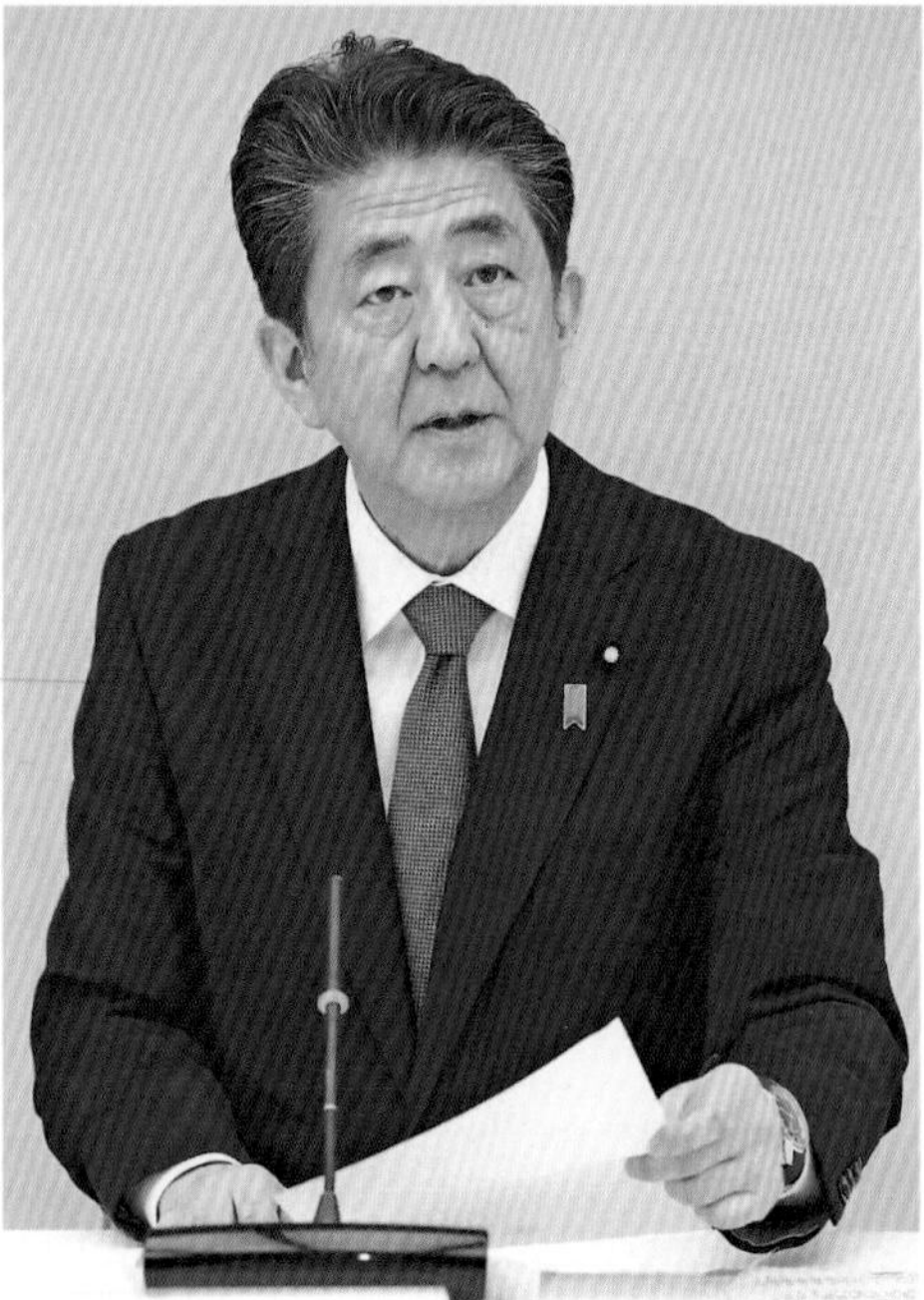

28日、新型コロナウイルス感染症対策本部でワクチン確保などの追加対策を表明する安倍首相（首相官邸で）

◎2020年8月28日号外

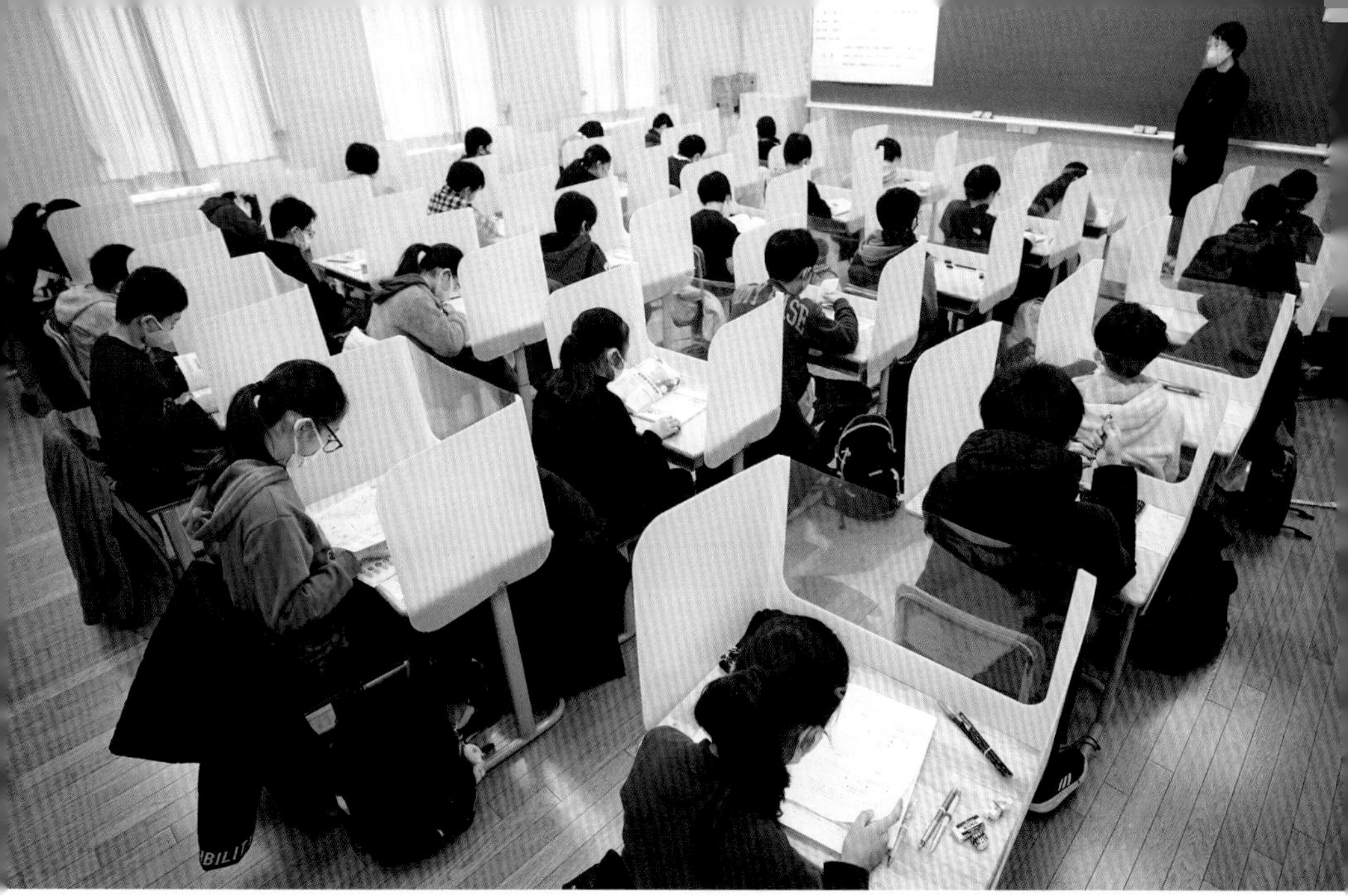

ついたてが付けられた机で中学入試
（さいたま市、1月12日撮影）

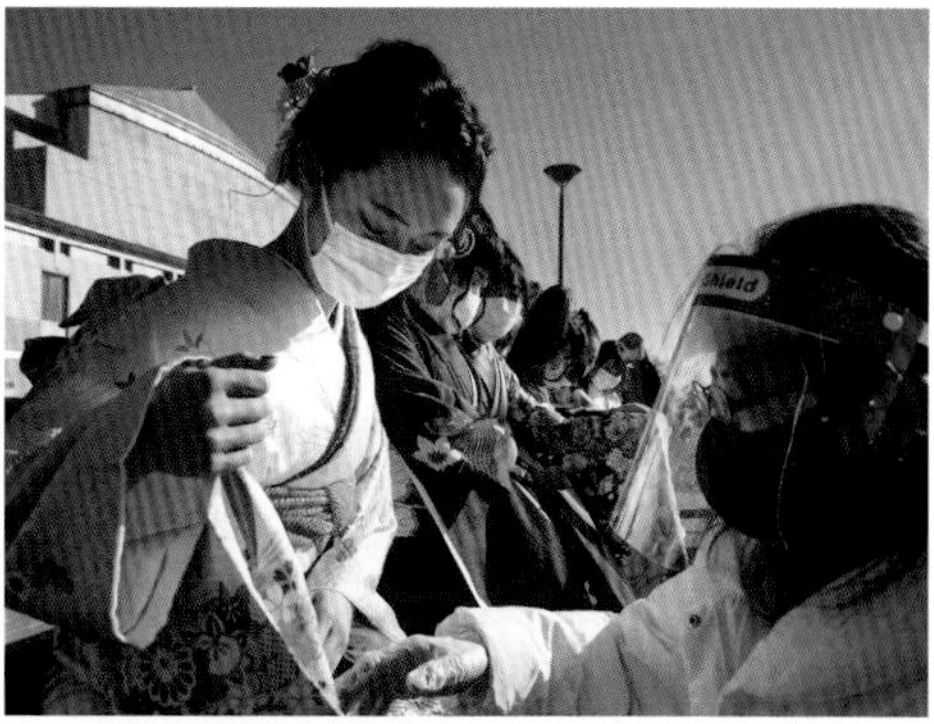

屋外で記念撮影だけの「青空成人式」（埼玉県加須市、1月10日撮影）

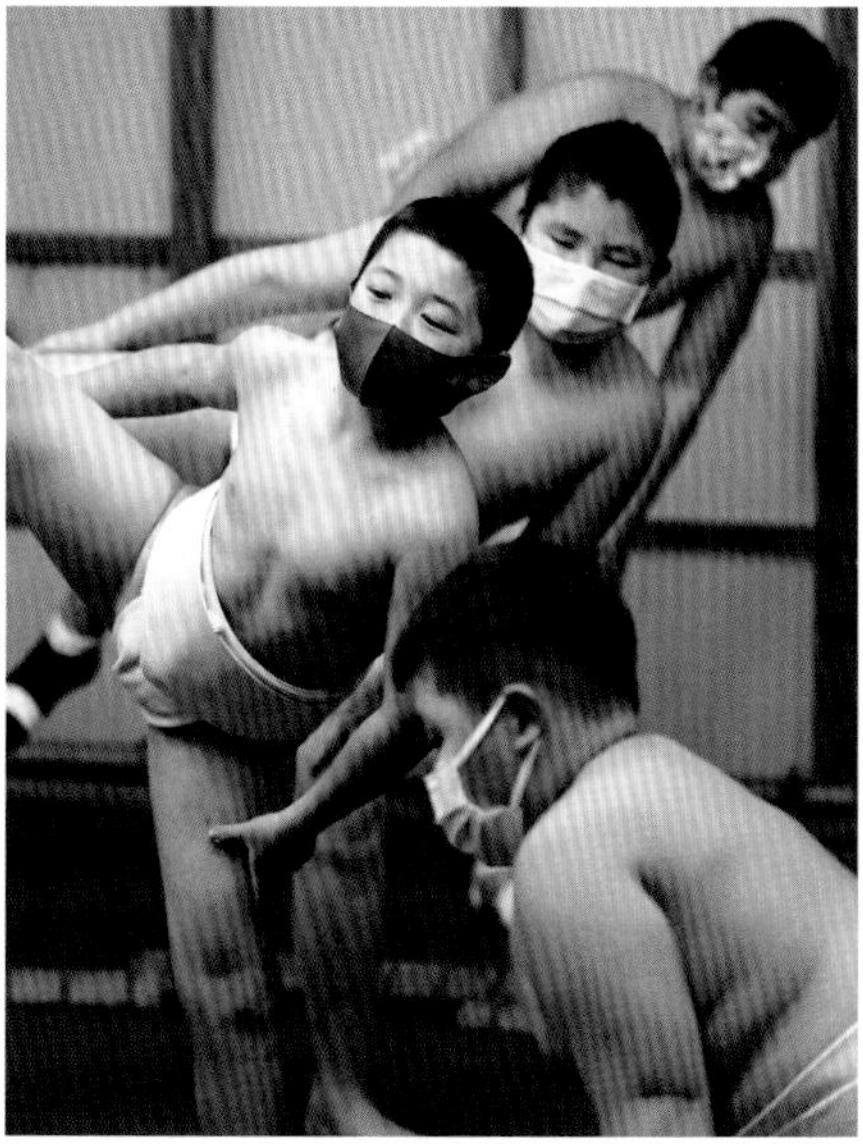

マスクを着用し、稽古に励む相撲クラブ
（埼玉県入間市、1月20日撮影）

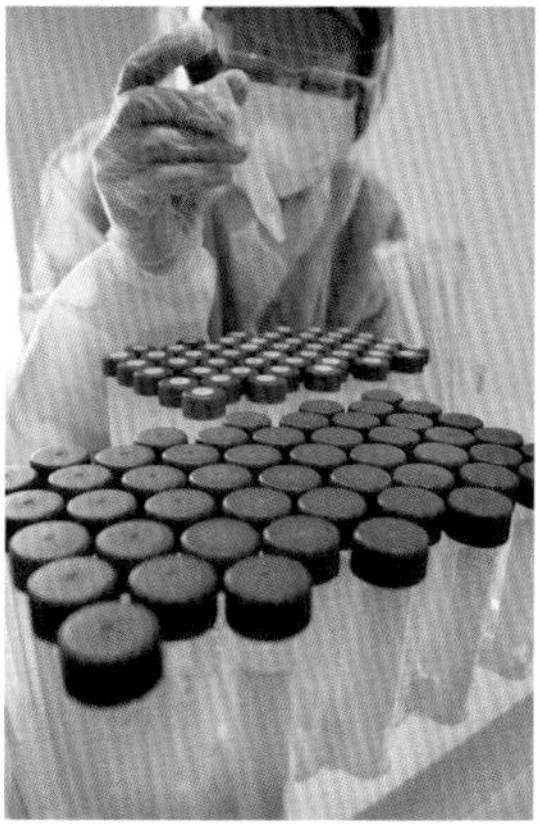

PCR検査のために集められた検体（東京都内、1月22日撮影）

◎2021年1月25日夕刊写真面
「『緊急事態』試練の冬」より

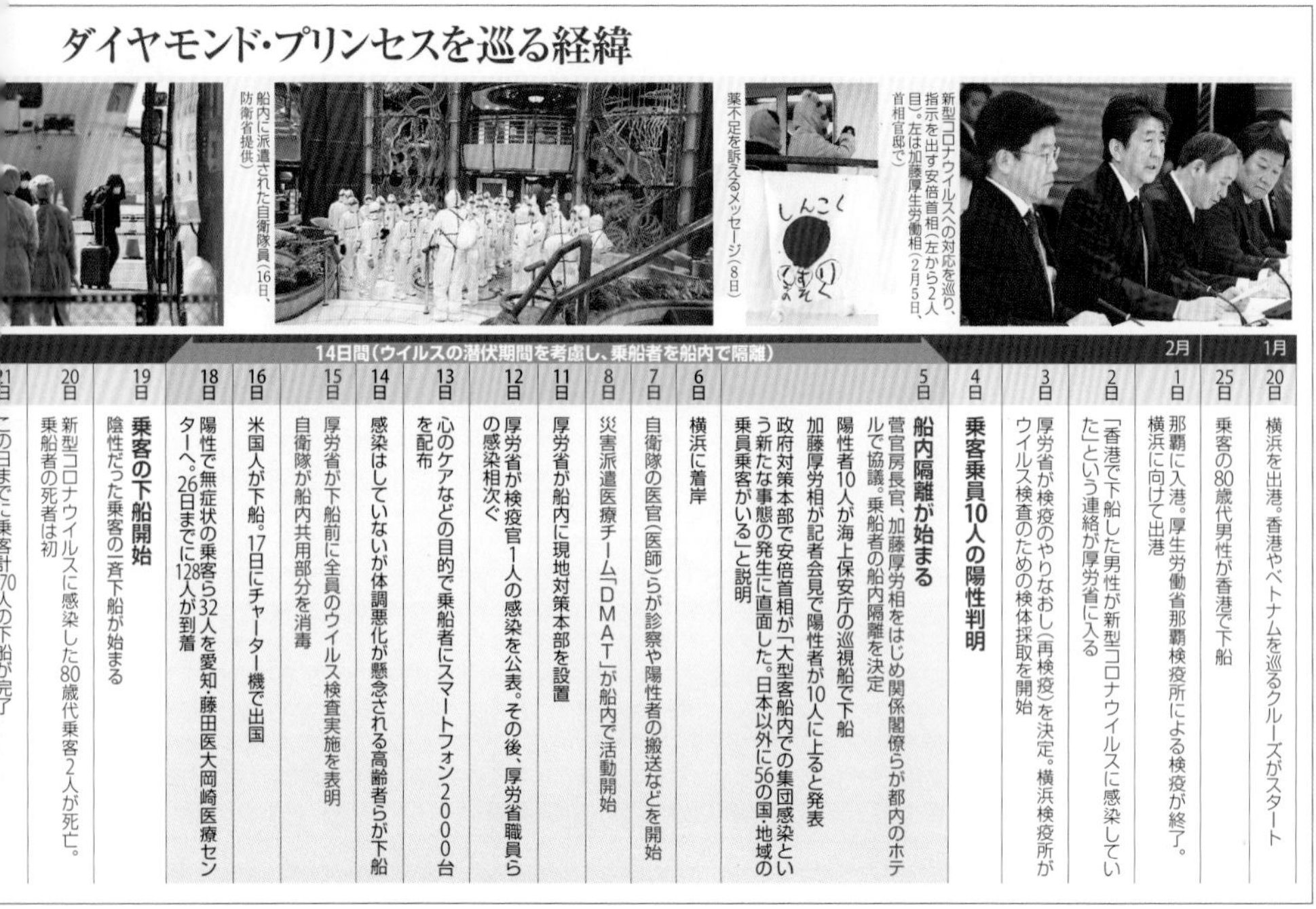

ダイヤモンド・プリンセスを巡る経緯

新型コロナウイルスへの対応を巡り、指示を出す安倍首相（左から2人目）。左は加藤厚生労働相（2月5日、首相官邸で）

薬不足を訴えるメッセージ（8日）

船内に派遣された自衛隊員（16日、防衛省提供）

1月

20日 横浜を出港。香港やベトナムを巡るクルーズがスタート

25日 乗客の80歳代男性が香港で下船

2月

1日 那覇に入港。厚生労働省那覇検疫所による検疫が終了。横浜に向けて出港

2日 「香港で下船した男性が新型コロナウイルスに感染していた」という連絡が厚労省に入る

3日 厚労省が検疫のやりなおし（再検疫）を決定。横浜検疫所がウイルス検査のための検体採取を開始

4日 **乗客乗員10人の陽性判明**

5日 **船内隔離が始まる**
菅官房長官、加藤厚労相をはじめ関係閣僚らが都内のホテルで協議。乗船者の船内隔離を決定
陽性者10人が海上保安庁の巡視船で下船
加藤厚労相が記者会見で陽性者が10人に上ると発表
政府対策本部で安倍首相が「大型客船内での集団感染という新たな事態の発生に直面した。日本以外に56の国・地域の乗員乗客がいる」と説明

14日間（ウイルスの潜伏期間を考慮し、乗船者を船内で隔離）

6日 横浜に着岸

7日 自衛隊の医官（医師）らが診察や陽性者の搬送などを開始

8日 災害派遣医療チーム「DMAT」が船内で活動開始

11日 厚労省が船内に現地対策本部を設置

12日 厚労省が検疫官1人の感染を公表。その後、厚労省職員らの感染相次ぐ

13日 心のケアなどの目的で乗船者にスマートフォン2000台を配布

14日 感染はしていないが体調悪化が懸念される高齢者らが下船

15日 厚労省が下船前に全員のウイルス検査実施を表明
自衛隊が船内共用部分を消毒

16日 米国人が下船。17日にチャーター機で出国

18日 陽性で無症状の乗客ら32人を愛知・藤田医大岡崎医療センターへ。26日までに128人が到着

19日 **乗客の下船開始**
陰性だった乗客の一斉下船が始まる

20日 新型コロナウイルスに感染した80歳代乗客2人が死亡。乗船者の死者は初

21日 この日までに乗客計…70人の下船が完了

◎2020年7月17日朝刊特集面より

2020年2月、新型コロナの感染者が乗船していたクルーズ船「ダイヤモンド・プリンセス」が横浜港に入港した。約3700人が乗る大型船での検疫、乗船者の集団感染、船内隔離など先例のない事態が相次ぎ、世界からも注目を集めた。

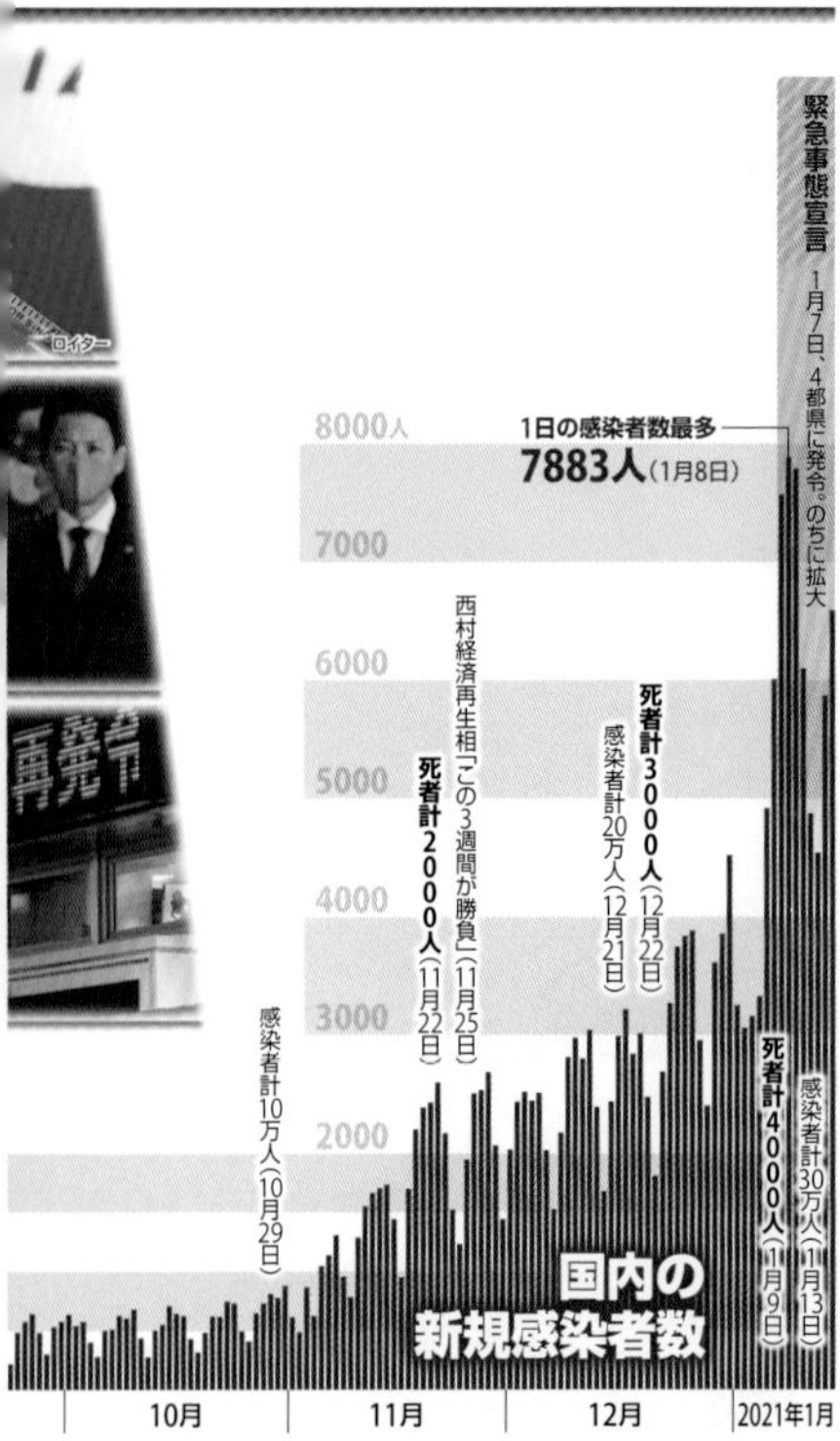

ロイター
国内の新規感染者数
8000人
7000
6000
5000
4000
3000
2000
1日の感染者数最多 7883人（1月8日）
緊急事態宣言 1月7日、4都県に発令。のちに拡大
感染者計10万人（10月29日）
死者計2000人（11月22日）
西村経済再生相「この3週間が勝負」（11月25日）
死者計3000人（12月22日）
感染者計20万人（12月21日）
死者計4000人（1月9日）
感染者計30万人（1月13日）
10月
11月
12月
2021年1月

◎2021年1月15日朝刊特集面より

新型コロナウイルスの感染者が国内で初めて確認されて以来、1年にわたる新規感染者数の変化と節目の動きをまとめた。20年11月からの急増ぶりが顕著だ。

世界では新型コロナウイルスの感染が再拡大している

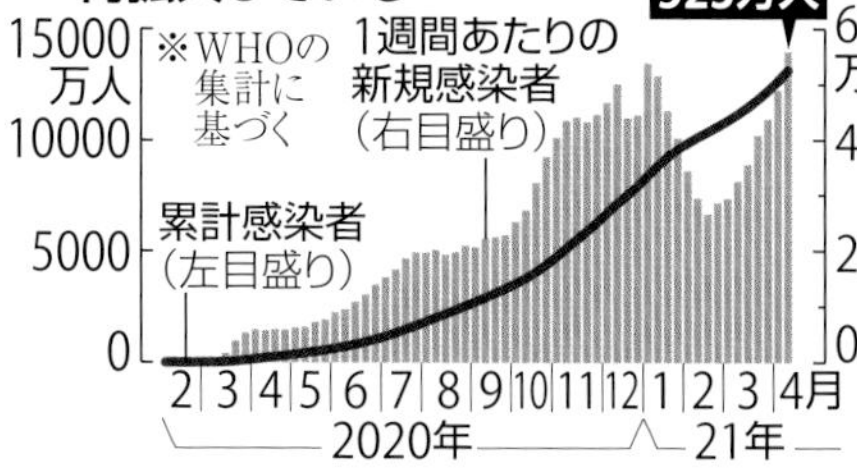

◎2021年4月20日夕刊一面より

世界保健機関（WHO）は21年4月19日、世界の週あたりの新規感染者数が12～18日の集計で過去最多の約523万人に上ったと発表した。20年春、夏、秋と大きく3度の急増の波が訪れ、21年1～2月には一時減少に転じたが、次の波が到来した。

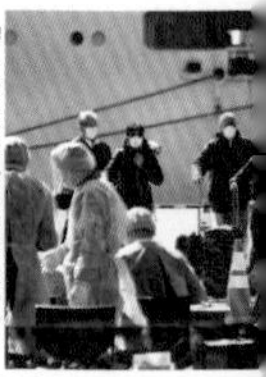

「ダイヤモンド・プリンセス」から下船した人たち（21日）

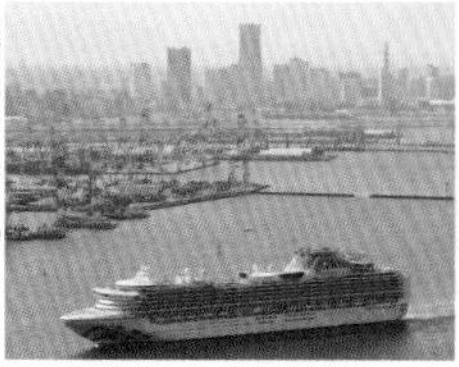

検疫を終え、離岸する「ダイヤモンド・プリンセス」（3月25日）

月	日	
	2…	同室に感染者がいるなどした濃厚接触者89人が税務大学校（埼玉県）へ　19日に下船した栃木県の女性の感染が判明
	23日	下船した乗客の部屋を厚労省などが消毒
	24日	感染者が出た部屋にいた乗員を客室に移動させ、隔離を開始
	27日	陰性の乗員が下船して税務大学校へ移動
3月	1日	**全員の下船終了** 全ての乗員乗客（3711人）の下船が終了
	9日	藤田医大岡崎医療センターの滞在者が全員退所
	15日	下船者を対象とした14日間の健康観察が終了。厚労省が新たに乗客15人の感染を公表。感染者は計712人に
	25日	検疫を終了
4月	14日	乗船していた千葉県の男性が死亡。死者は13人に
5月	16日	**出港** 船内の消毒、清掃を終えて横浜を離れる

新型コロナ　国内初確認1年

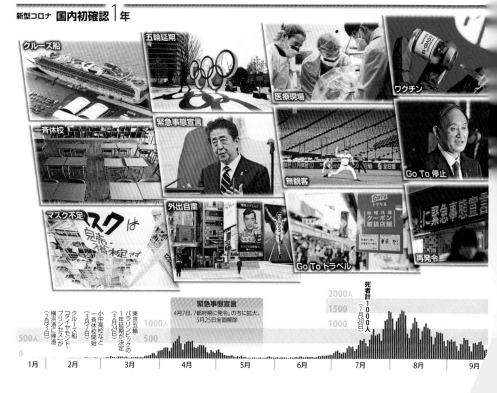

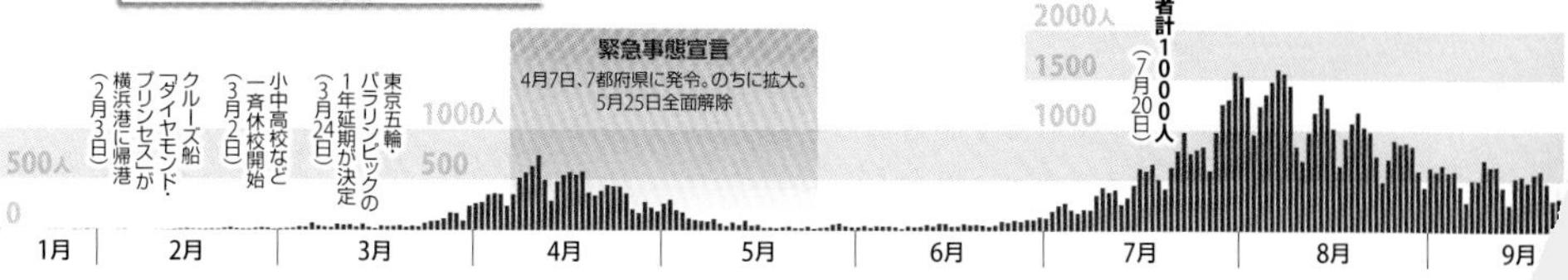

讀賣新聞
1月7日 木曜日
2021年(令和3年)
発行所
読売新聞東京本社
〒100-8055
東京都千代田区大手町1-7-1
電話 (03)3242-1111(代)
www.yomiuri.co.jp/

号外

緊急事態宣言 再発令

4都県 来月7日まで

新型コロナ対策 飲食店時短要請

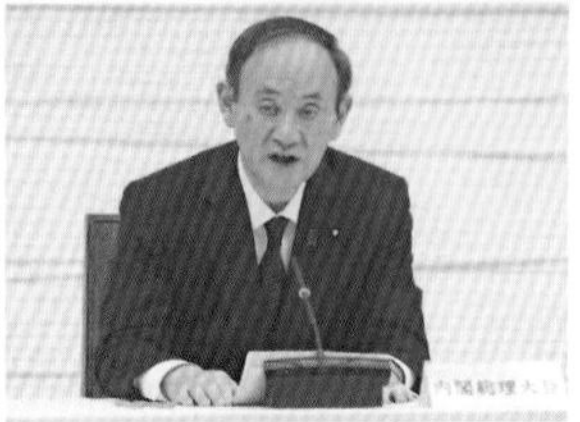

新型コロナウイルス感染症対策本部で緊急事態宣言を発出する菅首相（7日午後5時31分、首相官邸で）＝源幸正倫撮影

菅首相は7日、新型コロナウイルスの感染拡大を受け、東京、埼玉、千葉、神奈川の1都3県を対象に緊急事態を宣言した。期間は8日から来月7日までの1か月間。経済への影響を最小限に抑えるため、期間中は飲食店などに限り、集中的な感染対策が講じられる。

首相はこの日、首相官邸で開かれた政府対策本部で「緊急事態宣言を発出する」と表明した。

緊急事態宣言は、新型インフルエンザ対策特別措置法に基づくものだ。昨年4月7日～5月25日に発令して以来、2度目となる。

宣言を受け、1都3県は8日から、飲食店などに対して営業時間を「午後8時まで」に短縮するよう求める。住民には、特に午後8時以降の不要不急の外出自粛を要請する。スポーツやコンサートなどの大規模イベントの人数制限は5000人までとする。

一方、16日から始まる大学入学共通テストなど各種入学試験は予定通り行われる。小中高校には一斉休校を要請しない。

東京都の新型コロナの新規感染者数が7日、過去最多の2447人を記録するなど、首都圏の感染拡大は深刻化している。医療提供体制も逼迫《ひっぱく》しており、東京都の小池百合子知事ら1都3県の知事が2日、再発令を政府に要請していた。

新型コロナウイルスを巡る主な経緯

※肩書は当時

2020年

1月	16日	政府が国内初の感染者確認を発表
2月	3日	クルーズ船「ダイヤモンド・プリンセス」が横浜港に入港。後に乗客・乗員の感染が判明
	13日	国内初の死者
	26日	政府が大規模イベントなどの自粛を要請
3月	2日	全国の小中高校などの一斉休校始まる
	9日	政府の専門家会議が密閉、密集、近距離での会話などの3条件が重なる場所（「3密」）を避けるよう求める
	11日	世界保健機関（WHO）が「パンデミック」表明
	24日	東京五輪・パラリンピックの1年延期が決定
4月	1日	安倍首相が布製マスクを全世帯に2枚ずつ配布することを表明
	7日	政府が緊急事態宣言を初めて東京など7都府県に発令。期間は5月6日まで
	16日	緊急事態宣言を全47都道府県に拡大
	20日	国民1人当たり一律10万円の給付を盛り込んだ20年度補正予算案を閣議決定
5月	4日	緊急事態宣言の延長を決定
	14日	39県で緊急事態宣言を解除
	20日	夏の全国高校野球、戦後初の中止が決定
	21日	関西3府県で緊急事態宣言を解除
	25日	緊急事態宣言が全面解除
6月	1日	首都圏などで約3か月ぶりに学校が再開
	19日	政府が都道府県をまたぐ移動を解禁
		プロ野球が約3か月遅れで開幕
7月	20日	国内の累計死者数が1000人を超える
	22日	観光支援策「Go To トラベル」が東京都を除く46道府県でスタート
	29日	国内の1日当たりの新規感染者が初めて1000人超え。ゼロだった岩手県でも感染確認
8月	28日	安倍首相が辞任を表明。政府は、21年前半までに全国民に提供できる量のワクチンを確保する方針などを盛り込んだ政策パッケージを決定
9月	16日	菅内閣が発足
10月	1日	「Go To トラベル」の対象に東京発着の旅行を追加。飲食店を支援する「Go To イート」事業も開始
11月	20日	政府の分科会が「Go To キャンペーン」見直しを求める提言をまとめる
	21日	菅首相が「Go To キャンペーン」の運用見直しを表明
	25日	西村経済再生相が「この3週間が勝負」と記者会見で発言
12月	12日	国内の1日当たりの新規感染者が初めて3000人を突破
	14日	「Go To トラベル」年末年始の全国一斉停止を決定
	20日	全国知事会が静かな年末年始を過ごすよう求める緊急メッセージを発表
	25日	厚生労働省が変異種の国内初確認を発表
		菅首相が記者会見で年末年始の会合自粛を呼びかけ
	28日	政府、全世界からの新規入国を原則停止。「Go To トラベル」も停止
		自民、立憲民主両党が新型インフルエンザ対策特別措置法改正案を次期通常国会で早期成立させることで一致
	31日	東京都内で1日当たり過去最多の1337人の新規感染者を確認。全国では初めて計4000人超え

21年

1月	2日	東京、埼玉、千葉、神奈川1都3県の知事が西村経済再生相に緊急事態宣言の再発令を要請
	7日	政府が1都3県に緊急事態宣言を再発令

◎2021年1月7日号外

はじめに

天然痘、コレラ、ペストなど、目に見えないウイルスが世界に大災厄をもたらした例が歴史上いくつもあることは、知識としては知っていた。しかし、科学技術や医学が高度に発達したこの現代社会で、コウモリ由来といわれる新型コロナウイルスがある日突然現れて、あっという間に世界中を大混乱に陥れてしまうとは、夢にも思っていなかった。

ほとんどの人が同じ思いではなかろうか。初期の段階では、情報不足からだろう、専門医といわれる人たちでさえ、「人から人への感染はなさそうだ」と言っていた。あわてて人の移動を制限しようと出入国管理の強化に動き出した各国に対し、世界保健機関（ＷＨＯ）は、「移動制限の強化は推奨しない」という見解を発表していた。

経験から学ぶことの大切さは誰でも知っているはずなのに、学んでも忘れてしまっていたら何にもならない。そのことを改めて思い知らされたのが新型コロナウイルスの蔓延《まんえん》だった。備えあれば憂いなしとは全く逆の、備えも心構えもないままのウイルスの襲来で、感染状況を把握するための検査体制も不備、医師や看護師が足りない、病床が足りずに入院もできない、といった日本の医療現場の脆弱《ぜいじゃく》性が、思いもかけず明るみに出た。

それればかりか、医療従事者やその家族、また物資輸送にあたるトラックの運転者はじめエッセンシャル・ワーカーと呼ばれる働く人々が、ウイルス感染の可能性があるとの懸念からか、インターネットなどで誹謗《ひぼう》中傷の的にされるという異常な現象も頻発した。緊急事態宣言などによる接触制限や行動自粛の呼びかけで、対面による活動に代えてインターネットを通じたリモート会議、在宅勤務などの新しい働き方が広まった反面、経済活動の停滞によって、企業の倒産・廃業、職を失った人の自殺など、悲劇も相次いだ。

コロナ禍は、発生から1年余のいまも収束の気配がみられない。それどころか変異株の流行を伴った感染の再爆発の心配が強まっているのが現状である。とはいえ、何年かかるか分からないが、いずれは収束に向かうだろう。やがて人々の記憶も薄れてくるに違いない。そして数年後、あるいは数十年後か百年後かに、また新たな別種の疫病が、今回と同じようにある日突然、襲ってくるかもしれない。

その時に、私たちの子孫となる人びとが、今回のような大混乱に陥らないようにするにはどうすればよいのか。

それには、私たちがいま直面している困難を、しっかりと後世に伝えてゆくことが必要だろう。後代の人びとが、たとえ我々の現在の体験を忘れていたとしても、あの時はどうだったのか、ということを即座にひもとく手がかりがあれば、あの時はあれが成功した、これは失敗だった、という事例を参考にして、効率よく、被害を最小限にとどめることができるのではないだろうか。

疫病の襲来で何が起きたのか、なぜそうなったのか、どうすればよかったのか、というさまざまな事象と教訓を、正確に記録して伝え続けること。それは新聞社がなすべき社会的責務であり、あるいは、新聞社だけができる任務かもしれない。事態はなお流動的で、今後さらに新しい重要な出来事が生じるかもしれないが、そのときはまた、稿を改めて記録集を編むこととして、ひとまず発生から1年余を経過した時点で、日本社会を、そして世界を揺るがせた新型コロナウイルス襲来の実像を、その時々の新聞報道を中心に記録したのが本書である。人々の記憶にとどめるための、あるいは各分野の研究の素材として、参考にしていただければ幸いこのうえもない。

読売新聞グループ本社代表取締役会長・主筆代理
読売新聞東京本社取締役論説委員長
老川祥一

目次

第六章

第2波（7〜8月） 251

第七章

危機下の政権発足（9〜10月） 287

第八章

第3波（10月〜） 329

新型コロナウイルス感染症（COVID－19）に関する出来事一覧

（　）は当日に記事化されなかった出来事
ゴシック体は日本国内の出来事

年	月日	出来事	ページ
2019年	12月8日	（中国・武漢で確認された原因不明の肺炎患者の最も早い発症日）	21
	12月30日	（武漢当局が医療関係者に原因不明の肺炎について「緊急通知」）	21
	12月31日	（WHOの警戒システムが中国の報道などを流行の兆候として検知）	23
	12月31日	武漢当局サイトに最初の公式報告（状況通報）。「27人発症7人深刻」	20
2020年	1月1日	（WHOが中国に「国際保健規則」に基づく「検証」を公式要請）	28
	1月3日	（WHOの要請に中国が公式回答）	28
	1月4日	（WHOが「武漢で肺炎クラスター、死者なし」とツイート）	28
	1月5日	WHOが原因不明の肺炎に関する最初の公式報告	27
	1月9日	中国国営メディアが複数患者から新型コロナウイルス検出と報道	30
	1月11日	武漢当局が患者1人の死亡を発表。最初に公表された死亡例	32
	1月13日	タイで感染確認。中国以外での確認は初めて	32
	1月15日	**国内で初の患者確認。武漢へ渡航の中国人男性**	33
	1月20日	中国の専門家「人から人への感染は間違いない」と明言	36
	1月23日	武漢市で事実上の封鎖措置始まる	39
	1月23日	WHO緊急委員会が「国際的な公衆衛生上の緊急事態」の判断見送る	43

1月24日　外務省は湖北省に「渡航中止勧告」を出した　44
1月28日　武漢に滞在していない人の感染を国内で初めて確認　48
1月28日　武漢などの在留邦人を帰国させるチャーター便を派遣　47
1月30日　WHO事務局長が「国際的な公衆衛生上の緊急事態」を宣言　49
2月1日　感染症法上の指定感染症と検疫法上の検疫感染症とする政令施行　53
2月1日　フィリピンで中国人男性患者が死亡。中国外での死者確認は初　54
2月3日　感染者が一時乗船していたクルーズ船が横浜港に到着　73
└3月1日　船内に隔離された乗員乗客の下船が完了　79
2月10日　湖北省などを除く中国各地で企業活動が再開　59
2月11日　WHO、病名は「COVID-19」と発表　60
2月13日　国内で初めて感染者の死亡を確認　62
2月13日　政府が総額153億円の緊急対応策を決めた　408
2月16日　政府の専門家会議が首相官邸で初会合　63
2月17日　厚労省が「相談・受診の目安」を公表　65
2月25日　政府の新型コロナ対策本部が基本方針を決定　69
2月26日　感染は世界の五大陸に広がった　84
2月27日　首相が全国の学校での3月2日からの休校を要請　117
2月28日　北海道知事が独自の「緊急事態宣言」　85
2月29日　新型コロナについて首相が初めて記者会見を開く　87
3月5日　日中両政府が習国家主席の国賓来日の延期を正式発表　89

2020年

3月7日	世界の累計感染者数が10万人を超えた	91
3月9日	中国と韓国からの入国制限強化始まる	92
3月9日	専門家会議が密閉、密集、近距離（密接）の3条件回避求める	94
3月9日	日経平均が約1年2か月ぶりに2万円を割り込んだ	382
3月11日	WHO事務局長が「パンデミック」との見解を表明	95
3月13日	改正特措法、参院本会議で賛成多数で可決、成立	98
3月13日	米国が「国家非常事態」を宣言	102
3月15日	FRBが事実上のゼロ金利政策復活を決めた	384
3月中旬	欧州で国境封鎖（独）や非常事態宣言（スペイン）などの強い措置	103
3月16日	初のG7首脳テレビ会議	104
3月18日	政府、全世界を対象に感染症危険情報「レベル1（渡航に十分注意）」	105
3月19日	専門家会議が「オーバーシュート」への懸念示す	107
3月24日	首相とIOC会長が東京五輪の1年延期で合意	132
3月26日	改正特措法に基づく対策本部の初会合	110
3月26日	米国の感染者8万人超。中国を上回り世界最多に	112
3月27日	英首相官邸がジョンソン首相の感染を発表	113
3月29日	コロナで入院中の志村けんさんが死去	114
4月1日	日銀短観で「大企業・製造業」の景況感が7年ぶりのマイナス	392
4月1日	首相が全世帯に布製マスクを配布すると表明	142
4月2日	世界の累計感染者数が100万人を超えた	143

4月7日	首相が7都府県に緊急事態宣言。「接触7～8割減」求める	163
	─4月16日　首相が宣言の対象を47都道府県に拡大	166
	5月4日　首相が31日までの宣言延長を表明	168
	5月14日　39県での宣言解除を決めた	170
	5月21日　大阪、兵庫、京都で緊急事態宣言を解除	172
	5月25日　緊急事態宣言が全面解除に	173
4月11日	米国の死者2万人超。イタリアを上回り世界最多に	148
4月14日	米政権がWHOへの資金拠出の停止を発表	149
4月18日	クルーズ船を除く国内の累計感染者数が1万人を超えた	152
4月21日	軽症のため自宅療養中だった50歳代男性が死亡	155
4月22日	専門家会議が「接触8割減」のための提言まとめる	156
4月23日	月例経済報告の総括判断で10年11か月ぶりに「悪化」の表現	395
4月24日	ワクチンや治療薬の開発支援・分配の国際枠組み発表	159
4月29日	米NIHがレムデシビルの臨床試験で「一定の効果あり」と発表	182
5月2日	国内の累計死者数が500人を超えた	191
5月8日	厚労省が「相談・受診の目安」を改定。「37・5度」など削除	193
5月13日	感染した大相撲の勝武士さんが当時国内最年少の28歳で死去	198
5月18日	米大統領がWHO事務局長に宛てた書簡をツイッターで公開	204
5月18日	WHO総会開催（19日で一時中断）。独立検証組織の設置決める	205
5月21日	新聞協会と民放連「節度を持った取材と報道に努める」声明発表	207

2020年

5月21日	世界の累計感染者数が500万人を超えた	211
5月29日	専門家会議は「第2波」への備えを求める提言をまとめた	211
6月2日	都は、独自の警戒宣言「東京アラート」を発動した	214
6月19日	接触通知スマホアプリ「COCOA」の運用が始まる	224
6月22日	読売新聞社が提言「感染症に強い社会へ」を発表	238
6月24日	政府、専門家会議を廃止し、特措法に基づく分科会を新設すると発表	228
6月28日	世界の累計感染者数が1000万人を超えた	229
7月2日	都の新規感染者数が2か月ぶりに100人超す	252
7月6日	政府が新設した分科会の初会合が開かれた	254
7月6日	米政権がWHOからの脱退を国連に正式通知	256
7月10日	政府がイベント開催制限を緩和し、5000人の入場を認めた	257
7月15日	都が独自警戒レベルを最高の「感染が拡大している」に引き上げ	258
7月20日	国内の死者数が1000人を超えた	261
8月7日	国内の新規感染者数が第1～2波で最多（1605人）を記録	263
8月7日	分科会が感染状況を示す「ステージ1～4」の区分を発表	264
8月19日	感染症学会理事長「『第2波』のまっただ中にいる」と発言	270
8月21日	分科会が重症化リスクの高い人や医療従事者の優先接種を提言	270
9月1日	厚労相がワクチン分配の国際枠組みCOVAXへの参加を表明	288
9月16日	菅内閣発足。コロナ対策を最優先	304
9月20日	（英国の変異種の最も早い感染時期）	372

9月28日	世界の死者数が100万人を超えた	313
10月2日	**国民全員が無料で接種できる案を厚労省が示し、了承された**	318
10月2日	トランプ氏が自身の感染をツイッターで明かし、軍医療施設に入院	321
10月5日	トランプ氏が退院	325
10月8日	米医師団が大統領の治療終了を発表	327
10月15日	WHO、レムデシビルの効果は「ゼロかほとんどない」と発表	332
10月23日	**政府が年始休暇を1月11日まで取れるよう呼びかける方針を示す**	334
10月下旬	欧州で全国規模の非常事態宣言や外出禁止の再発令が相次ぐ	336
10月29日	**国内の累計感染者数が10万人を超えた**	340
11月1日	WHO事務局長が感染者との接触で自主隔離	342
11月8日	世界の累計感染者が5000万人を超えた	343
11月9日	WHO年次総会再開（〜14日）	344
11月18日	**内閣府報告書「短期的には大恐慌やリーマン・ショックを上回る」**	413
11月21日	**首相はGo Toキャンペーンの運用を見直す考えを表明**	351
12月2日	**ワクチン接種関連法が参院本会議で可決、成立**	353
12月2日	フランスのジスカールデスタン元大統領が新型コロナで死去	353
12月2日	英政府がコロナワクチンの承認を発表。先進国では初	354
12月3日	新型コロナに関する国連の特別総会が開幕	355
12月8日	英国が接種開始。大規模な接種は先進国で初めて	355
12月14日	**政府がGo Toトラベルの全国一斉停止を決めた**	356

2020年	12月17日	仏大統領府がマクロン大統領の感染を発表	322
	12月18日	国内で初めてのコロナワクチンの承認申請	359
	12月21日	国内の累計感染者数が20万人を超えた	362
	12月21日	仏政府が変異種対策として英国からの渡航を停止	370
		└12月25日　国内で英国型の変異種を初めて確認	372
		12月28日　国内で南ア型の変異種を初めて確認	374
	12月25日	厚労省の部会がワクチン優先接種の具体案をおおむね了承	364
	12月28日	新規入国を原則停止。Ｇｏ Ｔｏも一斉停止	365
2021年	1月7日	首相が1都3県に2度目の緊急事態宣言を発令	375
		└1月13日　緊急事態宣言の対象に7府県を追加	376
		3月21日　首相がこの日をもってすべての宣言を解除すると発表	379
	1月8日	国内の新規感染者が第1〜3波で最多（7883人）を記録	376
	1月26日	世界の累計感染者数が1億人を超えた	366
	2月3日	改正特措法、改正感染症法、改正検疫法が参院本会議で可決、成立	368
	2月17日	新型コロナワクチンの国内での接種が始まった	368
	4月中旬	変異ウイルスが急拡大し第4波が本格化	368
	4月25日	4都府県で3度目の緊急事態宣言開始	

報道記録
新型コロナウイルス感染症
The COVID-19 timeline in Japan

本書について

本書は、２０２０年元日から21年春までの読売新聞に掲載された新型コロナウイルス感染症（ＣＯＶＩＤ－19）に関する記事（写真と図表含む）と、専門記者が書き下ろした解説・論考で構成されている。

記事の冒頭には文中に書かれた出来事や発表があった日付を示し、内容の紹介として、記事から抜き出した一文を付けた。関連記事やサイド記事、社説には内容紹介の文を付けていない。

記事部分は上側に横罫《けい》線を引いて、書き下ろしと区別した。文頭のゴシック字体は紙面掲載時の見出し。（ ）内には、掲載日、朝夕刊の区別、掲載面、さらに前掲記事との重複などで削除箇所がある場合は「抜粋」をそれぞれ示した。記事部分の図版類は特段の説明がない限り、掲載時に添えられたものを使用しており、データ・情報は掲載時点のもの。別の掲載記事の図を使用した場合や、書き下ろし部分での使用の場合は、掲載日・面を示し、加筆修正の有無も示した。収載記事は特段の断りがない限り、東京本社最終版を使用した。

書き下ろし部分は、リアルタイムの報道で伝えきれなかった内容を補完することに重きを置いた。「経緯」は、その後の推移を続報記事や公的機関などの資料に基づいてまとめた。「視点」は、特に重要な話題に関して分析や考察を加えたもので、筆者の主観と論評性から署名とした。第十章は、日々のニュースでは拾いきれないテーマについて、1年を俯《ふ》瞰《かん》する形でまとめた書き下ろしである。

書き下ろし部分で、記事や外部の報告書などを引用する際は、《 》で囲んだ。引用・参考文献、注釈は＊で示した。

（日刊）©読売新聞社2020年　第51753号
THE YOMIURI SHIMBUN
夕刊 讀賣新聞
2020年(令和2年) 1月31日 金曜日

発行所　読売新聞東京本社　〒100-8055 東京都千代田区大手町1-7-1 電話(03)3242-1111(代) www.yomiuri.co.jp

新型肺炎

WHO「緊急事態」宣言

政府 指定感染症あす施行

【ジュネーブ＝杉野謙太郎、北京＝中川孝之】世界保健機関（WHO）のテドロス事務局長は30日、中国湖北省武漢市を中心に感染が拡大している新型コロナウイルスについて「国際的な公衆衛生上の緊急事態」を宣言した。これを受け、日本国内でも指定感染症の政令施行日が2月7日から1日に前倒しされる。中国では死者数が200人を超えた。

＜事務局長の発言要旨3面、関連記事3・11面＞

中国 死者200人超す

WHOが緊急事態宣言を出したのは史上6件目だ。30日、専門家による緊急委員会の検討結果を踏まえて宣言に踏み切った。

ジュネーブで記者会見したテドロス氏は「我々の最大の懸念は、ウイルスが保健態勢の脆弱《ぜいじゃく》な国々に広がる可能性だ。そうした国々を支援するため、今こそともに行動しなければならない」と感染拡大防止へ各国の協調を呼びかけた。

WHOの緊急事態は、感染症の世界的流行の危険性が大きい場合に宣言される。テドロス氏は宣言に伴う各国政府への勧告として、ウイルスの封じ込め対策や、感染者の早期検出、接触者の追跡といった対応を求めた。

貿易や人の移動に関する制限は求めなかった。必要な支援が滞ることや、経済活動への影響を考慮した。テドロス氏は「国際的な移動や貿易を不必要に阻害する対策はとるべきではない」と述べた。

緊急委は1月22、23日にも会合を開いたが、中国以外での人から人への感染例が確認されていなかったことなどから委員の意見が割れ、宣言は見送られた。中国政府の意向に配慮したとの見方もある。

テドロス氏は30日の記者会見で、中国の対応について「誇張ではなく、感染症の流行への対応に新たな模範を示している」と述べる

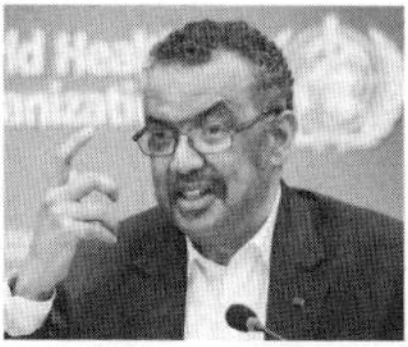

30日、ジュネーブで行われたWHOの緊急委員会後に記者会見するテドロス事務局長（AFP時事）

新型肺炎の最新ニュースと感染予防策は読売新聞オンラインで

◆WHOが「緊急事態宣言」を出した事例

2009年4月	新型インフルエンザ（豚インフルエンザ）
14年5月	ポリオウイルスの国際的拡大
8月	エボラ出血熱（西アフリカ）
16年2月	ジカ熱の国際的拡大
19年7月	エボラ出血熱（コンゴ民主共和国）
20年1月	新型コロナウイルス

※厚生労働省の資料などを基に作成

感染者 入国拒否も

首相が意向「前例ない危機」

安倍首相は31日の衆院予算委員会で、新型コロナウイルスによる肺炎について、感染症法に基づく「指定感染症」とする政令の施行日を2月7日から1日に前倒しする方針を明らかにした。検疫法上の「検疫感染症」とする政令も、同様に前倒しする。31日の対策本部で了承のうえ、持ち回り閣議で決定する。

首相は「世界保健機関が緊急事態を宣言したことを受け、（施行までの期間を）短縮する」と説明した。「入国しようとする者が感染症である場合は入国を拒否する」とも述べ、外国人の入国管理を厳格化する考えを示した。

いずれの政令も28日に公布された。罰則を伴うため、施行まで10日の期間を空けることになっていた。

首相は31日の対策本部で「前例にとらわれた対応では、前例なき危機に対応できない。やるべき対策はちゅうちょなく実行してほしい」と全閣僚に指示した。

厚生労働省は中国からの全航空便の搭乗者に、健康状態を報告してもらう「質問票」を配布する構えだ。患者や感染の疑いがある人の健康状態や行動を継続的に確認するセンターも開設した。医療機関が感染の疑いがある人を保健所に報告するシステムを強化する方針も決めている。

第3便 149人が帰国

中国湖北省武漢市を中心に新型コロナウイルスによる肺炎が拡大している問題で、政府のチャーター機第3便が31日午前、在留邦人149人を乗せ、東京・羽田空港に到着した。チャーター機による帰国者は、29日以降の第1～3便で計565人となった。

第1便の206人のうち、症状のない2人を含む3人のウイルス感染が確認された。第2便の210人については、ウイルス感染の有無を検査している。

第3便の149人もウイルス検査を受ける。入院者を除き、症状のない人は埼玉県和光市の「国立保健医療科学院」と千葉県柏市

◆帰国者の状況

	入院措置	うち陽性反応
第1便 206人	14人	3人
第2便 210人	26人	検査中
第3便 149人	—	検査へ

※入院措置以外は自宅や政府が用意した施設に滞在

◆新型ウイルスによる肺炎の感染者数

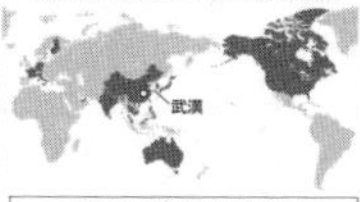

※累計。各政府の発表などから。日本時間31日午後1時現在

中国本土 9692人（死亡213人）					
香港	12	フィリピン	1	米国	6
マカオ	7	シンガポール	13	カナダ	2
台湾	9	マレーシア	8	フランス	6
日本	14	ネパール	1	ドイツ	5
韓国	7	インド	1	イタリア	2
タイ	14	スリランカ	1	フィンランド	1
カンボジア	1	アラブ首長国連邦	4	オーストラリア	9
ベトナム	5				

武漢で何が起きたのか

12月31日　27件の発症が確認され、このうち7件が「厳しい病状」

中国で原因不明肺炎（2020年1月1日朝刊国際面）

【北京＝比嘉清太】中国国営中央テレビ（電子版）などによると、湖北省武漢市当局は30日、市内の医療機関で原因不明の肺炎患者が相次いで確認されたと発表した。当局は27件の発症が確認され、このうち7件が「厳しい病状」だとしている。中国政府は専門家チームを現地に派遣し、状況の把握に乗り出した。当局は「新型肺炎（重症急性呼吸器症候群＝SARS）とは断定できない」としている。

経緯

慌ただしく動いた2019年末

中国で、新型コロナウイルス感染に関する最初の公式な対外発表は、2019年12月31日午後1時38分（日本時間午後2時38分）、武漢市衛生健康委員会（武漢衛健委）のサイトに公表された「当市における目下の肺炎感染に関する状況通報（中国語名『关于当前我市肺炎疫情的情况通报』）」となる。

◆中国で原因不明肺炎
【北京＝比嘉清太】中国国営中央テレビ（電子版）などによると、湖北省武漢市当局は30日、市内の医療機関で原因不明の肺炎患者が相次いで確認されたと発表した。当局は27件の発症が確認され、このうち7件が「厳しい病状」だとしている。中国政府は専門家チームを現地に派遣し、状況の把握に乗り出した。当局は「新型肺炎（重症急性呼吸器症候群＝SARS）とは断定できない」としている。

最初は小さな短信記事だった。１月１日朝刊国際面

読売新聞の初報も、このタイミングに合わせて12月31日に出稿され、翌日の1月1日付紙面（12、13版）に掲載された。ただ、記事に記された日時は「30日」となっている。これは、30日から31日にかけて流動的な状況が進行していたためだ。その間、本紙の中国総局は事態の推移を見守っていた。

武漢市当局は30日から、医療機関などへの注意喚起や対応要請に慌ただしく動いていた。

武漢衛健委は30日午後3時10分と午後6時50分に相次ぎ、関係部門と医療機関に「緊急通知」を発した。1通目は午後4時までに「原因不明の肺炎」の症例を報告するよう求める内容、2通目は救急医療体制を整えるよう指示するものだった。武漢衛健委の管理部門の赤い公印が押された2通の通知文は、その夜のうちにネット上に拡散した。*

これを経済紙のニュースサイト「第一財経」などが31日午前、独自取材をもとに報じた。中国中央テレビ（CCTV）が中国版ツイッター・微博《ウェイボー》で、2通目の通知の内容に専門家チームの派遣という追加情報も加えて伝えたのは、31日午前10時59分だった。

冒頭の記事には、医療関係者向けの緊急通知から翌31日の状況通報、国営メディアの発信までの内容が反映されている。「27件の発症が確認され、このうち7件が『厳しい病状』」は、状況通報の内容である。

世界保健機関（WHO）の1月12日付疾病流行情報や中国疾病予防コントロールセンター（中国CDC）の2月21日付週報は、最も早い患者の発症日を「2019年12月8日」と記している。武漢市政府は2月26日のSNS公式アカウント「武漢発布（発表）」で、この発症日の患者の姓は「陳」だったと明かしている。ネット上の質問に答える形式を取り、この人物が、当初感染の発生源と疑われた「華南海鮮卸売市場」への移動歴を「否定している」とも明らかにした。

武漢市の住民や医療関係者の話を総合すると、武漢では12月上旬頃から、発熱やせきなど風邪に似た症状の受診が相次いでいた。

香港英字紙サウスチャイナ・モーニングポストの北京駐在記者によると、02〜03年の重症急性呼吸器症候群（SARS）を取材したベテラン記者が12月中旬、北京の衛生関係者から情報をもたらされ、武漢市で出張取材を試みた。最終的には感染症流行の確たる情報を得ることはできなかったというが、異変はすでに、医療関係者の間で広範囲に伝わっていた可能性を示すものだ。

CCTVは、複数のテレビチャンネル以外に、スマートフォンのニュースサイト、微博の公式アカウントなどで文字ニュースを速報する。共産党政権の意向を伝える「喉と舌（代弁者）」と呼ばれるCCTVが報道に加わったタイミングは、中国メディアを統括する党中央宣伝部が、それまで発表を控えていた「新型肺炎」について、対外公表に踏み切った「潮目」だったと言えるだろう。

＊关于群众反映的涉及李文亮医生有关情况调查的通报（2020年3月19日　国家监察委员会调查报告）

視点

肺炎流行の情報はどう伝わったか

不運だったのは、武漢市中心医院の眼科医師で、当時34歳だった故・李文亮氏だ。

李氏は30日午後5時30分頃、武漢衛健委の通知2通をネット上で入手し、対話アプリ・微信《ウィーチャット》の医療関係者のグループチャットに転送した。「7人がSARSと診断された」などと投稿して、注意を呼びかけた。李氏の投稿はSNS上で転載が繰り返され、武漢市公安局が調査に乗り出した。李氏は2020年1月3日、市公安局の中南路派出所に呼び出され、「SARSに関する情報を拡散したことは正しくなかった」として、訓戒処分を受けた。

デマ呼ばわりされた李氏の警告は、当局が公式発表に乗り出す約16時間前に過ぎなかった。その李氏は処分後も病院勤務を続けて新型コロナに感染し、1月10日に発症、2月7日未明に入院先の病院で手当てのかいもなく世を去った。

李氏は自らの感染を明らかにした後、有力中国誌・財新の取材を受け、「健康な社会は1種類の声に占められるべきではない」と言論の多様性を求める発言もしていた。李氏が世を去った直後、上海紙・新民晩報や北京紙・北京青年報は一面で写真付きでその死を報じた。

李氏については今でも、ホイッスル・ブロワー（告発者、警笛を鳴らす人）だったとその悲運を悼む声が根強い。SARS当時から隠蔽《いんぺい》体質が指摘されてきた共産党政権にとって、李氏の悲劇は、今回のコロナ対応で最大の汚点の一つとなった。

国際機関はどう反応したか

WHOを頂点とする国際保健の枠組みは、武漢での謎の肺炎クラスター発生をいつどのように感知し、どう対応したのか。

コロナ・パンデミックに対して国際保健体制がどう機能したかを検証する上で最も重要なポイントになるが、事態がまだ萌芽《ほうが》的だったこともあり、我々もリアルタイムでは詳報できなかった。ただ、取材はごく初期の段階から継続して行われており、続報の内容や表現にも反映されている。

　時系列、前後関係に注目して、できるだけリアルタイムに近い記録や公式に認めた事実関係をもとに、世界的流行の始まりで何が起き、どこまで明らかになったのかを整理したい。

　新型コロナウイルス感染症が「原因不明の肺炎」として、人々の知るところとなったのは２０１９年12月30日から31日にかけてである。特に、中国メディアが独自取材の記事を配信し、武漢衛健委が状況通報を公表した31日には、ＷＨＯなど官民の国際的な感染症の監視体制が次々と反応した。事態はその前から始まってはいたが、国際的な体制が動き出したのはこの時だ。ＷＨＯは、12月31日を、すべての行動の起点にあたる「キー・アクション（鍵となる活動）」の日と位置づけている。[*1]

　ＷＨＯや欧州委員会、米国、中国、各国のメディアなどは、新型コロナに関する「タイムライン（時系列表）」を公表している。

　ＷＨＯ本部は大きく4月[*2]と6月[*3]の2回、時系列表を公式ウェブサイトに発表している。

　4月版の時系列表には、「中国の武漢衛健委が、湖北省武漢での肺炎クラスターを報告した」と明記されている。時系列表には「肺炎クラスター」の箇所に、前項にある12月31日の武漢衛健委が公表した状況通報へのリンクが張られている。ここでの「報告」は、武漢当局からＷＨＯへの報告ではなく、武漢当局が状況通報を対外的に公表したことを意味する。

　6月版の時系列表は、この点について次のようにより詳しく記述している。

《中国にあるＷＨＯ国事務所は、武漢衛健委のウェブサイトに、市内の「ウイルス性肺炎」症例に関する声明が公表されたことを把握した。国事務所は、ＷＨＯ西太平洋地域事務局（マニラ）にある通報窓口に、このことを伝え、その翻訳（英訳）を提供した。

　同時に、ＷＨＯの「ＥＩＯＳ」は、武漢での「原因不明肺炎」の同じ症例に関するＰｒｏＭＥＤ（プロメ

ド）経由のメディア報道を捕捉した。》

WHO国事務所が西太平洋地域事務局に伝えた時刻は、中国標準時12月31日午後1時53分（日本時間午後2時53分）だったことを取材で確認した。

その後に出てくるEIOS、プロメドとは何か。

EIOS（オープンソースからの流行情報）は、感染症などの公衆衛生上の脅威に関する兆候をいち早く検知するため、インターネット上に公開されるニュース記事や当局の発表、SNSなどの情報を24時間監視するWHOの早期警戒ネットワークだ。プロメドは米国の「国際感染症学会（ISID）」が運営する感染症情報のメーリングリストで、感染症や公衆衛生の専門家らが感染症発生に関する情報を投稿し、会員間で情報を共有する。

WHOのEIOSのウェブサイトは[*4]「12月31日の協定世界時（UTC）午前3時18分（同午後0時18分）、武漢の肺炎クラスターについて報告した最初の記事を捕捉した」と明記している。この時間は、第一財経などの中国メディアがオンラインに記事を配信しだした時間帯にあたる。

WHOの時系列表には、報道を伝えたプロメドのメール情報へのリンクが張られており、リンク先には、日本時間午後1時59分にプロメドに投稿された記録が残っている。メール本文の内容は、第一財経の記事（同午前11時16分配信）と非国営の現地メディア「21世紀経済報道」の記事（同午後0時3分配信）を機械翻訳で英語にしたものだった。プロメドは中国語には対応していない。

本部と西太平洋地域事務局への取材結果を総合すると、EIOSは、英訳されたプロメドのメールを捕捉したほか、その前にも武漢クラスターを報じる中国メディアの報道を捕捉していたということになる（29ページ図参照）。

いずれにせよ、時系列的には、EIOSがネット記事をもとに武漢の肺炎クラスターを捕捉、武漢衛健委が状況通報を発表し、WHO国事務所が西太平洋地域事務局に通報という順序になるのは間違いない。

EIOSが最初に捕捉したという報道は、日本では本紙（4月16日朝刊三面など）以外報じていないが、公開の事実であり、WHOを頂点とする国際保健体制が適切に機能したかを知る上で最も重要な箇所である。

例えば、ＷＨＯのコロナ対応を巡る検証組織の一つである「国際保健規則再検討委員会」は、21年1月12日付暫定報告書で、「最初の情報は、ＥＩＯＳ、メディア報道、中国のテレビ、ソーシャルメディアなどの情報源に基づいていた」と明記している。

中国は義務を履行したのか

これは、中国が国際保健規則を適切に履行していたかという問題にも直結する。国際保健規則は公衆衛生に関する唯一の国際法である。同規則は「国際的な公衆衛生上の緊急事態」になりうる感染症の流行や保健危機が発生した際、アセスメント（脅威評価）をしたうえで、評価後から24時間以内にＷＨＯに通報するよう加盟国に求めている。

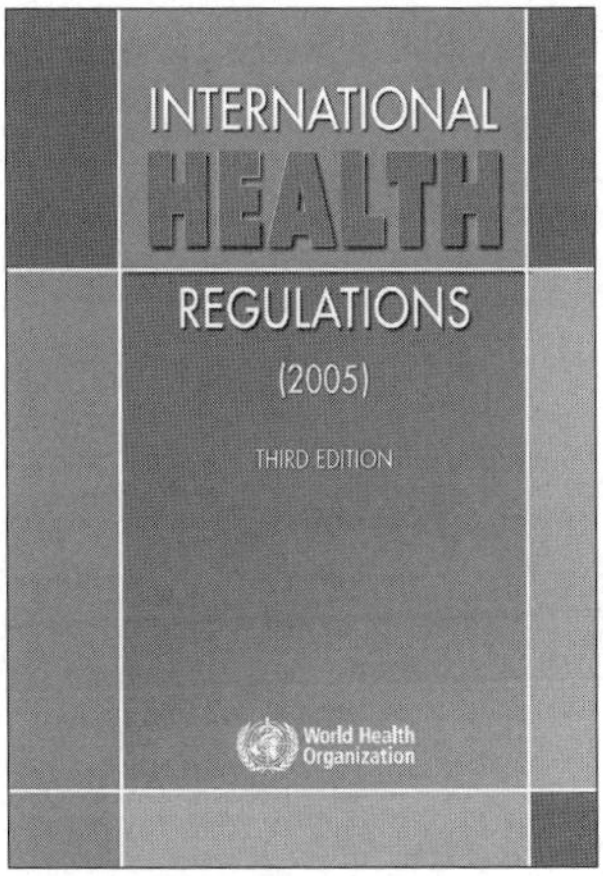

現行版「国際保健規則」の表紙

20年1月30日には、新型コロナについて、国際的な公衆衛生上の緊急事態が宣言された。武漢のクラスターは明らかに評価と通報に該当するはずだが、少なくとも年末の時点でそれをしなかったことになる。中国当局が4月6日に新華社を通じて発表した時系列表にも、そうした記述はなく、中国側が自ら先んじて通報しなかったのは明らかだ。これが適切であったか否かは、国際保健規則再検討委など複数の組織が進めるＷＨＯのコロナ対応に関する検証で問われることになる。

ところで、国内外の報道には、「12月31日に中国がＷＨＯに報告」と記しているものが散見される。学術誌や専門誌に発表された論文にもそうした記述が一部に見られるが、これまで触れてきたように、これらを裏付ける事実関係は確認できない。

1年余りにわたる膨大な報道量の中で埋もれがちな事実関係だが、国際保健規則の適正な履行という観点からは、あいまいにしてはならない部分である。

どこまで発生をさかのぼれるか

ＷＨＯや中国当局が認める最も早い発症日「２０１

９年12月８日」は、追跡できた患者の中での話であり、これ以前の発症例についても複数の情報がある。

香港英字紙サウスチャイナ・モーニングポスト（電子版）が３月13日、「２０１９年11月17日までたどれる可能性がある」と報じている。これについては、中国ＣＤＣ所長の高福《ガオフー》氏が、３月27日付米科学誌サイエンス電子版のインタビューで、「11月時点でクラスターがすでに存在していたという確たる証拠はない」と否定している。

一方、北京や武漢の病院のチームが１月24日付の英医学誌ランセットに投稿した論文には「把握しているクラスターの中で一番先に特定された患者の発症日は12月１日だった」と記述されている。

新型コロナに関する論文は、緊急性の観点から掲載に向けた審査（査読）が未了でも即時に無料でネット上に公開されている。有力誌への投稿ではあっても、普段とは事情が異なることに留意し、慎重に扱う必要があるが、当局が認める12月８日以前に感染が始まっていた可能性はかなり高いだろう。流行の起点については、どのような宿主動物を経由して人に感染したかなど、まだ仮説の域を出ていない情報が多く、さらに解明が進むことを期待したい。

（国際部次長　竹内誠一郎、調査研究本部主任研究員　笹沢教一）

＊1　WHO (2020) Timeline: WHO's COVID-19 response. https://www.who.int/emergencies/diseases/novel-coronavirus-2019/interactive-timeline

＊2　WHO (27 April 2020) WHO Timeline - COVID-19. https://www.who.int/news/item/27-04-2020-who-timeline--covid-19

＊3　WHO (29 June 2020) Timeline of WHO's response to COVID-19. https://www.who.int/news-room/detail/29-06-2020-covidtimeline

＊4　World Health Organization (WHO) (2020) Epidemic Intelligence from Open Sources (EIOS). https://www.who.int/eios

WHO緊急事態宣言

1月5日　WHO「中国当局と緊密に連携し、事態を監視する」

中国　原因不明の肺炎　武漢　香港・台湾でも疑い例

（2020年1月8日朝刊国際面）【上海＝南部さやか】中国湖北省武漢市で昨年末以降、原因不明とされる肺炎の発症が相次いでいる。武漢市政府は、感染した患者全員を隔離して治療している。世界保健機関（WHO）は5日、「中国当局と緊密に連携し、事態を監視する」と警戒を示した。感染の疑い例が報告された香港や台湾でも、水際対策を強化し始めた。

市政府の5日の発表によると、昨年12月12～29日に59人が発症し、うち7人は重症という。市政府は「ウイルス性の肺炎」とするが、2003年に流行し、中国本土や香港で多数の死者が出た新型肺炎（重症急性呼吸器症候群＝SARS）の可能性は「排除した」としている。人から人への感染は確認されていない。

香港でも武漢を訪問した30人が発熱などの体調不良を訴えた。香港政府は4日、感染症への警戒レベルを「厳重」に設定し、空港や高速鉄道の駅で乗客の体温を測るなどの対策を実施している。台湾当局は、6日までに武漢発の直行便10便の乗客ら867人の検疫を行い、発熱があった8人を経過観察とした。

WHOの発表を受け、日本の外務省や厚生労働省も感染予防の注意喚起を行った。中国政府は専門家チームを現地に派遣し、原因の特定を進めている。

視点

WHOは5日まで何をしていたのか

時系列表とWHO当局者への取材によると、最初の情報を捕捉してからのWHOの動きは次のようになる。

12月31日（現地時間、以下同）スイス・ジュネーブの本部では、ＥＩＯＳの捕捉情報について担当官が内容の評価と分析に着手した。中国からの報道を受け、複数の国から情報照会があった。

1月1日　国際保健規則（ＩＨＲ）に基づく「検証」を中国に公式要請した。検証は国内の感染状況などの調査監視を求め、その結果を24時間以内にＷＨＯ側に報告する。

2日　中国に情報提供を改めて要請した。さらに、世界２５０の専門機関をつないだ「地球規模感染症に対する警戒と対応ネットワーク（ＧＯＡＲＮ）」を通じ、武漢肺炎クラスターについての情報を伝えている。

3日　中国当局から武漢クラスターの情報提供が初めてあった。中国からの正式な報告はこの日である。

4日　ツイッターの公式アカウントより「武漢で肺炎クラスター、死者なし」とツイートした。最初の対外的な情報発信となった。

5日　世界各地で流行病が発生した際に発する「疾病流行情報」[*1]を公式サイトに掲載した。

まず、１日の検証要請に対する中国の正式報告は３日だった。国際保健規則は検証の要請から24時間以内の回答を義務付けており、中国はこの義務を適切に果たさなかったことになる。12月31日にＷＨＯ側が自ら事態を把握するまで、武漢の肺炎クラスターについて適切に通報しなかったのに続く失態と言えるが、こちらは1日に「公式要請した」という起点がはっきりしているだけに、規則を順守していないことがより明白だ。ただ、国際保健規則を守らなかった場合の規定はなく、中国が規則を履行しなくても不都合は生じない。

５日の疾病流行情報で武漢の原因不明肺炎の患者数は、年末の27人から増えて44人となり、このうち11人が重症だった。「中国からの予備的な情報によると、重大な人から人への感染の証拠および医療従事者への感染は報告されていない」とも記述している。

中国側の情報が限られ、この時点での判断は難しかったかもしれないが、この「人から人への感染」についての認識不足が、その後のＷＨＯの意思決定に悪影響を及ぼすことになるのである。

米政府は1月3日に中国に確認

一方、ＷＨＯの疾病流行情報が出る前から動き出していたのは米国だ。

米国は米東部時間3日の時点で、米疾病対策センター（CDC）のロバート・レッドフィールド所長が、中国疾病予防コントロールセンター（中国CDC）の高福《ガオフー》所長にメールを送るなどして事態を問い合わせている。レッドフィールド氏はアレックス・アザール米厚生長官にその内容を報告した。3月7日付米ニュー

●新型コロナウイルス感染症を巡る初動時系列表

2019年 12月８日	WHO、中国当局が公式に認めた最も早い患者の発症日
12月29日	武漢市衛生健康委員会の専門家チーム、「原因不明の肺炎」調査開始
12月30日	**中国標準時（CST）15:10**　武漢衛健委が医療機関に非公開の「緊急通知」 **CST 15:22**　最初の緊急通知がネット流出 **CST 18:50**　武漢衛健委が２度目の「緊急通知」 **CST 19:00**　２度目の緊急通知がネット流出
12月31日	**CST 10:16**　第一財経（電子版）が緊急通知を報道 **CST 10:29－11:18**　新京報や21世紀経済報道などの電子版が緊急通知を報じる **CST 10:59**　中国中央テレビ（CCTV）が中国版ツイッター・微博に投稿 **協定世界時（UTC）03:18（CST 11:18）**　WHO の EIOS が最初の記事捕捉 **UTC 04:59（CST 12:59）**　ProMED に第一財経などの記事の英訳が投稿される **CST 13:38**　武漢衛健委の公式サイトに「状況通報」掲載 **CST 13:53**　北京の WHO 国事務所が状況通報を閲覧、西太平洋地域事務局に報告 **時間不明**　台湾、WHO に武漢の肺炎についてのメール送付
2020年 １月１日	WHO、IHR に基づく検証を中国に公式要請。事態管理チームを本部、地域事務局、国事務所の３階層に設置
１月２日	WHO、中国に情報提供を改めて要請。GOARN を通じ、武漢肺炎クラスターの情報を発信
１月３日	中国当局、WHO に武漢クラスターの情報を提供 米 CDC 所長が中国 CDC 所長に武漢クラスターについて問い合わせる
１月４日	WHO、「武漢で肺炎クラスター、死者なし」とツイート。最初の発信
１月５日	WHO、最初の疾病流行情報を発信。「中国の予備的情報によると、重大な人から人への感染の証拠および医療従事者への感染は報告されず」
１月９日	７日に肺炎患者から新型コロナウイルスを検出し、謎の肺炎の原因と断定したと中国国営メディアが伝える。WHO もこの日声明発表
１月28日	テドロス WHO 事務局長らが北京で習近平主席らと会談
１月30日	WHO、新型コロナの緊急事態（PHEIC）を宣言

ヨーク・タイムズ紙や4月3日付米ワシントン・ポスト紙の電子版が報じている。

では、日本はどうか。

日本政府の最初の公式対応は、「中華人民共和国湖北省武漢市における非定型肺炎の集団発生に係る注意喚起について」と題した自治体の保健部局に対する1月6日付事務連絡だ。２０１９年12月31日の武漢衛健委の状況通報を受けた内容になっている。６日は月曜で年末年始の連休明けにあたる。

５日のＷＨＯ疾病流行情報については、厚労省検疫所の海外渡航者のための感染症情報サイト（ＦＯＲＴＨ）のウェブサイトが仮訳を載せている。[*2]「ＦＯＲＴＨが……発表（５日）」と記述した文献[*3]があるが、これは疾病流行情報の日付であって、５日に日本政府として何かを発表した事実はない。（笹沢教一）

＊1　WHO (5 January 2020) Pneumonia of unknown cause – China, Disease outbreak news. https://www.who.int/csr/don/05-january-2020-pneumonia-of-unkown-cause-china/en/

＊2　厚生労働省検疫所ＦＯＲＴＨ（２０２０年１月６日）原因不明の肺炎－中国。https://www.forth.go.jp/topics/20200106.html

＊3　新型コロナ対応・民間臨時調査会　調査・検証報告書（２０２０）。４５４ページ。アジア・パシフィック・イニシアティブ。

1月9日　中国中央テレビは複数の患者から新型のコロナウイルス検出と報じた

中国の肺炎　新型コロナウイルスか　現地報道　複数患者から検出（1月9日夕刊社会面）**【北京＝中川孝之】**

中国湖北省武漢市で多発している原因不明の肺炎について、中国中央テレビは9日、複数の患者から病原体と推定される新型の**コロナウイルス**が検出されたと報じた。

中国政府が派遣した専門家チームが7日までに、多発する肺炎の病原体だとの初期的な判断を下した。いずれもコロナウイルスが原因で発症する新型肺炎（ＳＡＲＳ）や中東呼吸器症候群（ＭＥＲＳ）とは、種類が異なるものだという。中国中央テレビは、検出された新型コロナウイルスの詳細については、「さらなる科学研究が必要とされる」と伝えた。

武漢市政府の8日までの発表によると、昨年12月以降、原因不明の肺炎の発症は59人に上り、うち7人は重症となった。8日に8人が退院している。

過去にも出現　コロナウイルスは、風邪の原因となるウイルスの一種で、せきや発熱などの症状を引き起こす。ウイルスの種類が多く、一般に人だけでなく動物も感染する。

中国を中心に2003年に流行したSARS、12年に中東で確認されたMERSなど、新型のコロナウイルスは過去にも出現し、国境を越えて感染が広がったことがある。

このため厚生労働省は、中国政府や世界保健機関（WHO）などを通じて情報収集に努めている。また国内の空港の検疫ブースにポスターを掲示し、武漢市からの帰国者や入国者に対し、せきや発熱などの症状がある場合は、申し出るように呼びかけている。

〈コロナウイルス〉　人や動物の間で広く感染症を引き起こす病原体。人に日常的に流行する風邪のウイルス4種類と、動物から人に感染し重症の肺炎を起こす2種類が知られている。後者は2002～03年に中国を中心に流行したSARSと12年に中東で確認されたMERSで死亡率はそれぞれ1割程度と3割超とされる。

中国の肺炎　新種か　コロナウイルス　WHO「感染しにくい」（1月10日朝刊第2社会面、抜粋）【ローザンヌ（スイス西部）＝杉野謙太郎】世界保健機関（WHO）は中国湖北省武漢市で多発している原因不明の肺炎の病原体について、「新種のコロナウイルスの可能性が排除できない」との声明を発表した。*

WHOによると、中国当局の検査では、インフルエンザや鳥インフルエンザなどの可能性が否定されたという。WHOは声明で、病原体の特定や症状の把握のために、「より包括的な情報が必要」とも指摘した。

2012年の中東呼吸器症候群（MERS）など、新種のコロナウイルスは定期的に発生している。WHOは、今回の病原体は、人によっては重い症状を引き起こす可能性があるものの、容易に感染しないとしている。

専門家　冷静な対応呼びかけ　コロナウイルスは、せきや発熱といった風邪の症状を起こす。WHOのまとめでは、SARSは03年8月までに916人、MERSでは昨年11月までに858人の死者が出た。

今回の肺炎は人から人への感染が確認されておらず、厚生労働省や専門家らは、SARSやMERSのような、国境を越えた感染拡大は考えにくいとしている。

感染症に詳しい川崎市健康安全研究所の岡部信彦所長

は「患者に接する医療従事者が感染しておらず、死者も出ていない。それほど恐れる必要はなく、正しい情報を得て行動してほしい」と話している。

厚労省は中国政府やWHOから情報収集するとともに、国内の空港では武漢市から来た人に対し、せきや発熱などの症状がある場合は申し出るよう呼びかけている。

＊WHO (9 January 2020) WHO Statement regarding cluster of pneumonia cases in Wuhan, China. https://www.who.int/china/news/detail/09-01-2020-who-statement-regarding-cluster-of-pneumonia-cases-in-wuhan-china

1月11日　武漢市は1人の患者が死亡と発表。初の死亡例とみられる

中国肺炎　男性死亡　武漢市発表（1月11日夕刊第2社会面）【北京＝中川孝之】中国の湖北省武漢市で原因不明の肺炎が多発している問題で、武漢市は11日、1人の患者が死亡したと発表した。初の死亡例とみられる。
61歳の男性で9日に死亡したという。中国の専門家チームはこの男性を含む複数の肺炎患者から、病原体と推定される新型のコロナウイルスを検出している。

また、武漢市は10日現在、7人が重症だとしている。

1月13日　タイを訪れた中国人女性が感染。中国以外で感染が確認されたのは初

タイ　新型コロナウイルス　武漢からの観光客　中国外で初確認（1月15日朝刊第2社会面）【バンコク＝大重真弓】タイ保健省は13日、中国の湖北省武漢市からタイを訪れた60歳代の中国人女性が、新型のコロナウイルスに感染していたと発表した。武漢市では昨年末から原因不明の肺炎が多発しており、タイ保健省は、武漢市の患者から検出された新型のコロナウイルスと一致したとしている。中国以外で感染が確認されたのは初めて。

発表によると、この中国人女性は61歳で、団体旅行でタイを訪れた。バンコクのスワンナプーム空港に到着した際、38度以上の発熱と呼吸器の疾患が確認されたため、医療機関に搬送されたという。12日に新型のコロナウイルスへの感染が確認された。

女性は快方に向かっており、機内で女性の近くに座っていた乗客も含め、他に感染者はいないという。


中国肺炎「人から人」か　武漢　市場勤務男性の妻発症

（1月16日朝刊第2社会面、抜粋）【上海＝南部さやか】中国湖北省武漢市で多発している原因不明の肺炎について、市政府は15日、「人から人へ感染する可能性は排除できない」との見解を明らかにした。患者が多数出ている卸売市場勤務の夫と、市場に行ったことのない妻の発症例が確認されたという。

市政府によると、15日までに患者41人から新型のコロナウイルスが検出されている。このうち61歳の男性患者が9日に死亡し、6人が重症という。

患者の多くは市中心部の「華南海鮮卸売市場」の関係者だった。市政府は「人から人へ感染する明確な証拠はないが、今のところリスクは比較的低い」としている。

1月15日　神奈川県在住の中国人男性が感染。国内での患者確認は初めて

新型肺炎　国内初確認　武漢へ渡航　30代中国人男性

（1月16日夕刊一面）厚生労働省は16日、中国・湖北省武漢市を訪れていた神奈川県在住の30歳代の中国人男性が肺炎の症状を訴え、新型コロナウイルスに感染していたと発表した。中国では同ウイルスによるものとみられる肺炎が多発しており、国内での患者が確認されたのは初めて。

発表によると、男性は武漢市に滞在していた今月3日に発熱を訴え、6日に日本に帰ってきた。同日中に神奈川県内の医療機関を受診し、10日から入院した。すでに回復し、15日に退院している。国立感染症研究所（感染研）による検査の結果、15日に新型コロナウイルスの陽性反応が出た。

これまで中国で確認されている患者の多くは、武漢市中心部の「華南海鮮卸売市場」の関係者だったが、男性はこの市場に立ち寄っていないという。ただ、男性は厚労省の調査に対し、中国滞在中に肺炎患者と一緒に生活していたと説明。この肺炎患者が新型コロナウイルスに感染していたかどうかは分かっていないが、同省は「男性はこの患者から感染した可能性もある」としている。

感染研によると、12日現在、中国では41人から新型コロナウイルスが検出され、男性1人が死亡し、6人が重症と診断されている。またタイでも中国人への感染が確認されたほか、香港、シンガポール、台湾などでも感染の疑いのある事例が報告されている。

厚労省結核感染症課によると、人から人に感染が続いていく状況は確認されていないといい、同課の担当者は

「武漢市から帰国・入国した際にせきや発熱などの症状がある人は速やかに医療機関を受診してほしい」と呼びかけている。

政府は16日午前、関係省庁連絡会議を開催し、情報収集を進めるとともに、検疫などの体制に万全を期すことを確認した。

新型肺炎「冷静に」　厚労省　対応追われる　国内初確認（1月16日夕刊社会面、抜粋）　中国・武漢市を中心に感染者が多発していた新型コロナウイルスによる肺炎患者が、日本国内でも初めて確認された。厚生労働省は患者と接触した人の状況確認などの対応に追われる一方で、家族以外などの感染リスクは低いことから、「通常の感染症対策と同じように、マスク着用や手洗いなどを徹底することに努めてほしい」と冷静な対応を訴えている。

「人から人に感染した明確な証拠はない。感染が拡大することは考えにくいが、ゼロではないので、確認を急ぎたい」。国内で初の感染者が出たことを受け、16日午前に急きょ記者会見を開いた厚労省の担当者はそう話した。

厚労省などによると、今回、新型コロナウイルスへの感染が確認された30歳代の中国人男性は、武漢市から日本に帰った後も発熱やせきがおさまらず、6日に神奈川県内の医療機関を受診。当初は軽い肺炎と診断されたが、9日には39度の発熱があり、10日から入院した。重症化のおそれがあると判断され、国立感染症研究所が検査を行ったところ、新型コロナウイルスの陽性反応が出た。

男性は15日には退院し、現在は軽いせきの症状はあるものの、自宅療養を続けている。これまでのところ、医療従事者が発症したとの報告もないという。

厚労省によると、今回のコロナウイルスは、患者の急増は考えにくく、家族のように常に一緒に暮らし、濃厚に接触していれば感染リスクはあるものの、同じ電車で移動する程度では感染の可能性は低いという。

感染症に詳しい岡部信彦・川崎市健康安全研究所長は、「ウイルスの性質が変わる可能性は常にあり、今後人から人に感染しやすくなる可能性は否定できないが、今のところ高くはない」とみる。その一方で、「武漢で海鮮市場などに行ったり、患者と接触したりした人で、熱やせきなどの症状が出ている場合は感染症を中心に扱う医療機関を受診した方が良い」と話す。

患者のせきなどで飛び散るしぶきを吸い込んだり、患者が触れた場所を通じて感染したりすることが考えられ、マスクの着用や手洗いを心がけることが重要だ。

　東北医科薬科大の賀来満夫特任教授は、アルコール消毒が効果的だとし、「基本的な感染対策を徹底することが大事。必要以上に口や鼻を手で触らないよう注意してほしい」と話す。中国からの帰国者はもちろん、呼吸の苦しさや発熱があれば早めに病院を受診すべきだとしている。

視点

日本は感染者の上陸を適切に防げたのか

　1月、中国から訪日した観光客は前年同月比2割増の80万4901人（暫定値）だった*。

　米国は1月31日、中国全土を対象に、過去2週間以内に滞在歴がある外国人について、原則、入国を拒否する方針を示した。一方、日本政府は、2月に入っても、中国の一部地域からの入国拒否にとどまった。4月上旬に控えていた中国の習近平《シージンピン》国家主席の国賓来日が控えていたことが影響したとの見方もある。

　その後の取材の結果、次のような事例がわかった。


　東京・銀座のある診療所には、1月2週目ごろから、微熱やせき、だるさなど風邪症状で受診する若い店員が目立ち始めた。発熱があった患者には、インフルエンザの検査をしたが、みな陰性だった。ほかにも共通点があった。観光で訪日した中国人の接客をしていた。

「職場で変な風邪がはやっている」

　患者らの言葉が気になった診療所の医師は、新型コロナを疑った。

「変な風邪」を訴えた患者は1月だけで30人ほどにのぼった。自分では歩けない重い症状の患者もいたため、保健所に連絡し、新型コロナの検査を受けられないかどうかを照会した。

　だが、断られた。「武漢から来日した観光客はどこの誰か、その客は感染者なのか――がわからないと、検査はできないと告げられた」と医師は話す。

　感染拡大を防ごうと、地元の会合で同席したある店の担当者に対策を促したが、「マスクでお客様をお迎えできません」との返事だった。

「変な風邪」を発症した人々が新型コロナに感染していたかどうかは不明だ。ただ、こうした事例は、初期の武漢でも報告されていた「疑い例」の可能性があり、もしコロナだったとすれば、かなり早い時点で国内にクラスターが形成されていたことになる。当時の検査体制に限界があったにせよ、国内初の感染者が確認された1月中旬に、疑い例を見逃しかねない状況や、今から見れば感染防止策が十分でない実態があったのは否定できない。国内の初動に対しても、包括的な検証が必要だ。

（医療部　中島久美子）

＊日本政府観光局（２０２０年４月15日）訪日外客統計２０２０年１月暫定値。https://www.jnto.go.jp/jpn/statistics/data_info_listing/pdf/2020_january_zantei.pdf

1月20日　中国の専門家「人から人への感染は間違いない」と明言

新型肺炎「人から人」感染　危機感　WHOあす緊急委（1月21日夕刊一面）　中国湖北省武漢市を中心に多発する新型コロナウイルスによる肺炎を巡り、中国政府の専門家チームトップで呼吸器専門医の鍾南山《ジョンナンシャン》氏は20日、「人から人への感染は間違いない」と明言した。急速な感染拡大が懸念されることから、世界保健機関（WHO）が専門家による緊急委員会を招集すると決めたほか、日本政府も21日朝に初の関係閣僚会議を開き、安倍首相が水際対策の徹底などを指示した。一方、武漢市政府は21日、新たに男性患者（89）が19日に死亡したと発表した。中国での死者は4人になった。

【上海＝南部さやか】中国中央テレビの取材に応じた鍾氏は、「人から人への感染」と判断した理由について、武漢市を訪れたことのない広東省の2人が感染したケー

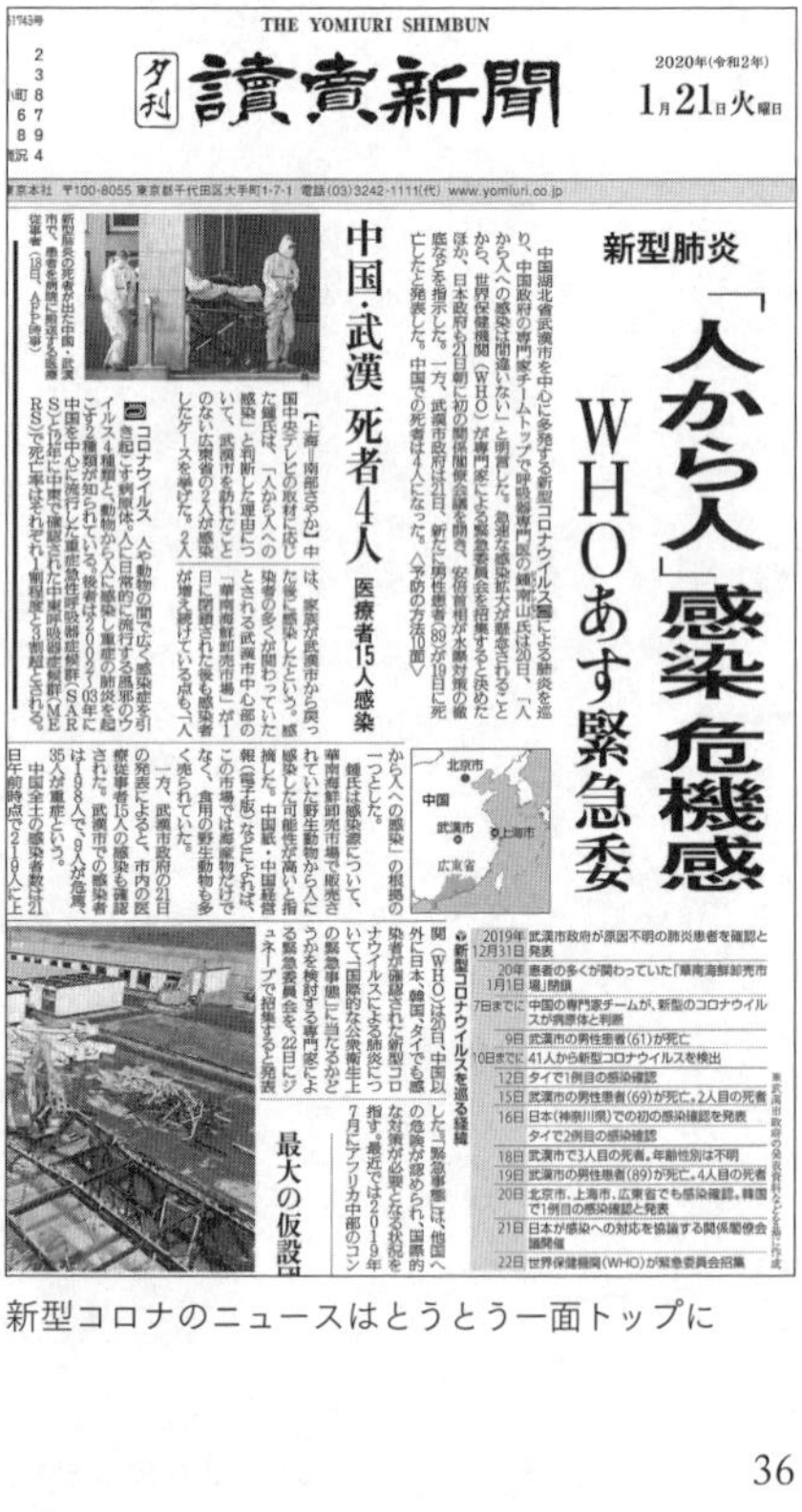
THE YOMIURI SHIMBUN
夕刊　讀賣新聞
2020年(令和2年)　1月21日火曜日
東京本社　〒100-8055 東京都千代田区大手町1-7-1　電話(03)3242-1111(代)　www.yomiuri.co.jp

新型肺炎
「人から人」感染　危機感
WHOあす緊急委

中国湖北省武漢市を中心に多発する新型コロナウイルス肺炎による肺炎を巡り、中国政府の専門家チームトップで呼吸器専門医の鍾南山氏は20日、「人から人への感染は間違いない」と明言した。急速な感染拡大が懸念されることから、世界保健機関（WHO）が専門家による緊急委員会を招集すると決めたほか、日本政府も21日朝に初の関係閣僚会議を開き、安倍首相が水際対策の徹底などを指示した。一方、武漢市政府は21日、新たに男性患者(89)が19日に死亡したと発表した。中国での死者は4人になった。〈予防の方法10面〉

中国・武漢　死者4人　医療者15人感染

新型肺炎の死者が出た中国・武漢市で、患者を病院に搬送する医療従事者（18日、AFP時事）

新型コロナウイルスを巡る経緯

2019年12月31日	武漢市政府が原因不明の肺炎患者を確認と発表
20年1月1日	患者の多くが関わっていた「華南海鮮卸売市場」閉鎖
7日までに	中国の専門家チームが、新型のコロナウイルスが病原体と判断
9日	武漢市の男性患者(61)が死亡
10日までに	41人から新型コロナウイルスを検出
12日	タイで1例目の感染確認
15日	武漢市の男性患者(69)が死亡。2人目の死者
16日	日本（神奈川県）での初の感染確認を発表
	タイで2例目の感染確認
18日	武漢市で3人目の死者。年齢性別は不明
19日	武漢市の男性患者(89)が死亡。4人目の死者
20日	北京市、上海市、広東省でも感染確認。韓国で1例目の感染確認と発表
21日	日本が感染への対応を協議する関係閣僚会議開催
22日	世界保健機関（WHO）が緊急委員会招集

最大の仮設

新型コロナのニュースはとうとう一面トップに

スを挙げた。2人は、家族が武漢市から戻った後に感染したという。感染者の多くが関わっていたとされる武漢市中心部の「華南海鮮卸売市場」が1日に閉鎖された後も感染者が増え続けている点も、「人から人への感染」の根拠の一つとした。

　鍾氏は感染源について、華南海鮮卸売市場で販売されていた野生動物から人に感染した可能性が高いと指摘した。中国紙・中国経営報（電子版）などによれば、この市場では海産物だけでなく、食用の野生動物も多く売られていた。

　一方、武漢市政府の21日の発表によると、市内の医療従事者15人の感染も確認された。武漢市での感染者は198人で、9人が危篤、35人が重症という。

　中国全土の感染者数は21日午前時点で219人に上る。武漢市以外では、北京市で5人、上海市で2人、広東省で14人の感染が確認されており、感染者は更に増える可能性がある。中国では25日の春節（旧正月）を前に24日から大型連休に入る。前後には帰省や旅行で延べ約30億人の移動が見込まれており、習近平《シージンピン》中国国家主席は20日、関係各局に感染拡大防止を指示していた。

【ダボス（スイス東部）＝杉野謙太郎】世界保健機関（WHO）は20日、中国以外に日本、韓国、タイでも感染者が確認された新型コロナウイルスによる肺炎について、「国際的な公衆衛生上の緊急事態」に当たるかどうかを検討する専門家による緊急委員会を、22日にジュネーブで招集すると発表した。「緊急事態」は、他国への危険が認められ、国際的な対策が必要となる状況を指す。最近では2019年7月にアフリカ中部のコンゴ民主共和国でのエボラ出血熱の流行で宣言された。

水際対策の徹底　閣僚会議で指示　安倍首相　安倍首相は21日午前の関係閣僚会議で「中国で患者数が増加しており、一層の警戒が必要になる。国民に迅速かつ的確な情報提供を行ってほしい」と述べた。

　中国の春節に伴う大型連休で、日本を訪れる中国人旅行客らの増加が予想されることから、政府は感染拡大防止に向けた対策を強化する。首相は空港や港などでの水際対策の徹底などに万全を期すよう指示した。

1月21日　関係閣僚会議、首相は水際対策の徹底など指示

水際対策を強化（1月22日朝刊一面）政府は21日、中国湖北省武漢市で新型コロナウイルスによる肺炎が多発

していることを受け、関係閣僚会議を首相官邸で開いた。安倍首相は、空港や港での水際対策の徹底のほか、感染が疑われる患者への検査、国際連携による情報収集などに万全を期すよう指示した。

首相は「中国で患者数が増加しており、一層の警戒が必要になる。国民に迅速かつ的確な情報提供を行ってほしい」と述べた。

加藤厚生労働相は記者会見で、武漢市から航空機で入国する人に、健康状態を確認するための質問票を新たに配布することを明らかにした。武漢市のほか、同市に近い主要空港がある上海市からの航空便でも、症状が出た場合、すぐに病院に行くように案内するチラシも配布する。

外務省は21日、中国への渡航に十分注意するよう呼びかける感染症危険情報を出した。

1月21日　武漢市政府は武漢への出入りを一部制限すると発表した

新型肺炎　出入り制限　中国・武漢　人から人　感染確認　死者6人に（1月22日朝刊一面、抜粋）**【上海＝南部さやか】**中国湖北省武漢市を中心に多発する新型コロナウイルスによる肺炎で、武漢市政府は21日、武漢への出入りを一部制限すると発表した。中国政府の専門家チームが、新型ウイルスの人から人への感染を確認したことを受けた措置だ。市政府はまた、新たに3人の死亡を公表、死者は計6人となった。

中国政府の21日午後6時の発表によると、中国国内では新たに77人の感染が確認され、中国全土の感染者数は計291人となった。武漢市以外では、北京市で5人、上海市で2人、広東省で14人となっている。これとは別

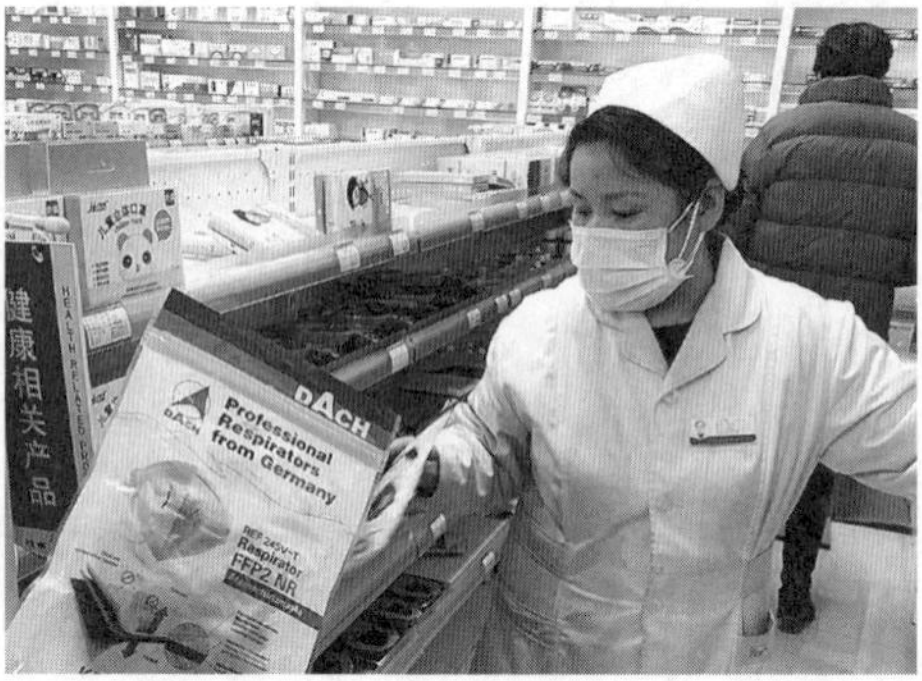

マスクの売り上げが伸びている薬局。店員によると、前日から客の来店が一気に増えたという（1月21日午後、北京で）＝片岡航希撮影

に、山東省と河南省など4省、天津と重慶両市も感染者を確認したと発表しており、感染地域が拡大している。台湾でも21日、武漢市から戻った50歳代の台湾人女性1人の感染が確認された。

日本や中国などを管轄する世界保健機関（WHO）の西太平洋地域事務局は21日、ツイッターに「新たに報告された感染例から、持続的に人から人への感染があるとみられる」と投稿した。WHOは22日、ジュネーブで専門家による緊急委員会を招集する。

1月23日　武漢市政府、市内の事実上の封鎖

新型肺炎　武漢を「封鎖」　航空・鉄道　公共交通停止

（1月23日夕刊一面）【北京＝中川孝之】中国湖北省の武漢市政府は23日、市内を中心に広がる新型コロナウイルスによる肺炎の感染拡大を抑えるため、市外に出る航空便や鉄道のほか、市内全域のバスや地下鉄などの公共交通機関の運行を停止する措置を開始した。住民に「特殊な事情がなければ武漢を離れてはならない」と呼びかけている。感染の急激な拡大を受け、市内の事実上の封鎖が必要だと判断した。

武漢市内の公共交通機関は、23日午前10時（日本時間午前11時）から全ての運行を停止した。空港や鉄道駅なども出発便に関しては閉鎖されている。市当局は運行停止の期限に言及していない。武漢市は人口約1100万人の巨大都市だ。24日からの春節の大型連休を前に、地域の経済活動は深刻な影響を受けそうだ。

中国政府の国家衛生健康委員会によると、感染者は23日午前0時（日本時間午前1時）までに死者17人を含む571人となった。

中国の習近平《シージンピン》国家主席は22日、メルケル独首相、マクロン仏大統領とそれぞれ電話会談し、国際社会と協力して肺炎に対応する考えを伝えた。習氏は、中国が厳密な防疫措置と速やかな情報公開を行っていると強調し、理解を求めた。

新型肺炎　武漢を封鎖　周辺市も　邦人　現地で感染か

（1月24日朝刊一面、抜粋）【北京＝田川理恵】中国政府は23日、新型コロナウイルスによる肺炎の感染拡大を阻止するため、感染の中心地である湖北省武漢市全域の事実上の封鎖措置を開始した。感染者は中国のほぼ全土に広がり、600人を超えた。

在中国日本大使館は23日、北京で開催した邦人向け説

明会で、武漢市で日本人1人が重度の肺炎となり、入院治療を受けていることを明らかにした。新型コロナウイルスによるものかどうかは確認中という。関係者によると、60代の男性だという。

中国共産党機関紙・人民日報などのニュースサイトによると、感染者は23日午後11時（日本時間24日午前0時）までに、死者17人を含む639人となった。中国本土での感染確認は、31の省・直轄市・自治区のうち28に拡大している。このほか、香港で2人、ベトナム南部ホーチミンで中国人2人、シンガポールで中国人1人の感染が、それぞれ確認された。

武漢市では23日午前から、市外に向かう便を中心に航空便、列車が運休となったほか、地下鉄など市内の公共交通機関も全面停止した。市政府は住民に「特殊な事情がなければ武漢を離れてはならない」と呼びかけている。交通運輸省は、全国の関係機関に武漢からの車両、船舶の移動を制限するよう通知した。

中国中央テレビなどによると、武漢周辺の黄岡や鄂州、赤壁の3市も、武漢市と同様の措置を取る。

また、感染拡大の影響で、北京の世界遺産「故宮」も25日から休館する。再開時期は明示していない。

視点
武漢市、空白の1月中旬

武漢市内では18日、4万世帯以上が料理を持ち寄る伝統の宴会「万家宴《ワンジアイエン》」が開催された。感染拡大が続く中、武漢市政府は行事の中止に踏み切らなかった。

市政府が流行初期から、感染情報の公開を抑えていたとの疑惑もつきまとう。市内で感染者が41人となっていた12日、地方議会に相当する省人民代表大会が武漢で開幕した。17日までの期間中、新型肺炎は議題に上がらず、公開された感染者数に変動がなかった。香港紙・星島日報などからは、当局発表の感染者数が「不自然にストップしていた」との指摘が出ている。

ネット上では、1月中旬の段階で、中央政府の国家衛生健康委員会が武漢市からの報告を受けていながら事態の深刻さを軽視し、情報の公開など「適切な対応を取らなかった」との告発も上がっていた。周先旺《ジョウシエンワン》武漢市長は27日、中国中央テレビに「地方政府は権限を与えられて初めて発表できる」と、暗に上部組織を批判した。

共産党関係者は、習政権が全国の党・政府の統制を強める中、関係の各機関が確信の持てないまま重大情報を報告することを「ためらった」との見方を示し、こう指摘した。「来年の党創立100年を控え、今年は党の権威を高める大切な時期だ」

習政権は今回、武漢市の封鎖など大規模な強制措置を次々と打ち出した。感染の早期阻止に有効な措置を打ち出せなかったSARSの苦い経験を参考にしているとみられる。

それでも、政府の情報公開に疑念が噴出している現状はSARS当時と重なる。興梠一郎・神田外語大教授（現代中国論）は、長期化した共産党一党支配の体制の下で、「不安定要因は押さえ込み、情報を統制するという発想が染みついているためだ」と指摘した。

（1月31日朝刊三面）

地元の不作為　加速度的に拡大

全世界に拡散した新型コロナウイルスについて、「if（もし）」の問いかけが許されるとすれば、2020年1月中旬時点の武漢市、湖北省政府の対応だろう。

新規感染者が連日のように報告され始めた当時、武漢市民の危機感の薄さは明らかで、春節（旧正月）を1月25日に控え、マスクなしで町中を買い物、遊興で出歩く様子が伝えられた。

中国政府の疾病予防コントロールセンターが医学誌「中華流行病学雑誌」20年2月号に発表した論文は、武漢市を含む湖北省では、19年12月末までに104人が発症していたと推定している。1月1～10日には653人に増加し、11～20日の10日間で5417人に急増。21日から月末には、2万6468人まで跳ね上がったとみられるとしている。

武漢市政府は1月23日にロックダウン（都市封鎖）に踏み切った。しかし周先旺市長は26日の記者会見で、連休による帰省や感染拡大からの避難で、約500万人がすでに市を離れていると明かした。市政府は1月27日時点で、住民4096人が海外や香港などに滞在していることを確認したとも発表している（1月27日夕刊一面、28日夕刊一面）。

政府専門家チームトップの鍾南山《ジョンナンシャン》氏らの研究チームは、20年2月28日付の論文で、人工知能（AI）を使って分析した結果、武漢の封鎖が5日間前倒しして実施されていれば、感染者は3分の1に抑えられていたとの試算を示している。*

地元政府の不作為は、感染が加速度的に拡大し、春節に向けて学生らの帰省が始まっていた1月中旬という肝心な時期に、例年通り開催された省人民代表大会に象徴される。

省人民代表大会常務委員会の公式サイトに掲載されている20年1月12日の開幕、17日の閉幕を伝える報道では、政府活動報告を行った省ナンバー2の王暁東省長、閉幕演説を行った省トップの蔣超良共産党委員会書記はいずれも、足元で深刻さを増す感染状況に一言も触れていない。

武漢市衛生健康委員会が公表していた当時の感染報告を見るとさらに、当局の発表に対する不自然な印象は禁じ得ない。

1月11日に発表された10日時点の累計感染者は41人。その後、15日時点の発表まで5日間にわたってその数字に変動はなかった。省人民代表大会閉幕の時点になって、新規感染者4人が確認され、累計が45人に増加したとしている。

地方政府にとって、人民代表大会の開催は、国内で最大の政治イベントである3月の全国人民代表大会（全人代）に向けた重要任務だ。蔣氏らが、感染症対応よりも優先度が高いと判断し、大会の雰囲気に水を差さないよう、感染拡大の実態を伏せていたとも推測できる。

「トカゲのしっぽ切り」の印象ぬぐえず

中国寄りとも指摘される香港紙・星島日報は、1月24日の評論記事で、「（期間中は）本当に感染は発生していなかったのか」「後ろ向きなニュースを薄めたかったのか」と、省、市政府の対応を厳しく批判した。

武漢市政府はこの間、「人から人への感染」について「それを示す証拠はない」として認めなかった。態度を明確にしたのは、国内の権威として名が通る鍾南山氏が現地を視察し、国内メディアの取材に対し、医療従事者14人の感染確認を明らかにした1月20日だった。

武漢大学中南病院で集中治療室（ＩＣＵ）の責任者を務める彭志勇教授への読売新聞の電話取材によると、遅くとも1月10日頃の時点で、同じオフィスで勤務する3人の同時感染など複数の事例から、人から人への感染が起きていると判断していた。衛生当局にも報告していたが、対応は取られなかったという。

習近平政権は2月13日、蔣氏と武漢市トップの馬国強党委員会書記の解任を発表した。しかし、失態の責任を地方に押しつける「トカゲのしっぽ切り」との印象はぬぐえない。馬氏の下で市ナンバー2を務めた周先旺市長の中国中央テレビに対する発言は、感染情報の公表を中央政府から抑えられていたとも受け取れるからだ。

香港紙・明報は消息筋の証言として、次のような情報を伝えている。衛生当局が1月初旬の段階で、防疫対策の実施を提案したのに対し、習氏が1月7日に主宰した党政治局常務委員会議は「パニックを引き起こし、春節の雰囲気に影響させるべきではない」との理由でこれを退けたという（2月25日朝刊三面）。

新華社通信が20年4月6日に配信した中国のコロナ対応と国際協力の「実録」（WHOなどの時系列表に相当）では、1月中旬の段階でも、国家衛生健康委員会の調査チーム派遣や、WHOや米国の衛生当局との情報交換など詳細な「対応」をつづっている。

しかし、習氏は感染拡大が日に日に悪化していた17～18日にはミャンマーを訪問し、北京に戻らずに21日まで雲南省を視察した。新型コロナに関する習氏の初の公式対外発言となる20日の「重要指示」は、視察先から発したことになる。武漢封鎖が始まった23日には、北京で春節祝賀会に出席したが、祝辞で感染状況に触れることはなかった（1月28日朝刊国際面）。

（竹内誠一郎）

＊Yang, Z. et al. (2020) Modified SEIR and AI prediction of the epidemics trend of COVID-19 in China under public health interventions. Journal of Thoracic Disease. Vol.12 (March), pp. 165–174.

1月23日　WHOは、緊急事態の宣言を見送った

WHO「緊急事態」見送り　「人から人」中国内に限定

（1月24日夕刊一面）【ダボス（スイス東部）＝杉野謙太郎】世界保健機関（WHO）は23日、中国で感染が拡大している新型コロナウイルスによる肺炎について、スイス・ジュネーブで専門家による緊急委員会を開き、「国際的な公衆衛生上の緊急事態」の宣言を見送った。

記者会見した専門家らは、中国以外での症例数が限られ、宣言には「早すぎる」と説明した。

ＷＨＯのテドロス・アダノム事務局長は、中国の国外で人から人への感染例は見つかっていないことなどを挙げ、「中国にとっての緊急事態だが、世界的な健康の危機ではない」と述べた。ただ今後、状況が悪化する可能性についても言及し、「今日は見送ったからといって、ＷＨＯとして事態を軽視しているわけではない」と強調した。

また、「人の移動や貿易の、より広範な制限は勧告しない」としたが、中国政府に対し、感染の広がる地域の国際空港や港での出国者に対する体温検査実施などを求めた。

緊急委員会は初日の22日に結論が出ず、2日続けて行われた。宣言について意見が分かれたものの、中国以外での症例が少ないことに加え、中国が封じ込め対策に力を入れていることも見送りの理由となった。

◇

東北大学の押谷仁教授（ウイルス学）は「患者が増えている状況から、国際的に感染が広がる危険性があり、今回、宣言を出すべきだったのではないか」と指摘している。

指定感染症　政府見送りへ　ＷＨＯが緊急事態の宣言を見送ったことを受け、厚生労働省は、新型コロナウイルスによる肺炎を、入院や就業制限を強制できる感染症法上の「指定感染症」に位置づけることは見送る方針だ。現状では、感染が日本国内で拡大しておらず、強制措置を取る段階ではないと判断したためという。

1月24日　日本の外務省は、湖北省に「渡航中止勧告」を出した

新型肺炎　湖北省に渡航中止勧告　国内2例目　確認

（1月25日朝刊一面）　新型コロナウイルスによる肺炎の感染が拡大している問題で、厚生労働省は24日、中国・湖北省武漢市から旅行で東京都内を訪れた40歳代男性の感染を確認したと発表した。日本での患者確認は2例目。一方、中国共産党機関紙・人民日報のニュースサイトなどによると、中国での感染者は死者26人を含む８９７人に上った。

日本の外務省は24日、感染者が集中している中国湖北省について、感染症危険情報（４段階）で2番目に危険度の高い「渡航中止勧告」を出した。

厚労省などによると、2例目の患者は中国人男性で、19日に来日。来日前から発熱があり、中国で2回、東京都内でも20日に1回、医療機関を受診したがいずれも肺炎とは診断されなかった。その後、22日に再び都内の同じ医療機関を受診した際に肺炎の疑いが判明し、都内の別の医療機関に入院。24日に同ウイルスの陽性反応が確認された。現在、症状は落ち着いている。

中国では春節（旧正月）の連休が始まり、訪日客も増えていることから、日本政府は感染拡大防止対策を強化する方針だ。

安倍首相は24日、首相官邸で開かれた関係閣僚会議で、①検疫における水際対策の徹底②全国の地方衛生研究所での検査体制の整備③国民への迅速で的確な情報提供——などを指示した。

1月25日 人民日報は、中国当局が海外への団体旅行を禁止すると報じた

中国、海外団体旅行禁止 あすから 新型肺炎対策で 日本の観光業に影響（1月26日朝刊一面）**【北京＝中川孝之】** 中国共産党機関紙・人民日報（電子版）は25日、中国当局が、海外への団体旅行を27日から禁止すると報じた。新型コロナウイルスによる肺炎の感染者が中国で1300人を超え、海外でも増えているため、異例の拡散防止措置に踏み切る。25日の春節（旧正月）に合わせた連休に多くの中国人が海外旅行を計画しているとみられ、日本など旅行先への影響は必至だ。

人民日報によれば、国内団体旅行は24日からすでに禁じる措置を取っており、これを海外旅行にも拡大する。いつまで措置を続けるかは明らかにされていない。中国では、個人旅行で海外に行く人もいるが、団体旅行に参加するのが一般的だ。春節連休中の海外旅行客は700万人を超えるとの予測もあり、中国の大手旅行会社は人気渡航先のトップに日本を挙げている。

人民日報の25日午後11時（日本時間26日午前0時）時点の集計によると、中国本土の感染者は1367人、死者は41人となった。重症者は200人以上に上る。24日以降、フランスやオーストラリア、マレーシアでそれぞれ初の感染者が確認され、本土以外で感染者が出た国・地域は13になった。

中国国営新華社通信によると、共産党の政治局常務委員会議が25日、習近平《シージンピン》総書記（国家主席）の主宰で開かれた。春節期間中の開催は異例で、党中央に担当チーム

を作り全国の対策を指揮することを決めた。習氏は会議で「感染阻止の戦いに必ず勝つ」とげきを飛ばした。23日から事実上の封鎖措置が取られた武漢市の中心部では、26日から公務や物資輸送などで許可を得た場合を除き、一般の自動車の運行が禁じられる。

また、米紙ウォール・ストリート・ジャーナル（電子版）は25日、米政府が、武漢市から米国民を避難させるためのチャーター便を26日に運航する計画だと報じた。チャーター機は約230人乗りで、米国総領事館に勤務する外交官を含む武漢在住の米国民とその家族などが搭乗する。在武漢総領事館の一時閉鎖も計画しているという。ロシア通信も25日、ロシア政府が、武漢市から自国民を退避させるため中国側との調整を進めていると伝えた。

1月26日　日本政府は武漢に在留する日本人を帰国させる方針を決めた

新型肺炎　武漢在留邦人　帰国へ　あすにも　政府チャーター機（1月27日朝刊一面）　中国湖北省武漢市で確認された新型コロナウイルスによる肺炎の感染拡大を受け、日本政府は26日、武漢市に在留する日本人のうち希望者全員を帰国させる方針を決めた。民間チャーター機を活用する方向で、早ければ28日にも運航させる。感染拡大の勢いは依然収まっておらず、世界の感染者数は26日で2000人を超えた。

安倍首相は26日、「チャーター機などの手当てについてメドがついたことから、中国政府との調整が整い次第、あらゆる手段を追求して希望者全員を帰国させる」と表明した。首相公邸で記者団に語った。

茂木外相は同日、中国の王毅《ワンイー》国務委員兼外相と電話で会談し、邦人の帰国に向けた協力を要請した。王氏は理解を示した。中国政府は現地の空港を封鎖しており、チャーター機の離着陸には中国側の許可が必要となる。

これに関連し、外務省はホームページで、出入国手続きに必要だとして、帰国希望者に氏名や連絡先、パスポート番号などの情報を提供するよう呼びかけた。武漢市の在留邦人は700人程度とみられていたが、外務省が電話などで確認を進めたところ、滞在を把握できた邦人は湖北省全体で約430人だった。多くが武漢市にいるという。

在留邦人が民間チャーター機で国外退避した事例には、1989年6月に中国で起きた天安門事件や、98年5月にインドネシアで発生したジャカルタ暴動、2002年

6月のインドとパキスタンの緊張激化などがある。

現地で対応にあたる予定だ。

新型肺炎　帰国便1機　武漢へ　政府発表　邦人あす羽田着（1月28日夕刊一面、抜粋）　茂木外相は28日昼、国会内で記者会見し、新型コロナウイルスによる肺炎が多発している中国湖北省武漢市などに在留する日本人を帰国させるため、民間チャーター機1機を同日夜、派遣すると発表した。政府はまた、28日午前の閣議で、今回の肺炎を感染症法上の「指定感染症」に指定する政令を決定した。

チャーター機は28日深夜に武漢に到着し、約200人を乗せて29日未明に出発する予定。29日午前に羽田空港に戻る。茂木氏は「帰国を希望する邦人全員が早急に帰国できるように、現地での移動なども含めて、引き続き中国政府や関係省庁としっかり連携していきたい」と語った。

茂木氏によると、帰国を希望する在留日本人は約650人で、29日以降も追加のチャーター機などを派遣して、希望者全員の帰国を進める。28日に派遣するチャーター機は、マスクや防護服などの中国への支援物資も搬送する。政府高官によると、若宮健嗣外務副大臣が同乗して

経緯

日本政府、チャーター機計5便を現地派遣

中国・武漢市での新型コロナの感染拡大を受け、日本政府は1月下旬から2月中旬にかけて計5便の民間チャーター機を現地に派遣し、計828人の邦人らを帰国させた。感染症に伴う初の大規模な「退避作戦」だった。23日の武漢での事実上の都市封鎖を受け、日本以外の国々も自国民の帰国に踏み切った。

武漢市には日本の領事館がなく、北京の日本大使館や外務省職員ら約30人が駆けつけ、邦人退避にあたった。湖北省内に複数の集合場所を設け、手配したバスなどで邦人らを武漢空港にピストン輸送した。

政府がチャーターした第1便の全日空機は、日本時間1月29日午前0時29分に武漢空港に到着。第1陣は多数の患者が発生した武漢市の海鮮市場近隣の居住者ら感染リスクの高い邦人が対象となった。武漢空港を予定より約2時間遅れとなる午前5時57分に出発、羽田空港到着は午前8時41分だった。（1月29日夕刊一

面）

第3便までは市内の邦人を運び、第4、5便には市外の邦人や中国籍の配偶者らも搭乗させた。最後の第5便は2月17日に羽田空港に到着した。

新型コロナの感染に備え、チャーター機1機当たり医師1人、看護師2人、検疫官1人が乗り込んだ。問診を行ったり、体温を検知するサーモグラフィーを使ったりして健康状態を確認した。体調不良者には他の搭乗者と離れた座席を確保し、帰国後は入院させた。日本国内での感染拡大を防ぐため、政府は全搭乗者に入国後、ウイルス検査を受けさせた。

日本政府は在留邦人に対し、原則自宅で待機するよう要請するとともに、帰国希望の有無について意向調査を行ってきた。政府関係者によると、現地からは「街の封鎖で日常生活がままならず、買い物もできない」との声が寄せられたという。米国などが自国民の退避のため、チャーター機の手配を進めているとの情報もあり、邦人の間に動揺が広がりかねないとの懸念もあった。感染症の発生による大規模な邦人退避は、「初の事例」（政府高官）とされ、政府は対応に慎重を期した。（1月27日朝刊三面）

1月28日　武漢に滞在していない人の感染が日本で確認されたのは初めて

新型肺炎　国内「人から人」感染か　奈良の男性　武漢渡航なし（1月29日朝刊一面、抜粋）　中国・武漢市を中心に新型コロナウイルスによる肺炎の感染が拡大している問題で、厚生労働省は28日、武漢への渡航歴がない奈良県在住の60歳代男性の感染を確認したと発表した。男性は日本人で、今月、武漢からの観光客を乗せたバスツアーの運転手を務めていた。武漢に滞在していない人の感染が日本国内で確認されたのは初めてで、同省は人から人に感染した可能性が高いとして検疫などの対策を強化する。

また同省は同日、武漢から来日した40歳代の男女各1人について、新たに感染が確認されたと発表した。男性は愛知県を、女性は北海道などを訪れていた。奈良県在住の日本人男性も含め、国内で感染が確認された人は計7人となった。

発表によると、奈良県の男性は8～11日に武漢からのツアー客31人をバスに乗せ、大阪から東京方面の空港まで運転。12〜16日には、武漢からの別のツアー客29人を乗せて東京―大阪間を運転した。14日に悪寒やせきなどの症状が出たため17日に奈良県内の医療機関を受診したが、この時は肺炎とは診断されなかった。

その後、25日に再び受診したところ肺炎の疑いが見つかり、28日にウイルスの陽性反応が確認された。男性は医療機関に入院中で、重症ではないという。

奈良県の男性に武漢への渡航歴がないことから、同省は「ツアー客を介して感染した可能性は高い」とみている。ただ男性は、武漢から来てせきなどの症状がある人との接触もないと話しているといい、「無症状のツアー客からの感染も考えられる」としている。同省によると、男性の家族を含め長時間接触した人は18人いるが、今のところ肺炎症状は出ていないという。

1月30日 WHOのテドロス事務局長は緊急事態を宣言した

新型肺炎 WHO「緊急事態」宣言 政府 指定感染症あす施行（1月31日夕刊一面）【ジュネーブ＝杉野謙太郎、北京＝中川孝之】世界保健機関（WHO）のテドロス事務局長は30日、中国湖北省武漢市を中心に感染が拡大している新型コロナウイルスについて「国際的な公衆衛生上の緊急事態」を宣言した。これを受け、日本国内でも指定感染症の政令施行日が2月7日から1日に前倒しされる。中国では死者数が200人を超えた。

WHOが緊急事態宣言を出したのは史上6件目だ。* 30日、専門家による緊急委員会の検討結果を踏まえて宣言に踏み切った。

ジュネーブで記者会見したテドロス氏は「我々の最大の懸念は、ウイルスが保健態勢の脆弱《ぜいじゃく》な国々に広がる可能性だ。そうした国々を支援するため、今こそともに行動しなければならない」と感染拡大防止へ各国の協調を呼びかけた。

WHOの緊急事態は、感染症の世界的流行の危険性が大きい場合に宣言される。テドロス氏は宣言に伴う各国政府への勧告として、ウイルスの封じ込め対策や、感染者の早期検出、接触者の追跡といった対応を求めた。

貿易や人の移動に関する制限は求めなかった。必要な支援が滞ることや、経済活動への影響を考慮した。テドロス氏は「国際的な移動や貿易を不必要に阻害する対策はとるべきではない」と述べた。

緊急委は1月22、23日にも会合を開いたが、中国以外での人から人への感染例が確認されていなかったことなどから委員の意見が割れ、宣言は見送られた。中国政府の意向に配慮したとの見方もある。

テドロス氏は30日の記者会見で、中国の対応について「誇張ではなく、感染症の流行への対応に新たな模範を示している」と述べるなど、称賛を繰り返した。緊急事態宣言を出したのは「中国への不信任投票ではない」とも強調した。

中国政府の国家衛生健康委員会は31日午前、中国本土の感染者が9692人になったと発表した。30日に確認された感染者だけで1982人に上った。死者数も43人増えて213人となった。

WHOの緊急事態宣言について、中国外務省の華春《ファチュン》瑩《イン》報道局長は「我々には感染を抑え込む戦いに勝つ自信と能力がある。中国はWHOや各国と共に、世界の公共衛生を守りたい」との談話を発表した。

＊「国際的な公衆衛生上の緊急事態」は、英文では「Public Health Emergency of International Concern（PHEIC）」と表記され、日本の厚生労働省などは「国際的に懸念される公衆衛生上の緊急事態」と訳している。新型コロナより前には、2009年4月に新型インフルエンザ（H1N1）、14年5月に野生型ポリオ、14年8月に西アフリカでのエボラ出血熱、16年2月にジカウイルス感染症（ジカ熱）、19年7月にコンゴ民主共和国でのエボラ出血熱に対しそれぞれ宣言された。

米「中国渡航者」入国拒否　外国人対象　「緊急事態」宣言（2月2日朝刊二面、抜粋）【ワシントン＝船越翔】米国のトランプ政権は1月31日、「公衆衛生に関する緊急事態」を宣言し、過去2週間以内に中国を訪れた外国人の入国を当面拒否すると発表した。2月2日から実施する。

米国の入国拒否対象は過去2週間以内に中国に渡航した外国人で、米国内に近親者がいる場合などは除く。2週間以内に中国湖北省に滞在した米国人は2週間隔離し、感染の有無を確かめる。中国のほかの地域を訪れた米国人についても、空港での検査を強化する。

米政府の緊急事態宣言は、世界保健機関（WHO）の宣言とは別に、米厚生長官が米国内法に基づいて発出する。

米疾病対策センター（CDC）は、米政府のチャーター機で中国・武漢市から避難した米国人約200人をカリフォルニア州のマーチ空軍基地で隔離している。CD

Cが隔離措置をとるのは1960年代の天然痘以来、約50年ぶりだという。

オーストラリア政府も1日、中国に滞在した外国人の入国を禁止し、帰国する豪州人には14日間の隔離期間を求める措置を決めた。中国への旅行者向け勧告も「禁止」に引き上げた。シンガポール保健省は、過去2週間以内に中国本土に滞在した外国人の入国や通過を禁止すると発表した。2週間以内に中国本土に滞在した自国民らが帰国した場合も2週間隔離する。

感染者が出ていない国にも入国規制の動きが広がっている。中米グアテマラ政府は、中国を出国して15日以内の人の入国を制限する。イランとイスラエルは、中国との直行便の運航停止を決めた。テヘラン近郊の国際空港ではアジア方面からの入国者に対し、中国への渡航歴を尋ねている。イスラエルは第三国経由で入国する中国人旅行者についても検疫を行う。

経緯

決断が遅れたWHO

WHOの緊急委員会は電話会議形式で開かれ、日本の専門家など15人が出席した。前週の22日と23日の委員会では出席者の意見集約ができず、「時期尚早」として宣言を見送った。22日だけの予定をわざわざ23日まで延長して議論したのに宣言がなかったことに、緊急事態宣言による交通や貿易などの影響をおそれる中国に配慮したのではないか、との批判の声が上がった。

前週からのわずかな期間で中国の感染者数は数百人から数千人規模へと爆発的に増え、国外でも相次いで感染が確認されていた。国際保健規則は、「国際的な公衆衛生上の緊急事態」について①疾病の国際的拡大により他国に公衆衛生リスクをもたらすと認められる事態②潜在的に国際的対策の調整が必要な事態——と定義している。要件を満たすのは明らかだった。

30日の委員会では、出席者が「ほぼ満場一致」(緊急委のディディエ・ウサン委員長)で宣言に合意したという。*

WHOは宣言の決め手となる「人から人」の感染について、1月中は中国側の報告を代弁するような形で「明確な証拠はない」「限定的」と消極的な見解をほぼ繰り返していた。このような姿勢が決断を遅らせた。

宣言を出す直前の28日には、テドロス氏や、日中を管轄する西太平洋地域事務局長の葛西健氏らＷＨＯ訪中団が、北京の人民大会堂で習国家主席や王毅外相らと会談している。テドロス氏は30日の記者会見で、「(宣言は) 中国に対する不信任決議ではない」と強調し、「習国家主席と会い、指導力を目の当たりにした。中国の透明性と世界の人々を守る姿勢に疑いの余地はない」と会談での印象を語った。このような対応では、中国への配慮、忖度《そんたく》だと批判されても仕方ない。

　中国は感染爆発のさなかにあった。ＷＨＯの緊急事態宣言を受け、日本を含む各国は検疫強化や入国制限などの措置に踏み切ることになる。

*WHO (30 January 2020) WHO Emergencies Coronavirus Emergency Committee Second Meeting. https://www.who.int/docs/default-source/coronaviruse/transcripts/ihr-emergency-committee-for-pneumonia-due-to-the-novel-coronavirus-2019-ncov-press-briefing-transcript-30012020.pdf?sfvrsn=c9463ac1_2

［社説］中国の新型肺炎　長期戦を想定し万全の備えを

（2月2日朝刊三面）　中国の新型肺炎の拡大が収まらない。日本でも長期戦に備えた対策を強化する必要がある。

新型肺炎について、世界保健機関（ＷＨＯ）が緊急事態を宣言した。

　２００９年の新型インフルエンザや、アフリカでのエボラ出血熱の流行などに続き6度目だ。すでに感染は世界に広がっており、遅きに失した感が否めない。

　政府は新型肺炎を感染症法に基づく「指定感染症」とする政令の施行日を、当初の2月7日から1日に前倒しした。ウイルス検査を断る人が出ていただけに、入院勧告などを可能にする法的権限を明確にする措置は妥当だろう。

　中国本土の感染者数は1万人を超え、03年の重症急性呼吸器症候群（ＳＡＲＳ）の患者数を上回った。患者数は連日、大幅に増えており、感染の裾野が大きく広がっていることがうかがえる。

　チャーター機で日本に帰国した人の中から、症状がないにもかかわらず、ウイルス検査で陽性と判定された人が見つかった。発熱やせきなどの兆候が見られないと、そもそも検査の網にかかりにくいことに注意が必要だ。

　感染者が気づかずに出歩けば、感染が容易に広がる恐れがある。国内で日本人から日本人への感染が静かに進行している場合、追跡は難しくなるだろう。

現在、患者は感染症の指定医療機関に送られている。しかし、感染が国内で持続し、軽症の患者が急増する事態になれば、一般の病院での対応方法なども考える必要があるのではないか。

感染拡大のスピードを抑えるためにも、政府には引き続き万全の対策が求められる。

患者を診察する医師や、対策を決める行政機関にとって、新型肺炎の症状や感染力、致死率などを正確に把握することが欠かせない。中国政府はこれまでに判明したデータを、積極的に国際社会に開示していくべきだ。

今後、日本国内の患者が徐々に増えていく恐れはあるが、今のところ、新型肺炎の毒性はSARSや中東呼吸器症候群（MERS）ほど強くなく、感染力は麻疹（はしか）より弱いとみられる。

国民一人ひとりがとるべき対策は、通常の風邪やインフルエンザと変わらない。手洗いやうがいを励行し、高齢者や持病のある人を守ることが重要だ。

過剰な反応で、社会生活に支障が出ることが懸念される。デマに惑わされず、患者をいたずらに排除しないよう留意したい。

2月1日 「指定感染症」「検疫感染症」とする政令施行

「指定感染症」施行（2月1日夕刊一面） 政府は1日、新型コロナウイルスによる肺炎の感染拡大を防ぐため、中国湖北省に過去2週間以内に滞在歴のある外国人と同省発行の中国旅券を持つ人の入国を拒否する運用を始めた。感染症法上の「指定感染症」と検疫法上の「検疫感染症」とする政令も同日、施行され、対策が強化される。

安倍首相は1日午前、首相官邸で開かれた対策本部の会議で「航空会社をはじめ、関係機関が連携の上、該当者が搭乗しないようにするなどして、現場の混乱防止に努めてください」と関係閣僚に指示した。さらに、「（政府予算の）予備費の使用も視野に入れて、さらなる対応策を早急に策定し、至急実行に移してください」と強調した。

成田空港の入国審査場では運用開始前の1月31日夜、過去2週間以内に湖北省に滞在歴のある外国人らが入国できないことを知らせるポスターが掲示された。

指定感染症施行　厳格運用を指示（2月2日朝刊一面、

抜粋） 新型コロナウイルスによる肺炎を感染症法上の「指定感染症」と検疫法上の「検疫感染症」とする政令が１日、施行された。政府は、患者を強制的に入院させたり、外国人患者の入国を拒否したりできるようになり、日本国内での感染拡大を防止するための対策が強化された。

安倍首相は同日午前、首相官邸で開かれた対策本部で対策の強化を指示。入管当局には、「対象者かどうかを簡易、迅速に判断するための仕組み」を作り、厳格に運用するよう求めた。

２月１日　フィリピンで中国人男性死亡。中国国外で死者が確認されたのは初

新型肺炎　中国国外初の死者　比入国の40代男性（２月３日朝刊一面）【ハノイ＝田中洋一郎】フィリピン政府は２日、中国湖北省を中心に感染が広がる新型コロナウイルスによる肺炎のため、マニラ首都圏の病院に入院していた中国人男性（44）が１日に死亡したと発表した。中国国外で死者が確認されたのは初めて。

英字紙フィリピン・スター（電子版）などによると、男性は１月21日に湖北省武漢市から香港経由でフィリピンに入国し、リゾート地のセブ島などを訪れた。発熱や喉の痛みなどの症状で１月25日に入院していた。

中国本土感染　２５００人以上増加　中国共産党機関紙・人民日報（電子版）の２日午後11時（日本時間３日午前０時）時点の集計によると、中国本土の感染者は１万４４５８人に達し、前日から２５００人以上増えた。死者は３０４人となり、重症急性呼吸器症候群（ＳＡＲＳ）の死者数に迫りつつある。世界保健機関（ＷＨＯ）によると、ＳＡＲＳの終息宣言が出た２００３年７月時点で、中国本土の死者は３４９人だった。

中国国営新華社通信によると、武漢市で２日、１月24日に着工した肺炎患者専用の臨時病院が完成した。ただ、市内では１日だけで感染者が約９００人増え、医療体制が追いつくかどうかは見通せない状況だ。

２月３日　横浜港に戻ってきた船を沖に停泊させ、異例の再検疫を実施

▼クルーズ船集団感染（73ページ）で詳述

２月３日　ＳＡＲＳでの中国本土の死者を上回った

中国死者　SARS超え（2月3日夕刊一面）【北京＝竹内誠一郎】中国政府の国家衛生健康委員会は3日午前、新型コロナウイルスによる肺炎の中国本土での死者が、2日までに361人になったと発表した。2002～03年に大流行した重症急性呼吸器症候群（SARS）での中国本土の死者349人を上回った。

死者は湖北省で56人、重慶市で1人増えた。2日は新たに2829人の感染が確認され、中国本土で計1万7205人となった。感染が疑われる人は2万1558人に上っている。

中国政府の専門家チームトップで呼吸器専門医の鍾南山氏は2日、中国中央テレビの取材に、新型コロナウイルスによる肺炎の現時点での致死率は約2・3％で、SARS（2003年9月時点で約10％）や中東呼吸器症候群（MERS。19年11月時点で約35％）に比べ「低い」との見解を示した。新たな感染確認は主に湖北省武漢市に集中しており、他都市では「明らかな爆発的な拡大はみられない」とも指摘した。

外国人5人　入国拒否　政府　菅官房長官は3日午前の記者会見で、中国湖北省武漢市で確認された新型コロナウイルスによる肺炎の感染拡大を防ぐため、1日だけで外国人5人の入国を拒否したと明らかにした。

政府は1日から、過去2週間以内に湖北省に滞在歴のある人と、湖北省が発行した中国旅券を持つ人の入国を拒否することを決めている。

2月4日　厚労相は、検査を受ける対象者の基準を拡大したと発表

新型肺炎　検査対象拡大　政府　渡航歴　湖北省全域に（2月4日夕刊一面）加藤厚生労働相は4日午前の閣議後記者会見で、肺炎を引き起こす新型コロナウイルスの感染の疑いのある人を医療機関が保健所に報告するシステムについて、報告対象を見直し、ウイルス検査を受ける対象者の基準を拡大したと発表した。菅官房長官は4日午前の記者会見で、感染から発症までの潜伏期間を「2週間」から「10日間」に見直す方向で検討していることを明らかにした。

基準の拡大は、これまでの報告対象では把握できない感染事例が国内で相次いで見つかっているためで、対象を広げて感染拡大防止に万全を期す。

このシステムは「疑似症サーベイランス」と呼ばれる。感染の疑いのある人を早期に捕捉し、ウイルス検査に確

実につなげて感染の拡大を防ぐ狙いがある。

報告対象について、厚労省はこれまで①37・5度以上の発熱と肺炎を含む呼吸器症状があることを前提とし、発症から遡って2週間以内に、②中国湖北省武漢市に滞在したか、③武漢市への渡航歴があり、発熱と呼吸器症状がある人と接触した人を対象としていた。

だが、1月28日、武漢市からのツアー客を乗せた奈良県のバス運転手の男性の感染が確認されたケースでは、男性は武漢市への訪問歴がなく、発熱などの症状がある人との接触が確認されていなかった。

こうした事例を踏まえ、報告対象は、①について37・5度以上の発熱とせきなどの呼吸器症状とし、肺炎を条件から除外。②については、渡航歴は湖北省全体に広げ、③は、症状の有無は問わず、湖北省に訪問歴がある人と濃厚接触した人も対象にする。3日付で都道府県などに通知し、運用を始めた。

潜伏期間を10日間とみることに切り替えるのは、世界保健機関（WHO）の最新の知見に基づく。政府はこれまで潜伏期間を2週間とみて、武漢市から帰国した邦人について、症状のない場合はホテルや政府施設に最長2週間滞在してもらい、健康状態を確認することにしていた。

政府は潜伏期間に関する見直しに伴い、帰国邦人を施設で留め置く期間なども短縮することを検討している。菅氏は「WHOが示した見解を参考とし、施設における滞在期間や（外国人の）入国拒否事由の期間について検討している」と述べた。

無症状感染者　入院10日　2度検査　陰性なら退院　新型肺炎で政府（2月5日朝刊二面、抜粋）　厚生労働省は4日、肺炎を引き起こす新型コロナウイルスの感染の疑いのある人を医療機関が保健所に報告、検査する制度について、対象を拡大したと発表した。感染しても無症状の人については、入院してから10日後に2度のウイルス検査で陰性を確認後、退院できるとする基準も示された。
これまでの報告対象では把握できない感染事例が国内で相次いで見つかっており、制度の見直しは、対象を広げて感染拡大を防ぐ狙いがある。感染が疑われる場合、医療機関が保健所に報告。国立感染症研究所などでウイルス検査をして、陽性ならば病原体を外部に漏らさない設備がある感染症指定医療機関に入院する。

これとは別に、原因不明で重症の肺炎を発症した場合も、ウイルス検査をする。

無症状の感染者が退院するには、10日間入院した後に行う検査と、その12時間以上後の再検査で、ともに陰性が確認される必要がある。

また、厚労省は新型肺炎の症状の特徴などを初めて定めた。潜伏期間は2～10日で、発熱やせきなどの症状が出るとし、人から人に感染するとした。

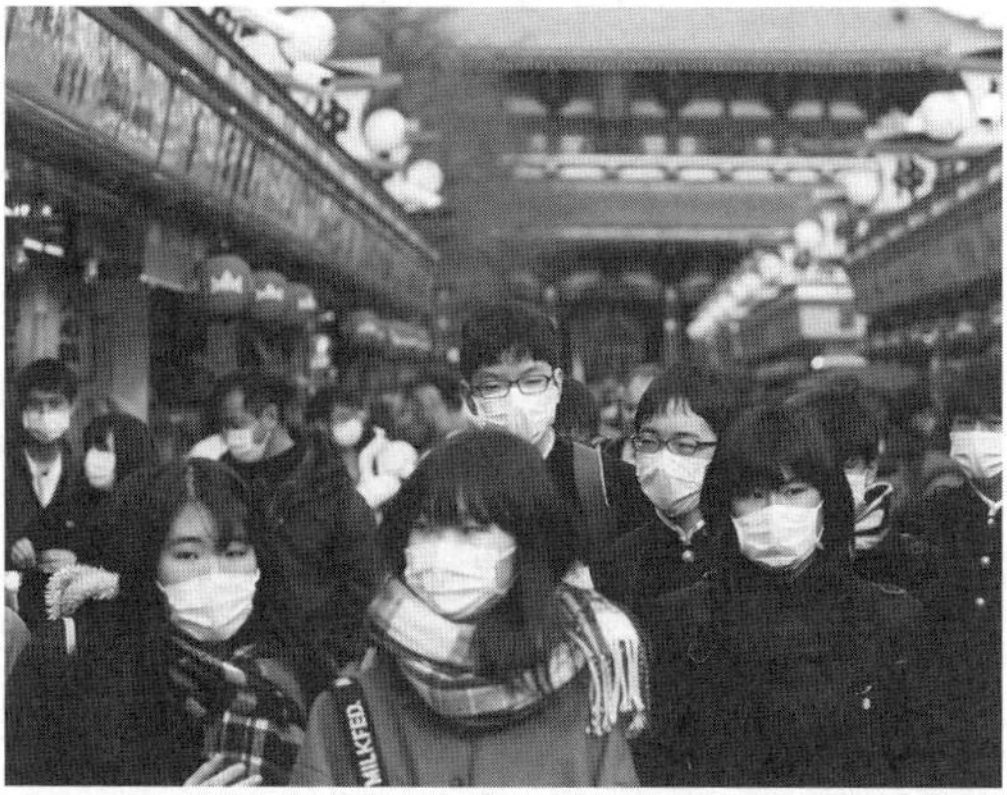

浅草・仲見世通りをマスクをつけて歩く人たち（２月４日、東京都台東区で）

「濃厚接触」については▽車や航空機なども含め長い時間、一緒にいた▽適切な感染防護をせず診察や看護をした▽体液など汚染物質に直接触れた可能性が高い――と位置づけた。

2月4日　WHOは調査チームを中国に派遣すると明らかにした

新型肺炎　WHO　中国へ調査班　パンデミックは否定

（2月5日朝刊一面、抜粋）【ジュネーブ＝杉野謙太郎、北京＝田川理恵】世界保健機関（WHO）は4日、新型コロナウイルスによる肺炎への対策を検討するため、専門家らによる調査チームを中国に派遣すると明らかにした。1月30日に「国際的な公衆衛生上の緊急事態」を宣言したWHOは、感染力が強まっているとされるウイルスの実態解明などにあたる方針だ。

WHO幹部によると、調査チームは世界各国の疫学専門家らで構成し、今週中にも中国入りさせる。調査チームの派遣については、1月末に北京を訪問したテドロス事務局長が、習近平《シージンピン》国家主席らと合意していた。調査チームの活動で、有効な対策を打ち出せるかどうかに注目が集まりそうだ。

WHOで世界的な感染症への対策を統括するシルビー・ブリアン氏は4日、ジュネーブで記者会見し、新型コロナウイルスについて「パンデミック（感染症の世界的な大流行）ではない」と否定した。また、ウイルスについて、「現時点で変異の証拠は把握していない。比較的安定したウイルスだ」と語った。

WHOによる緊急事態の宣言は、1月22〜23日の初回の緊急委員会で見送られた経緯がある。1週間後の30日に宣言を出した際も、WHOは「渡航や貿易の制限は推奨しない」との見解を示したが、各国が独自に中国からの入国を制限する動きが広がった。宣言を巡り、中国側が「圧力をかけた」（仏ル・モンド紙）などと各国から指摘されている。

中国外務省の華春瑩《ファチュンイン》報道局長は4日、SNSを使った記者会見で、WHOの3日付の報告を引用し、中国外での感染状況は「中国の1％にも達しない」と強調した。その上で、中国からの入国禁止措置を取る米国などを「WHOの主張に背く」と改めて批判した。

しかし、4日にはベルギーで初めて感染者が確認されるなど、中国本土以外の感染者は27か国・地域に広がる。香港では1人の死亡が確認され、本土以外で2例目の死者となった。

中国の国家衛生健康委員会は4日の記者会見で、3日時点の中国本土での致死率は2・1％で、感染の中心となっている湖北省武漢市に限れば4・9％に達すると明らかにした。

経緯

本格的な武漢調査は21年になってから

調査チームは2月中〜下旬に、中国からの最終承認を受けたうえで北京や武漢などを訪れた。調査は、中国国家衛生健康委員会、中国疾病予防コントロールセンター、地元関連団体との協力で行われた。*

このときはあくまで、後の本格調査の予備的な位置づけだった。だが、7月の調査団は武漢入りできず、2021年1月末にようやく本格的な武漢の調査が実現したものの、大きく遅れた調査とその報告書の信頼性を巡り、国際社会から批判の声が出た。

＊WHO (29 June 2020) Timeline of WHO‐s response to COVID-19. https://www.who.int/news-room/detail/29-06-2020-covidtimeline

2月10日　中国各地で、企業活動が湖北省などを除いて再開した

新型肺炎　中国　企業一部再開　車、電機　日系工場も
中国死者900人超（2月10日夕刊一面）

【北京＝比嘉清太】新型コロナウイルスによる肺炎感染をめぐり、中国各地で出勤停止措置などが取られてきた企業活動が10日、湖北省などを除いて再開した。自宅待機を求める企業もあり、業務が平常通りに戻るまで時間がかかりそうだ。中国政府によると、新型肺炎の中国本土の死者は8日に811人と重症急性呼吸器症候群（SARS）の全世界の死者数774人を超え、9日に908人に達した。

●新型肺炎による中国本土の死者数

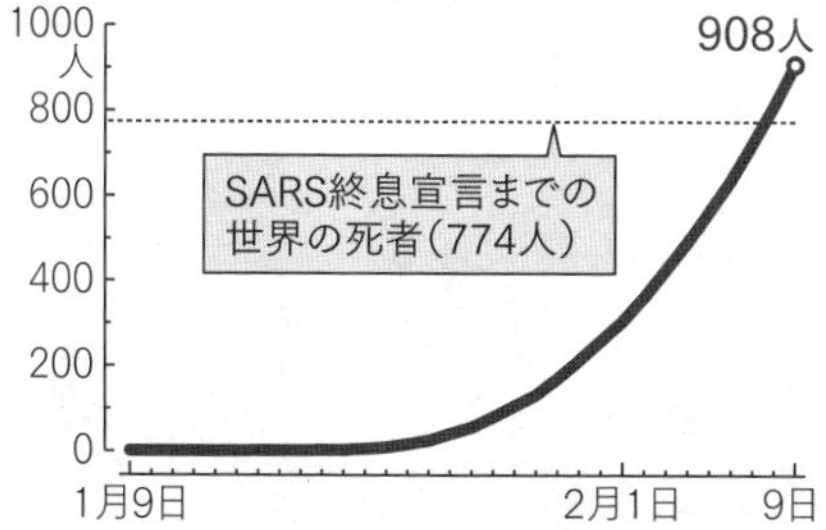

※中国の国家衛生健康委員会の発表による

中国では春節（旧正月）前日の1月24日に長期休暇に入って以降、ほぼ半月、企業活動が止まっていた。

中国中央テレビ（電子版）は9日、北京では「重点工業企業」で95％の稼働率が確保される見通しだと伝えた。北京の地下鉄では、感染防止のため満員にならないようダイヤ調整を行った。上海市は、ラッシュの時間帯を避けて通勤するように呼び掛けている。

一方、北京などでは湖北省など感染が深刻な地域から戻った労働者に当面の自宅待機が求められており、春節休暇を経て地方から戻った労働者はすぐに職場復帰できない。インターネット通販最大手・アリババ集団は、自社の判断で出勤開始時期を遅らせた。

中国政府の国家衛生健康委員会は10日、感染者数は4万1711人となったと発表した。9日の24時間だけで3062人増えた。

◇

日系の自動車、電機メーカー各社は、停止していた中国の工場を10日午前から再稼働する。地方政府などの求めに応じて、春節（旧正月）の連休明け後も再開を延期していた。

マツダは南京などの工場を再開する。再開を17日以降に延期したトヨタ自動車も一部の工場などで従業員が出勤し、生産ラインの状態や部品調達状況などを確認して

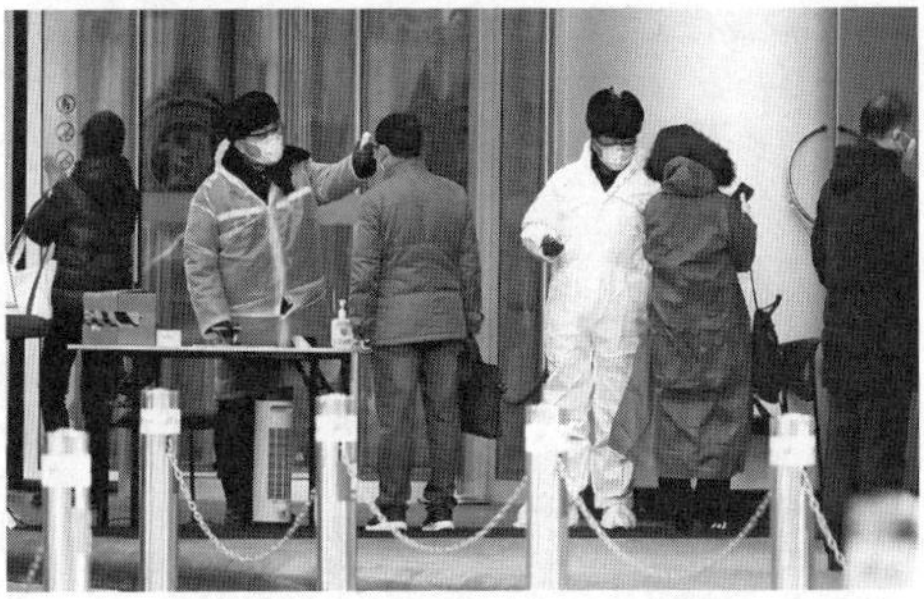

オフィスビルに入る際、体温検査などを受けるビジネスマンら（２月10日朝、北京で）＝片岡航希撮影

いる。ホンダも感染者の多い湖北省武漢以外の工場では従業員が出勤している。

電機メーカーでも、パナソニックやソニー、シャープ、富士フイルムなどは10日午前から順次、生産を再開する。半導体大手のルネサスエレクトロニクスも北京市と蘇州市の工場を再開した。

各社は春節で中国各地に帰省していた従業員の出勤状況や部品の在庫などをみながら、徐々に生産量を増やして正常化させる。

2月11日　WHOは、COVID－19と名付けたと発表した

コウモリ　感染源か　別の動物介し人へ　病名「COVID－19」（2月12日夕刊三面、抜粋）

【ジュネーブ＝杉野謙太郎】世界保健機関（WHO）は11日、新型コロナウイルスが引き起こす疾病を「COVID（コビッド）－19」と名付けたと発表した。また、新型コロナウイルスが、コウモリから別の動物を介して人に感染した可能性が高いとの見方を示した。

名称は、Coronavirus から「CO」と「VI」、Disease（疾病）から「D」をとり、感染が確認された2019年から「19」をつけた。呼吸器系疾患を含めた幅広い症状を示す名称としている。

スイス・ジュネーブで記者会見したテドロス事務局長

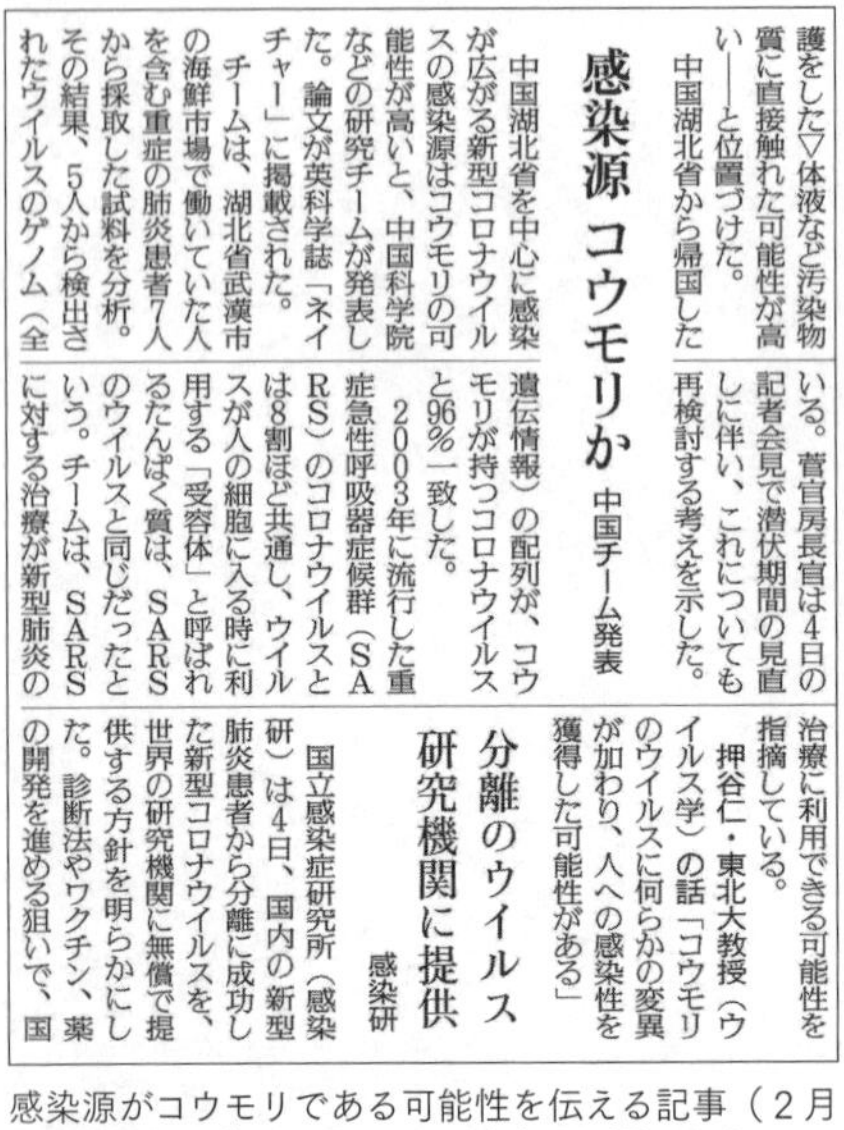

護をした▽体液など汚染物質に直接触れた可能性が高い――と位置づけた。

中国湖北省から帰国した

いる。菅官房長官は4日の記者会見で潜伏期間の見直しに伴い、これについても再検討する考えを示した。

治療に利用できる可能性を指摘している。

押谷仁・東北大教授（ウイルス学）の話「コウモリのウイルスに何らかの変異が加わり、人への感染性を獲得した可能性がある」

感染源　コウモリか　中国チーム発表

中国湖北省を中心に感染が広がる新型コロナウイルスの感染源はコウモリの可能性が高いと、中国科学院などの研究チームが発表した。論文が英科学誌「ネイチャー」に掲載された。

チームは、湖北省武漢市の海鮮市場で働いていた人を含む重症の肺炎患者7人から採取した試料を分析。その結果、5人から検出されたウイルスのゲノム（全遺伝情報）の配列が、コウモリが持つコロナウイルスと96％一致した。

2003年に流行した重症急性呼吸器症候群（SARS）のコロナウイルスとは8割ほど共通し、ウイルスが人の細胞に入る時に利用する「受容体」と呼ばれるたんぱく質は、SARSのウイルスと同じだったという。チームは、SARSに対する治療が新型肺炎の

分離のウイルス　研究機関に提供　感染研

国立感染症研究所（感染研）は4日、国内の新型肺炎患者から分離に成功した新型コロナウイルスを、世界の研究機関に無償で提供する方針を明らかにした。診断法やワクチン、薬の開発を進める狙いで、国

感染源がコウモリである可能性を伝える記事（２月５日朝刊二面）。２月３日に論文が公開された

は、疾病の命名にあたっては偏見や風評被害を避けるため、「地理的な場所や動物、個人や人のグループに関連しない名称を探す必要があった」と述べた。インターネットなどでは感染の中心地である「武漢」や「中国」を冠した呼び方が広がっていた。

経緯

ウイルスにも正式名が付いた

公式病名「ＣＯＶＩＤ－19」の発表に合わせて、ウイルスの公式名「重症急性呼吸器症候群コロナウイルス２（severe acute respiratory syndrome coronavirus2, SARS-CoV-2）」も公表された。それまでＷＨＯや専門家は「２０１９年の新しいコロナウイルス」を意味する「2019-nCoV」の仮称を用いていた。

ウイルスの分類を決める「国際ウイルス分類委員会（ＩＣＴＶ）」の専門家チームが、「バイオアーカイブ（bioRxiv）」というサイトに分類上の位置づけなどを示した論文を公表した。バイオアーカイブは、査読が完了していない論文を、研究者らの情報共有のために早期に公開する「プレプリント（査読前論文）・サーバー」の一つ。ウイルス名の論文は３月２日付のネイチャー・マイクロバイオロジーに正式に掲載された。

2月13日　政府の緊急対策の概要がわかった。大きな柱はマスク供給量の確保

新型肺炎　マスク増産・輸入支援　政府緊急対策　来月６億枚目標（２月13日朝刊一面）　新型コロナウイルスの感染拡大を受けた政府の緊急対策の概要がわかった。品薄となっている家庭用マスクの増産や緊急輸入を行う企業を支援する。観光業など経営が打撃を受けている企業を対象に、従業員の休業手当や賃金の一部を助成する要件を緩和する。13日の対策本部（本部長・安倍首相）で決める方針だ。

緊急対策の大きな柱は、マスクの供給量の確保だ。マスクを増産した企業に対し、設備投資の一部を補助する。これまで増産を要請していた大手に加え、中小企業にも24時間体制で生産するよう呼びかける。国内で流通が少ない布製マスクの輸入を企業に促し、売れ残った分は政府が買い取って備蓄に回す仕組みも導入する。

政府関係者によると、国内で流通しているマスクの８

割弱は中国からの輸入品だが、新型コロナウイルスの感染拡大に伴い、輸入量は急減している。政府は、一連の企業支援を今月中に始め、3月の国内供給量を1月のほぼ倍の6億枚超に増やすことを目標としている。

事業活動の縮小を余儀なくされた企業向けの助成は、一時的に休業するなどして従業員の雇用を維持した場合に支給される雇用調整助成金を活用する。対象となるのは、日中間の人の往来の急減で影響を受け、前年度の売上高に占める中国関係の売り上げの割合が一定以上ある企業で、「最近3か月の生産量や売上高が前年同期比で低下している」との要件を「最近1か月」に緩和する。

政府は、中国人観光客の予約をキャンセルされた旅館やホテル、観光バスなどの事業者を想定している。

さらに、打撃を受けている中小企業に対し、運転資金として5000億円の緊急融資枠を設ける。部品工場の稼働停止などによって影響を受ける製造業に対しては、生産性向上に向けた設備投資を支援する。

安倍首相は12日の衆院予算委員会で「旅館業を始めとする地域の中小・小規模事業者にも大きな影響をもたらし始めている。資金繰り支援や相談体制の準備、整備など必要な対策を速やかに実行に移す」と語った。

◆緊急対策の主なポイント

▽マスク増産の設備投資をする企業に補助金を支給
▽布製マスクを輸入、販売する企業を支援
▽悪影響を受けた企業への助成金の支給要件を緩和
▽中小企業の運転資金として5000億円の融資枠を準備

2月13日　神奈川県に住む日本人女性が死亡。感染者の死亡確認は国内初

新型肺炎　神奈川80代女性死亡　国内初　中国渡航なし

（2月14日朝刊一面、抜粋）厚生労働省は13日、新型コロナウイルスに感染した神奈川県に住む80歳代の日本人女性が死亡したと発表した。感染者の死亡が確認されたのは日本国内では初めて。東京都、和歌山、千葉両県でも新たに感染者が確認された。この4人はいずれも

●国内で確認された新型コロナウイルスの感染者数（2月13日午後10時現在）

クルーズ船の乗船者	218
検疫官	1
チャーター機での帰国者	12
中国からの旅行者ら	12
湖北省への渡航歴がない国内在住者	8
全体合計	251人

※厚生労働省などの発表に基づく

直近の中国への渡航歴はないといい、同省は行動歴や接触者の情報収集を進めている。

中国本土を除けば、感染者の死亡はフィリピン、香港に続いて3例目となる。

同省によると、神奈川県の女性は1月22日から倦怠感《けんたい》があり、2月1日に肺炎と診断され、医療機関に入院した。6日に呼吸症状が悪化して別の医療機関に転院後、12日にさらに症状が悪化し、13日に死亡した。中国への渡航歴は確認されていないが、感染が疑われたため検査を行った結果、死亡後に陽性反応が確認された。同省はウイルス感染と死亡との因果関係を調べている。

また、東京都に住む70歳代のタクシー運転手の日本人男性の感染も確認された。関係者によると、この男性は、神奈川県の女性の親族だという。男性は1月29日に発熱し、医療機関を受診。2月3日に肺炎と診断された後、13日の検査で陽性とわかった。男性は都内で個人タクシーを営んでいるという。男性は6日から入院している。

2月16日　専門家会議の初会合「国内発生の早期」

―新型肺炎　感染増　想定し対策　専門家会議「国内発生の早期」（2月17日朝刊一面）　政府は16日、新型コロナウイルスについて、感染症専門家らによる会議*の初会合を首相官邸で開いた。会議では、国内は、感染者が出始める「国内発生の早期」であるとの認識で一致した。今後も患者が増えることが想定されるとし、相談・受診の目安を17日にもつくる。政府の対策本部も開かれ、安倍首相は診療が可能な医療機関を現在の726か所から800か所に拡大するなど、診療や相談体制を拡充する方針を表明した。

専門家会議では、感染の中心となっている中国湖北省武漢市との関連が確認できない感染者が日本国内で相次いでいるとし、国内発生の早期との認識を示した。風邪の症状が長く続く、強いだるさがあるなど、「帰国者・接触者相談センター」に電話をする具体的な目安をつくる。高齢者や、糖尿病、心臓病、人工透析をしている患者など、重症化しやすい患者が確実に、医療機関を受診できるようにするとしている。

専門家会議の座長を務める国立感染症研究所の脇田隆字所長は、記者会見で「人混みを避けるなどし、自分は感染しないということが人への感染を防ぐことになる。国民全体で、感染の蔓延《まんえん》を防ぐ共通認識を持つことが必要だ」と話した。

一方、政府の対策本部で首相は「国内感染の拡大防止に向け、検査体制を大幅に強化し、治療・相談体制の拡充に全力を挙げる」と述べた。具体的には、診療が可能な医療機関を増やすほか、全国536か所に設置した相談センターについて、土日を含めて24時間対応とする。

＊新型コロナウイルス感染症対策専門家会議　**【座長】**脇田隆字（国立感染症研究所長）**【副座長】**尾身茂（地域医療機能推進機構理事長）**【構成員】**岡部信彦（川崎市健康安全研究所長）、押谷仁（東北大教授）、釜萢敏（日本医師会常任理事）、河岡義裕（東大医科学研究所感染症国際研究センター長）、川名明彦（防衛医大教授）、鈴木基（国立感染症研究所感染症疫学センター長）、舘田一博（東邦大教授）、中山ひとみ（弁護士）、武藤香織（東大医科学研究所教授）、吉田正樹（慈恵医大教授）

「高齢」「持病」に重点　専門家会議　新型肺炎　沈静化へ議論（2月17日朝刊三面、抜粋）　千葉県や北海道などで感染経路が特定できない症例が複数出ていることについて、会議のメンバーは、まだ流行期ではなく、「国内発生早期」との認識を共有したという。厚生労働省は、会議に提出した議論のたたき台となる資料の中で、新型コロナウイルス感染症の患者像を改めて示した。

資料では、▽感染経路は飛沫《ひまつ》感染・接触感染▽一部の患者に強い感染力を持つ可能性がある▽無症状病原体保有者がいる▽無症状～軽症の人が多い▽発熱や呼吸器症状が長く続くことが多く、強いだるさ（倦怠《けんたい》感）を訴える人が多い▽高齢者・基礎疾患保有者は重篤になる可能性が高い▽対症療法が中心で、特別な治療法はない――としている。

これまでの症例や国外の状況を踏まえ、受診や相談の目安を示す予定だったが、専門家の間で議論がまとまらなかった。

感染しても8割「軽症」　新型コロナウイルスの特徴については、世界保健機関（WHO）や専門家による分析も進められている。WHOで感染症対策の司令塔を務める進藤奈邦子シニアアドバイザーは、「季節性のインフルエンザよりも明らかに感染力が強い」と注意を促している。

進藤氏によると、感染者1人がうつす人数が、季節性インフルエンザで1・4～1・6人なのに対し、新型コロナウイルスは2人以上だという。遺伝子解析の結果、動物からごく少数の人に感染した後、昨年12月以降は人から人への感染が続いていると考えられる。

ただ、進藤氏は「インフルエンザほどの爆発的な感染は起こらないだろう」と冷静な対応を求める。「インフルエンザは、最初の患者が発症してから次の患者が発症するまでの期間が4日程度。新型コロナウイルスは7・5日で2倍近い。感染が比較的ゆっくり進む」と指摘。潜伏期間は、多くは約5日と推定され、軽症者は発症から3日までのウイルス排出量が多いという。

体から出たウイルスについて、WHOは「数時間以上生存する可能性がある」との見解を示している。これまでの研究などから、アルコール消毒が有効とされる。また、感染者の中には、症状が出ないままウイルスが体外に排出される人もいるという。

2月17日　厚労省は症状が出た場合の相談・受診の目安を公表した

新型肺炎　受診目安　風邪症状・37・5度以上が4日　高齢者らは2日程度（2月18日朝刊一面）新型コロナウイルスの感染が国内で広がっている現状を受け、厚生労働省は17日、国民向けに、発熱などの症状が出た場合の相談・受診の目安を公表した。医療機関に患者が殺到して混乱するのを防ぐため、まずは自宅で様子を見た上で、症状が治まらない場合は保健所などに設置された専用窓口で相談し、適切な医療機関の紹介を受けるよう求めている。

感染症を巡り、政府が目安を示すのは初めて。目安では、発熱など風邪の症状がみられる時は学校や会社を休み、外出を控えて毎日、体温を測定・記録するよう要請した。その上で、一般の人は①風邪の症状や37・5度以上の発熱が4日以上続く②強いだるさや息苦しさがある――のどちらかに当てはまる場合、保健所などに開設した専用窓口「帰国者・接触者相談センター」（全国536か所）に電話で相談するよう求めている。

高齢者のほか、糖尿病や心不全などの持病を抱えている人、人工透析を受けている人、抗がん剤治療を受けている人たちは重症化しやすいとして、発熱が2日程度続いた段階で帰国者・接触者相談センターへの連絡を勧めている。妊婦にも同じ対応を求めている。

子どもは、現時点で重症化しやすいとの報告はないことから、一般の人と同様の対応を求めた。

相談を受けた後、同センターは症状に応じて、診療体制が整った医療機関の「帰国者・接触者外来」（同72

6か所）につなげる。同外来の連絡先などは非公表としている。

２００９年の新型インフルエンザの流行時に医療機関に患者が殺到した経験を踏まえ、同省は今回、まず同センターに連絡をしてもらい、その後に外来につなぐという手法を取った。加藤厚労相は「必要な人に適切なタイミングで医療を受けてもらい、重症化を防ぎたい」と狙いを説明した。

2月17日　致死率は約2%、「ＳＡＲＳやＭＥＲＳほどではないようだ」

「致死率　約2%」ＷＨＯが見解（2月19日朝刊一面、抜粋）【ジュネーブ＝杉野謙太郎】世界保健機関（ＷＨＯ）のテドロス事務局長は17日の記者会見で、新型コロナウイルスの致死率は約２%だとする見方を示した。中国から提供された感染者約４万４０００人分のデータに基づくという。

テドロス氏は、高齢者ほどリスクが高いとする一方、80%以上の患者が軽症で回復していると指摘した。肺炎などを引き起こしたのは約14%で、多臓器不全や呼吸不全などで重体となっているのは約５%だと説明し、「ＳＡＲＳ（重症急性呼吸器症候群）やＭＥＲＳ（中東呼吸器症候群）ほど致命的ではないようだ」と述べた。

経緯　変動した致死率

このあと、ＷＨＯが2月末に公表した中国との合同調査報告書[*1]によると、同月20日までの集計で、調査対象となった中国全土の感染者５万５９２４人のうち２１１４人（３・８%）が死亡した。3月3日のＷＨＯ本部でのリモート記者会見で、テドロス氏は世界全体の致死率を約３・４%と修正した。[*2] この時期に、感染は五大陸、48か国に広がり、世界の感染者数は９万８９３人、死者数は３１１０人に達した。[*3] 流行が拡大するに連れ、死者数の割合は一時、さらに高まった。

日本は感染者が急増しだした3月中旬には３%を超したが、ほかの先進国と同様、重症化回避の医療や早期の検査・診断法が普及し、後に１%台にまで抑えられている。米ジョンズ・ホプキンス大の集計に基づく２０２０年末時点での世界全体での致死率は２・２%だった。

＊1　WHO (28 February 2020) Report of the WHO-China Joint Mission on Coronavirus Disease 2019 (COVID-19) https://www.who.int/docs/default-source/coronaviruse/who-china-joint-mission-on-covid-19-final-report.pdf

＊2　WHO (3 March 2020) WHO Director-General's opening remarks at the media briefing on COVID-19. https://www.who.int/director-general/speeches/detail/who-director-general-s-opening-remarks-at-the-media-briefing-on-covid-19---3-march-2020

＊3　WHO (27 February 2020) Coronavirus disease 2019 (COVID-19) Situation Report – 38. https://www.who.int/docs/default-source/coronaviruse/situation-reports/20200227-sitrep-38-covid-19.pdf

2月23日　G20声明　コロナなど下振れリスクを監視、政策を総動員

G20、肺炎リスク監視　共同声明　各国が政策総動員

（2月24日朝刊一面）【リヤド＝杉山正樹、池田晋一】サウジアラビアの首都リヤドで開かれていた主要20か国・地域（G20）財務相・中央銀行総裁会議は23日、共同声明を採択して閉幕した。声明では、新型コロナウイルスの感染拡大など、世界経済の下振れリスクを監視し、各国が政策を総動員することを明記した。

世界経済は2021年にかけて緩やかな回復が続くとの見方を示す一方、下方リスクは根強いとの認識を示した。その上で「新型コロナウイルスの最近の流行を含め、世界経済のリスクの監視を強化する」とし、世界景気の減速を回避するため「全ての利用可能な政策手段を用いる」と強調した。

日本銀行の黒田東彦《はるひこ》総裁は閉幕後の記者会見で「（感染拡大が）経済や金融市場に与える影響に最大限の注意を払い、必要な時に必要な措置をとる」と述べた。麻生財務相は会議の中で、各国に財政出動や金融緩和など「果敢な政策判断を期待したい」と呼びかけた。

声明は、IT大手など巨大な多国籍企業の課税逃れを防ぐ新しい国際課税制度について、年内の最終合意を再確認した。

今回の会議には、新型コロナウイルスへの対応に追われる中国からは、財務省と中国人民銀行（中央銀行）のトップが欠席し、駐サウジ大使らが代理で出席した。

◆共同声明のポイント

▽世界経済の成長は2020年及び21年に緩やかに上向くと見込まれる

▽新型コロナウイルスの流行を含め、世界的なリスク監視を強化
▽リスクに対処するためのさらなる行動をとる用意がある。全ての利用可能な政策手段を用いる

2月24日 専門家会議「これから1～2週間が収束できるかの瀬戸際」

新型肺炎　重症者減　目標に　専門家会議が見解（2月25日朝刊一面）　新型コロナウイルスの感染が国内で広がる中、政府の感染症対策本部の専門家会議（座長＝脇田隆字《たかじ》・国立感染症研究所長）は24日、記者会見を開き、「これから1～2週間が急速な拡大に進むか、収束できるかの瀬戸際」になるとの見解を示した。専門家の意見を踏まえ、政府は25日の対策本部会議で、感染拡大防止の具体策などを盛り込んだ総合的な基本方針をまとめる。

専門家会議は、最大の目標は、感染拡大の速度を抑え、重症者の発生と死亡数をできるだけ減らすことだとして、市民に協力を求める。特に、風邪や発熱などの軽い症状が出た場合には、外出をせず、自宅で療養することを呼びかけた。

ただし、風邪の症状や37・5度以上の発熱が4日以上続く場合や、強いだるさや息苦しさがある場合は、我慢せず、直ちに全国に設置されている電話相談窓口「帰国者・接触者相談センター」に相談するよう求めている。

現在、東京の屋形船や和歌山の病院など感染のつながりが見える小規模な集団「クラスター」が全国にいくつか発生している状態だ。これらのクラスターが連鎖し、感染が急速に拡大すると、患者数の爆発的な増加や医師らへの感染リスクの増大、患者の殺到による医療機関のパンクが起きかねない。専門家会議は「社会・経済活動の混乱が深刻化する恐れがある」と懸念を示した。

●新型コロナウイルス対策のイメージ

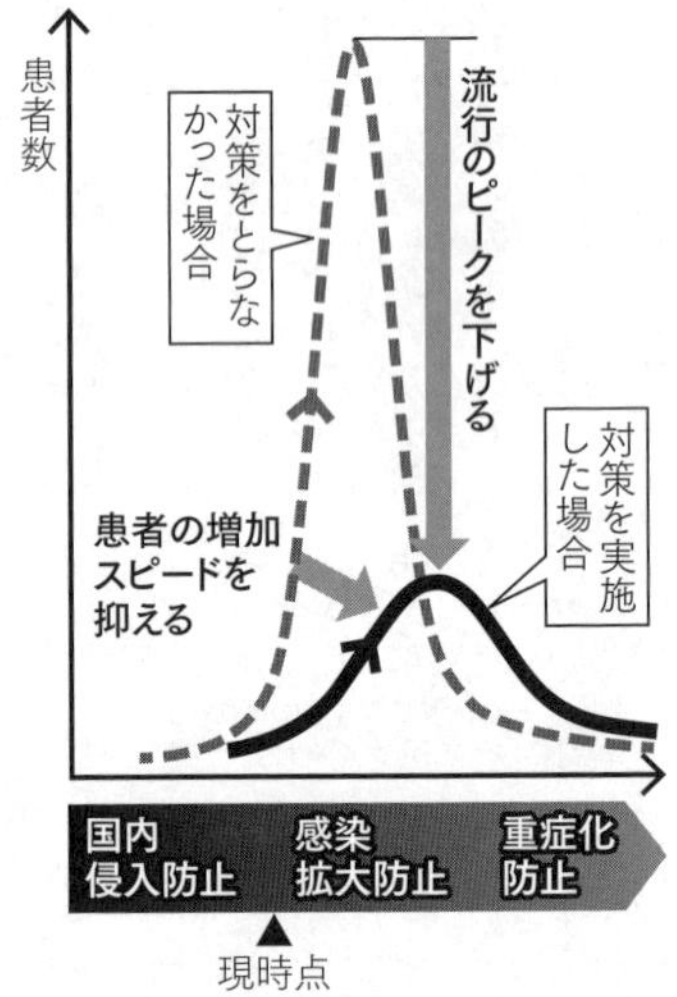

※厚生労働省の資料を基に作成

2月25日　政府は対策本部を開き、対策の基本方針を決めた

新型肺炎　風邪症状「外出自粛を」　政府、対策方針決定　流行規模抑える狙い（2月25日夕刊一面）　政府は25日昼、新型コロナウイルス感染症対策本部を開き、対策の基本方針を決めた。国民に対し、風邪の症状があれば外出を控えるよう要請する。患者が大幅に増えた地域では、診療時間や移動経路を区分して一般病院でも感染が疑われる患者を受け入れる。急速な感染拡大を抑え、流行の規模を下げる狙いがある。

対策本部は首相官邸で開かれ、安倍首相は「患者の増加スピードを可能な限り抑制し、国内での流行を抑えることが重要だ」と述べ、全ての閣僚に対策を速やかに実行するよう指示した。小規模な集団感染が起きている地域を支援するため、感染症の専門家が参加する対策チームを編成する方針も示した。25日中に北海道に派遣する。

基本方針は、国内の現状について、▽感染経路が明らかではない患者が散発的に発生▽一部地域で小規模な集団感染が起きている――との認識を示した。その上で「感染の流行を早期に終息させるためには、集団が次の集団を生み出すことを防止することが極めて重要であり、徹底した対策を講じていくべきだ」と強調した。

国民や企業、地域に対する情報提供として、発熱など風邪の症状が出た場合、休暇の取得や外出の自粛、企業でのテレワークの利用などを呼びかける。イベントの開催については一律の自粛要請は行わないものの、感染の広がりや会場の状況を踏まえ、開催の必要性を検討するよう要請する。

マスクや消毒液などが確保されるよう、事業者には増産や円滑な供給を求める。入国制限や渡航中止勧告などの水際対策は続ける。

今後、患者が継続的に増えた地域では、感染経路の調査や濃厚接触者に対する健康観察は縮小し、広く外出自粛の協力を求める対応に移る。患者が集団で発生している恐れがある場合には感染経路を調査し、集団感染に関係する施設の休業やイベントの自粛を要請することを検討する。

患者が大幅に増えた地域で、感染の疑いのある患者を一般病院でも受け入れるのは、重症者への医療提供体制を確保するためだ。この地域では、風邪の症状が軽度な

人は自宅での安静や療養を原則とし、状態が変化した場合に受診するように促す。風邪の症状がない高齢者や基礎疾患がある人が持病の薬を受け取る場合、電話による診療で処方箋を発行するなど、医療機関を受診しなくてもよい体制を整える。

新型肺炎　流行阻止に重点　「水際」からシフト　政府が基本方針（2月26日朝刊一面、抜粋）　政府は25日、新型コロナウイルス感染症対策の基本方針を決めた。感染拡大の速度や規模を抑えるために徹底した対策を講じるとし、自宅などで勤務する「テレワーク」や「時差出勤」を企業に呼びかけたほか、状況に応じて学校の臨時休校を要請するとした。

学校の臨時休校が適切に行われるよう、都道府県などが学校の設置者に要請することも盛り込んだ。文部科学省は25日夜、児童が感染したまま登校していた場合に加え、感染者がいない場合でも必要に応じて休校を検討するよう通知した。

一方、今後、患者数が継続的に増えた地域では、感染経路の調査や濃厚接触者への健康観察を縮小し、広く外出自粛の協力を求める対応に移行する方針だ。風邪症状が軽度な人は自宅での安静や療養を原則とし、状態が変化した場合に受診してもらう。風邪症状がない高齢者や基礎疾患がある人が持病の薬をもらう場合、電話による診察で処方箋を発行するなど、医療機関を受診しない体制を構築するとした。

ただ、患者数が大幅に増えた地域では、一般の医療機関でも、診察時間や動線を区分するなどの感染対策を講じた上で、感染が疑われる患者を受け入れる。

◆基本方針のポイント

▽感染拡大防止策で、患者増加のスピード、流行の規模を抑える

▽企業に対して自宅で勤務するテレワークや時差出勤を呼びかけ

▽学校の臨時休校の適切な実施を設置者に要請

▽イベントの開催は一律の自粛要請は行わないが、必要性を改めて検討するよう求める

▽患者数が大幅に増えた地域では、診療時間や動線を区分するなどの感染対策を講じた上で、一般の医療機関で患者を受け入れ

経緯

懸命に巻き返し図る政権

菅官房長官は25日の記者会見で、「政府としてこれまで先手先手の対策で対応してきた。今回の基本方針もそういうことだ」と強調した。ただ、与党内からは、「国内に目を向けるのが遅すぎる」（自民党中堅）との苦言も出ている。新型コロナウイルスについては、政府内に当時、「弱毒性で感染力も弱い。日本の医療機関にかかれば、死ぬことはないだろう」（政府関係者）との見立てもあった。（2月26日朝刊三面）

●国内で確認された感染者の推移

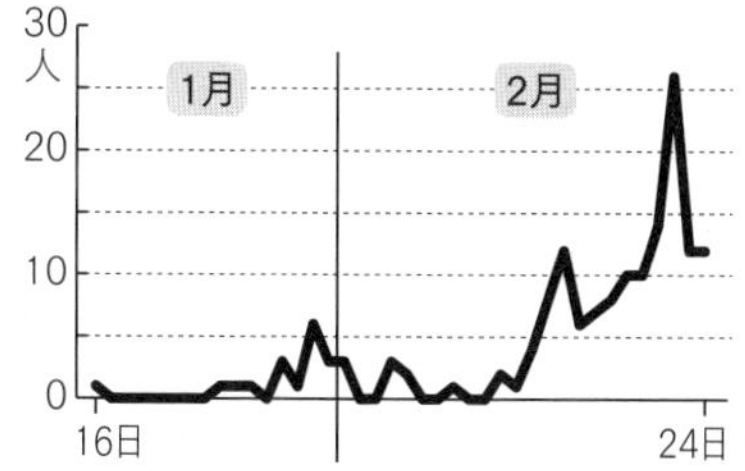

※クルーズ船除く。２月24日判明分まで

２月13日に80歳代の日本人女性感染者が国内で初めて死亡すると、政権内の危機意識は一気に高まった。首相は翌14日に専門家会議の設置を表明した（２月15日朝刊一面）。立憲民主党などの野党も「対応が全て後手に回っている」と批判を強めていた。政府は基本方針で、現状への対策だけでなく、今後、感染者が大幅に増加した場合を想定し、一般の医療機関への受け入れを打ち出すなど積極的な姿勢を示すことで巻き返しを図ろうとした。

［社説］新型肺炎対策　本格流行を回避する正念場だ

（2月26日朝刊三面）新型コロナウイルスの感染拡大を抑えるため、社会全体で取り組まなければならない。

政府が、新型肺炎対策の基本方針を決めた。患者が増加するスピードをできるだけ抑制する方針を打ち出した。

国内では、感染経路が明らかでない患者集団が散発している。政府の専門家会議は、感染が急速に拡大するか、終息に向かうか、ここ1〜2週間が「瀬戸際となる」と警鐘を鳴らした。

基本方針ではこれまで分かっている病気の特徴を整理した。軽症や治癒する例が多い一方、高齢者や持病のある人は重症化するリスクが高いと指摘した。

患者が急増すれば、医療体制が破綻し、重症者の治療が滞りかねない。政府や自治体、医療関係者は、危機感を共有し、連携して対策に当たらなければならない。

国民に対しては、手洗いや咳《せき》エチケットの励行を促すとともに、風邪の症状があれば外出を控えるよう呼びかけた。

軽い風邪にもかかわらず、不安から受診することは控えるよう、求めている。

自分を感染から守り、感染しても人にうつすことを避けられれば、社会全体として流行のピークを遅らせ、感染者を減らせる。

自治体や企業には、不要不急のイベントを延期することや、時差通勤などを提案している。

通常の社会生活を控えるには及ばないが、多数の人が密集する場所では感染が拡大する恐れが高い。流行を防ぐため、一人ひとりが、できることを考えたい。

政府は、国民に現状を正しく伝え、分かりやすい情報発信で社会不安を防ぐ必要がある。

新型インフルエンザ対策として備蓄されている抗ウイルス薬などが、新型肺炎にも効くのではないかと指摘する専門家もいる。新型肺炎には治療薬がないだけに、副作用に注意しながら、臨床研究を急がねばならない。

政府はマスクや消毒液の増産を業界に要請していくべきだ。

新型肺炎の本格的な流行を見据え、先手先手で対策を検討していくことが重要である。

地域単位で、病院ごとの役割分担をあらかじめ詰め、重症患者の受け皿を整えることが大切だ。

集団感染が各地で広がった場合、これまでの水際対策や感染経路を追跡する調査は縮小し、一般病院での患者受け入れなど、医療体制の拡充に舵《かじ》を切ることになろう。発生状況に応じて、重点を変える柔軟な姿勢が求められる。

▼クルーズ船集団感染

2月3日　横浜港に戻ってきた船を沖に停泊させ、異例の再検疫を実施

新型肺炎　大型客船　全3500人再検疫　感染者一時乗船　横浜着岸せず（2020年2月4日朝刊一面）

厚生労働省は3日、横浜港（横浜市）からクルーズ船に乗った香港住民の男性が新型コロナウイルスに感染していたとして、この日同港に戻ってきた船を沖に停泊させた状態で、すべての乗客・乗組員（約3500人）の健康状態を船内で調べる検疫を始めた。同船では海外から那覇市に入った際に検疫を行っているが、香港の男性の感染判明を受け、同省は異例の「再検疫」を実施することにした。

横浜市港湾局によると、この船は「ダイヤモンド・プリンセス」（全長約290メートル、約12万トン）で、同省によると乗客は約2500人、乗組員は約1000人。政府関係者によると、船内では10人ほどが発熱などの症状を訴え、個室に隔離されているという。

同省は症状のある人についてウイルス検査を実施する予定で、結果は4日夕頃に判明する見通し。結果判明までの間、無症状の人を含めすべての乗客・乗組員を船内にとどめる方針だ。

横浜市に提出された航路計画では、同船は1月20日に横浜港を出発し、鹿児島県（22日）、香港（25日）、ベトナム（27、28日）、那覇市（2月1日）などに寄港することになっていた。

香港政府は、この船に横浜から乗船し、香港で下りた男性がウイルスに感染していたと発表している。男性は1月17日に香港から空路で東京を訪れ、乗船前日の19日からせきが出始めたという。厚労省によると、男性が鹿児島県で一時下船したとの情報もあるといい、確認を進めている。

同船では、海外の周遊を終えて那覇市に入った際にいったん那覇検疫所が検疫を行い、上陸を許可する「仮検疫済証」を発行した。しかしその後、ウイルスへの感染が判明した香港の男性の乗船が分かったため、同検疫所

は仮検疫済証の効力を取り消した。

船は当初、4日早朝に横浜港に戻る予定だったが、急きょ3日午後7時半頃に帰港し、同港大黒ふ頭沖で停泊。船内では改めて検疫が行われ、検疫官らが乗客・乗組員一人ひとりの体温測定を行い、「質問票」に記入してもらうなどして健康状態を確認している。

同省は、検査の結果、感染者が見つかれば入院してもらい、感染者が確認されない場合は、香港の男性と接触のあった人のみ健康観察を続けるとしている。

2月5日　厚労省は、新たに10人の感染が確認されたと発表した

新型肺炎　クルーズ船10人感染　厚労省　乗客2週間待機方針（2月5日夕刊一面、抜粋）　厚生労働省は5日、新型コロナウイルス感染者が乗っていたクルーズ船「ダイヤモンド・プリンセス」（乗船者3711人）で、同日朝までに新たに10人の感染が確認されたと発表した。10人には熱やせきの症状などがあり、感染症法に基づいて神奈川県内の医療機関に搬送され、入院した。ほかにも200人以上が検査中で、感染者は今後、さらに増える可能性がある。

同省はウイルスの潜伏期間などを考慮し、原則として14日間、乗客らに船内にとどまってもらう方針だ。

同省によると、同船は3日夜に横浜港（横浜市）に帰港し、日本を含む56か国・地域の乗客2666人、乗員1045人がいた。同省は5日朝までにすべての乗客・乗員を対象に横浜港沖で船内検疫を実施。その結果、発熱などの症状が出ている人が120人いた。

同省では、こうした有症者に加え、香港で下りた男性や有症者と長時間行動を共にした「濃厚接触者」153人を含む計273人の検体を採取。5日朝までに31人の検査結果が判明し、10人（日本人3人、外国人7人）の感染がわかった。この10人を除く21人は陰性だった。

感染していた10人は50～80歳代で、うち日本人は女性2人と男性1人。10人のうち2人は、香港で下りた男性とともに1月22日、鹿児島県で一時下船し、県内での観光ツアーに参加していた。

同省は引き続き242人分の検査を進めており、結果の判明までに数日かかる見通しという。

10人の感染が判明したことで、国内で感染が確認された人は計33人となった。

経緯

先例のない事態　世界が注視

クルーズ船「ダイヤモンド・プリンセス」の集団感染により、当時の日本人の多くが抱いていた根拠のない「安心感」は吹き飛ばされ、新興感染症の現実を思い知らされることになった。

先例のない事態のため、日本だけでなく、世界のメディアもクルーズ船内の集団感染を注視した。感染者は日を追うごとに増えていく。５日に10人の感染が判明した後、15日には新たに67人の感染確認を発表した。３日夜の横浜港到着後に確認された感染者は計２８５人（うち日本人１３７人）となった（２月16日朝刊一面）。

●クルーズ船内での検査状況と結果

乗船者3711人
乗客2666人、乗員1045人
↓
273人の検体を採取
↓
31人の検査結果が判明
↓
10人が陽性
日本人3人、外国人7人

※２月５日朝、厚生労働省が発表（２月５日夕刊一面）

政府はＷＨＯに対し、上陸前に感染を確認したことなどを理由に、クルーズ船の感染者を国内感染者数から除外するよう要請した。ＷＨＯは、国別の感染状況を示す「状況報告」に、国や地域から切り離した「その他」の欄を新たに設け、６日付からそこにクルーズ船の感染者を計上するようになった。（２月８日朝刊一面）

当初は「その他」の「国際運輸（日本）」という表記、２月19日の報告からは「その他」の「国際運輸（ダイヤモンド・プリンセス）」と、国名から船名に切り替わった。

乗船者の感染が判明したのは５日なので、過去24時間の変動を載せる状況報告に時間差を作らずに、国内

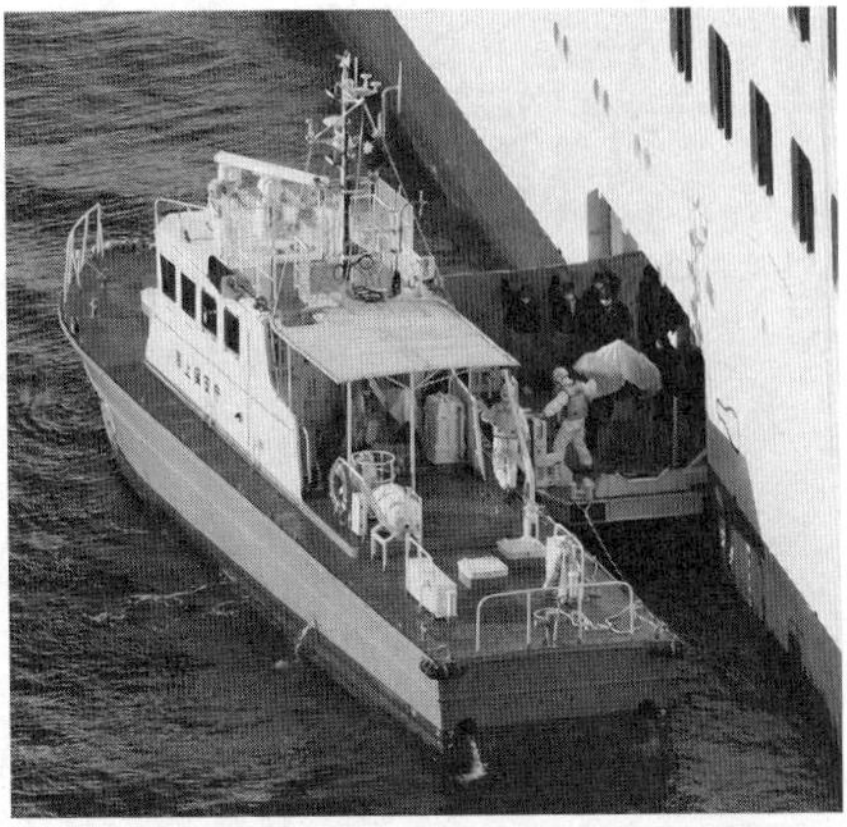

クルーズ船から海上保安庁の巡視艇に乗客を誘導する関係者ら（２月５日午前８時53分、横浜港で、本社ヘリから）＝伊藤紘二撮影

とクルーズ船の区分を反映させることができた。日本政府の対応遅れが多く指摘される中、極めて早い対応だった。

2月19日　乗客らの下船が始まった。約500人が下船する見込み

クルーズ客　下船開始　新型肺炎　まず陰性500人「隔離状態」2週間（2月19日夕刊一面、抜粋）

新型コロナウイルスの集団感染が起き、横浜港で停泊中のクルーズ船「ダイヤモンド・プリンセス」で19日午前、乗客らの下船が始まった。発熱などの症状がなく、ウイルス検査で陰性だった人が対象で、厚生労働省によると、船内に残る乗客乗員約3000人のうち、同日中に乗客約500人が下船する見込み。3日夜の横浜帰港以降、感染拡大を防ぐために船内で隔離状態に置かれていた乗客らは順次、帰宅する。

下船は19日午前11時頃から始まり、マスクをしてキャリーバッグなどの大きな荷物を持った人たちが、横浜港で待機していたバスやタクシーに向かった。同省は、残る乗客についても21日までに下船させる方針。同船の運航会社側によると、乗員については、乗客の下船後に、

●「ダイヤモンド・プリンセス」を巡る動き

1月	20日	ダイヤモンド・プリンセスが横浜港を出港
	25日	香港の男性が香港で下船
2月	1日	那覇港に寄港し、那覇検疫所が検疫を実施
		香港の男性の感染が明らかに
	3日	横浜港沖に停泊し、乗客・乗員約3700人の「再検疫」を開始
	5日	10人の陽性が判明し、乗客らに原則2週間、船内の個室待機を要請
	12日	船内で活動していた男性検疫官1人の感染が判明
	14日	陰性が確認された80歳以上の11人が下船
	15日	厚生労働省が、下船前に全員のウイルス検査を実施する方針を明らかに
	17日	米政府のチャーター機で米国人乗客らが帰国
		船内で情報収集などをしていた厚労省の男性職員1人の感染が判明
	19日	**乗客の下船開始**

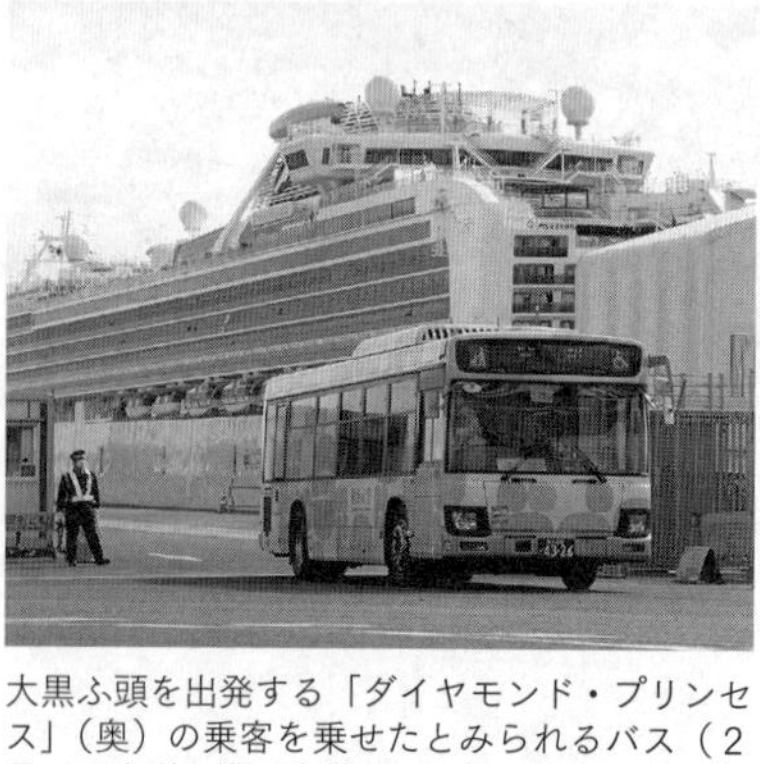

大黒ふ頭を出発する「ダイヤモンド・プリンセス」（奥）の乗客を乗せたとみられるバス（2月19日午前、横浜市鶴見区で）＝若杉和希撮影

国と調整して対応を検討するという。

同省は当初、発熱やせきなどの症状がある人や、そうした人と接した人たちに絞って検査を行い、陽性と判明すれば入院の措置を取る一方で、無症状の人や陰性の人たちは早期に下船させる方針だった。

同省は、乗客らが5日以降、船内で他の乗客らと接触せずに過ごしてきたことから「14日間を過ぎて症状がなく、検査で陰性とわかれば感染のおそれはない」とみており、下船後、乗客らは日常生活に戻る。ただ、家族など同じ部屋で感染者が出た場合はさらに14日間、健康状態確認のため、船内などにとどまってもらう。

2月20日　日本人男女2人死亡。乗客の死亡確認は初

新型肺炎　クルーズ船客2人死亡　日本人、入院中の80代（2月20日夕刊一面、抜粋）新型コロナウイルスの集団感染が起きているクルーズ船「ダイヤモンド・プリンセス」に乗船していた日本人の80歳代の男女2人が死亡したことが20日、政府関係者の話で分かった。同船の乗客の死亡が確認されたのは初めて。国内で感染者が死亡したのは、今月13日の神奈川県在住の80歳代女性に続き、計3人となった。

関係者によると、死亡したのは87歳の男性と84歳の女性。男性は11日に神奈川県内の病院に、女性は12日に東京都内の病院にそれぞれ搬送され、入院していたが、20日に死亡が確認された。いずれもウイルス検査で陽性反応が出ており、呼吸器や血液の持病があったという。

同船は3日夜、横浜港に帰港し、5日に10人の感染者が確認されて以来、船内の感染者数は増え続けた。乗客・乗員３７１１人のうち、19日までに日本人２７０人を含む計６２１人の感染が確認されていた。同日時点で集中治療室などで治療を受けている重症者は、日本人15人を含む計29人に上っていた。

2月21日　３日間で計９７０人が船内待機を終え、帰宅した

新型肺炎　クルーズ客　下船完了　3日で970人　乗員ら1300人残る（2月22日朝刊一面、抜粋）新型コロナウイルスの集団感染が起きたクルーズ船「ダイヤモンド・プリンセス」で21日、検査で陰性だった乗客約２５０人が下船した。19日から始まった下船活動は完了し、３日間で計９７０人が約2週間の船内待機を終え、

●クルーズ船の状況

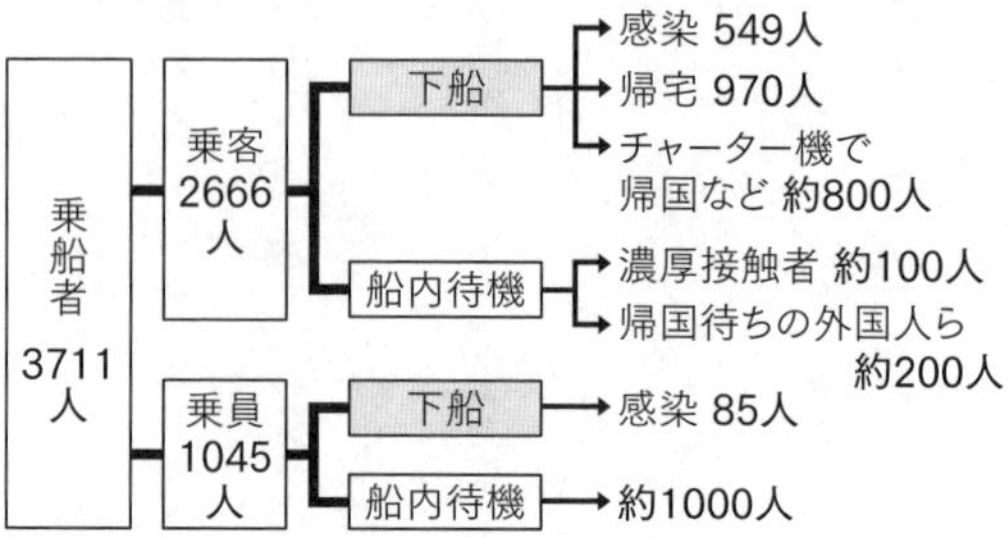

※２月21日現在、厚生労働省と外務省の発表資料に基づいて作成

帰宅した。すでに感染者らは船を下りており、当初計３７１１人が乗っていた船内には、乗員を中心に約１３００人が残ることになる。

厚生労働省によると、３日の横浜帰港時、船内には２６６６人の乗客がいた。21日までに下船・帰宅した９７０人のほか、▽体調を考慮して政府が用意した施設で待機していた高齢者▽感染者や付き添い者▽外国政府のチャーター機で自国に帰った人――ら１０００人以上がすでに船を下りている。

一方、検査結果が陰性で症状がなくても、家族など同室者の感染が判明した乗客（約１００人）は、その時点で「濃厚接触者」となり、さらに14日間の待機が必要となる。このため22日にも下船して政府が用意した施設に移り、個室滞在を続ける見通しだ。

また、乗員については、感染が判明して下船した人らを除き、今も１０００人近くが船内に残っている。厚生労働省では今後、乗客と同様にウイルス検査を行ってから下船させる方針で、運航会社側と時期を調整していくという。

同船では、21日までに日本人２７０人を含む計６３４人の感染者が出ている。

加藤厚生労働相は21日の閣議後の記者会見で「新たな感染症の診察や搬送をクルーズ船内で実施することは世界でも経験のない、複雑なオペレーションだった」とした上で、「緊急性をかんがみながら、できる限りの対応をした。（船内の対応に）問題がなかったか検証していかなければならない」と述べた。

経緯

共通の国際ルールなし　様々な教訓残す

下船できる条件は、船内での検査で陰性であることだった。しかし、栃木県は22日、下船後の検査で60歳代の女性の陽性が判明したと発表した。船からは、陰性で症状のない約970人が19～21日に下船したが、下船後に感染が明らかになるのは初めてだった。県によると女性は船内にいた14日にウイルス検査を受け、15日に陰性とわかり、19日に下船して自宅に戻った。だが、21日に38・7度の熱が出て、翌日、医療機関を受診して検査したところ、陽性であることが判明した。
（2月23日朝刊一面）

3月1日には最後まで船内に残っていた乗員131人が船を下り、乗客・乗組員計3711人の下船が完了した。2月3日に横浜に帰港後、感染者が700人を超える中で、船内での生活は最長28日間に及んだ。

3月2日朝刊社会面は、当日の状況を次のように報じている。

《厚労省によると、この日下船したのはインドネシア国籍の乗員68人と、船長や航海士ら63人の計131人。午後6時半頃、乗員らは船に横付けされたバスに乗り込み、横浜港を後にした。インドネシア人は帰国のためチャーター機に向かい、航海士らは経過観察のため埼玉県内の施設に入り、15日まで滞在する。

加藤厚労相は「巨大なクルーズ船内の検疫作業は、これまでにない困難な作業だった。医療関係者や患者を受け入れた自治体などにお礼を申し上げたい」と総括した。

2月28日に下船し、施設で過ごす20歳代の女性乗員は1日、読売新聞の電話取材に対し、「下船できた時は安心感が広がった」と話した。停泊中は乗客のクレーム対応などに追われ、「自分の感染を心配する暇もなく必死だった」と振り返る。中には温かい言葉をかけてくれた乗客もいたといい、「また乗員としてクルーズ船に戻りたい」と話した。》

感染者数は最終的に計712人となり、乗客・乗組員の約2割に達した。死者は13人に上った。

7月17日朝刊特集面は、クルーズ船での集団感染が残した教訓として次の3点を挙げ、課題について解説している。

1点目は「客船で感染症が発生した際の対応を巡る国際的な議論の喚起と、国内での体制作り」だ。

船は日本国内にあるが、船籍は英国で、運航しているのは米国の会社である。「船での感染症にどう対処すべきか、世界中の誰も明確なルールを持っていなかった」。医師免許を持つ技官（医系技官）のトップである厚労省の鈴木康裕・医務技監（当時）は振り返った。客船内で感染拡大が起きた場合の対応について国際的に議論を深める必要がある。

2点目は「厚労省の『検疫』による船内隔離では限界がある。各省庁に弾力的に指示できる司令塔の必要性」である。

検疫法と感染症法を所管する立場から、指揮を執ることになった厚労省。船内に対策本部を置き、各省庁や関係団体から様々なサポートを受けた。だが、乗客には高齢者が多く、乗員も含めた乗船者の国籍は日本以外に56の国・地域にわたる。長引く船内生活で体調不良や薬不足を訴える人が続出し、海外メディアからは「人権侵害だ」といった批判も出た。厚労省の幹部は「あれだけ特殊で大がかりなオペレーションを一省庁の厚労省が仕切るのは無理があった」と述懐した。

3点目は「自衛隊の有効活用や、ボランティアに頼らない医療チームの組織作り」だ。

防衛省はクルーズ船対応で、2月7日～3月1日に延べ約2700人の自衛隊員を派遣した。緊急時のため、都道府県知事らの要請を待たない「自主派遣」となった。医官や他の自衛隊員らは、船内で乗船者の検体採取や患者搬送など幅広く活動。結果的に、自衛隊員の感染はゼロだった。これに対し、厚労省や内閣官房の職員、検疫官らは計11人が感染した。

視点

本格的コロナ対応に向けた貴重な経験

クルーズ船「ダイヤモンド・プリンセス」の集団感染は、その後の市中感染への対応に大きな影響を及ぼした。新型コロナウイルスの感染拡大が、日本の一般国民にまだ実感をもって受け止められていなかった2020年2月初旬、横浜港に寄港したこの豪華客船の大規模感染が、日本にとって、本格的なコロナ対応に向けた貴重な経験になったと言えるからだ。

発生現場となった神奈川県は、厚生労働省などとともに、一気に発生した700人を超える感染者を医療機関に振り分ける経験をした。それには、災害派遣医療チーム（DMAT）の医師らが災害現場で培ってきたノウハウが生かされた。

乗客はほとんどが高齢者で、基礎疾患のある人が多

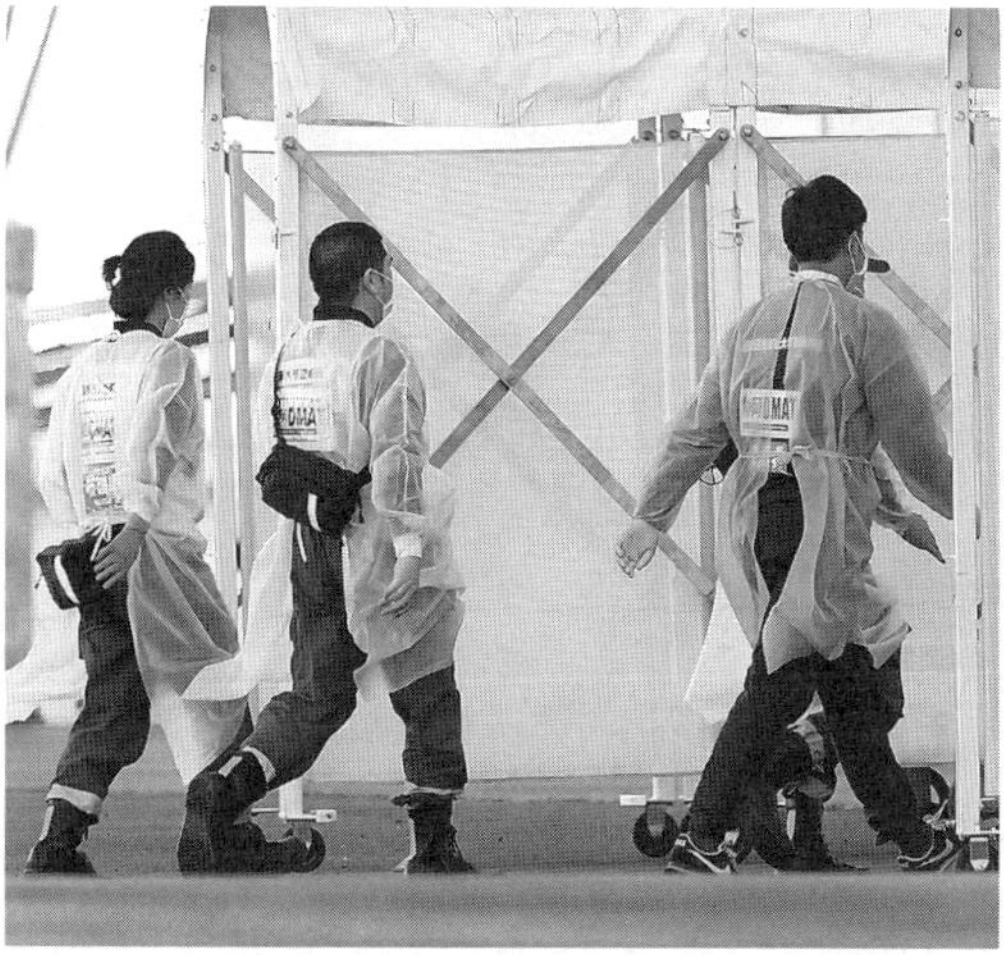
ダイヤモンド・プリンセスに乗り込む医療関係者。2月9日撮影

かったため、コロナに感染していなくても、体調を崩すケースが出てくる。DMATが船内に入り、乗客を、感染の有無というより重症度に応じて3段階（①緊急に医療を要する②健康被害のリスクが高い③PCR陽性）に層別化し、優先順位を決めて下船させるシステムを作った。搬送先の病院探しには、県庁の対策本部に詰めるDMATの医師が采配をふるった。

一度に多くの患者を、できるだけ迅速に、対応のできる病院に振り分けるというのは、多くのけが人や病人が出る災害時、支援活動をする医療関係者が行ってきたことと共通している。どの患者を、どの病院に、どのような手段で運ぶのか、という3要素を組み合わせてマッチングしていく作業になる。

これをこなせたのは、DMATならではのことだった。臨床医療のわかる医師であり、それぞれの医療機関にどの程度の診療能力があるかも把握できているうえに、病院幹部と交渉ができる関係でなければ、これを遂行するのは難しい。搬送先の調整は、医師たちの日頃のネットワークを駆使したものだった。

現地の救急医療を取り仕切る立場の竹内一郎・横浜市大教授は「神奈川では最初にダイヤモンド・プリンセスの経験をしたことで、多くの病院が当事者意識を持ってコロナ対応に当たれた。患者を緊急度や重症度に応じて病院に振り分ける手法は、市中感染が広がってからも引き継がれている」と話す。

急場しのぎとして奏功したに過ぎない

市中感染が広がった同年3月、神奈川県は、病院が症状ごとに役割分担して患者を受け入れる「神奈川モデル」と呼ばれる仕組みを作った。診療にある程度の手がかかり人数も多い中等症の患者を重点的に受け入れる病院を指定するやり方も、クルーズ船での経験が反映されている。

同年4月以降、これは各地へ広がっている。各病院の病床に患者を振り分ける都道府県の調整本部に、DMATが参画するようになった。医師のネットワークを調整に生かそうという取り組みだ。

DMAT事務局が同年12月に公表した資料によると、45都道府県の調整本部にDMATの資格を持つ医療者が参画し、常駐していたところも最大で27都道府県あった。クラスター（感染集団）の現場にDMATが出向いて支援することも定着した。北海道旭川市の病院や福祉施設のクラスターから、沖縄県のケースまで、20か所以上を支援したという。

ダイヤモンド・プリンセス以後、第2のクルーズ船集団感染も起きている。同年4月に明らかになった長崎港のコスタ・アトランチカ号の事例だ。整備のため停泊していたこの船には、若年層中心の乗員しか乗っていなかったため、重症者はわずかだったが、国内ですでにダイヤモンド・プリンセスの経験があったことが幸いした。

感染を広げないよう支援者は船内に入らず、ふ頭に本部が設けられた。船内に入った政府関係者やDMAT隊員に感染者を出したダイヤモンド・プリンセスの教訓が、感染管理に生かされた形だ。

ただ、いずれも急場しのぎが結果として功を奏したに過ぎない。コロナ以後には、次なる医療の危機に備えた体制づくりを検討する必要がある。

（編集委員　高梨ゆき子）

第二章

パンデミック

（2～3月）

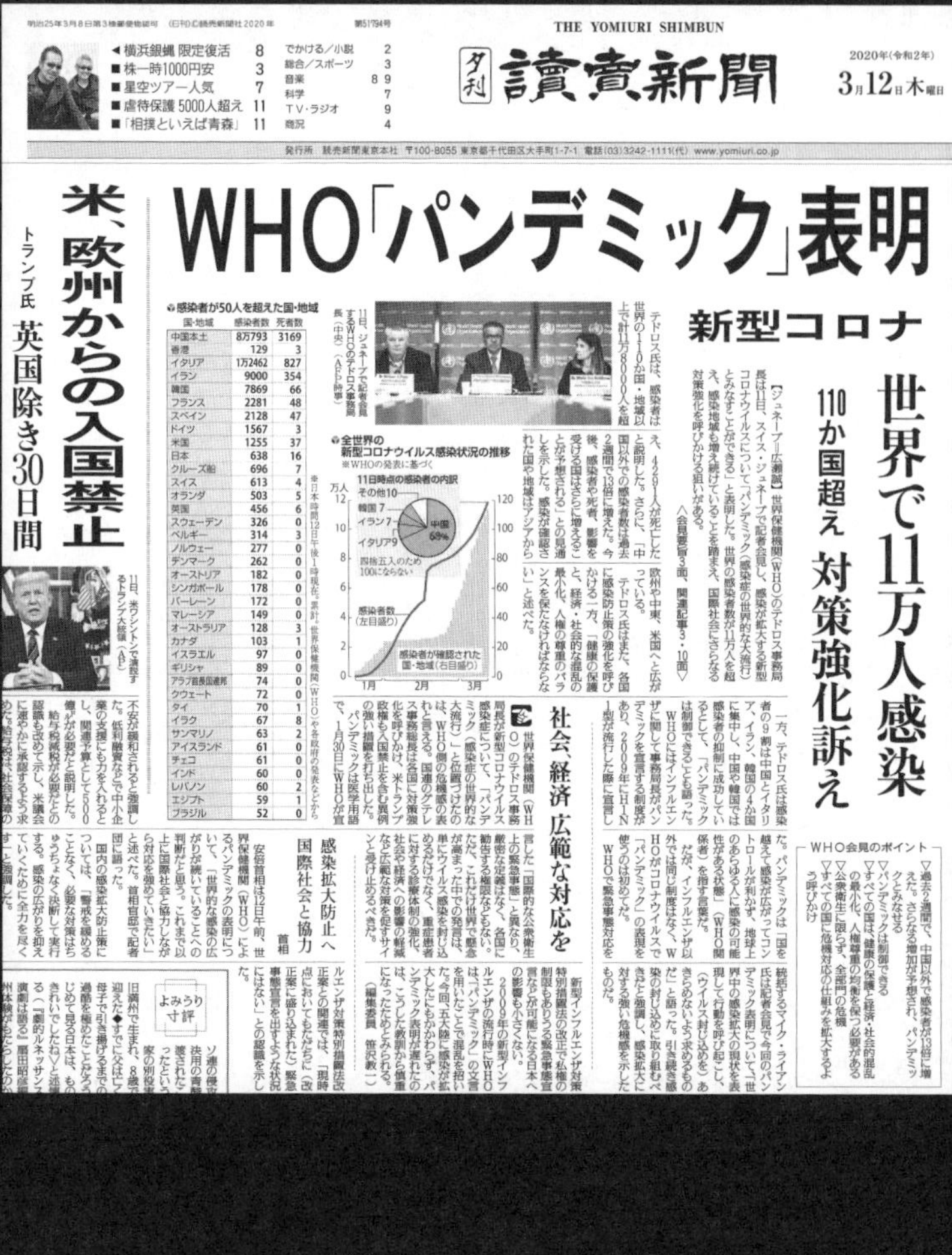

明治25年3月8日第3種郵便物認可　（日刊）©読売新聞社2020年　第51794号

THE YOMIURI SHIMBUN

夕刊　讀賣新聞

2020年（令和2年）3月12日木曜日

◀横浜銀蝿 限定復活 8
■株一時1000円安 3
■星空ツアー人気 7
■虐待保護 5000人超え 11
■「相撲といえば青森」 11

発行所　読売新聞東京本社　〒100-8055 東京都千代田区大手町1-7-1 電話(03)3242-1111(代) www.yomiuri.co.jp

WHO「パンデミック」表明

新型コロナ

世界で11万人感染

110か国超え 対策強化訴え

【ジュネーブ＝広瀬誠】世界保健機関（WHO）のテドロス事務局長は11日、スイス・ジュネーブで記者会見し、感染が拡大する新型コロナウイルスについて「パンデミック（感染症の世界的な大流行）とみなすことができる」と表明した。世界の感染者数が11万人を超え、感染地域も増え続けていることを踏まえ、国際社会にさらなる対策強化を呼びかける狙いがある。

＜会見要旨3面、関連記事3・10面＞

テドロス氏は、感染者は世界の110か国・地域以上で計11万8000人を超え、4291人が死亡したと説明した。さらに、「中国以外での感染者数は過去2週間で13倍に増えた。今後、感染者や死者、影響を受ける国はさらに増えることが予想される」との見通しを示した。感染が確認された国や地域はアジアから欧州や中東、米国へと広がっている。

テドロス氏はまた、各国に感染防止策の強化を呼びかける一方、「健康の保護と、経済・社会的な混乱の最小化、人権の尊重のバランスを保たなければならない」と述べた。

一方、テドロス氏は感染者の9割は中国とイタリア、イラン、韓国の4か国に集中し、中国や韓国では感染者の抑制に成功しているとして、「パンデミックは制御できる」とも語った。

WHOにはインフルエンザに関して事務局長がパンデミックを宣言する制度があり、2009年にH1N1型が流行した際に宣言した。パンデミックは「国を超えて感染が広がってコントロールが利かず、地球上のあらゆる人に感染の可能性がある状態」（WHO関係者）を指す言葉だ。

だが、インフルエンザ以外では同じ制度はなく、WHOがコロナウイルスで「パンデミック」の表現を使うのは初めてだ。WHOで緊急事態対応を統括するマイク・ライアン氏は記者会見で今回のパンデミック表明について、「世界中の感染拡大の現状を表現して行動を呼び起こし、（ウイルス封じ込めを）あきらめないよう求めるものだ」と語った。引き続き感染の封じ込めに取り組むべきだと強調し、感染拡大に対する強い危機感を示したものだ。

11日、ジュネーブで記者会見するWHOのテドロス事務局長（中央）（AFP時事）

―WHO会見のポイント―
▽過去2週間で、中国以外で感染者が13倍に増えた。さらなる増加が予想され、パンデミックとみなせる
▽パンデミックは制御できる
▽すべての国は、健康の保護と経済・社会的混乱の最小化、人権尊重の均衡を保つ必要がある
▽公衆衛生に限らず、全部門の危機
▽すべての国に危機対応の仕組みを拡大するよう呼びかけ

◎感染者が50人を超えた国・地域

国・地域	感染者数	死者数
中国本土	8万793	3169
香港	129	3
イタリア	1万2462	827
イラン	9000	354
韓国	7869	66
フランス	2281	48
スペイン	2128	47
ドイツ	1567	3
米国	1255	37
日本	638	16
クルーズ船	696	7
スイス	613	4
オランダ	503	5
英国	456	6
スウェーデン	326	0
ベルギー	314	3
ノルウェー	277	0
デンマーク	262	0
オーストリア	182	0
シンガポール	178	0
バーレーン	172	0
マレーシア	149	0
オーストラリア	128	3
カナダ	103	1
イスラエル	97	0
ギリシャ	89	0
アラブ首長国連邦	74	0
クウェート	72	0
タイ	70	1
イラク	67	8
サンマリノ	63	2
アイスランド	61	0
チェコ	61	0
インド	60	0
レバノン	60	2
エジプト	59	1
ブラジル	52	0

※日本時間12日午後1時現在。累計。世界保健機関（WHO）や各政府の発表などから

◎全世界の新型コロナウイルス感染状況の推移
※WHOの発表に基づく

社会、経済 広範な対応を

世界保健機関（WHO）のテドロス事務局長が新型コロナウイルス感染症について、「パンデミック（感染症の世界的な大流行）」と位置づけたのは、WHO側の危機感の表れと言える。国連のグテレス事務総長は各国に対策強化を呼びかけ、米トランプ政権も入国禁止を含む異例の強い措置を打ち出した。

パンデミックは医学用語で、1月30日にWHOが宣言した「国際的な公衆衛生上の緊急事態」と異なり、厳密な定義はなく、各国に勧告する権限などもない。ただ、これだけ世界で懸念が高まった中での発言は、単にウイルス感染を封じ込めるだけでなく、重症患者に対する診療体制の強化、社会や経済への影響の軽減など広範な対策を促すサインと受け止めるべきだ。

新型インフルエンザ対策特別措置法の改正で私権の制限もありうる緊急事態宣言などが可能になる日本への影響も小さくない。

2009年の新型インフルエンザの流行時にWHOは、「パンデミック」の文言を用いたことで混乱を招いた。今回、五大陸に感染が拡大したにもかかわらず、パンデミック表明が遅れたのは、こうした教訓から慎重になったためとみられる。（編集委員　笹沢教一）

感染拡大防止へ 国際社会と協力

首相

安倍首相は12日午前、世界保健機関（WHO）によるパンデミックの表明について、「世界的な感染の広がりが続いていることへの判断だと思う。これまで以上に国際社会と協力しながら対応を強めていきたい」と述べた。首相官邸で記者団に語った。

国内の感染拡大防止策については、「警戒を緩めることなく、必要な対策はちゅうちょなく決断して実行する。感染の広がりを抑えていくために全力を尽くす」と強調した。

ルエンザ対策特別措置法改正案との関連では、「現時点においてもただちに（改正案に盛り込まれた）緊急事態宣言を出すような状況にはない」との認識を示した。

米、欧州からの入国禁止

トランプ氏　英国除き30日間

11日、米ワシントンで演説するトランプ大統領（AP）

不安が緩和されると強調した。低利融資などで中小企業の支援にも力を入れるとし、関連予算として500億㌦が必要だと説明した。

給与税減税が必要だとの認識も改めて示し、米議会に速やかに承認するよう求めた。給与税は、社会保障の

よみうり寸評

ソ連の侵攻……決用の青……渡された……ったという……家の別役……

旧満州で生まれ、8歳で迎えた◆すでに父は亡く母子で引き揚げるまでの過酷を極めたことだろう……じめて見る日本は、もの……きれいでしたね▽と述……る（『劇的ルネッサンス　演劇は語る』扇田昭彦編）……州体験がもたらしたのか

最初の波の到来

2月26日　政府はスポーツ・文化行事の主催団体に中止や延期などを要請

イベント2週間自粛要請　政府　国立の博物館　閉館（2020年2月27日朝刊一面）政府は26日、新型コロナウイルスの感染拡大を防ぐため、多数の観客が集まるスポーツ・文化行事の主催団体に対し、今後2週間は行事の中止や延期、規模縮小などの対応を取るよう要請した。

安倍首相は首相官邸で開かれた対策本部で「この1～2週間が感染拡大防止に極めて重要であることを踏まえ、全国的なスポーツ、文化イベントなどには大規模な感染リスクがあることを勘案した」と述べた。

菅官房長官は26日の記者会見で、自粛を求める対象について「全国から参加者を募る、国もしくは全国規模の団体が開催する大規模なイベント」だと説明した。

萩生田文部科学相は記者会見で、自粛を求める期間を3月15日までと見込んでおり、日本スポーツ協会（JSPO）や日本オリンピック委員会（JOC）などに申し入れたことを明らかにした。国立劇場などの公演は中止か延期、国立の美術館や博物館は閉館を要請したという。文化芸術の祭典「日本博」は3月14日にオープニング・セレモニーを予定しており、萩生田氏は「（規模）縮小を前提に関係機関と協議を始めた」と語った。

一方、政府は26日、感染が広がっている韓国南東部の大邱《テグ》市と慶尚北道《キョンサンブクト》清道《チョンド》郡について、過去2週間以内に滞在した外国人の入国拒否を決めた。27日午前0時から適用する。

2月26日　感染は世界の五大陸に広がった

感染者　世界5大陸に（2月28日朝刊二面）ブラジル政府は26日、新型コロナウイルスの感染者が1人判明したと発表した。これにより、感染は世界の五大陸に広がった。

（リオデジャネイロ支局　渕上隆悠）

経緯

パンデミックは決定的に

２月下旬になると、感染拡大は一層深刻になる。２月27日のＷＨＯの状況報告*によると、過去24時間以内に新たに感染が判明した国はブラジル、ノルウェー、パキスタンなど９か国だった。26日には、韓国の感染者数が１０００人を突破した。感染者１０００人超となったのは中国に次いで２番目だ。人が定住する大陸のすべてに感染が広がり、パンデミックの状況が決定的になった。

ＷＨＯは28日、中国以外で新型コロナの感染者が確認された国が51か国に上っていると明らかにした（２月29日夕刊三面）。この日の記者会見でＷＨＯは、コロナ感染の世界的なリスクについて、４段階ある評価のうち上から２番目の「高い」から、最も上の「非常に高い」に引き上げたと発表している。「非常に高い」とのリスク評価は、これまで中国に対してのみだった。

*WHO (27 February 2020) Coronavirus disease 2019 (COVID-19) Situation Report–38. https://www.who.int/docs/default-source/coronaviruse/situation-reports/20200227-sitrep-38-covid-19.pdf

２月27日　政府は全国の学校の臨時休校要請を決めた

▼一斉休校と教育現場（117ページ）で詳述

２月28日　道知事は「緊急事態宣言」を発表、週末の外出を控えるよう呼びかけた

北海道「緊急事態宣言」　知事　週末の外出自粛要請

（２月29日朝刊一面）　新型コロナウイルスの感染者が国内最多の64人（居住者）に上っている北海道の鈴木直道知事は28日、「緊急事態宣言」を発表し、今週末の外出を控えるよう道民に異例の呼びかけを行った。「感染者が右肩上

●道内の新型コロナウイルス感染者の推移

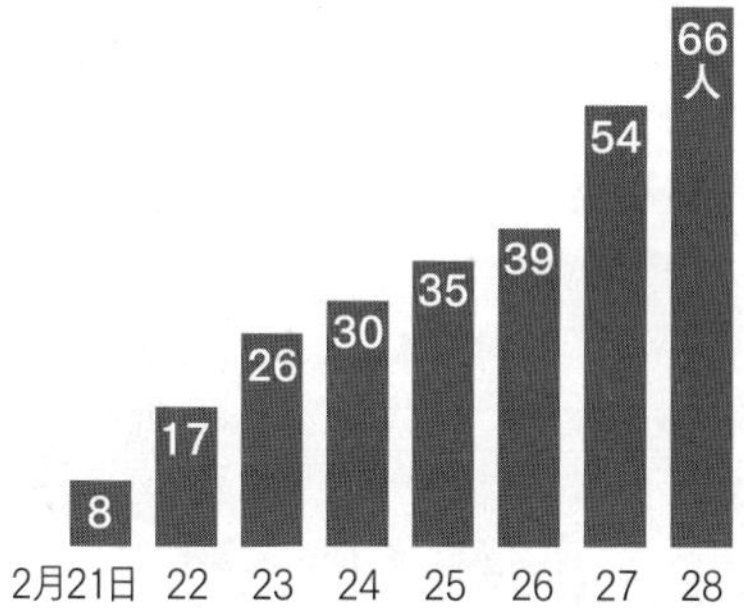

※累計。道外在住者２人含む

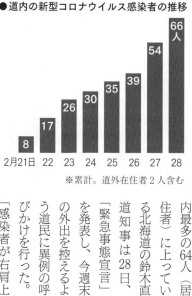

がりに増えている。感染拡大のスピードを抑えることを考えなければならない」と説明した。

　緊急事態宣言は同日、道庁で開かれた道感染症危機管理対策本部会議で行われた。実施期間は28日～3月19日。鈴木知事は会議後に記者会見し、宣言に法的拘束力はないとした上で、「健康、命を守ることは何事にも代えがたい。多くの皆様にご協力いただきたい」と述べた。

　鈴木知事は29日、東京都内で安倍首相と会い、感染拡大防止に向けた検査態勢の充実などを要請する予定。

経緯

初期の国内感染の主舞台は北海道だった

　後から見ると意外に思えるかもしれない。クルーズ船の集団感染の後、感染が相次いだのは北海道だった。2月22日には9人の新規感染者が確認され、累計感染者数は前日の8人から17人へと倍増した（2月23日北海道支社版朝刊一面）。その後も同じ傾向がしばらく続き、3月24日に東京が追い越して全国最多となった（3月25日第2社会面）。

　2月29日朝刊社会面には、次のような背景分析の記事が載っている。

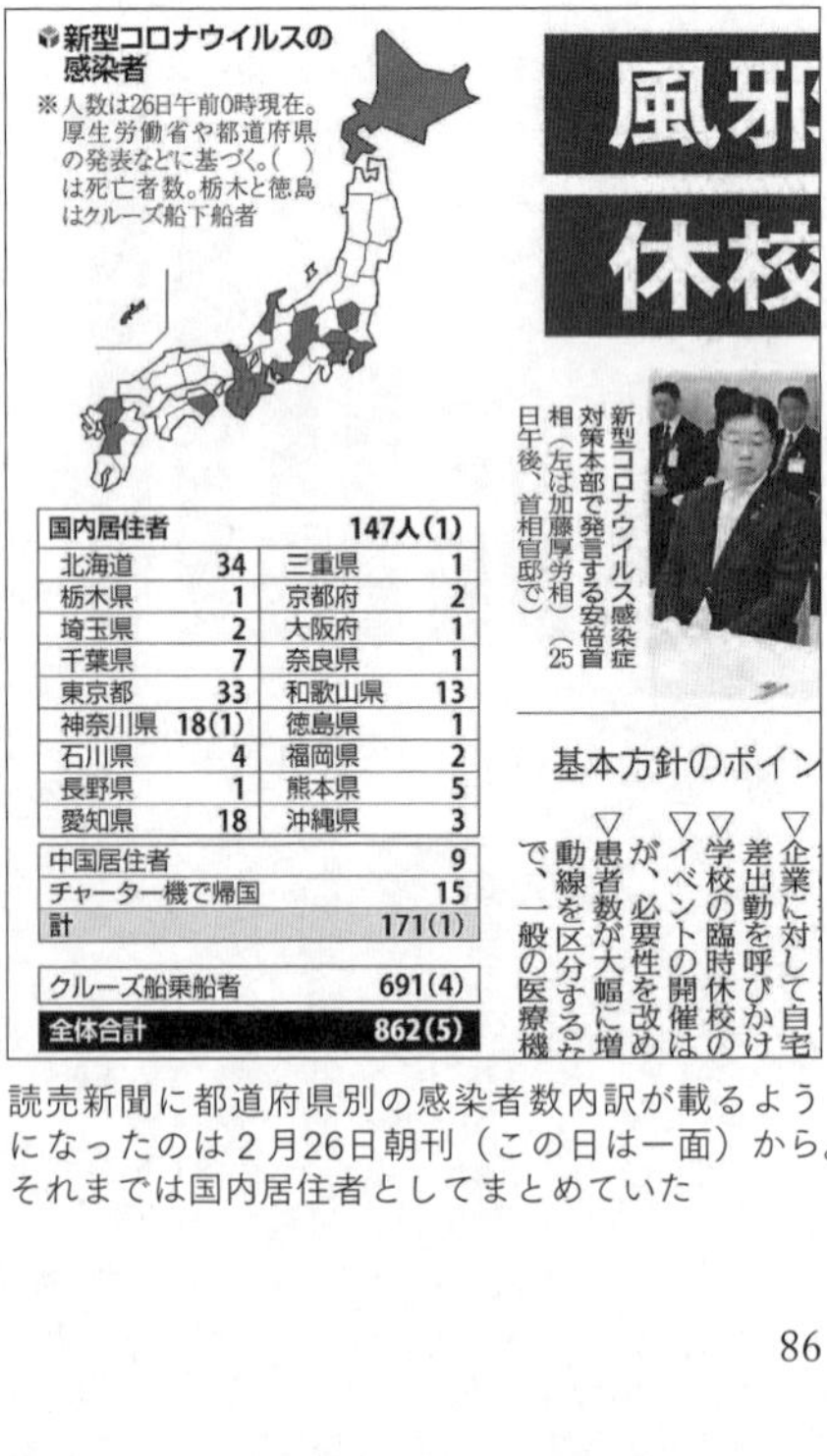
新型コロナウイルスの感染者
※人数は26日午前0時現在。厚生労働省や都道府県の発表などに基づく。（　）は死亡者数。栃木と徳島はクルーズ船下船者

国内居住者			147人(1)
北海道	34	三重県	1
栃木県	1	京都府	2
埼玉県	2	大阪府	1
千葉県	7	奈良県	1
東京都	33	和歌山県	13
神奈川県	18(1)	徳島県	1
石川県	4	福岡県	2
長野県	1	熊本県	5
愛知県	18	沖縄県	3
中国居住者			9
チャーター機で帰国			15
計			171(1)
クルーズ船乗船者			691(4)
全体合計			862(5)

風邪
休校
新型コロナウイルス感染症対策本部で発言する安倍首相（左は加藤厚労相）（25日午後、首相官邸で）
基本方針のポイン
▽企業に対して自宅
差出勤を呼びかけ
▽学校の臨時休校の
▽イベントの開催は
が、必要性を改め
▽患者数が大幅に増
動線を区分するな
で、一般の医療機

読売新聞に都道府県別の感染者数内訳が載るようになったのは2月26日朝刊（この日は一面）から。それまでは国内居住者としてまとめていた

《北海道で感染者が突出して多いのは、中国人に人気の冬の観光シーズンが感染の広がった時期と重なったためとみられる。

　北海道内で感染が初めて確認されたのは1月28日。中国・武漢からの旅行者だった。2月14日に札幌市で道在住者の感染が初判明して以降、感染者は広範囲に広がった。

　観光庁の2018年調査によると、中国人旅行者の道内での宿泊者数は1～2月、延べ約60万人で、首位の東京都（約70万人）に肉薄する。今年1～2月に開かれ、202万人が訪れた「さっぽろ雪まつり」では、スタッフ2人が感染したほか、道内外の複数の感染者が発症前に訪れた。

会場は屋外のため感染リスクは高くないはずだが、札幌医大の横田伸一教授（微生物学）は「ホテルやレストラン、観光施設で感染が広がった可能性は否定できない」と語る。》

まだ、会食による感染リスクが広く周知されていなかった時期だった。その後、東京とその周辺県などに感染の中心が移ると、流行拡大の速度はさらに加速することになる。

2月29日　新型コロナの問題を巡り、首相が記者会見を開くのは初めて

緊急策第2弾　10日で　新型肺炎　首相、党首会談呼びかけへ（3月1日朝刊一面）　安倍首相は29日、首相官邸で記者会見し、新型コロナウイルスの感染拡大防止に向けた政府の対処方針を説明した。盤石な検査・医療体制を構築する意向を示すとともに、小中学校や高校などの一斉休校に伴う保護者の休職支援策として、新たな助成金制度を創設することを表明した。

第2弾の緊急対応策を今後10日程度で策定する考えも明らかにした。

新型コロナウイルスの問題を巡り、首相が記者会見を開くのは初めて。首相は「よく見えない、よく分からない敵との戦いは容易なものではない。政府の力だけでこの戦いに勝利を収めることはできない」と訴えた。一斉休校の要請については「断腸の思いだ。子供たちの健康・安全を第一に、感染リスクに備えなければならない」と理解を求めた。

学校の一斉休校により、ひとり親や共働きの世帯は保護者の休暇取得が課題となる。首相は「休職に伴う所得の減少にも新しい助成金制度を創設し、正規・非正規を問わずしっかり手当てしていく」と語った。

「私が決断した以上、私の責任において万全の対応を取る決意だ」とも語り、第2弾の緊急対応策には、2019年度予算の予備費約2700億円を活用する意向を示した。海外からの観光客減少や工場の製造ライン維持な

どに対応するため、業種を限ることなく雇用調整助成金を活用し、特例的に1月まで遡って支援する。政府は2月13日に中小企業支援など総額153億円の第1弾の緊急対応策を決定していた。

また、首相は新法制定や法改正の立法措置について、「あらゆる可能性を想定し、国民生活への影響を最小とするために、早急に進めていく」と述べた。法案の早期成立に向け、「野党とも話をさせてもらいたいし、協力をお願いしたい」と語った。首相は近く野党に党首会談を呼びかける方針だ。

記者会見では、感染拡大への国民の不安を意識し、検査・医療体制について自ら詳しく説明した。

現時点で全国の検査能力は1日あたり4000件超と指摘した上で、地域の検査能力などで検査が断られないようにするため、「必要な検査が確実に実施できるよう国が仲介を行う」と強調した。検査は週内に医療保険の適用対象となるとも述べた。ウイルスの検出作業を15分程度に短縮できる簡易検査機器を開発中とし、3月中の利用開始を目指す考えも示した。

全国で2000超の感染症病床については、緊急時に感染症指定医療機関の病床を最大限動員することで、「5000床を超える病床を確保する」と述べた。

◆首相記者会見のポイント

▽一斉休校要請は「断腸の思い」。子どもの健康・安全のためと理解求める

▽休職を余儀なくされる保護者への新助成金制度を創設。正規・非正規を問わず手当てする

▽盤石な検査・医療体制を構築。検査能力を増強、5000床超の病床を確保

▽第2弾の緊急対応策を今後10日程度で取りまとめ。雇用調整助成金で企業支援

▽立法措置を早急に進める。野党にも協力を呼びかける

3月1日　日中両政府は、習国家主席の国賓来日を延期する方針を固めた

習氏来日　延期へ　新型肺炎対応で　週内にも決定（3月2日朝刊一面）　日中両政府は、両国で新型コロナウイルスの感染が拡大していることを受け、4月上旬に予定していた中国の習近平《シージンピン》国家主席の国賓来日を延期する方針を固めた。*週内にも正式決定する。東京五輪・パラリンピック後の秋頃の来日で再調整する方向だ。

日本政府高官によると、安倍首相や茂木外相らが2月28日に来日した中国共産党の楊潔篪《ヤンジエチー》政治局員と会談した際、両国とも新型コロナウイルスへの対応に追われていることから、習氏来日は現状では困難との見通しで一致した。

習氏来日は4月6～10日を軸に検討されていた。日本政府は習氏の国賓来日を日中関係改善の「集大成」（外務省幹部）と位置づけており、日程を再調整して実現を目指す意向だ。中国は米国との対立局面が続く中、日本との関係安定化を図っており、前向きに応じるとみられる。

ただ、新型コロナウイルスへの対処のため、日程の再調整には一定の時間がかかる見通しだ。日本政府高官は「習氏来日は早くても秋頃になる」との見方を示した。

＊3月5日に日中政府が正式発表。

3月2日　韓国、イタリア、イラン、日本の4か国を挙げ「最大の懸念」

感染増4か国「最大の懸念」　WHOトップ　日韓伊とイラン（3月3日夕刊三面）

【ジュネーブ＝杉野謙太郎】世界保健機関（WHO）のテドロス事務局長は2日、スイス・ジュネーブでの記者会見で、2日午前6時までの24時間で新型コロナウイルスへの感染者の増加数が、中国国外で中国の約9倍になっていると指摘し、感染者の多い韓国、イタリア、イラン、日本の4か国を挙げ「最大の懸念だ」と述べた。

中国での増加数は206人で、1月22日以来で最も少なく、湖北省以外では8人にとどまった。テドロス氏は、中国のように感染者数が多くてもウイルスの封じ込めは可能だと述べ、「封じ込めはすべての国の最優先事項でなければならない」と強調した。

経緯

中韓伊イランに次ぐ感染者数に

この時期、日本でも感染拡大が加速していた。3月4日には、クルーズ船の乗船者を含めた感染者数が1000人を超えた（3月5日第2社会面）。乗船者を含まない数字でも300人を超し、中国、韓国、イタリア、イランに次いで多かったが＊、感染者数で8万人を超す中国や5000人を超す韓国、3000人を超すイタリアなどとは桁が違うこともあり、「最大の懸念」との指摘に対する危機感はさほど高まらなかった。3月20日には、乗船者を含めない国内感染者数が1000人を超した（3月21日朝刊第2社会面）。

*WHO (5 March 2020) Coronavirus disease 2019 (COVID-19) Situation Report-45. https://www.who.int/docs/default-source/coronaviruse/situation-reports/20200305-sitrep-45-covid-19.pdf

3月3日　震災追悼式、中止する方向で調整

政府追悼式典　中止へ　新型肺炎（3月4日朝刊一面）

政府は、11日に東京都内で開く政府主催の東日本大震災追悼式について、中止する方向で調整に入った。* 新型コロナウイルスの感染が拡大しているためで、近く最終判断する。

複数の政府関係者が3日、明らかにした。政府は当初、規模を縮小して開催することを模索していたが、「人が密集するのは避けられない」（政府関係者）と判断した。被災地の自治体でも追悼式を取りやめたり延期したりする動きがある。

追悼式は秋篠宮ご夫妻をお迎えし、安倍首相や遺族代表らが出席して開かれる予定だった。

*20年は献花式のみの開催。

3月5日　中韓からの入国者全員に、自宅や宿泊先などで14日間待機要請する方針

新型肺炎　中韓から入国　14日間待機　9日から　ビザの効力停止（3月6日朝刊一面）　政府は5日、新型コロナウイルスの感染拡大を防ぐための新たな水際対策として、感染が広がる中国、韓国両国からの日本人を含む入国者全員に対し、自宅や宿泊先などで14日間待機するよう要請する方針を決めた。このほか、中韓両国に発給済みの査証（ビザ）の効力を停止させるなど、入国制限を大幅に強化する。

これまで中韓両国の一部地域に限定していた入国制限をビザの効力停止などで、事実上、国全体に広げるものだ。

5日に開かれた政府の新型コロナウイルス感染症対策本部で、新たな水際対策を公表した。安倍首相は席上、「中国や韓国からの人の流入は続いている。感染拡大を防止し、国民の不安感を解消する」と強調した。対策は

9日から始め、今月末まで続ける。

ビザは、来日のたびに手続きが必要な「1次ビザ」と一定期間内であれば何回でも来日できる「数次ビザ」があり、いずれも発給済みのものを無効とする。中国からの来日にはビザが必要で、韓国や香港、マカオに対するビザ免除措置も停止するため、両国からの来日者は極めて限定的になる見通しだ。新規のビザ発給についても慎重に判断するとみられる。

政府は現在、出入国管理・難民認定法に基づき、中国浙江省や韓国大邱《テグ》市など両国の4地域について、過去2週間以内に滞在歴がある外国人らの入国を拒否している。それ以外は、体調を尋ねる質問票を飛行機の乗客らに渡して回収するなどしているが、日本国内での感染の終息に向けて「積極果断な措置」（首相）が必要と判断した。

中韓両国を経由した日本人や外国人らがいた場合は、乗員を除く全員について、公共交通機関を使用しないで、検疫所長の指定する場所で14日間待機することを求める。自宅や宿泊先などを想定している。

中韓両国からの航空機については、到着は成田空港と関西国際空港に限るよう要請する。両国からの旅客船についても旅客運送の停止を求める考えだ。

対策本部では、入国拒否の地域を7日から拡大することも決めた。韓国については、慶尚北道《キョンサンブクト》の一部地域を追加。中韓と同じく感染が広がるイランは、コム州などを新たに指定する。

●主な国・地域での新型コロナウイルスの感染状況（日本時間3月7日午後1時現在）

中国本土 8万651人（死亡3070人）			
香港	107(2)	バーレーン	54
マカオ	10	イラク	38(3)
台湾	45(1)	アラブ首長国連邦	29
韓国	6767(44)	イスラエル	17
日本	418(6)	イタリア	3916(197)
クルーズ船	696(6)	ドイツ	639
シンガポール	130	フランス	613(9)
マレーシア	83	スペイン	365(5)
タイ	48(1)	英国	163(2)
フィリピン	5(1)	スイス	181(1)
インドネシア	4	エジプト	15
オーストラリア	63(2)	米国	234(15)
インド	31	カナダ	49
イラン	4747(124)	メキシコ	5
クウェート	58	ブラジル	13

※世界保健機関（WHO）や各政府の発表などから

3月7日　全世界で累計10万1065人

新型肺炎　感染10万人　初確認3か月　96か国・地域

（3月7日夕刊一面、抜粋）**【ジュネーブ＝杉野謙太郎】** 新型コロナウイルスの感染者数は日本時間7日午後1時現在で、全世界で累計10万1065人となった。各国政府の発表などに基づく読売新聞社の集計で、感染地域は96か国・地域に広がっている。

読売新聞社のまとめによると、各国・地域別の感染者数は中国本土が全体の約8割を占める8万651人で最も多く、韓国の6767人、イランの4747人、イタリアが3916人と続いている。世界の感染者のうち、3492人が死亡した。一方、米ジョンズ・ホプキンス大の集計では、感染者の半分を超える5万5000人以上が回復した。

全世界の感染者数は、コロナウイルスによる2002〜03年流行のSARS（重症急性呼吸器症候群）の8096人（2003年12月時点）を大きく上回り、世界的な流行となっている。3月6日にはアフリカ中部カメルーンやパレスチナ自治区などで、7日にはコロンビアとコスタリカでも初めて感染者が確認された。

3月9日　中国と韓国からの入国制限強化が始まった

新型コロナ　中韓から入国制限　開始　14日間待機　第三国経由も（3月9日朝刊一面）新型コロナウイルスの感染拡大防止のため、中国と韓国からの入国制限強化が9日始まった。政府は中韓両国に発給済みの査証（ビザ）の効力を停止し、両国からの入国者に対して14日間の待機を要請する。これまで中韓の一部地域に限定していた入国制限を事実上、国全体に広げる形となる。

待機要請は、日本時間の9日午前0時以降に中国と韓国を出発する全ての航空機、船舶が対象となる。両国から第三国を経由して来日した人について、厚生労働省は「検討中」としてきたが、「抜け道になりうる」として対象に含めることを決めた。両国の空港や港での乗り継ぎ（トランジット）客も原則、対象とする。

到着する空港は成田、関西の2空港に限定する。到着後、入国者を専用の検疫ブースに誘導し、検疫官が発熱やせきなど症状の有無を調べる。発熱など感染が疑われる場合は病院でのウイルス検査を求め、拒否しても検疫法に基づき、強制的に「隔離」「停留」する。症状がない場合は自宅やホテルなどで14日間の待機を要請する。ホテルの確保や宿泊費は自己負担とする。滞在場所は検疫所に報告を求める。

待機場所への移動手段は、自家用車やレンタカーに限り、電車や乗り合いバス、タクシーなど公共交通機関の利用は控えるよう求める。これらの措置は要請であり、検疫法などに基づく法的な強制力はない。

ビザの停止措置も9日午前0時に運用が開始された。

中国（香港、マカオを含む）と韓国に対し、発給済みのビザを無効とし、観光客らへのビザ免除措置を停止した。停止措置は今月末まで。このため9日以降に2空港に到着する人の多くは日本人の帰国者になる見通し。

国土交通省によると、全国の空港では6日時点で中国便が週約440便、韓国便が週約620便運航され、約半数が2空港に集中している。船舶については同省が両国との定期便などの運航停止を求めている。

制限強化初日　中韓ビザ280万件無効　成田　防護服で検疫（3月9日夕刊一面、抜粋）　新型コロナウイルスの感染拡大防止のための新たな水際対策として、中国と韓国からの入国者に対し、到着後14日間、自宅や宿泊先などでの待機を求める入国制限措置が9日始まった。

同日朝、成田と関西空港にはそれぞれソウル発の初便が到着したが、乗客は8人と3人だけだった。成田空港の検疫ブースでは、マスクに防護服姿の検疫官が発熱の有無を確認。入国者に14日間は自宅やホテルなどにとどまるよう要請し、待機場所の申告も求めた。

待機場所への移動は自家用車とレンタカーに限り、電車やバス、タクシーなどの公共交通機関の利用を控えるよう求めている。こうした措置は要請であり、法的な拘束力はない。

一方、外務省によると、今回の措置で無効となるビザは、中国が約280万件、韓国は約1万7000件に上る。8日までに日本に入国していた人は引き続き滞在す

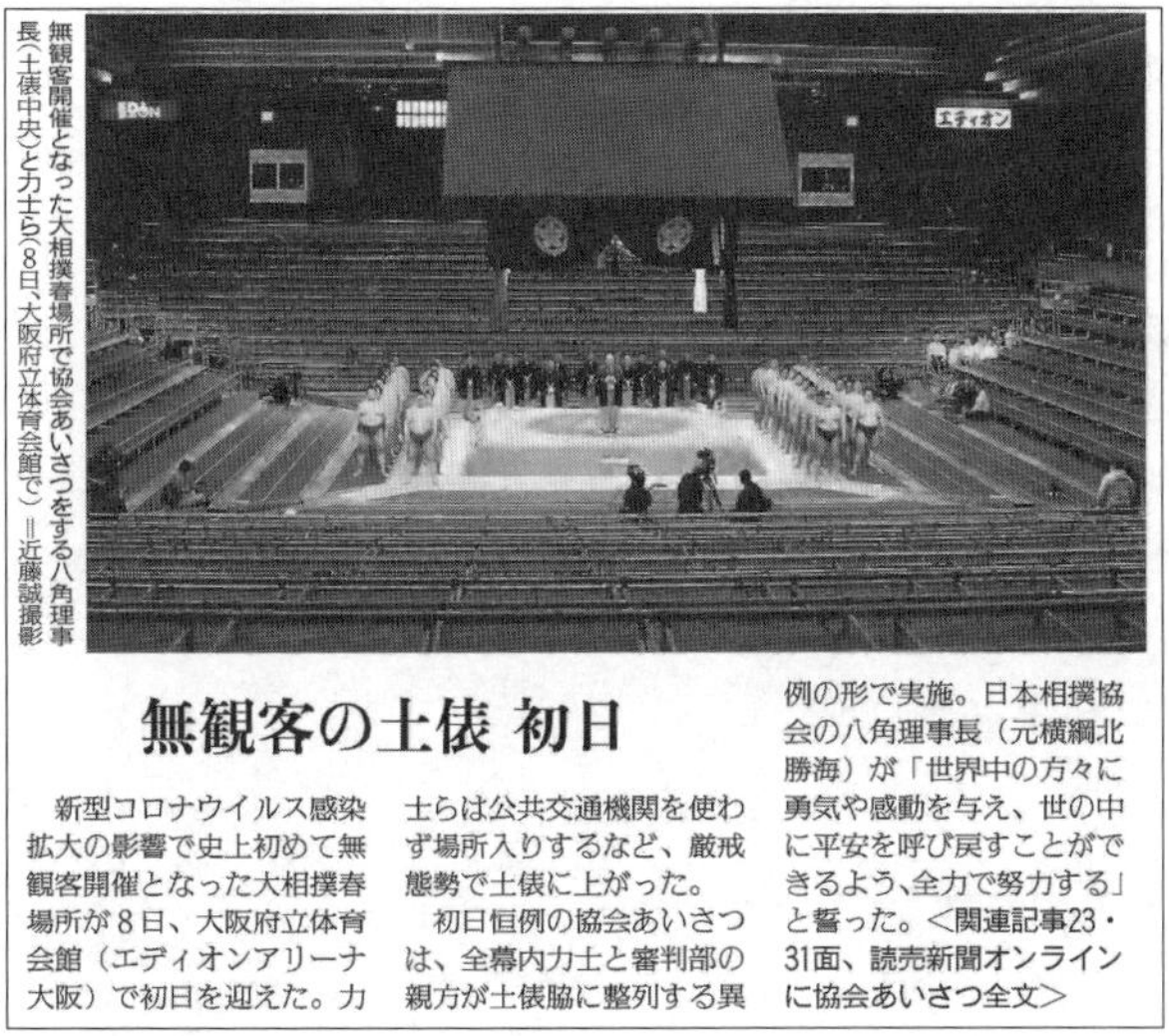

無観客開催となった大相撲春場所で協会あいさつをする八角理事長（土俵中央）と力士ら（8日、大阪府立体育会館で）＝近藤誠撮影

無観客の土俵 初日

新型コロナウイルス感染拡大の影響で史上初めて無観客開催となった大相撲春場所が８日、大阪府立体育会館（エディオンアリーナ大阪）で初日を迎えた。力士らは公共交通機関を使わず場所入りするなど、厳戒態勢で土俵に上がった。

初日恒例の協会あいさつは、全幕内力士と審判部の親方が土俵脇に整列する異例の形で実施。日本相撲協会の八角理事長（元横綱北勝海）が「世界中の方々に勇気や感動を与え、世の中に平安を呼び戻すことができるよう、全力で努力する」と誓った。<関連記事23・31面、読売新聞オンラインに協会あいさつ全文>

大相撲も無観客となった（３月９日朝刊一面）

ることができ、14日間の待機要請の対象外となる。一定期間内に何回でも来日できる「数次ビザ」については、日本から一度出国し、再入国する際に無効となる。

今後は、日本にいる親族が重病の場合など、人道的な見地からビザを発給するケースは想定されるが、ごく一部に限定する。このため、中国、韓国からの新規の入国者は、ほとんどいなくなる見通しだ。これらの入国制限措置は今月末まで継続する予定。

関西エアポートによると、ふだんは中国（香港、マカオを除く）便、韓国便を合わせて1週間あたり約850便が就航。今は多くが欠航し、この日は計5便にとどまる見通し。船舶についても国土交通省が両国との定期便の運航停止を要請。韓国・釜山港と福岡市の博多港を結ぶ高速船「ビートル」は9日から31日まで全便運休となった。

3月9日　専門家会議は「一定程度、持ちこたえている」との認識

国内「爆発的感染　進まず」専門家会議「持ちこたえている」（3月10日朝刊一面、抜粋）　新型コロナウイルス感染症を巡り、政府の感染症対策本部の専門家会議（座長＝脇田隆字《たかじ》・国立感染症研究所長）は9日、国内の状況について、「爆発的な感染拡大には進んでおらず、一定程度、持ちこたえている」との認識を示した。政府は感染拡大を防ぐため、大規模イベントなどの自粛要請を19日頃まで続けることを検討する。

同会議によれば、国内の患者は増加傾向にあるが、全体的には、国や自治体などの連携でクラスター（小規模な患者集団）の発生を比較的早期に発見できている事例もあるという。ただ、すべての感染状況は見えないため、依然として警戒は緩められないとしている。

同会議は2週間前にあたる2月24日、「これから1～2週間が急速な拡大に進むか、収束できるかの瀬戸際」との見方を示した。

長期的には、今回、国内での流行を抑えられても、再流行の恐れは続き、国外から感染が持ち込まれる事例は繰り返されるとみている。記者会見で同会議のメンバーは「新型コロナは暖かくなると消えるようなものではない。闘いを続けていかなければいけない」と述べた。

一方、これまでの分析で、集団感染が確認された場の共通点は、①換気が悪い密閉空間②多くの人が密集③近距離での会話や発声――の3条件が重なっていたと指摘。

分析を踏まえ、市民に対し、条件が同時にそろう場所や場面を予測し、避ける行動を求めた。

3月11日　WHO事務局長「パンデミックとみなすことができる」

WHO「パンデミック」表明　新型コロナ　世界で11万人感染（3月12日夕刊一面）【ジュネーブ＝広瀬誠】世界保健機関（WHO）のテドロス事務局長は11日、スイス・ジュネーブで記者会見し、感染が拡大する新型コロナウイルスについて「パンデミック（感染症の世界的な大流行）とみなすことができる」と表明した。世界の感染者数が11万人を超え、感染地域も増え続けていることを踏まえ、国際社会にさらなる対策強化を呼びかける狙いがある。

テドロス氏は、感染者は世界の110か国・地域以上で計11万8000人を超え、4291人が死亡したと説明した。さらに、「中国以外での感染者数は過去2週間で13倍に増えた。今後、感染者や死者、影響を受ける国はさらに増えることが予想される」との見通しを示した。感染が確認された国や地域はアジアから欧州や中東、米国へと広がっている。

テドロス氏はまた、各国に感染防止策の強化を呼びかける一方、「健康の保護と、経済・社会的な混乱の最小化、人権の尊重のバランスを保たなければならない」と述べた。

一方、テドロス氏は感染者の9割は中国とイタリア、イラン、韓国の4か国に集中し、中国や韓国では感染者の抑制に成功しているとして、「パンデミックは制御できる」とも語った。

WHOにはインフルエンザに関して事務局長がパンデミックを宣言する制度があり、2009年にH1N1型

●全世界の新型コロナウイルス感染状況の推移

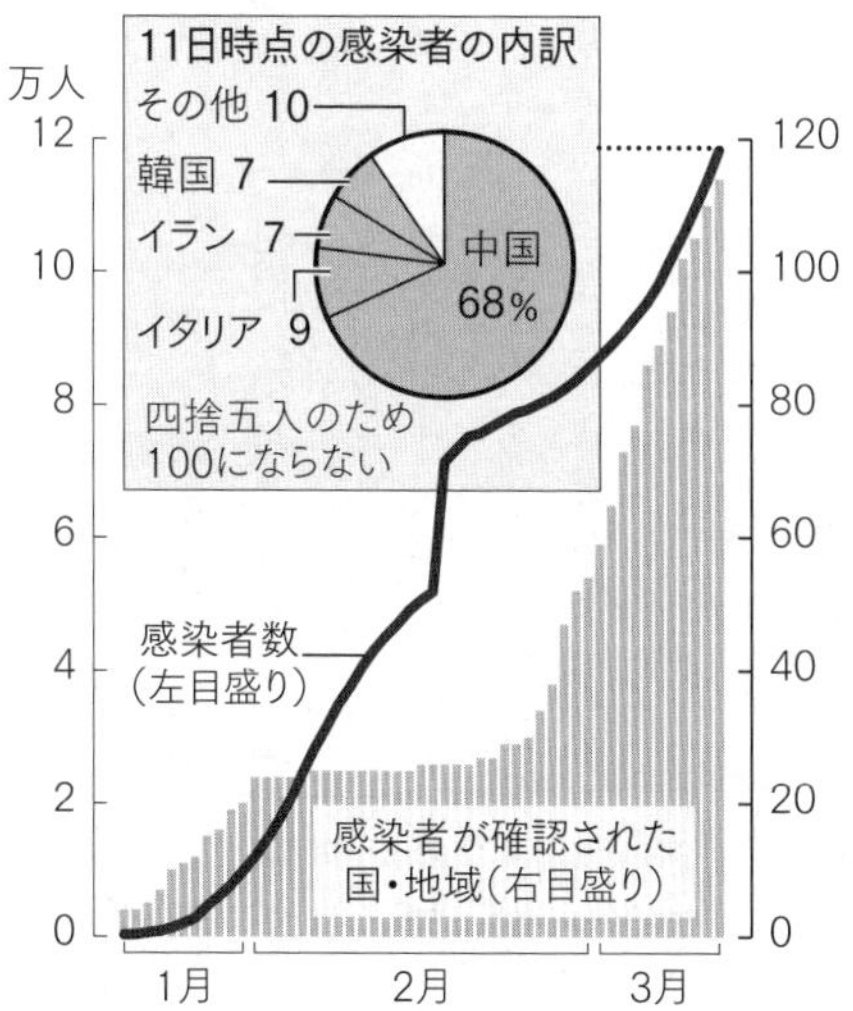

※WHOの発表に基づく

が流行した際に宣言した。パンデミックは「国を越えて感染が広がってコントロールが利かず、地球上のあらゆる人に感染の可能性がある状態」(WHO関係者)を指す言葉だ。

だが、インフルエンザ以外では同じ制度はなく、WHOがコロナウイルスで「パンデミック」の表現を使うのは初めてだ。

WHOで緊急事態対応を統括するマイク・ライアン氏は記者会見で今回のパンデミック表明について、「世界中の感染拡大の現状を表現して行動を呼び起こし、(ウイルス封じ込めを)あきらめないよう求めるものだ」と語った。引き続き感染の封じ込めに取り組むべきだと強調し、感染拡大に対する強い危機感を示したものだ。

◆WHO会見のポイント

▽過去2週間で、中国以外で感染者が13倍に増えた。さらなる増加が予想され、パンデミックとみなせる
▽パンデミックは制御できる
▽すべての国は、健康の保護と経済・社会的混乱の最小化、人権尊重の均衡を保つ必要がある
▽公衆衛生に限らず、全部門の危機
▽すべての国に危機対応の仕組みを拡大するよう呼びかけ

米、欧州からの入国禁止　トランプ氏　英国除き30日間(抜粋)

【ワシントン=船越翔、山内竜介】米国のトランプ大統領は11日、ホワイトハウスで演説し、新型コロナウイルスの感染拡大の防止のため、英国を除く欧州から米国への入国を30日間にわたって禁止することを表明した。イタリアを中心に欧州で感染が急速に広がっていることを受け、異例の強い措置に踏み切った。

トランプ氏は演説で「これは現代史上、外国からのウイルスに立ち向かうための最も積極的な対策だ」と述べた。入国禁止措置は13日から始める。域内の移動の自由を定めた欧州の「シェンゲン協定」に加入する26か国が対象だ。必要な検査を経た米国人は、禁止の対象外とする。

また、トランプ氏は「中国と韓国の状況を注視している」とも述べたが、日本からの渡航制限に関する言及はなかった。米政府はこれまでに、2週間以内に中国本土とイランの2か国に滞在したことのある外国人の入国を原則禁止とする措置をとっている。

米国内では、3月に入って感染者が急増している。トランプ氏は「これは金融危機ではない。一時的なもので、

共に乗り越えられる」と語り、米国民に冷静な対応を呼びかけた。

視点

最も大きな影響を及ぼした表明

コロナ禍を巡ってＷＨＯが発信した中で、最も大きな影響を及ぼしたのが、「パンデミック」だ。株価への影響はもとより、この13日後には、東京五輪・パラリンピックの延期も決まった。「パンデミックの震源地[*1]」とテドロス氏に名指しされた欧州は、次々と入国制限などに踏み切った。

本紙を含む各メディアは今回、見出しや記事に「宣言」ではなく「表明」や「認定」を使った。２００９年の新型インフルエンザ流行時にＷＨＯが発したパンデミックや、20年1月30日の緊急事態はいずれも宣言だった。

これは、3月11日の記者会見でＷＨＯ側が重ねて「宣言ではない」（緊急事態責任者マイク・ライアン氏）と強調したためだ。テドロス氏も「パンデミックの特徴を示すというアセスメント（評価）だ」と述べた[*2]。緊急事態と違って、パンデミックには国際保健規則の規定がないうえ、インフルエンザ以外は、パンデミックに関して裏付けとなる制度もない。

こうしたことから、ＷＨＯは様々な影響を懸念し、制度的な意味合いと強い決断の響きを持つ「宣言（declare）」を使うことを避けたかったのだろう。ただ、事実上の宣言だったのは確かで、欧米では当初から宣言のままのメディアも少なくない。日本のメディアも次第に宣言を使うようになっていった。

2月下旬に軌道修正したＷＨＯ

ＷＨＯは2月に入ってからも、パンデミックと明言することを避けてきた（2月5日朝刊一面）。

テドロス氏は2月24日の記者会見で、イタリアやイラン、韓国で感染が拡大していることについて「深く懸念している」と述べる一方で、「現時点では、封じ込めのできない世界的なウイルス拡散を目撃しているわけではない」とも強調した。パンデミックにはあたらず、パンデミックという言葉は「現実に即しておらず、恐怖を引き起こす可能性がある」との認識を示した。（2月25日夕刊三面）

だが、テドロス氏は2月27日の記者会見で「パンデミックの潜在性がある」と軌道修正を図る（2月28日夕刊三面）。24日と27日の間に、ブラジルでの感染例が報告され、五大陸への拡散が確認された。どう見ても世界的な流行であるのは確かだった。

　テドロス氏は3月9日、「多くの国に感染が広がった今、パンデミックの危機が現実味を増している」とさらに警告の度合いを強めた。一方で、「歴史上で初めて、制御されたパンデミックにできるかもしれない」とも述べた。その根拠として、同席したライアン氏は、この頃に流行がピークアウトし始めた中国や、当時まだ波が穏やかだった日本、韓国、シンガポールを、感染防止対策の効果が出ている例として挙げた。（3月10日夕刊三面）

　パンデミックの厳密な定義、判断はその時々によって異なっている。09年の新型インフルでは、世界に六つある地域事務局の一つの管内で感染が広がり、別の管内に感染が波及した時点がパンデミックの基準だった。米疾病対策センター（CDC）は、「複数の国または大陸で蔓延《まんえん》し、大量の感染者が出ている状況」と定義している。[*3] CDCの定義に従えば、WHOは今回、もっと早くにパンデミックを認定してもよかったはずだ。

（笹沢教一）

＊1 WHO (13 March 2020) WHO Director-General's opening remarks at the media briefing on COVID-19. https://www.who.int/director-general/speeches/detail/who-director-general-s-opening-remarks-at-the-mission-briefing-on-covid-19---13-march-2020

＊2 WHO (11 March 2020) Virtual press conference on COVID-19. https://www.who.int/docs/default-source/coronaviruse/transcripts/who-audio-emergencies-coronavirus-press-conference-full-and-final-11mar2020.pdf?sfvrsn=cb432bb3_2

＊3 Centers for Disease Control and Prevention(CDC) (2012) Lesson 1: Introduction to Epidemiology. https://www.cdc.gov/csels/dsepd/ss1978/lesson1/section11.html

3月13日　改正特措法、参院本会議で賛成多数で可決、成立

新型コロナ特措法成立　緊急事態宣言　可能に　首相きょう記者会見（3月14日朝刊一面）新型コロナウイルスの感染拡大を防ぐための改正新型インフルエンザ対策特別措置法は13日、参院本会議で自民、公明、立憲民主、

国民民主党、日本維新の会などの賛成多数で可決、成立した。14日に施行される。急速な感染拡大に備え、首相が緊急事態宣言を出し、都道府県知事の行政権限を強めることが可能になる。

安倍首相は14日夕に首相官邸で記者会見を開き、改正法施行を受けた政府対応を国民に説明する予定だ。

改正法は、新型コロナウイルスを特措法の適用対象に新たに加えることが柱。対象とする期間は最長で2年と規定しているが、政府は13日、同ウイルスの指定感染症としての指定期間に合わせて来年1月末までとする政令を決定した。

改正法施行により、「全国的かつ急速な蔓延《まんえん》で国民生活、経済に甚大な影響を及ぼす恐れがある場合」に、首相は専門家の意見を踏まえ、区域と期間を定めて緊急事態を宣言できるようになる。

緊急事態に該当する都道府県の知事は、外出の自粛要請のほか、大規模な映画館や運動施設の使用停止などを要請、指示できる。臨時の医療施設を設ける際に土地や建物を所有者の同意なしに使用したり、医薬品を強制収用したりといった措置も可能だ。

改正法には共産党が反対し、賛成した与野党からも私権の制限につながりかねないとして慎重な運用を求める声が相次いだ。改正法担当の西村経済再生相は成立後、記者団に「万が一、宣言が出されても、必要最小限の措置となるよう適切に運用していく」と述べ、全国知事会などと早期に意見交換する意向を示した。

13日の参院内閣委員会では衆院と同様、緊急事態を宣言する前には「やむを得ない場合を除き、国会へ事前に報告する」ことなど、25項目の付帯決議を採択した。宣言決定までの会議録の保存なども求めた。

「緊急事態の状況でない」　首相　追加景気策を検討　特措法施行（3月15日朝刊一面）　安倍首相は14日、首相官邸で記者会見し、国内での新型コロナウイルスの感染拡大について「現時点で緊急事態を宣言する状況ではないと判断している」と述べ、国民に冷静な対応を求めた。景気の減速を食い止めるため、追加の経済対策を講じる考えも示した。

記者会見は、改正新型インフルエンザ対策特別措置法が、この日施行されたことに合わせて行われた。改正法は、全国的かつ急速な流行で国民生活や経済などに甚大な影響を及ぼす恐れがある場合、首相が区域と期間を定めて緊急事態を宣言できると定めている。

安倍首相は国内の感染状況について、感染者数が増加傾向にあるものの、諸外国と比べて人口1万人当たりの感染者数を「少ないレベルに抑えることができている」とした。一方で、「事態は時々刻々変化している。必要であれば手続きにのっとって法律上の措置を実行する」とも述べ、今後の状況次第で緊急事態を宣言する可能性に触れた。

経済対策については、「これまでにない発想で思い切った措置を講じる」と強調した。自民党内の一部には、消費税率引き下げなどを求める意見がある。首相は「こうした提言も踏まえ、必要かつ十分な経済財政政策を間髪を入れずに講じる」と述べた。

新型コロナウイルスが東京五輪・パラリンピックに及ぼす影響を問われると、「感染拡大を乗り越えて無事、予定通り開催したい」と強調した。

経緯

「新感染症」見送り後、議論が再燃

2020年1月下旬、新型コロナウイルスによる肺炎が感染症法の「新感染症」に当てはまるのか、厚生労働省内の大臣室で協議が行われた。その結果、加藤勝信厚生労働相は、「『新感染症』に指定するのは、明らかに無理だね」と結論を下していた。(5月28日朝刊政治面)

「新感染症」は、すでに知られている感染症とは「病状や治療の結果が明らかに異なる」ものをさす。いわば「未知の脅威」にあたるため、行政は入国に伴う検疫時に、感染者の隔離入院や停留などの措置を取ることができる。

当時は国内初の感染者が確認されたばかりで、海外からの感染者を水際でどう防ぐかが課題となっていた。しかし、新型肺炎の病原体は「新型コロナウイルス」だと、中国ですでに特定されていた。厚労省は法的整理に基づいて「新感染症」指定を見送った。

決着がついたはずの議論は、1か月後の2月下旬頃に再燃する。国内の感染者が急増し、新型インフルエンザ対策特別措置法に基づく緊急事態宣言を求める声が高まったためだ。

特措法を使えば、宣言に基づいて土地や建物の持ち主が臨時の医療施設を設けることを拒んだり、業者が医薬品や食品などの売り渡しに応じなかったりした場合、強制収用が可能だ。ただ、私権制限を伴うため、特措法を使える感染症は限られる。インフルエンザ以外に認められるのは、「新感染症」だけだった。

安倍首相は3月2日の参院予算委員会で、新型コロナウイルスの感染拡大を防ぐため、「緊急事態宣言」の実施を可能とする法整備を進める意向を表明した。予算委で、首相は冒頭、「国民生活への影響を最小化するため、緊急事態宣言の実施も含め新型インフルエンザ等対策特別措置法と同等の措置を講ずることが可能となるよう、立法措置を早急に進める」と述べ、与野党に協力を求めた。（3月2日夕刊三面）

新型インフル特措法は12年に成立し、全国的な流行により国民の生活と経済に重大な影響を及ぼす恐れがあると判断した場合、首相が緊急事態を宣言すると定めている。

安倍首相は3月4日、立憲民主党など野党5党の党首と国会内で相次いで会談し、特措法改正に協力を呼びかけた。

一連の会談は、立民の枝野代表、国民民主党の玉木代表、共産党の志位委員長、日本維新の会の片山共同代表、社民党の福島党首の順に行われ、公明党の山口代表らが同席した。与野党の党首会談は、熊本地震への対応を協議した16年4月以来だった。

会談で、枝野、玉木両氏は現行の特措法のままでも新型コロナウイルスに適用できると主張する一方で、大規模な経済対策などを条件に協力する姿勢を示した。安倍首相は枝野氏に対し、緊急事態宣言の際には事前に野党側と相談し、宣言の対象地域や期間も絞り込む意向を示した。志位氏は改正断念を求め、福島氏は反対の姿勢をにじませた。改正に賛成したのは片山氏のみだった。一連の会談で、野党からは強制力のある措置に否定的な声も出た。（3月5日朝刊一面）

政府は3月5日、野党の要請を受けて特措法改正の当初案を修正する方針を決めた。首相が宣言する際には国会に報告することを盛り込み、2月1日に遡った上で最長2年間とする予定だった効力の発生日を施行日に変更することにした。

自民党の森山裕国会対策委員長は5日、立憲民主党の安住淳国対委員長と国会内で会談し、こうした修正を行うことを伝えた。両氏は11日に衆院内閣委員会で改正案を審議入りし、12日に衆院を通過させることで

合意した。（3月6日朝刊二面）

3月13日　トランプ大統領は、感染拡大を受け、国家非常事態を宣言

新型コロナ　米、非常事態宣言　州へ支援　検査・治療5・4兆円（3月14日夕刊一面）【ワシントン＝船越翔】米国のトランプ大統領は13日、新型コロナウイルスの感染拡大を受け、国家非常事態を宣言した。最大で500億ドル（約5兆4000億円）の連邦政府資金を州政府などの支援に充てるほか、医療活動の強化に向けて保健当局の権限を拡充する。国内の感染者が急増する中、国を挙げて感染拡大の防止に取り組む姿勢を示した。

トランプ氏は、ホワイトハウスで開いた記者会見で「今後8週間が極めて重要だ。連邦政府のすべての力を解き放ち、ウイルスを打ち負かす」と語った。

非常事態の宣言により、ウイルス検査や患者の治療、搬送など州政府や病院の対応に今後、連邦政府の資金が投入できる。資金は、連邦政府の災害用基金から捻出される。また、保健福祉省などに権限を付与し、規制の一時的な緩和などによって病床数の追加や遠隔診療の充実、臨時の医療機関の設置を進める。

トランプ氏は記者会見で、民間企業と連携したウイルス検査態勢の強化にも触れ、駐車場などを利用した「ドライブスルー」方式のウイルス検査を実施することも明らかにした。このほか、学生の教育ローン利子免除や、原油価格を安定させるため、連邦政府の原油備蓄も増やす。

トランプ氏は11日に英国を除く欧州26か国からの入国

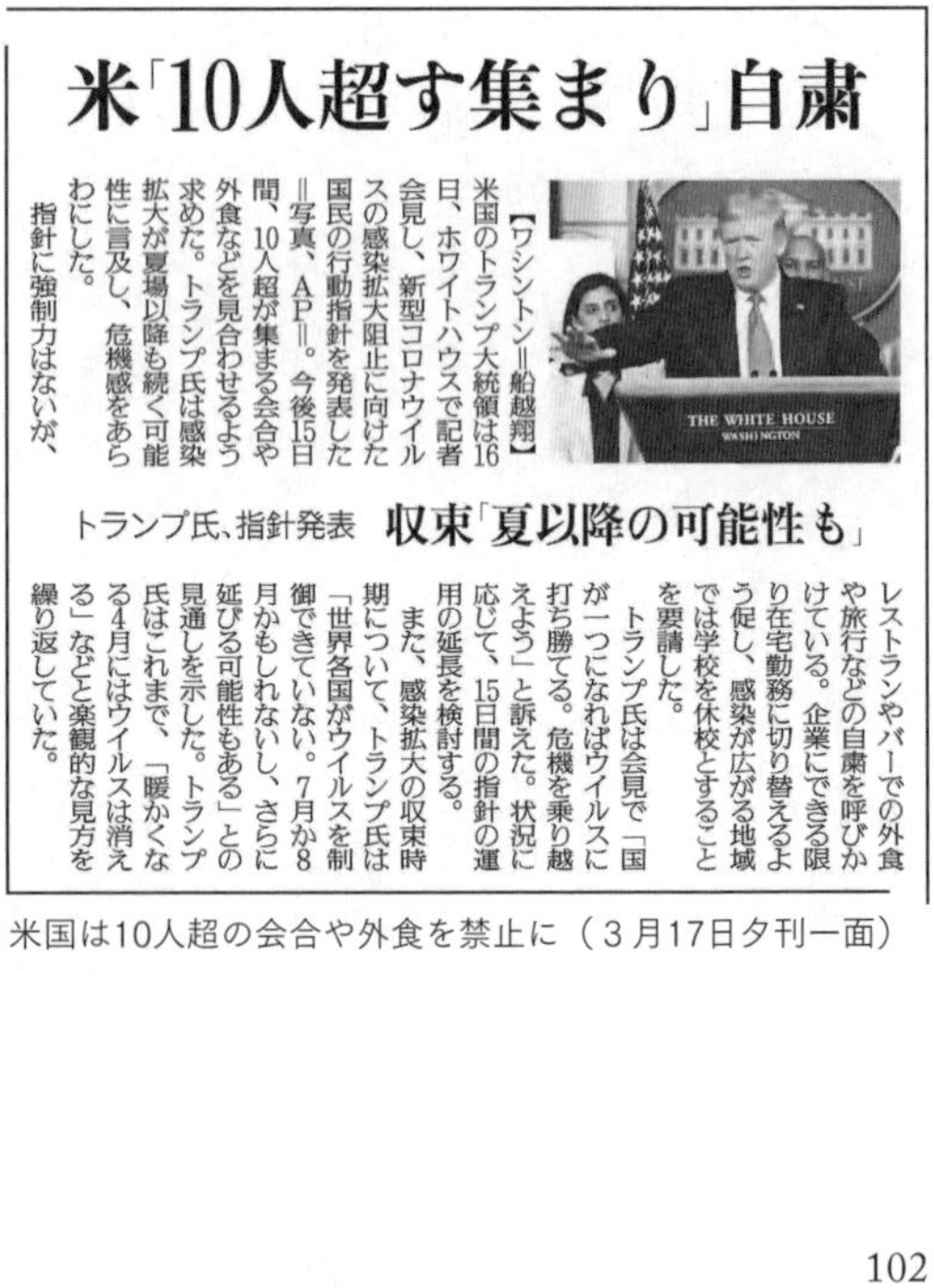

米「10人超す集まり」自粛

トランプ氏、指針発表　収束「夏以降の可能性も」

【ワシントン＝船越翔】米国のトランプ大統領は16日、ホワイトハウスで記者会見し、新型コロナウイルスの感染拡大阻止に向けた国民の行動指針を発表した＝写真、AP＝。今後15日間、10人超が集まる会合や外食などを見合わせるよう求めた。トランプ氏は感染拡大が夏場以降も続く可能性に言及し、危機感をあらわにした。

指針に強制力はないが、レストランやバーでの外食や旅行などの自粛を呼びかけている。企業にできる限り在宅勤務に切り替えるよう促し、感染が広がる地域では学校を休校とすることを要請した。

トランプ氏は会見で「国が一つになればウイルスに打ち勝てる。危機を乗り越えよう」と訴えた。状況に応じて、15日間の指針の運用の延長を検討する。

また、感染拡大の収束時期について、トランプ氏は「世界各国がウイルスを制御できていない。7月か8月かもしれないし、さらに延びる可能性もある」との見通しを示した。トランプ氏はこれまで、「暖かくなる4月にはウイルスは消える」などと楽観的な見方を繰り返していた。

米国は10人超の会合や外食を禁止に（３月17日夕刊一面）

を原則禁止する措置を公表したばかりだが、「2、3の国をさらに加えるかもしれない」と述べ、入国禁止の対象国を広げる可能性も示唆した。

　米国の国家非常事態は、国の安全が脅かされ、緊急対応が必要な時に大統領が宣言する。2009年に新型インフルエンザが流行した時には、オバマ前大統領が出した。一方、トランプ氏は昨年2月にメキシコ国境に壁を建設する費用の確保を巡っても宣言し、「職権乱用だ」などの批判を呼んだ。

　米国では3月に入り感染者が急増した。米紙ニューヨーク・タイムズ（電子版）によると13日夜（日本時間14日午前）時点で感染者は2110人、死者は48人に上っている。

3月15日　ドイツ、隣接5か国との国境を16日午前から原則封鎖と発表

独　5か国国境封鎖へ　仏は飲食店営業禁止　欧州　行動制限強化（3月16日夕刊一面）**【**ベルリン＝石崎伸生、パリ＝山田真也**】**新型コロナウイルスの感染拡大を防ぐため、ドイツ政府は15日、フランスなど隣接5か国との国境を16日午前8時から原則封鎖すると発表した。フランス政府は15日から、国内のレストラン、カフェ、映画館などの営業を禁止し、スペイン政府も外出制限を決めるなど、欧州各国で人々の行動を制限する措置が強まっている。

　ドイツが国境を封鎖する他の国は、オーストリア、スイス、デンマーク、ルクセンブルク。貨物や通勤者は証明書があれば従来通り通行できる。

　国内の感染者は4838人、死者は12人に上っている。ゼーホーファー内相は15日夜の記者会見で「感染拡大はまだピークを迎えていない」との見方を示し、封鎖措置に理解を求めた。欧州では、チェコやオーストリアなどが国境を封鎖しているが、欧州最大の経済規模を誇るドイツが封鎖に踏み切ることで、経済への影響が広がる恐れがある。

　フランスのフィリップ首相は14日、レストランなどの営業禁止を打ち出した。食料品店、薬局、銀行など生活に欠かせない商品やサービスを扱う店は営業が認められるが、パリでは15日、一部のスーパーでパスタなどが品薄になった。

　仏政府は、高速鉄道TGVやバス、飛行機の本数を削減し、16日には全ての学校・大学を閉鎖する方針だ。

スペイン紙エル・パイスによると、13日に非常事態を宣言したスペイン政府は14日、食料品や薬の買い出しや通勤などを除き外出を制限することを決めた。

3月16日　G7首脳がテレビ会議を行うのは初めて

G7「五輪　完全な形で」　首脳テレビ会議　治療薬開発　協力（3月17日朝刊一面）安倍首相は米国のトランプ大統領ら先進7か国（G7）の首脳*とテレビ会議を行った後、首相官邸で記者団に、2020年東京五輪・パラリンピックについて「人類が新型コロナウイルスに打ち勝つ証しとして、完全な形で実現することについてG7の支持を得た」と述べた。記者団から五輪の開催時期を問われたが、言及は避けた。

首相はこれに先立つ16日夕、森喜朗・元首相と首相官邸で会談した。森氏は東京五輪・パラリンピック大会組織委員会の会長を務めている。

日本政府によると、G7首脳がテレビ会議を行うのは初めて。会議は新型コロナウイルス感染症への対応を協議するために約50分間行われた。感染拡大の防止に向けた治療薬開発で協力していくことでも一致した。首相は会議で「世界の人々の不安を和らげるためには、何よりも治療薬を開発することが重要だ」と強調し、世界の英知を結集して開発を進めることを確認した。

不透明感が増している世界経済についても議論し、G7で協調しながら必要かつ十分な経済財政政策を実行していくことで同意を得た。今回の会議の成果は首脳声明にまとめて発表する。

＊G7首脳テレビ会議出席者　安倍首相、トランプ米大統領、メルケル独首相、トルドー加首相、コンテ伊首相、ジョンソン英首相、マクロン仏大統領、ミシェル欧州理事会常任議長、フォンデアライエン欧州委員長

G7「あらゆる手段動員」　拡散抑止　国境管理で協調（3月17日夕刊一面、抜粋）先進7か国（G7）首脳は16日深夜（日本時間）、緊急のテレビ会議を開いた。会議後には「労働者や企業を支援すべく金融、財政政策などを含めてあらゆる手段を動員する」とした首脳声明を発表した。

声明では新型コロナウイルスのパンデミック（世界的な大流行）が、「人道的な悲劇かつ世界的な衛生上の危機で、世界経済にも大きなリスクを与える」と指摘した。そのうえで、ウイルスの拡散を減速させるため、「適切

な国境管理措置」などに協調して取り組むとした。「治療法とワクチンの迅速な開発、製造、流通」に向けた協力も確認した。

経済面では、下方リスクに備えて、「あらゆる政策的手段を用いて、できる限りの対応を行う」と強調し、国際通貨基金（ＩＭＦ）や世界銀行など国際機関に対して、世界各国を支援するよう要請した。

今後の連携を図るため、Ｇ７各国の保健相と財務相には週１回、各分野での政策調整を行うことを求めた。

首相はテレビ会議終了後の17日未明、首相官邸で記者団に対し、「新型コロナウイルスとの戦いには、Ｇ７で結束して国際社会と共に闘えば必ず打ち勝つことができるとの認識で一致できた」と強調した。

◆G7首脳声明のポイント

▽適切な国境管理措置などウイルス拡散の減速のため協調

▽経済の下方リスクに備え、金融、財政政策含めてあらゆる手段動員

▽治療法やワクチンの迅速な開発に向けて共同調査を実施

3月18日　政府、全世界を対象に「渡航に十分注意」

新型コロナ　全世界対象に渡航注意　欧州など38か国ビザ停止（3月19日朝刊一面）　政府は18日、新型コロナウイルスの感染拡大を受け、全世界を対象に感染症危険情報（４段階）でレベル１の「渡航に十分注意」を出した。21日からは欧州のほぼ全域とエジプト、イランの計38か国について、発給済みの査証（ビザ）の効力を停止するなど日本への入国制限を強化する。

これらの方針は、安倍首相が首相官邸で開いた新型コロナウイルス感染症の対策本部で表明した。首相は「国民の皆様に地域を問わず、全ての海外への渡航の是非、延期の必要性について注意喚起する」と呼びかけた。外務省によると、全世界を対象に感染症危険情報を出したのは初めて。

効力が停止されるビザは、来日のたびに手続きが必要な「１次ビザ」と、一定期間内であれば何回でも来日できる「数次ビザ」の計約８０００件。欧州諸国に対するビザ免除措置も順次、停止する。

対象国からの日本人を含む入国者は自宅や宿泊先など

●日本が入国を拒否する国・地域
（実施中の国・地域を含む）

全域

- ▸アイスランド
- ▸サンマリノ

一部地域

- ▸中国（湖北省、浙江省）
- ▸韓国（大邱市と慶尚北道の8市郡）
- ▸イラン（テヘラン州など11州）
- ▸イタリア（ベネト州など9州）
- ▸スイス（ティチーノ州、バーゼル・シュタット準州）
- ▸スペイン（マドリード州など4州）

●日本が21日から入国制限する国（■）

▸日本人を含む入国者
自宅や宿泊先などで14日間の待機を要請

▸外国人
発給済みの査証（ビザ）の効力を停止

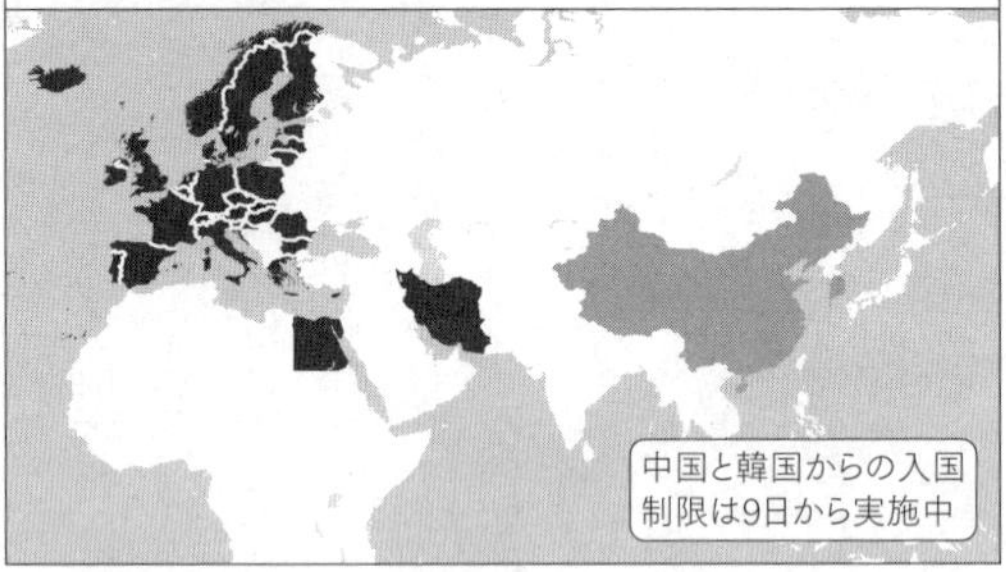
中国と韓国からの入国制限は9日から実施中

で14日間待機し、公共交通機関の利用を避けるよう要請する。運用は4月末まで続ける。

首相は、入国を拒否する地域にイタリアとスイス、スペイン3か国の一部地域とアイスランド全域を追加することも発表した。19日から発動し、14日間以内にこれらの地域に滞在歴がある外国人が対象となる。日本の利益を害する恐れがある人の入国を拒否できる出入国管理・難民認定法の規定を活用するもので、感染が深刻な地域からの人の流入を阻止する狙いがある。

さらに、首相はフリーランスを含む個人事業主への支援策として、無利子で生活費を貸し付ける「緊急小口資金」の上限額（通常10万円）の20万円への引き上げを表明した。小学校などの臨時休校による影響の有無にかかわらず適用する。

ウイルスの簡易検査機器について2種類の開発が完了し、今後活用する方針も明らかにした。このうち、1種類は6時間近くかかった検査を1時間程度に短縮できるという。

EU、30日間入域禁止　外国人　速やかに国境封鎖　期間延長も

【ブリュッセル＝畠山朋子】欧州連合（EU）は17日、緊急のテレビ首脳会議を開き、EU域外からの外国人の入域を原則30日間禁止することを決定した。EUの域外国境を事実上封鎖し、新型コロナウイルスの感染者が域内に入ることを防ぎたい考えだ。EUは、各国が速やかに禁止措置を実施するとし、状況によっては期間延長も検討する。

禁止措置に加わるのは、EU加盟27か国のうち、アイルランドを除く26か国と、EU非加盟ながら欧州で国境管理を撤廃した「シェンゲン協定」の締約国であるノルウェー、アイスランド、スイス、リヒテンシュタインの4か国を合わせた計30か国だ。アイルランドはEUを離脱した英国との間で往来が自由になっており、今回の措置には加わらない。

観光やビジネスでも入域を禁止する。医療関係者や域内に帰国する加盟国の国民、長期滞在者らは対象外となる。日本政府観光局によると、日本からこれら30か国への2018年の渡航者は370万人を上回った。

EUの欧州疾病予防管理センターによると、18日時点で欧州では7万人以上の感染者が確認されている。

EUは域内移動の自由の保障を基本理念としている。ドイツなどが周辺国との国境封鎖に踏み切る中、テレビ首脳会議では、EU域内の移動制限の是非も議論されたが、結論は出なかった。

3月19日　専門家会議「オーバーシュート」につながりかねないと警鐘

新型コロナ　爆発的患者増を警戒　専門家会議　都市部高リスク（3月20日朝刊一面）新型コロナウイルス感染症対策を検討する政府の専門家会議（座長＝脇田隆字《たかじ》・国立感染症研究所長）は19日、都市部で感染者が増えており、今後は爆発的な感染拡大の可能性があるとの分析結果を公表した。長期戦を覚悟して警戒を続け、全国的な大規模イベントの再開は引き続き慎重に対応するよう提言した。

同会議は、感染者1人がうつす平均人数を表す「実効再生産数」で国内の状況を分析した。値が1を上回れば感染が広がることを示すが、国全体では「3月上旬以降は連続して1を下回り続けている」とし、「持ちこたえている」と評価した。

だが、海外から帰国した感染者や、都市部を中心に感染源が不明の感染者が増えている地域が散見されると指摘。こうした地域が全国に拡大すれば、爆発的に患者が急増する「オーバーシュート」につながりかねないと警鐘を鳴らした。その場合は、数週間の外出禁止措置や都市封鎖などに追い込まれると警告した。

提言では①クラスター（感染集団）の早期発見・対応②患者の早期診断・重症者への集中治療の充実③市民の行動変容――の基本戦略を強化する必要があるとした。市民や事業者には、「換気の悪い密閉空間」「人が密集している」「近距離での会話や発声が行われる」の3条件が重なる場所での行動を十分抑制することが重要とした。

特に全国的な大規模イベントは、3条件を避けにくい場所とし、再開する場合は慎重な対応を求めた。主催者がリスクを判断して、適切な感染予防対策などが講じられない場合は中止や延期が必要とした。

一方、可能な限り社会経済活動を維持するため、地域ごとの対応の必要性も強調した。感染が拡大している地域では一律自粛を検討する。確認されていない地域では、学校活動や、屋外でのスポーツやスポーツ観戦、文化・芸術施設の利用などはリスクを判断した上で実施してよいとした。

同会議は、適切な対応をとればオーバーシュートは防げるが、欧州や米国など海外で感染者が急増しており、長期戦を覚悟して警戒を続けるべきだとした。

◆専門家会議がまとめた提言のポイント

▽クラスター（感染集団）の早期発見・対応を継続する

▽換気の悪い密閉空間、人の密集、近距離での会話や発声の三つの条件が同時に重なった場を避ける

▽大規模イベントは集団感染が起こるリスクがあり、開催の可否は慎重に判断。対応できなければ中止か延期をする

▽入院治療が必要ない軽症者や症状のない感染者は自宅療養。入院の対象は重症な肺炎患者などとする

重点医療機関　設置を要請（3月21日朝刊一面）　新型コロナウイルスのさらなる感染拡大に備え、厚生労働省は、患者を重点的に受け入れる医療機関の設置を検討するように都道府県などに文書で要請した。文書は19日付。重点医療機関では、病院や病棟を感染者の入院専用とし、患者を集約することで、院内感染対策や専門医らスタッフの確保をしやすくする。

患者を適切に振り分ける調整本部を都道府県に置くことも要請。そのうえで、重症者の治療体制を強化するため、各医療機関の集中治療室や人工呼吸器など医療機器

の数を把握し、受け入れ病床を割り当てる対策も示した。流行のピーク時には、専門スタッフの不足が見込まれるとして、今から一般の医師や看護師の研修を行うことも求めた。

3月24日　21年夏までに東京大会を開催することで合意

▼五輪延期（132ページ）で詳述

3月25日　都知事は、不要不急の外出を控えるよう求めた

新型コロナ　都、週末外出自粛を要請　知事「感染爆発　重大局面」（3月26日朝刊一面）　東京都は25日、都内で新たに41人の新型コロナウイルス感染を確認したと発表した。これまでに国内で自治体が発表した1日の感染者数としては最多で、都内の25日までの累計感染者数（211人）の約2割を占めた。小池百合子知事は25日夜、都庁で緊急の記者会見を開き、「感染爆発の重大局面だ」と述べた上で、週末は当面の間、不要不急の外出を控えるよう都民らに求めた。

都によると、この日感染が判明したのは10～90歳代の男女。一部は年代がわかっていない。このうち11人は、すでに患者や職員ら計4人の感染が確認されている永寿総合病院（台東区）の関係者だという。都は院内感染の疑いがあると判断し、同日、医療法に基づく立ち入り検査に入った。

このほか、5人には海外への渡航歴があった。

3月に入り、都内では新たに確認される感染者が増え、中旬以降は10人以上の日も出てきた。23、24の両日には続けて15人を超え、25日の41人を含め、直近の3日間だけで70人以上の感染者が判明している。

国内外から多くの人が集まる東京の特徴とも言えるのが、感染経路が分からない感染者の多さだ。都の発表などによると、3月1日～24日に判明した感染者134人のうち、感染経路不明は約70人に上る。さらに海外から帰国・入国した人の感染も目立ち、3月だけで20人以上となった。

東京のほか、北海道や愛知県、大阪府などでも都市部を中心に感染が拡大しており、それぞれ100人以上の感染者が出ている。

東京での感染拡大を受け、小池知事は25日の記者会見で「オーバーシュート（爆発的な患者急増）の懸念が高まっている」と強調。週末の外出自粛は4月12日頃まで

を想定しており、このほか、自宅などの職場外で勤務する「テレワーク」の徹底や、飲食を伴う会合の自粛なども要請した。

一方、小池知事は、28日に後楽園ホール（文京区）で予定されている格闘技「K－1」の関連イベントについて感染拡大防止の観点から大会実施の再検討を主催者に求めたところ、無観客で開催するとの回答を得たことを明らかにした。

経緯

東京の周辺県でも外出自粛の動き

東京都の推計によると、都には通勤や通学のため、1日当たり神奈川県から約107万人、埼玉県から約94万人、千葉県から約72万人が訪れており、関東地方6県からの移動人口は計約282万人に上る（3月26日夕刊一面）。

都が不要不急の外出を控えるよう要請したのを受け、26日夜には1都4県（東京、神奈川、埼玉、千葉、山梨）の知事によるテレビ会議が開かれた（3月27日朝刊社会面）。都と連携し、外出や都との往来を控えるよう求める異例の対策を打ち出した。28日には、国内の1日の新規感染者数が202人となり、初めて200人を超えた（3月29日朝刊一面）。

3月26日　特措法に基づく対策本部設置は初めて

新型コロナ　政府対策本部を設置　方針案　外出自粛21日程度（3月27日朝刊一面）　安倍首相は26日、改正新型インフルエンザ対策特別措置法に基づく対策本部の初会合で、新型コロナウイルスに関する基本的対処方針をまとめるよう指示した。方針は、緊急事態宣言の際、外出自粛などの期間を21日程度とする見通しだ。東京都と近隣4県の知事は、市民に不要不急の外出自粛を要請した。

2012年成立の特措法に基づく対策本部設置は初めて。

政府の本部設置を受け、各都道府県も知事をトップとする対策本部を設けるため、感染拡大防止に向けた全国的な態勢が整う。首相はこの日の初会合で「これまで以上に都道府県と連携を密にし、一体となって対策を進める」と強調した。

政府は有識者会議の下に置かれる「基本的対処方針等

諮問委員会」＊の意見を踏まえ、27日にも基本的対処方針をまとめる。

感染がさらに拡大した場合、諮問委員会の意見に基づき、首相は区域と期間を定めて緊急事態を宣言する。対象区域を含む都道府県の知事は、①不要不急の外出の自粛要請②学校や映画館などの使用停止や制限の要請・指示③医薬品などの強制収用——といった措置を取ることができる。

26日に判明した基本的対処方針の原案によると、宣言を受けた区域を含む都道府県の知事が住民に外出自粛や施設の使用制限を要請できる期間は、21日程度が適当だとする見込みだ。

外出自粛などの要請期間は、新型コロナウイルスの潜伏期間（1～14日）を踏まえた健康観察期間（14日）と、感染から報告までの平均期間（7日）に基づいている。実際にこれらの措置を実施する場合は、諮問委員会の意見を踏まえ、期間について柔軟に判断を行い、地域の状況を踏まえて、短縮や延長を適切に行う。

対処方針には、各地域においてクラスター（感染集団）の封じ込めなどで感染拡大の速度を抑えることなどが盛り込まれる。

政府は今のところ、緊急事態宣言に否定的だ。菅官房長官は26日の記者会見で、「現時点では宣言を行う状況にはない」と述べた。一方、東京都の小池百合子知事は26日夜、首相と会談した。小池氏は、軽症者の対応基準明確化や一時滞在施設の確保、水際対策の強化や経済対策などを要望した。

●緊急事態宣言の流れ

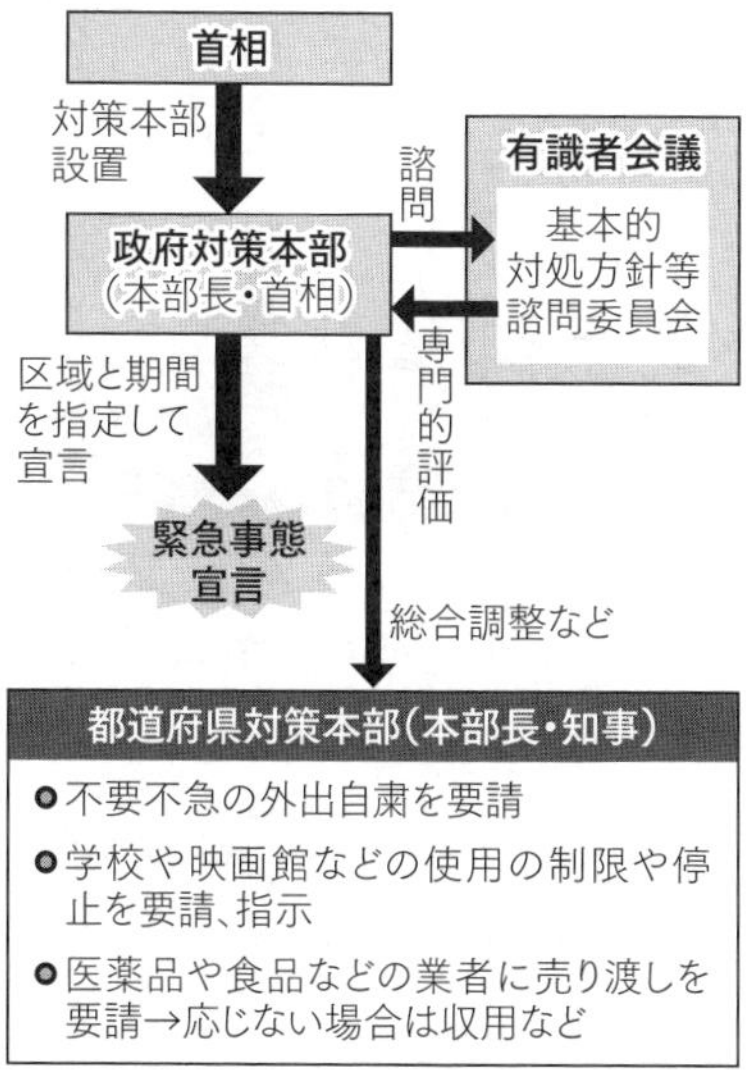

＊2021年4月1日に「基本的対処方針分科会」に改称。これに伴い、「新型インフルエンザ等対策有識者会議」も「新型インフルエンザ等対策推進会議」に変更された。

3月26日　米国の感染者が8万人を超え、中国を上回って最多となった

米の感染者　世界最多に　新型コロナ　8・5万人　中国超え（3月28日朝刊二面）【ワシントン＝船越翔、ニューヨーク＝村山誠】米紙ニューヨーク・タイムズ（電子版）は26日、米国の新型コロナウイルスの感染者数が8万人を超え、中国を上回って世界最多となったと報じた。中国から欧州に移行した感染の中心地に米国が加わり、新たな局面に入った形だ。

読売新聞の集計では世界の感染者は50万人を超えた。

米国のトランプ大統領は26日にホワイトハウスで開いた記者会見で、感染の急速な広がりについて「衝撃的なことだ。だが、既に多くの進展があり、我々はウイルスを打ち破る」と述べ、対策に全力であたる考えを改めて強調した。

タイムズ紙によると、26日夜（日本時間27日午前）時点で、米国の感染者数は8万3329人に達した。死者数も26日に1000人を超えた。一方、中国本土の感染者数は、27日午前0時（同午前1時）時点で8万1340人となった。

米国の感染者数は27日朝（同27日夜）時点で、8万5381人と更に増えた。

米国内では東部ニューヨーク州での感染が突出し、26日時点の感染者数は全米の4割超の3万7269人に上る。このうち14%が入院しているとされ、医療従事者や医療物資の不足に対する懸念が高まっている。

また、カリフォルニア州が19日から不要不急の外出禁止に踏み切ったのを手始めに、その後1週間で計22州が

●主な国・地域での新型コロナウイルスの感染状況
（日本時間3月28日午前0時現在、累計）（　）は死者数

米国	8万5381人(1271人)	イスラエル	3035(12)
中国本土	8万1340(3292)	ブラジル	2915(77)
イタリア	8万539(8165)	スウェーデン	2806(66)
スペイン	6万4059(4858)	マレーシア	2161(26)
ドイツ	4万2288(253)	チリ	1610(5)
イラン	3万2332(2378)	タイ	1136(5)
フランス	2万9155(1696)	インドネシア	1046(87)
英国	1万4543(759)	ロシア	1036(3)
スイス	1万2161(197)	サウジアラビア	1012(3)
韓国	9332(144)	南アフリカ	927(2)
オランダ	8603(546)	シンガポール	732(2)
ベルギー	7284(289)	インド	724(17)
オーストリア	7129(58)	香港	518(4)
ポルトガル	4268(76)	台湾	267(2)
カナダ	4018(39)	ベトナム	163
トルコ	3629(75)	日本	1525(52)
オーストラリア	3167(13)	クルーズ船	712(10)

※世界保健機関（WHO）や各政府の発表などから

外出制限を打ち出した。制限を受ける国民は2億120０万人と全人口の約3分の2に及び、社会への影響も深刻化している。

米感染者10万人超す　大統領　GMに呼吸器製造命令（3月29日朝刊二面、抜粋）【ワシントン＝船越翔】米紙ニューヨーク・タイムズ（電子版）によると、米国のコロナウイルスの感染者数は27日、10万人を超えた。26日に中国を上回って世界最多となり、その後も感染拡大に歯止めがかかっていない。

タイムズ紙の28日朝（日本時間28日夜）時点の集計では、米国内の感染者数は10万2636人、死者数は1646人にのぼっている。東部ニューヨーク州が4万4635人で突出して多く、隣接するニュージャージー州が8825人、西海岸のカリフォルニア州が4914人と続いている。

患者の急増に伴い、ニューヨーク州の医療機関を中心に、治療に必要な機材の不足が深刻化している。

トランプ大統領は27日、民間企業に重要物資の優先的な生産を要求できる「国防生産法」に基づき、米自動車大手ゼネラル・モーターズ（GM）に対し、重症患者に必要な人工呼吸器の製造を命じた。

3月27日　ジョンソン首相から新型コロナウイルスの陽性反応が出た

ジョンソン首相　感染　英政府　保健相も陽性（3月28日朝刊二面）【ロンドン＝広瀬誠】英首相官邸は27日、ジョンソン首相（55）から新型コロナウイルスの陽性反応が出たと発表した。先進7か国（G7）の首脳で感染が確認されたのは初めてだ。

英政府の医療部門を担当するハンコック保健・社会福祉相も27日、自身のツイッターで陽性反応が出たことを明らかにした。

ジョンソン氏は26日から熱やせきといった軽い症状が出ており、検査を受けていた。現在は自主的に隔離措置を取っている。ジョンソン氏はツイッターで、今後もテレビ会議を通じ政府のウイルス対応を統括する考えを示した。

英国では、25日にチャールズ皇太子の感染も判明した。

経緯

一時、危険な容体に

ジョンソン英首相は自主隔離をしながら執務にあたってきたが回復せず、3月5日からロンドンの病院に検査入院していた。その後、症状は悪化。英国の首相官邸は6日、集中治療室に入ったと発表した。首相に意識はあり、人工呼吸器が必要になった場合に備えた措置だった。首相は集中治療室に移る前、ラーブ外相（46）に対し、必要に応じて首相の代理を務めるよう要請した。首相はツイッターで「気力があり、仲間と連絡を取り合っている」と述べ、改めて国民に自宅待機を求めていた。英政府の中枢では、医療分野を率いるハンコック保健・社会福祉相（41）も感染が分かり、他の幹部もコロナウイルスの症状を訴えて自主隔離する事態が起きていた。（4月7日夕刊二面）

ジョンソン氏は5月3日付の大衆紙サン・オン・サンデーとのインタビューで、新型コロナウイルスに感染して入院中に一時、危険な容体となり、自身の死去発表に向けた準備が進められたと明らかにした。生まれて初めて自身の死を意識したという。その後、「治療チームの奇跡的な仕事」により人工呼吸器を付けることなく回復し、一般病棟に戻った。

4月12日に退院し、27日に職務に本格復帰した。29日には、一時ウイルス感染が疑われる症状が出ていた婚約者キャリー・サイモンズさんが男児を出産した。2人は男児に、治療を担当した医師にちなんだ名前を付けたという。（5月4日朝刊二面）

3月29日　志村けんさんが肺炎のため東京都内の病院で死去した

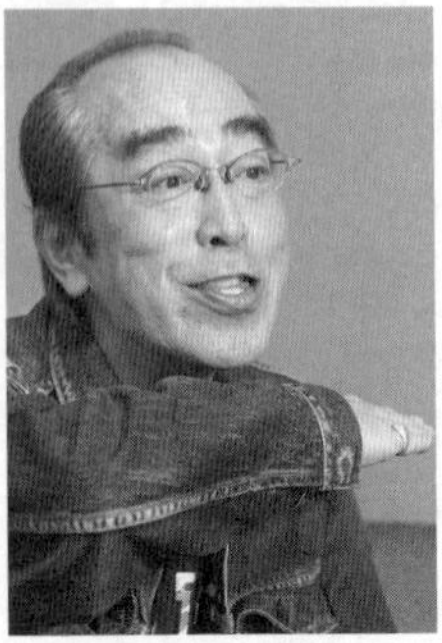

「アイーン」のポーズをする志村けんさん（2004年撮影）

志村けんさん死去　ドリフ・バカ殿　新型コロナ肺炎　70歳（3月30日夕刊一面）　新型コロナウイルスに感染し、闘病していたコメディアンの志村けん（しむら・けん、本名・志村康徳＝しむら・やすのり）さんが29日午後11時10分、肺炎のため東京都内の病院で死去した。70歳だった。告別式は近親者で行う。

所属事務所によると、志村さんは3月17日から倦怠《けんたい》感を訴え、19日に発熱や呼吸困難の症状が表れた。自宅で静養していたが20日に都内の病院へ搬送され、重度の肺炎と診断されて入院、23日に新型コロナウイルスの陽性と判定され、治療を続けていた。

志村さんは、東京都東村山市生まれ。高校卒業間際に、ザ・ドリフターズのリーダーだったいかりや長介さんに弟子入りを直談判し、付き人になった。1974年、メンバーの一人、荒井注さんの脱退にともない正式メンバーとなった。

バラエティー番組「8時だョ!全員集合」（1969年~85年）で披露した「東村山音頭」が子供たちに大受けし、人気者になった。番組終了後も、「加トちゃんケンちゃんごきげんテレビ」「志村けんのだいじょうぶだぁ」などの番組で活躍。「変なおじさん」「バカ殿」などの名物キャラクターを生み出した。

近年は「天才!志村どうぶつ園」の司会も務めた。30日に始まったNHKの連続テレビ小説「エール」に出演する予定だった。山田洋次監督の映画「キネマの神様」（12月公開）の主演に決まり、4月から撮影に入る予定だったが、新型コロナウイルス感染で辞退していた。

●志村けんさんの略歴

1950年2月20日	東京都東村山市に生まれる
68年	ザ・ドリフターズの付き人になる
74年	ザ・ドリフターズの正式メンバーになる 「8時だョ!全員集合」で大活躍 ▶「東村山音頭」 ♪イッチョメ イッチョメ ワオー ▶加藤茶さんとのひげダンス ▶「七つの子」の替え歌 ♪カラスの勝手でしょ～ ▶仲本工事さんとジャンケン対決 最初はグー
85年	「8時だョ!全員集合」が終了
86年	「加トちゃんケンちゃんごきげんテレビ」「志村けんのバカ殿様」が相次いでスタート
87年	「志村けんのだいじょうぶだぁ」放送開始 ▶変なおじさん ▶ひとみばあさん
99年	映画「鉄道員（ぽっぽや）」に出演
2004年	「天才!志村どうぶつ園」放送開始
16年	肺炎と診断され、座長公演「志村魂（こん）」を中止し、入院
19年	東京五輪の聖火リレーの走者に選ばれる

喜劇の宝　奪われた　志村けんさん　才能満ちた　変なおじさん（3月31日朝刊社会面）

テレビ番組などでお茶の間に笑いを届け続けたコメディアンの志村けんさんが29日、70歳で死去した。23日に新型コロナウイルスの感染が判明し、入院中だった。日本の「コント王」の突然の悲報に芸能界などからは惜しむ声があがり、東京都内の志村さんの自宅には30日、近隣の住民から次々と花束が届けられた。

志村さんは山田洋次監督の映画「キネマの神様」（12月公開）の主演に決まり、4月から撮影に入る予定だったが、新型コロナウイルス感染で辞退していた。

山田監督は「出演辞退でがっかりしていたぼくにとって、言葉を失うほどの衝撃です。志村けんさんは日本の喜劇の世界の宝でした。その存在がどれほど貴重だったかを、彼が少しでも自覚して健康に留意してくれていたら、と彼の早死《はやじに》が口惜しく、残念で残念で仕方ありません」とコメントを発表した。

ザ・ドリフターズの加藤茶さん（77）は「ドリフの宝、日本の宝を奪ったコロナが憎いです」。長く親交のある和田アキ子さんは、「最後に会ったのは正月の番組です。『お互い歳《とし》だから、仕事に感謝して頑張って行こうな』って……。また1人、才能あふれる人が亡くなってしまいました」とコメントした。

テレビ番組「天才！志村どうぶつ園」で共演している人気アイドルグループ「嵐」のメンバー、相葉雅紀さんは「志村さんに教えて頂いた事は数え切れない程たくさんあります。志村さんと過ごさせて頂いた時間は僕の宝物です。ただ、もっと一緒に居たかったです……」などと談話を寄せた。

碓井広義・上智大教授（メディア文化論）は「ドリフターズでは、後発で最年少だった志村さんは、即興的な笑いで独自性を出して人気者になった。個人でも舞台でお笑いを続け、観客の反応によって芸を考えていた。『変なおじさん』としてコントの笑いを追求した『求道《ぐどう》者』だった」と話した。

遺体対面できず　志村さん兄沈痛　志村けんさんの死去を受けて、兄の知之さん（73）が30日、東京都東村山市で取材に応じ、「芸能界の第一線で活躍し、一生懸命働いて忙しい人だった。今はゆっくり休んでもらいたい」と声を詰まらせた。知之さんが志村さんと最後に会ったのは、志村さんが2月20日に70歳の誕生日を迎えた5日後。都内のすし店で、古希のお祝いをした。

新型コロナウイルスに感染した影響で、知之さんは志村さんの顔を見ることができず、遺体は病院から直接火葬場に送られる予定という。知之さんは「本来ならばたくさんの花で囲んで送ってあげるはずなのに」と声を震わせた。

▼一斉休校と教育現場

2月27日　政府は全国の学校の臨時休校要請を決めた

全小中高の休校要請　週明けから春休みまで　首相、新型肺炎対応（２０２０年２月28日朝刊一面）　政府は27日、新型コロナウイルスの感染拡大を防ぐため全国の小中学校、高校、特別支援学校を３月２日から春休みまで臨時休校とするよう、要請することを決めた。政府が一斉休校を求めるのは極めて異例だ。全国的な蔓延《まんえん》と問題の深刻化を食い止めるには、特別な措置が必要だと判断した。

安倍首相が首相官邸で開かれた対策本部会議で「ここ１、２週間が極めて重要な時期だ。全国全ての小学校、中学校、高等学校、特別支援学校について来週３月２日から春休みまで、臨時休業を行うよう要請する」と表明した。文部科学省が28日に全国の教育委員会などに通知する予定だが、法的拘束力はなく、受け入れるかどうかの判断は委ねる。

首相は「患者クラスター（集団）が次のクラスターを生み出すことを防止することが極めて重要で、徹底した対策を講じるべきだ」と一斉休校の狙いを強調。入学試験や卒業式などをまだ行っていない場合は実施を認め、その際は感染防止措置を取ったり、必要最小限の人数に限ったりするなどの対応を呼びかけた。

文科省の調査では２０１９年５月１日現在、全国の国公私立の小学校は約２万校（約６３６万人）、中学校約１万校（約３２１万人）、高校約４８００校（約３１６万人）、特別支援学校約１１００校（約14万人）。

文科省は25日の通知で全国の教育委員会などに対し、学校で感染者が確認された場合、地域全体での臨時休校を検討するよう求めた。その後、北海道や大阪市などで一斉休校に踏み切る例も出てきたことから、全国で足並みをそろえてもらう方が、より効果的だと政府は判断した模様だ。

長期にわたって一斉休校になると、子供の面倒を見る親や家族らが会社などを休まざるを得ない恐れもある。

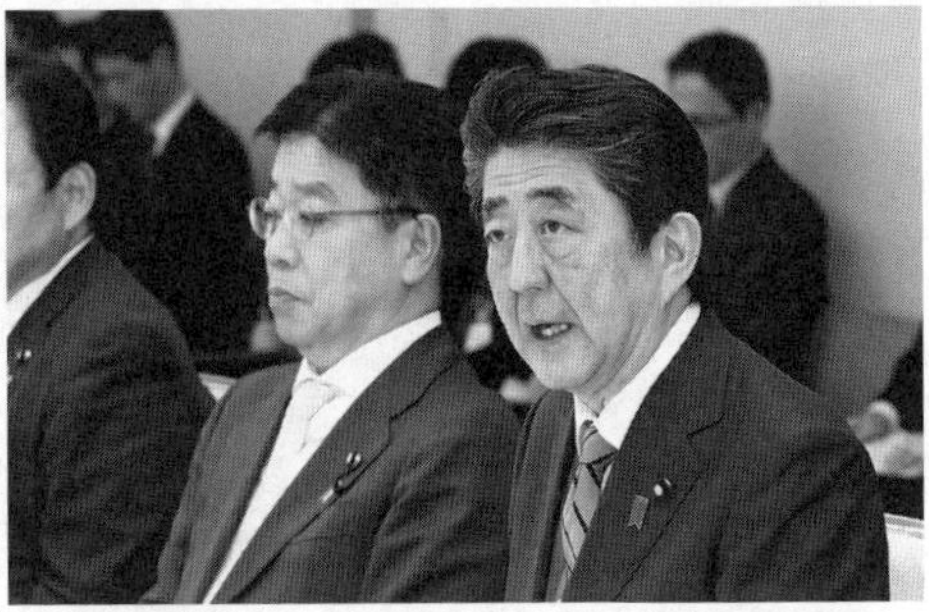

首相官邸で開かれた新型コロナウイルス感染症対策本部で、全国の学校の一斉休校について話す安倍首相（右）。2月27日撮影

このため首相は行政機関や企業に「子供を持つ保護者の方々への配慮」を求めた。その上で「こうした措置に伴って生じる様々な課題に対しては、政府として責任をもって対応する」と明言した。政府内では休業補償を行う案が出ている。

首相は感染拡大を抑制し、経済への影響を最小限に抑えられるよう、関係閣僚に法整備の検討も指示した。新型コロナウイルスに関する新法を制定するか、現行の新型インフルエンザ特別措置法を改正することが念頭にあるとみられる。

◆首相発言のポイント

▽全国の小中学校、高校、特別支援学校を3月2日から春休みまで臨時休校とするよう、自治体の教育委員会などに要請

▽入試や卒業式の実施は認め、感染防止で万全の対応を行うよう要請

▽行政機関や民間企業に対し、子供を持つ保護者への配慮を呼びかけ

▽国民生活や経済への影響を最小化するため、必要な法整備を各府省に指示

2月28日　文部科学省は一斉休校とするよう求める通知を出した

休校「2日朝から」6割　121自治体　本社調査　3県市、休校せず　新型肺炎（2月29日朝刊一面、抜粋）

新型コロナウイルスの感染拡大防止のため、文部科学省は28日、都道府県教委や知事らに、国公私立の小中学校や高校などを3月2日から春休みまで一斉休校とするよう求める通知を出した。読売新聞が都道府県と政令市、道府県庁所在市、東京23区の計121自治体に取材したところ、約6割に当たる73自治体が、公立学校を3月2日の始業から休校すると決めたことが分かった。

政府が柔軟な対応を可能としたことを受けて、各自治体の対応は分かれた。読売新聞が121自治体に取材し

たところ、金沢市、島根県、松江市を除く118自治体が、所管する公立学校の休校を決めていた。理由は「県内で感染者は未発生だが、首相の『1~2週間が重要』との発言を受けて判断した」（富山県）、「人が集まる場面を減らすことが重要」（北九州市）などと説明している。

札幌市や大阪市などは、政府の要請を受ける前に独自に休校を決定した。他に73自治体は要請通り3月2日の始業から休校とする。

2日午前中のみ登校時間とし、同日午後から休校とする自治体も多かった。

また、青森県、静岡市、長野市などは3日から、前橋市、長崎市などは4日から休校とする。静岡市は「4日からの公立高校受験に際し、受験票を渡すなどの時間を割き、受験生を激励したいから」、前橋市は「1年間の学習のまとめを行うため」と説明している。

休校期間は横浜市や富山市は13日まで、兵庫県や神戸市、沖縄県は15日までとしている。「授業時間を確保するため」などという。

一方、休校としない金沢市は「要請から休校の実施までの期間が短いことや、保護者が勤務する企業への影響を考慮した」と説明。島根県は「学習の遅れ、家庭の負担を最小限にするため」としており、県内に感染者が確認されれば臨時休校にするという。松江市は「児童クラブの受け入れ態勢が整わず、保護者の影響が大きいため」としている。

◆通知のポイント

▽全国の小中学校、高校、特別支援学校、高等課程を置く専修学校について3月2日からの臨時休校を要請

▽地域や学校の実情を踏まえ、期間・形態は設置者の判断を妨げない

▽卒業式を実施する場合には、感染防止措置、必要最小限の開催などを要請

▽児童生徒に自宅待機を指導するよう求める

▽各学年の課程修了や卒業認定は弾力的な対処を要請

経緯

教育現場への拡大　トップダウンの決断

新型コロナウイルスは、2月後半に入ると、教育の現場にも忍び寄っていた。

2月18日には、和歌山県で新たに感染が判明した中に、男性医師の10歳代の息子が含まれていた。厚生労働省によると、10歳代の感染確認は国内で初めてで、男性医師の息子は14日から自主的に学校を休んでいた。

安倍首相は18日、新型コロナウイルスの対策本部を首相官邸で開き、「国民に心がけていただきたいことは、発熱などの風邪症状が見られる時は学校や会社を休み、外出を控えることだ。生徒や従業員の方々が休みやすい環境整備が大切であり、どうかご協力いただきたい」と呼びかけた。

また、文部科学省は同日付で、児童生徒が新型コロナウイルスに感染した場合、都道府県などが学校に対して、感染防止のために休校や学年閉鎖といった措置を必要に応じて要請することを求める文書を出した。

感染の恐れがある児童生徒についても、校長に対して出席停止の措置を取ることを求めた。その目安については、風邪の症状や37・5度以上の発熱が4日以上続いたり、強いだるさや息苦しさがあったりする場合とした。教育委員会や学校が独自の基準を設けている場合は、その運用に従って構わないとした。

だが、学校での感染は、簡単に止められないことが、誰の目にも明らかになりつつあった。

北海道は2月21日、中富良野町に住む小学生の男児2人が新型コロナウイルスに感染したと発表した。2人は兄弟で、弟は10歳未満。2人に直近の海外渡航歴はなかった。埼玉県も同日、中国・武漢市から政府のチャーター機で帰国した未就学の男児が感染したことを明らかにした。10歳未満の感染が判明するのは国内で初めてだった。埼玉県の男児は、40歳代の父親と政府のチャーター機第2便で1月30日に帰国。2月10日に父親の感染が判明していた。父子は帰国後、いったん滞在施設に入った後、同1日に帰宅していた。（2月22日朝刊一面）

子どもだけでなく、教師や学校関係者にも感染が広がった。

2月21日には、千葉市の中学校教諭が、検査の結果、陽性と判明した。千葉市教委などによると、感染した60歳代の女性教諭は、同市花見川区内の市立中学校に勤務。12日に吐き気を訴え、千葉県内の医療機関で風邪と診断されたが、13、14日にテストの試験監督を務めた。19日に体調不良で早退していた。（2月23日朝

刊社会面）
北海道では、江別市の小学校に勤務する給食配膳員の50歳代の女性の感染が22日に確認された。

教育現場に広がる波紋

教育現場のコロナ感染が判明し、関係者に波紋が広がった。

2月22日朝刊第2社会面（抜粋）は、次のように伝えている。

《感染が確認された小学生の兄弟2人が通う北海道中富良野町の中富良野小学校は21日午後から休校となった。

夜に保護者説明会が開かれ、小松田清町長らが経緯や今後の対応などを説明した。終了後、3人の子供が通学する30歳代の父親は「家族で手洗いを徹底し、しばらくは熱を測って体調管理と感染予防に努めたい」と話した。小松田町長は「保護者の方には冷静に対応してもらい、連休中は不要不急な外出を避けるようお願いした」と述べた。中富良野小学校は、3連休明けの25日以降の休校も検討している。

滋賀県甲良町の中学校では、26～28日に予定していた2年生45人の修学旅行を延期。新幹線で東京に移動し、東京ディズニーランドや横浜中華街などを巡るはずだった。学校は「状況が収束していないため」といい、秋に改めて実施する。

卒業式を縮小する動きも。12人の感染者が出た和歌山県では、県教育委員会が県内の市町村教委に対し、学校行事の時間短縮を検討するよう通知した。

感染者がいる地域の卒業式などについて、萩生田文部科学相は21日の閣議後記者会見で「実施方法の変更や延期などの対応を検討してもらいたい」と述べた。具体例として、保護者と児童生徒を体育館に集めず、保護者が別室で映像を見たり、春休みに再度やり直したりする方法を挙げた。

25日に始まる国公立大2次試験でも、大学側が対応に追われている。

北海道大や大阪府立大、名古屋工業大などは、感染した受験生の救済措置として、1月の大学入試センター試験や調査書などを基に合否判定する。大阪府立大の入試担当者は「救済措置がないと、無理をして受験し、試験場で感染が拡大する可能性も否めない」とする。東京工業大は、感染で受験できなかった場合、3月に追試験を行う。
一方、東京大や名古屋大、京都大、大阪大などは、罹患《りかん》者の受験は認めず、追試なども予定していない。》

萩生田光一文部科学相は25日の記者会見で、「複数の感染者が出た場合、思い切って一つの市、町の学校ごと休みにするのも選択肢に入れてほしい」と呼びかけた。文科省は同日夜、感染した児童生徒が発熱しながら登校していた場合、速やかに休校し、生徒らが感染者の濃厚接触者と特定されれば、2週間の出席停止とするよう求める通知を全国の教育委員会などに出した。

北海道内の小中学校では2月27日に臨時休校が始まった。28日から3月6日まで297校が休校する札幌市を含め、道内の全約1600校（私立を含む）がこの時点で、1週間程度休校することになった。道が全179市町村に対し、休校を要請していた。市立中学校の50歳代男性教員の感染が確認された江別市では、市立小中学校全25校が休校となった。

付属中に秋篠宮家の長男悠仁さまも在籍されているお茶の水女子大（東京）も政府の要請に先立ち、付属の幼稚園、小学校、中学校、高校を2月28日午後から4月上旬まで1か月余り休校とすることを決めた。「公共交通機関で通っている園児や児童生徒が多数おり、感染の拡大を防ぐため」（同大）が理由だった。

このほか、全国の大学で、合格発表をキャンパス内の掲示によらずホームページのみとしたり、卒業式を中止したりする動きが相次いだ。

「朝令暮改」を重ねた結果

こうした動きが全国に広がったことで、安倍首相は2月27日に、全国の小中学校、高校、特別支援学校を3月2日から春休みまで臨時休校とするよう要請するという重い決断に踏み切らざるを得なくなった。ただ萩生田氏や公明党への連絡も直前という「サプライズ」で、専門家の間にも戸惑いが広がった。法的な拘束力はなく、受け入れるかどうかの判断は全国の教育委員会などに委ねられた。

安倍首相は2月29日の記者会見で一斉休校に伴う保護者の休職支援策として、新たな助成金制度の創設を表明するとともに、一斉休校の要請について「断腸の思いだ。子供たちの健康・安全を第一に、感染リスクに備えなければならない」と理解を求めた*（3月1日朝刊一面）。

　首相は記者会見で、突然の休校要請で各地に混乱を招いたことを「十分な説明がなかった」と陳謝した。政府の対応に厳しい評価が出たのは、25日に決定した感染症対策の基本方針が踏み込み不足で、首相が「朝令暮改」を重ねたことが大きかった。3月1日朝刊二面で次のように報じている。

《政府対策本部の専門家会議は24日、今後1～2週間を感染が急速に拡大するか、収束するかの「瀬戸際」と警鐘を鳴らしていた。しかし、基本方針はイベント開催について、「現時点で全国一律の自粛要請を行うものではない」と判断を留保。臨時休校についても、「適切な実施に関して都道府県等から（学校の）設置者等に要請する」とし、対応を事実上自治体に丸投げした。

　しかし、首相は26日、一転して、多数の観客が集まるスポーツ・文化イベントについて、中止や延期などの措置をとることを要請した。さらに、27日には、全国の小中学校、高校などについて3月2日から春休みまで臨時休校とするよう、要請する考えを表明した。

　戦略性を欠くようにも見える政府の動きに、与野党から批判が噴出。首相は28日、「基本方針は国民に分かりにくかった」と周辺に語り、政府主導を当初から強く打ち出さなかったことを悔やんだ。》

　休校要請を巡っては、関係省庁間や自治体との根回し不足が混乱を助長した面があったとされる。

　政府が休校要請を行う案は、基本方針の決定前から浮上していたが、萩生田氏が全国一律での要請に難色

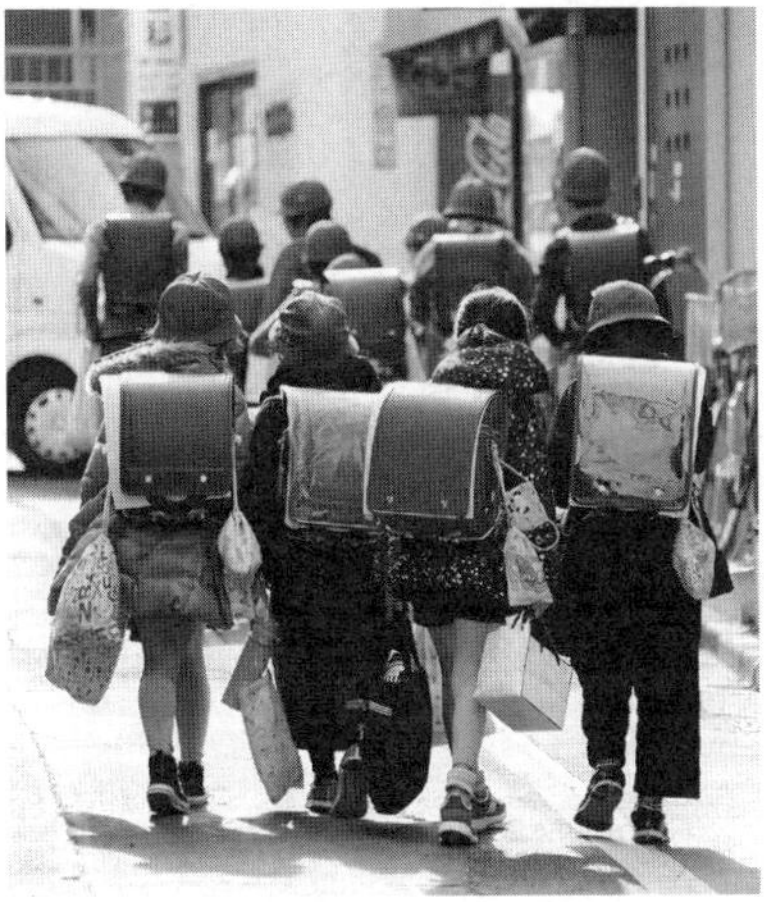
臨時休校が決まり、たくさんの荷物を持って下校する児童たち。東京都文京区で。２月28日撮影。２月29日朝刊一面掲載

を示していたという。首相が文科省の藤原誠次官に打診したのは、表明当日の27日昼前だった。萩生田氏と藤原氏は午後になり、首相らの強い意向を受けて休校要請に同意したが、期間などの詳細は知らされなかった。

首相は記者会見で、「政治は結果責任だと申し上げてきた。その責任から逃れるつもりは毛頭ない。内閣総理大臣として国民の命と暮らしを守る、その大きな責任を先頭に立って果たしていく」と語気を強めた。

＊首相官邸（2月29日）「安倍内閣総理大臣記者会見」https://www.kantei.go.jp/jp/98_abe/statement/2020/0229kaiken.html

3月4日　一斉休校、99％近くの公立小中で実施、約半数が3週以上4週未満

小中休校「3週以上」5割（3月5日朝刊社会面）新型コロナウイルスの感染拡大防止のため政府が全国の小中高校などに要請した一斉休校について、99％近くの公立小中学校で実施され、約半数が休校期間を3週間以上4週間未満としていることが4日、文部科学省のまとめでわかった。

調査は全国2万8380校の公立小中学校を対象に、同日午前8時現在の実施状況をまとめた。一斉休校を実施（予定も含む）した公立小中学校は、全体の98・8％にあたる2万8047校だった。休校開始日は、政府の要請通りの今月2日からが53・5％、3日からが25・1％、5日以降が3・5％だった。休校期間は、多い順に、①3週間以上4週間未満（50・1％）②2週間以上3週間未満（23・1％）③2週間未満（18・7％）——だった。

このほか、都道府県立高校は島根県の35校を除く3314校で実施し、都道府県立特別支援学校は、同県と埼玉県の計48校を除く869校で実施。国立小中高校は全校（154校）で、私立小中高校（東京都を除く）は約90％にあたる1754校で実施している。

3月20日　政府は一斉休校要請を延長しないことを決めた

一斉休校　延長せず　新型コロナ　政府　新学期に再開へ（3月21日朝刊一面）政府は20日、新型コロナウイルス感染症対策本部を首相官邸で開き、全国の小中学校

などへの一斉休校要請を延長しないことを決めた。文部科学省が4月の新学期からの学校再開に向けたガイドラインを来週前半に公表する。全国的な大規模イベントの開催は、主催者に引き続き慎重な判断を求めた。

一斉休校要請は安倍首相が2月27日に表明し、全国の大部分の学校で3月2日から実施されてきた。首相はこの日の対策本部の会議で、「新学期を迎える学校の再開に向け、具体的な方針をできる限り早急に取りまとめてほしい」と文科省に指示した。

萩生田文科相は対策本部の会議後、記者団に「一斉休校（要請）は延長しないことを確認した」と明言した。「地域の実情に応じて新学期から学校を再開する場合の準備を進めていきたい」と語り、公表するガイドラインには学校再開に向けた考え方や留意事項を盛り込む意向だ。春休み中の補習は、学校設置者の判断で行うことを尊重する考えも示した。

新学期からの学校再開は、政府の専門家会議（座長＝脇田隆字《たかじ》・国立感染症研究所長）が19日に、感染が確認されていない地域では学校での活動を行うことを認める見解を発表したことを踏まえて判断した。

政府は学校再開にあたり万全の対策を取るよう市町村など学校設置者に求める方針だが、感染拡大が続く地域では再開が遅れる可能性がある。萩生田氏は「地域によって若干対応が異なってくる。きめの細かい指針を示したい」とも語った。

全国から人が集まる大規模イベントについては、政府は主催者に中止や延期、規模縮小などの検討を引き続き要請する。専門家会議が開催の可否を慎重に判断するよう求めたためだ。首相は「主催者が開催判断を行う場合には、感染拡大の防止に十分留意してほしい」と呼びかけた。首相の発言を受け、文化庁とスポーツ庁は20日、大規模イベントの開催に慎重な対応を求める通知を関係団体に出した。

加藤厚生労働相は19日に次回の専門家会議を、2週間後をメドに開きたい意向を示した。この場で改めて大規模イベントの開催の可否について見解が示される見通しだ。

首相はまた、この日の対策本部の会議で、感染の連鎖を断ち切るためのクラスター（感染集団）対策の抜本的な強化や、重症者への医療に重点を置く医療提供体制の整備に全力を挙げる方針を示した。感染拡大を防ぐため、「換気の悪い密閉空間」「人の密集」「近距離での会話や発声」の3条件を避けるよう注意を喚起した。

◆首相発言のポイント

▽学校の再開に向け、具体的な方針を早急に取りまとめるよう文部科学省に指示

▽全国規模のイベント開催では、主催者が感染拡大の防止に十分留意するよう要請

▽感染の連鎖を断ち切る対策を抜本的に強化し、重症者に重点を置く医療提供体制を整備

3月24日　文科省は再開にあたり、指針を作成し、全国に通知した

新型コロナ　学校再開　点検10項目　「密閉回避」　指針も（3月24日夕刊一面、抜粋）　文部科学省は24日午前、政府の一斉休校要請に応じた全国の小中高校などを原則的に新学期から再開するにあたり、新型コロナウイルスの感染防止で留意すべき指針を作成し、全国の教育委員会などに通知した。学校関係者向けの10項目にわたるチェックリストも公表した。

学校再開の指針は①換気の悪い密閉空間②人の密集③近距離での会話や発声――の3条件が同時に重なる場の徹底的な回避を求めた。具体的な取り組みとして、▽毎朝の検温と風邪症状の確認▽マスク着用▽教室のこまめな換気――などを例示した。

●学校を再開する上で関係者に求められる点検10項目

- ☑ 児童生徒及び教職員の毎朝の検温、風邪症状の有無などの確認を行う準備ができていますか
- ☑ 手洗いやせきエチケットの指導を行いましたか
- ☑ 学校医、学校薬剤師などと連携した保健管理体制を整え、清掃などにより環境衛生を良好に保っていますか
- ☑ 抵抗力を高めることが重要であることの指導を行いましたか
- ☑ 三つの条件(換気の悪い密閉空間、人の密集、近距離での会話や発声)が同時に重なる場を避けるため、(1)換気の徹底(2)近距離での会話や発声などの際にマスクの使用などを行うことを教職員の間で確認しましたか
- ☑ 一斉臨時休校に伴う学習の遅れに関する対応策について検討しましたか
- ☑ 入学式や始業式の実施方法を工夫しましたか
- ☑ 部活動の実施にあたり、実施内容や方法を工夫した上で、感染防止のための対応を行いましたか
- ☑ 学校給食の実施にあたり、感染防止のための工夫を行いましたか
- ☑ 放課後児童クラブや放課後等デイサービスのための教室などの活用について検討しましたか

※文科省のガイドラインより

経緯

見直しを繰り返した再開指針

一斉休校に伴い、友達と会えずストレスをためたり、生活のリズムを崩したりする子供は少なくなかった。また、家庭の負担も重く、共働きや一人親家庭では、保護者が仕事を休めず、子供を学童保育（放課後児童クラブ）などに預けざるを得ないケースが目立った。このため政府は一斉休校の要請解除の検討を進めた。ただ、全国で学校が再開されることは、感染の急拡大を招く恐れがあったため、3月24日の再開の指針は見直しを余儀なくされることとなった。

安倍首相は3月28日、首相官邸で記者会見し、新学期からの学校再開について、「来週にももう一度専門家会合を開き、意見をうかがいたい」と語った。

4月1日の政府の専門家会議も、直近1週間で感染者が大幅に増えた「感染拡大警戒地域」では、新学期に入っても学校の一斉休校を検討すべきだと求めた。

これを踏まえ、文部科学省は1日、全国の教育委員会などに向け、「感染拡大警戒地域」では、新学期も小中高校などの一斉休校を検討するよう求める通知を出した。

通知は3月24日の指針を見直し、地域の感染状況に応じて、自治体から学校設置者に地域単位での休校を要請してもらうというものだった。

萩生田文部科学相は4月1日、「爆発的な患者急増が懸念されるような場合には、地域ごとの判断により、新学期においても臨時休校を実施する可能性も視野に入れていただきたい」と記者団に語り、安倍首相は1日の改正新型インフルエンザ対策特別措置法に基づく政府対策本部で、「学校の臨時休校を行う場合は職場を休まざるを得なくなった保護者への助成金など、これまでの支援をしっかりと継続する」と表明した。

読売新聞が4月2日時点で実施した調査では、新型コロナウイルスの感染が拡大する中、政令市と道府県庁所在市、東京23区の計74自治体のうち、30％にあたる22自治体は公立小中学校で新学期からの再開を延期すると回答した（4月3日朝刊社会面）。

その後も文科省は、指針の改定を進めた。4月1日の最初の改定の後、7日に7都府県に緊急事態宣言が発令されると、知事が学校施設の使用制限を要請した場合は「原則休校」となった。次いで17日には自治体

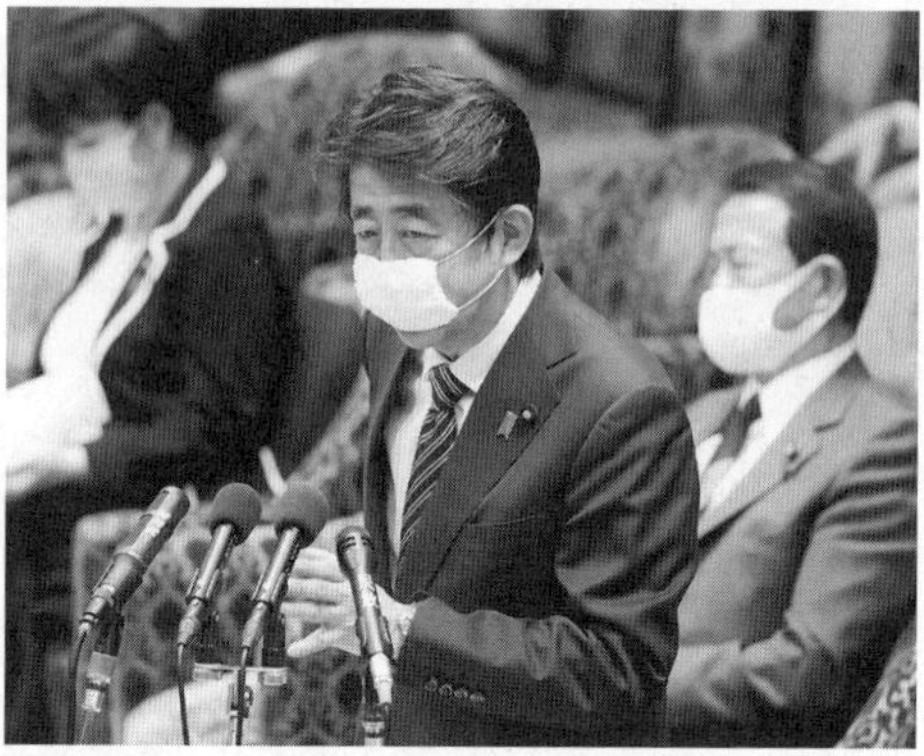
衆院予算委員会で答弁する安倍首相（中央）。４月29日撮影

など学校設置者の判断で一律休校としない選択肢を残すとする3回目の改定を行った。

文科省によると、小中高校などの休校率は4月22日時点で公立校93%、国立校98%、私立校82%に及んだ。

一時は9月入学まで検討

政府は一時、9月入学・始業まで検討した。休校の長期化で学習の遅れが深刻になるとして、自治体の首長らを中心に導入を求める意見が広がっていた。安倍首相は29日の衆院予算委員会で、「これぐらい大きな変化がある中では、前広に様々な選択肢を検討していきたい」と語った。「国際社会全体の中では、9月（入学）が主流であるのも事実だ」と述べた。一方で、首相は「子どもたちや保護者、社会全体に大きな影響を及ぼすのだから『（見直しは）慎重に』という意見があることは十分に承知している」との考えを示した。

5月25日に緊急事態宣言が全面解除され、学校再開の動きが本格化すると、「9月入学」の機運も、急速にしぼんでいった。

安倍首相は6月2日、検討していた9月入学について、「直近の今年度、来年度の法改正を伴う形での導入は困難だ」と述べ、早期導入を見送る考えを示した。首相官邸で、9月入学の早期導入見送りなどを求める自民党の提言書を受け取った際、柴山昌彦政調会長代理らに伝えた。（6月3日朝刊一面）

5月1日　文科省　分散登校で段階的に再開するよう求める

―学校再開へ分散登校　小1・小6・中3優先　文科省通

知（5月2日朝刊一面） 文部科学省は1日、新型コロナウイルスの感染リスクを減らすため、分散登校で段階的に教育活動を再開するよう求める通知を全国の教育委員会などに出した。小学1、6年生や中学3年生の登校を優先することも要請した。

緊急事態宣言を延長すれば、休校の長期化が見込まれる。ICT（情報通信技術）を活用したオンライン学習には地域格差があり、できるだけ早く学校を再開することで、学習遅れを防ぐ必要があると判断した。

通知は、緊急事態宣言で休校中の地域でも、児童・生徒が密集せずに済む分散登校で教育機会を確保することを求めた。

分散登校は、卒業や受験を控えた小学6年生と中学3年生、学校生活に早く慣れる必要がある小学1年生を優先することを明記した。高校3年生についても、各校の実態を踏まえつつ、同等の対応を促している。

学校再開にあたっては、空き教室の活用などで児童・生徒が1~2メートルの間隔を保てるようにする。授業の再開方法は、地域の判断に委ねる。分散登校の例としては、▽時間帯・日付で登校対象の学年・学級を入れ替える▽学級を複数グループに分けて登校対象を入れ替える——などを挙げた。

教科指導では、音楽の歌唱や家庭科の調理実習、体育の密集した運動などは控えるよう求めた。運動会や文化祭、学習発表会、修学旅行なども自粛対象とする。

通知は、感染症や教育専門家でつくる懇談会の意見を踏まえたものだ。萩生田文科相は1日の記者会見で「学びの保障との両立を図ることが大切だ。できるところから再開してほしい」と呼びかけた。

◆通知のポイント

▽分散登校による段階的な学校再開を要請
▽分散登校は小学1・6年生、中学3年生、高校3年生を優先
▽音楽や体育の実技、運動会は当分見合わせ

経緯

一斉休校から4か月で各地の学校は全面再開に向かった

新型コロナウイルスの感染拡大に伴う一斉休校から4か月ほどで、各地の学校は全面再開に向かった。読売新聞が道府県庁所在市や政令市など121自治

●臨時休校している小中高校などの割合

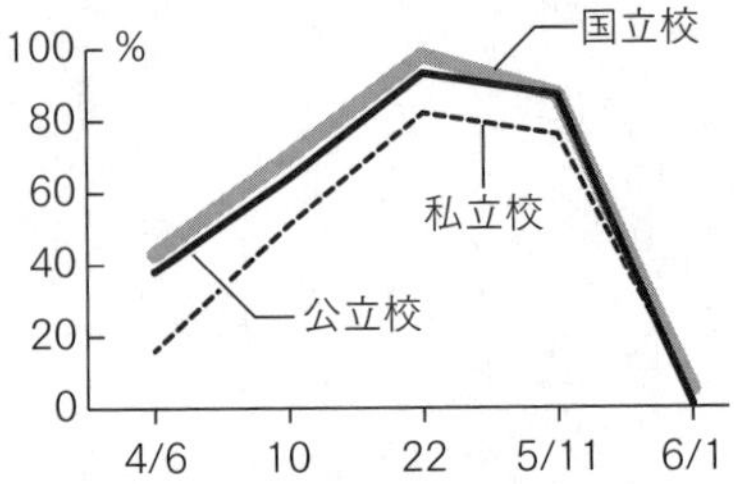

（6月4日朝刊第3社会面）

体を調査したところ、6月22日以降、9割の109自治体で学校が全面再開され、7月1日以降はほぼすべてで全面再開とすると答えた（6月27日夕刊社会面）。

ただ、学校現場では万が一、感染者が出た場合、その拡大を防ぐことが大きな課題として残ったままだった。

6月19日　大学入試実施要項　学習遅れでも受けられる第2日程を設ける

共通テスト　3回設定　要項発表　第2日程と追試験

（6月20日朝刊二面）　文部科学省は19日、来年度の入学者を選抜する大学入試の実施要項を発表した。新型コロナウイルスへの対応策として、大学入学共通テストは第1日程を来年1月16、17日に実施し、休校による学習の遅れが理由でも受けられる第2日程を同30、31日に設ける。学習遅れの高校生は出願時に第2日程を選べるが、浪人生は対象外となる見通しだ。

文科省は第2日程の受験者の規模を把握するため、意向調査を行う。各大学には個別の入試でも追試験を行うことや出題範囲の限定などを求め、詳細は7月末までに公表するとした。

実施要項によると、第2日程は学習遅れを理由に選択できるほか、病気などで第1日程を受けられなかった受験生の追試として実施する。会場は例年の2か所から47都道府県に拡大する。さらに感染者などを念頭に、特例追試験を2月13、14日に設ける。私大などの一般入試は予定通り、2月1日から行う。

総合型選抜（旧AO入試）は例年より2週間繰り下げて今年9月15日から出願開始とし、学校推薦型選抜（旧推薦入試）の出願開始は同11月1日とする。入試シーズンの感染状況次第では、試験期日を改めて検討することも盛り込んだ。

文科省は19日、感染防止に向けた指針も公表。受験生に対しては試験当日に37・5度以上の熱がある場合、追試の受験を検討するよう求める。

経緯

大学入試にも様々な影響

このあと、国立大学協会は7月13日、新型コロナウイルスに感染するなどして2021年春の入試を受けられなかった受験生向けに、3月22日に追試験を設定することを盛り込んだ21年度入試要領を発表した。国大協が各大学に2次試験の追試を要請するのは、新型インフルエンザが流行した10年春の入試以来、11年ぶりとなった。（7月14日朝刊第2社会面）

大学入学共通テストの新型コロナウイルス対策について、文科省は10月15日、濃厚接触者でもＰＣＲ検査で陰性だったなどの4要件を満たせば受験を認めるとする案を政府の分科会に示し、了承された。濃厚接触者でも無症状であれば①検査で陰性②受験当日も無症状③公共交通機関や人混みを避けて試験場に行く④別室受験――の4要件を全て満たした場合、受験を認めるとした。文科省は試験会場に入る際には、検温を行わない方針も案に盛り込んだ。受験生には自主的な検温を求め、37・5度以上の熱がある場合は受験させず、追試験の受験を求めるとした。（10月16日朝刊第2社会面）

大学入学共通テストは、第1日程では、マスクの正しい着用を巡って試験監督者の指示に従わなかったなど計4件の不正行為が確認された（21年1月18日朝刊社会面）。第2日程では大きなトラブルはなかった（21年2月1日朝刊第2社会面）。

▼五輪延期

3月24日　21年夏までに東京大会を開催することで合意

東京五輪1年延期　来夏までに開催　首相・IOC会長合意　電話会談（２０２０年3月25日朝刊一面）　安倍首相は3月24日夜、国際オリンピック委員会（ＩＯＣ）のトーマス・バッハ会長と電話で会談し、新型コロナウイルスの感染拡大を受けて、今夏の東京五輪・パラリンピックを1年程度延期するよう提案した。バッハ氏はこれを受け入れ、両氏は２０２１年夏までに東京大会を開催することで合意した。ＩＯＣは引き続き開いた臨時理事会で延期を承認した。

現状の大会日程は、五輪が7月24日〜8月9日、パラリンピックが8月25日〜9月6日。五輪の延期は史上初めて。

電話会談は24日午後8時から約45分間、首相公邸で行われた。政府から打診したもので、大会組織委員会の森喜朗会長と東京都の小池百合子知事のほか、菅官房長官、橋本五輪相らが同席した。

首相は会談後、記者団に「中止はないと確認した」と述べた上で、「世界のアスリートが最高のコンディションでプレーでき、観客にとって安全で安心な大会とするため、おおむね1年程度延期することを軸として検討していただけないかと提案した」と明らかにした。1年程度とした理由は、「現下の感染症の広がりの状況を見る中、年内は（収束は）難しいだろう」と説明した。バッハ氏は首相の提案に「１００％同意する」と応じたという。

これに関連し、橋本氏は会談後、新たな日程について「だいたい（来年）夏ぐらいではないかと受け止めた」と語った。

小池氏は記者団に、「21年夏というゴールが具体的になったのは、選手にとっても大きい。都として準備を重ねてきたので次の目標に向かって準備を国、大会組織委員会と進めていく」と述べた。延期に伴い生じる新たな費用負担については、「精査が必要で、国との協議の場で分担などを決めることになると思う」として、国と協議を進める考えを示した。

一方、バッハ会長はIOCの臨時理事会で、1年程度の延期で首相と合意したことを説明した。IOCは22日の臨時理事会では延期について、4週間以内に結論を得るとしていた。

3月30日　21年7月23日に開会式、17日間の日程が決まった

東京五輪　来年7月23日　パラ　8月24日開幕　IOC日程承認（3月31日朝刊一面）新型コロナウイルスの感染拡大を受け、延期が決まっていた東京五輪の開催日程が、2021年7月23日の金曜に開会式を行い、8月8日の日曜に閉幕する17日間の日程となることが30日、決まった。日本時間の同日夜に開かれた国際オリンピック委員会（IOC）の臨時理事会で承認された。パラリンピックは8月24日から9月5日まで行われる。

日程案は30日夕から開かれた、IOCのトーマス・バッハ会長と橋本五輪相、小池百合子東京都知事、大会組織委員会の森喜朗会長によるテレビ会議で日本側が提案し合意。その後のIOC理事会で決定した。記者会見した森会長は「日程は今後の準備の要。早期の決定は今後の準備を加速させる。大会成功に尽力してまいりたい」と話した。

日程調整は、バッハ会長と安倍首相が今月24日、「1年程度延期し、遅くとも21年夏までに開催する」と合意したことを受けて始まった。

森会長らによると、組織委は、大会準備になるべく時間が欲しいことや、ボランティアの確保には夏休みの期間のほうが有利なことを考慮した。ウイルス感染の終息が見通せない中、合意の幅の中でなるべく遅く開催することも重視。まだ4割以上が決まっていない出場選手の選考や予選の開催、選手の調整に充てる期間を長く確保できる。

日程を詳細に詰める際には、7月22日に任期満了を迎える東京都議の選挙と、8月15日の終戦記念日を避ける配慮もなされた。

国際競技連盟などからは、夏の酷暑を避けるため、春の開催を求める声も上がったが、森会長は「暑さや台風は20年開催でも想定された。備えは万全を期す」と話した。日程や出場選手が重なる陸上や水泳の世界選手権については、世界陸連や国際水泳連盟が日程変更に応じる

姿勢を見せている。

組織委は30日の理事会で、販売済みチケットはそのまま使えるよう検討し、採用が決まったボランティアには、来年の活動を依頼することを確認。聖火リレーでは、決定済みのランナーに優先的に走ってもらう方針も決めた。また、暑さ対策で会場を札幌市に変更したマラソンと競歩も、そのまま札幌で行う。

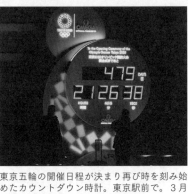

東京五輪の開催日程が決まり再び時を刻み始めたカウントダウン時計。東京駅前で。３月30日撮影。３月31日朝刊二面掲載

今後は、職員の雇用、聖火リレーの新たな日程の決定などの作業に着手するが、すでに別のイベントの予約が入っている競技会場の確保や、総額数千億円に上るとみられる追加支出など、課題が山積している。

バッハＩＯＣ会長の話「この前例のない挑戦を乗り越えられると確信している。人類は暗いトンネルの中にいるが、東京五輪は、このトンネルの終わりの明かりとなることができる」

経緯

計画通りの実施にこだわるも、感染拡大で断念

新型コロナウイルスの感染拡大で、２０２０年に予定されていた東京五輪・パラリンピックの開催に、急速に暗雲が垂れ込めた。日本政府やＩＯＣは、「東京五輪中止」のうわさが流れるたびに、否定に追われた。

1月には、インターネット上で早くも「東京五輪中止」との観測が拡散した。

東京五輪・パラリンピック大会組織委員会は30日、「中止は検討していない」と完全に否定した。ＩＯＣは、東京五輪・パラリンピックでの感染症対策について、ＷＨＯと連携して検討を始めており、これがネット上で「五輪は中止」という誤った情報になって広がったとみられた。（1月31日朝刊社会面）

ＩＯＣと大会組織委員会が東京五輪に向けた課題について協議する事務折衝が2月13日、東京都内で始まり、大会組織委の森喜朗会長は「中止や延期は検討し

ていないと改めて申し上げておく。政府と連携して冷静に対応していく」と述べた。（2月13日夕刊社会面）

　ＩＯＣのジョン・コーツ東京大会調整委員長も14日の東京都内での記者会見で、「大会の中止や延期の必要はないと、世界保健機関（ＷＨＯ）に言われている。日本政府は適切に対応しており、信頼している」と述べた（2月15日朝刊運動面）。

　だが、予定通りの開催には、世界から疑問の目が注がれた。

　5月に予定されていたロンドン市長選挙（後に延期が決定）の主要候補2人が、東京五輪・パラリンピックが中止された場合に、ロンドンが代替開催地として手を挙げる考えを示した。当時はまだ、中国や周辺国が流行の中心で、感染者数は日本より英国の方が少なかった。*

　日本政府はただちに反論した。橋本五輪相は21日の閣議後記者会見で、「ＩＯＣから、現時点で開催に全く問題ないと言われている」と述べ、予定通りの実施を強調した。

　ただ、その後もＩＯＣ委員が、5月下旬までにコロナが収束しなければ五輪は中止を検討すると言及。ＩＯＣのバッハ会長は2月27日、本紙などとの電話記者会見で、明確に否定したものの、中止、延期を含む様々な修正シナリオの検討が避けられないことは、誰の目にも明らかとなりつつあった。

パンデミックでシナリオ修正を決断

　事態は急速に変わりつつあった。世界の感染が拡大していた。
　ＷＨＯのパンデミック認定（3月11日）を受け、米国のトランプ大統領は翌12日、ホワイトハウスで記者団に「東京五輪は1年間延期することになるかもしれない」と述べた。トランプ氏は、延期となれば「残念だ」としつつ、「観客なしの競技場で実施するよりは良い」とも指摘した。（3月13日朝刊二面）
　東京五輪開会式を目指す聖火リレーは12日、ギリシャのオリンピアで始まり、日本人走者の1番手として、2004年アテネ五輪女子マラソン金メダルの野口みずきさんが第2走者を務めたが、式典は異例の無観客で行われた。参加する関係者も、予定の1000人から100人程度に絞り込まれた。
　さらに13日にはギリシャ五輪委員会が聖火リレーの

中止を決めた。ギリシャ五輪委は19日の日本側への聖火引き継ぎ式は無観客で行うこととし、聖火は空路で日本に向かうとした。

18日には、米紙ニューヨーク・タイムズ（電子版）が「五輪を中止せよ」との見出しで政治学者の意見を掲載。米紙USAトゥデー（電子版）も、米国で選手の練習施設が閉鎖されている現状や、延期された予選の問題などを挙げ、「五輪を延期せよ。今すぐに」と主張した。

IOCは22日、東京五輪・パラリンピックの延期について検討を始めると発表した。4週間以内に結論を得るとした。中止は「誰のためにもならない」として否定した。これについて、安倍首相は23日午前、感染拡大の影響が続く場合、延期を容認する意向を表明した。

五輪の延期の検討を開始することは、IOCが22日にテレビ会議で開いた緊急臨時理事会で決まった。IOCは発表文の中で、「ウイルス感染が全世界に爆発的に広がったことが、大会のシナリオを次の段階へと進める決定につながった」とした。五輪は過去に戦争のため中止されたことはあったが、延期となれば史上初のことだった。

理事会決定を受け、バッハ会長は「人命が大会の開催も含めたすべてに優先される」などとつづった選手らにあてた書簡も公開。先行きが不透明なため、その時点で開催の日程を最終決定するのは時期尚早とした。中止については、「1万1000人の選手の夢を破壊する」と強く否定した。

IOCの決定を受け国際パラリンピック委員会（IPC）のアンドルー・パーソンズ会長は22日、8月25日開幕を予定していた東京パラリンピックについて「IOCの判断を全面的にサポートする」との声明を発表した。（3月23日夕刊一面）

＊WHO (17 February 2020) Coronavirus disease 2019 (COVID-19) Situation Report – 28.

6月4日　簡素化を選択肢として検討していることがわかった

五輪　簡素化を検討　コロナ　観客減・式典縮小　政府・組織委（6月4日朝刊一面）　２０２１年夏の東京五輪・パラリンピックについて、政府と大会組織委員会が、開催方式の簡素化を選択肢の一つとして検討していることがわかった。新型コロナウイルスの世界的な感染の広がりが長期化する中、「完全な形」での開催を引き続き目指しつつ、観客数の削減など開催方式の見直しも模索することにした。

複数の政府、組織委関係者が明らかにした。簡素化の具体案としては、各競技会場での観客数の削減に加え、開閉会式での参加者の絞り込みやセレモニーの縮小も検討される方向だ。

このほか、感染防止対策として、選手や大会関係者だけでなく、観客の全員にPCR検査を義務づけることも検討する。選手の滞在先となる選手村からの外出を制限する案も出ている。

組織委はこうした簡素化などの取り組みについて、近く国際オリンピック委員会（IOC）などとの協議を本格化させる見通しだ。

日本政府は、新型コロナウイルスの感染拡大を踏まえて五輪開催の約1年の延期を決める一方、「完全な形」での開催を強調してきた。安倍首相が3月16日の先進7か国（G7）首脳によるテレビ会議で理解を求め、賛同も得た。

首相は「完全な形」について、①アスリートが万全の準備のもとに参加できる②規模は縮小せず、観客も一緒に感動を味わってもらう——と説明してきた。しかし、こうした「完全な形」での開催にはワクチンの量産化が不可欠とされ、今後もこだわり続けると、開催自体を危険にさらしかねなくなっていた。

実際、IOCのトーマス・バッハ会長は英BBCのインタビューで、21年夏に開催できない場合、再延期はせずに中止されるとの認識を示した。ジョン・コーツ調整委員長も豪紙オーストラリアンに対し、今年10月までに開催の可否を判断すると語った。

政府はこのため、感染予防を徹底し、大会をきっかけに国内外で感染が広がる事態を避けることができる開催方式の検討はやむを得ないと判断した。政府関係者は、「大会中止という最悪の事態を回避することが最優先だ」と述べた。

五輪簡素化　IOC了承　組織委行程表　会場調整　月内に（6月11日朝刊一面）東京五輪・パラリンピック大会組織委員会は10日、オンラインで開かれた国際オリンピック委員会（IOC）の理事会に対し、参加者の削

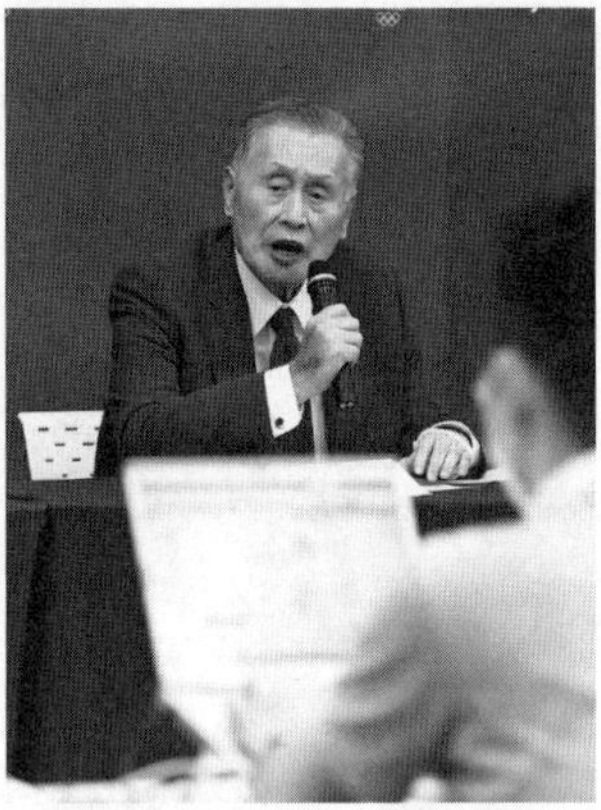

オンラインで開かれた国際オリンピック委員会（IOC）の理事会後、記者会見する大会組織委員会の森喜朗会長＝代表撮影。６月10日撮影

減要請や関連イベントの再検討など大会簡素化を柱とする基本原則を報告した。ＩＯＣは了承し、組織委とＩＯＣが協力して準備を進めていくことを確認した。

新型コロナウイルスの感染拡大で五輪・パラリンピックの開幕が２０２１年夏に延期されて以降、組織委がＩＯＣ理事会で準備状況を報告するのは初めて。組織委は簡素化の実現に向け、コスト削減とコロナ対策の両面からの対応が必要と強調。延期に伴う費用も最小化し、国民や都民から理解を得る努力を行うことも表明した。

その手段としてサービス水準の見直しを行うほか、ＩＯＣや国際競技連盟、各国・地域の国内オリンピック委員会の役員らの参加者数の削減を要請したり、関連イベントの開催を再検討したりする意向を示した。

大会の根幹となる競技や選手の数は見直しの対象とはしないが、コロナの感染状況によっては新たな対応を取る可能性にも言及した。

組織委は延期に伴い、大会開催までの新たなロードマップ（行程表）も公表した。今月中に延期によって生じた課題の洗い出しや競技日程・会場の調整を済ませ、９月から今年末までかけてコロナ対策を検討していく。21年初めには、コロナへの対応を大会の運営計画へ盛り込み、本番に向けて準備を加速させていく。

組織委の森喜朗会長は記者会見で、「来年夏の新型コロナウイルスと世の中の状況については不透明かつ様々な観測が存在し、仮定のシナリオについて臆測し、論じるのは時期尚早。必要に応じて、その時点で対応するなど関係者とよく相談したい」と述べた。

ＩＯＣのトーマス・バッハ会長は理事会後の記者会見で、組織委の報告について「来年7月に素晴らしい大会を運営するとの日本の決意と能力を示してくれた」と語った。

第三章

緊急事態宣言

（3月末～5月）

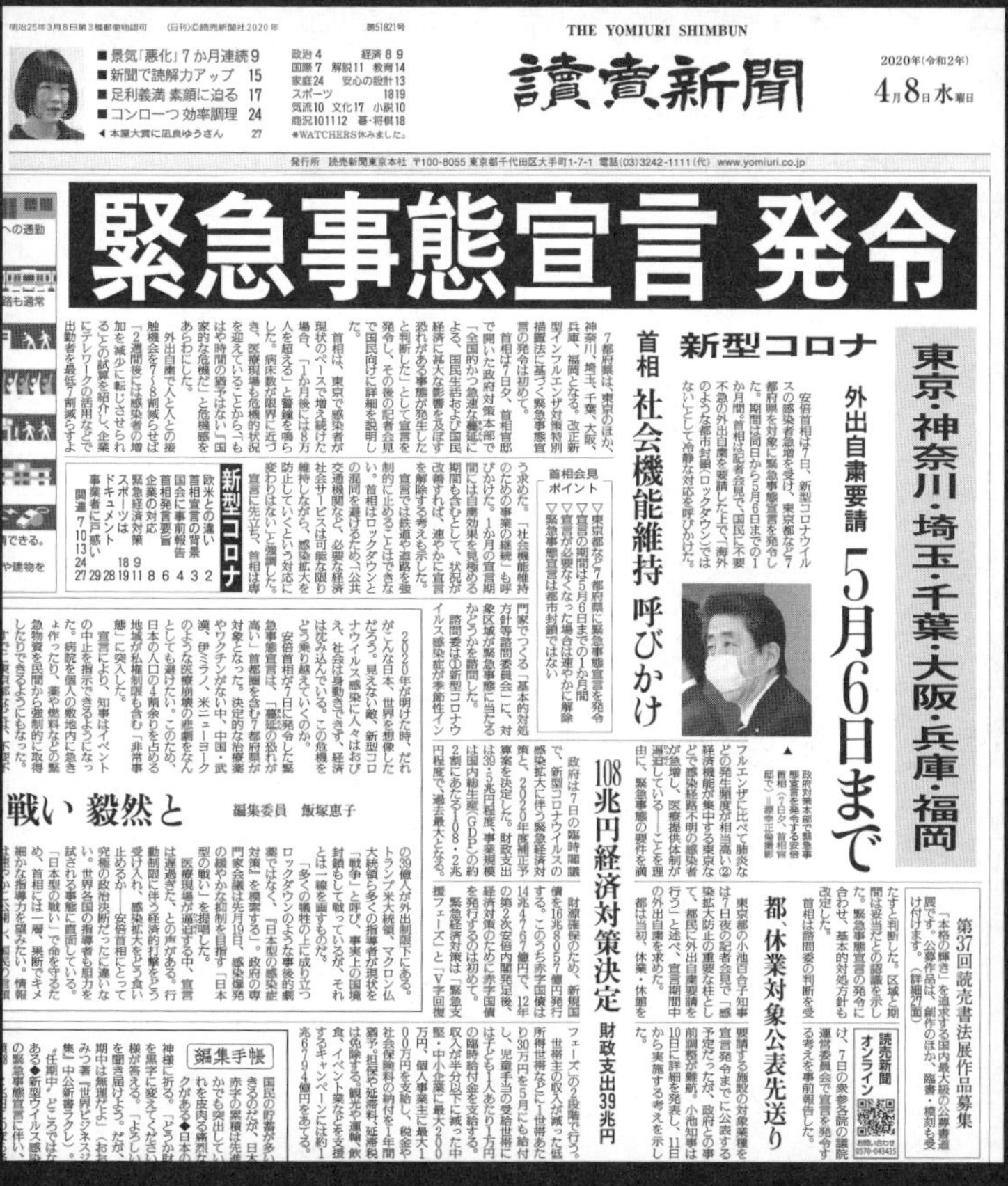

明治25年3月8日第3種郵便物認可　(日刊)©読売新聞社2020年　第51821号

THE YOMIURI SHIMBUN

讀賣新聞

2020年(令和2年) 4月8日 水曜日

■景気「悪化」7か月連続 9
■新聞で読解力アップ 15
■足利義満 素顔に迫る 17
■コンローつ 効率調理 24
◀本屋大賞に凪良ゆうさん 27

政治4 経済8 9 国際7 解説11 教育14 家庭24 安心の設計13 スポーツ 18 19 気流10 文化17 小説10 商況10 11 12 碁・将棋18
＊WATCHERS休みました。

発行所 読売新聞東京本社 〒100-8055 東京都千代田区大手町1-7-1 電話(03)3242-1111(代) www.yomiuri.co.jp

緊急事態宣言 発令

東京・神奈川・埼玉・千葉・大阪・兵庫・福岡

外出自粛要請 5月6日まで

新型コロナ
首相 社会機能維持 呼びかけ

安倍首相は7日、新型コロナウイルスの感染者急増を受け、東京都など7都府県を対象に緊急事態宣言を発令した。期間は同日から5月6日までの1か月間。首相は記者会見で、国民に不要不急の外出自粛を要請した上で、「海外のような都市封鎖（ロックダウン）ではない」として冷静な対応を呼びかけた。

7都府県は、東京のほか、神奈川、埼玉、千葉、大阪、兵庫、福岡となる。改正新型インフルエンザ対策特別措置法に基づく緊急事態宣言の発令は初めて。

首相は7日夕、首相官邸で開いた政府対策本部で「全国的かつ急速な蔓延による、国民生活および国民経済に甚大な影響を及ぼす恐れがある事態が発生したと判断した」として宣言を発令し、その後の記者会見で国民向けに詳細を説明した。

首相は、東京で感染者が現状のペースで増え続けた場合、「1か月後には8万人を超える」と警鐘を鳴らした。病床数が限界に近づき、医療現場も危機的状況を迎えていることから、「もはや時間の猶予はない」「国家的な危機だ」と危機感をあらわにした。

外出自粛で人と人との接触機会を7～8割減らせば「2週間後には感染者の増加を減少に転じさせられる」との試算を紹介し、企業にテレワークの活用などで出勤者を最低7割減らすよう求めた。「社会機能維持のための事業の継続」も呼びかけた。1か月の宣言期間には自粛効果を見極める期間も含むとして、状況が改善すれば、速やかに宣言を解除する考えも示した。

宣言では鉄道や道路を強制的に止めることはできない。首相はロックダウンとの混同を避けるため、「公共交通機関など、必要な経済社会サービスは可能な限り維持しながら、感染拡大を防止していくという対応に変わりはない」と強調した。

宣言に先立ち、首相は専門家でつくる「基本的対処方針等諮問委員会」に、対象区域が緊急事態に当たるかどうかを諮問した。諮問委は①新型コロナウイルス感染症が季節性インフルエンザに比べて肺炎などの発生頻度が相当高い②経済機能が集中する東京などで感染経路不明の感染者が急増し、医療提供体制が逼迫《ひっぱく》している――ことを理由に、緊急事態の要件を満たすと判断した。区域と期間は妥当だとの認識を示した。緊急事態宣言の発令に合わせ、基本的対処方針も改定した。

首相は諮問委の判断を受け、7日の衆参各院の議院運営委員会で宣言を発令する考えを事前報告した。

首相会見ポイント
▽東京都など7都府県に緊急事態宣言を発令
▽宣言の期間は5月6日までの1か月間
▽宣言が必要なくなった場合は速やかに解除
▽緊急事態宣言は都市封鎖ではない

▲政府対策本部で緊急事態宣言を発令する安倍首相（7日夕、首相官邸で）＝源幸正倫撮影

新型コロナ
欧米との違い 2
首相宣言の背景 3
国会に事前報告 4
首相発言要旨 6
企業の対応 8
緊急経済対策 9 11
スポーツは 18 19
ドキュメント 28
事業者に戸惑い 29
関連 7 10 13 24 27

108兆円経済対策決定 財政支出39兆円

政府は7日の臨時閣議で、新型コロナウイルスの感染拡大に伴う緊急経済対策と、2020年度補正予算案を決定した。財政支出は39・5兆円程度、事業規模は国内総生産（GDP）の約2割にあたる108・2兆円程度で、過去最大となる。

財源確保のため、新規国債を16兆8057億円発行する。このうち赤字国債は14兆4767億円で、12年の第2次安倍内閣発足後、経済対策のために赤字国債を発行するのは初めて。

緊急経済対策は「緊急支援フェーズ」と「V字回復フェーズ」の2段階で行う。

世帯主の収入が減った低所得世帯などに1世帯あたり30万円を5月にも給付し、児童手当の受給世帯には子ども1人あたり1万円の臨時給付金を支給する。収入が半分以下に減った中堅・中小企業に最大200万円、個人事業主に最大100万円を支給し、税金や社会保険料の納付を1年間猶予。担保や延滞料、延滞税は免除する。観光や運輸、飲食、イベント業などを支援するキャンペーンには約1兆6794億円をあてる。

都、休業対象公表先送り

東京都の小池百合子知事は7日夜の記者会見で「感染拡大防止の重要な柱として、都民に外出自粛要請を行う」と述べ、宣言期間中の外出自粛を求めた。都は当初、休業・休館を要請する施設の対象業種を宣言発令までに公表する予定だったが、政府との事前調整が難航。小池知事は10日に詳細を発表し、11日から実施する考えを示した。

第37回読売書法展作品募集
「本格の輝き」を追求する国内最大級の公募書道展です。公募作品は、創作のほか、臨書・模刻も受け付けます。（詳細27面）

読売新聞オンライン お問い合わせ 0570-043435

戦い 毅然と　編集委員 飯塚恵子

2020年が明けた時、だれがこんな日本、世界を想像しただろう。見えない敵、新型コロナウイルス感染に人々はおびえ、社会は身動きできず、経済は沈み込んでいる。この危機をどう乗り越えていくのか。

安倍首相が7日に発令した緊急事態宣言は、「蔓延の恐れが高い」首都圏を含む7都府県が対象となった。決定的な治療薬やワクチンがない中、中国・武漢、伊ミラノ、米ニューヨークのような医療崩壊の悲劇をなんとしても避けたい。このため、日本の人口の4割余りを占める地域が私権制限も含む「非常事態」に突入した。

宣言により、知事はイベントの中止を指示できるようになった。病院を個人の敷地内に急きょ作ったり、薬や燃料などの緊急物資を民間から強制的に取得したりできるようにもなった。

……の39億人が外出制限下にある。トランプ米大統領、マクロン仏大統領ら多くの指導者が現状を「戦争」と呼び、事実上の国境封鎖もして戦っているが、それとは一線を画すものだ。

「多くの犠牲の上に成り立つロックダウンのような事後的劇薬ではなく、『日本型の感染症対策』を模索する」。政府の専門家会議は先月19日、感染爆発の穏やかな抑制を目指す「日本型の戦い」を提唱した。

医療現場が逼迫《ひっぱく》する中、宣言は遅過ぎた、との声がある。行動制限に伴う経済的打撃をどう受け入れ、感染拡大をどう食い止めるか――安倍首相にとって究極の政治決断だったに違いない。世界各国の指導者も胆力を試される事態に直面している。

「日本型の戦い」で命を守るため、首相には一層、果断できめ細かな指導力を望みたい。

編集手帳

3密と接触8割減

3月30日　都知事「『密閉』『密集』『密接』の三つの密が重なる場所」

バー・クラブ　利用自粛要請　新型コロナ　都、38人感染疑い（2020年3月31日朝刊一面）東京都内で新型コロナウイルスの感染者が急増していることを受け、小池百合子知事は30日夜、都庁（新宿区）で緊急の記者会見を開き、夜間から早朝にかけて営業するナイトクラブなど、接客を伴う飲食店で感染事例が多発していることを明らかにした。こうした事例は38人に上るという。

小池氏は、中高年にはナイトクラブやバー、若者にはカラオケ店やライブハウスの利用を自粛するよう呼びかけた。

都内の感染者は今月25～27日に40人台となり、28、29の両日はそれぞれ60人を超えた。30日の感染判明は13人で、累計は443人に上る。

永寿総合病院（台東区）での感染が拡大する一方、感染経路が特定できない事例も増えている。感染経路不明の事例を厚生労働省クラスター（感染集団）対策班などが分析したところ、38人はナイトクラブなどの飲食店での感染が疑われる事例だったという。会見で小池氏は「こうした場は『換気の悪い密閉空間』『多くの人が密集』『近距離での密接した会話』の三つの密がより濃厚な形で重なる場所」と述べ、当面の間、利用しないよう求めた。

経緯

「3密」は、流行語に

本紙に「三つの密」（3密）が初めて登場したのは、この記事だった。公式の文書としては3月9日の専門家会議の提言「新型コロナウイルス感染症対策の見解」にも「①換気の悪い密閉空間であった、②多くの人が密集していた、③近距離（互いに手を伸ばしたら届く距離）での会話や発声が行われたという３つの条件」という表現があったが、３番目を「密接」に変え、密でそろえたことでより伝わりやすくなった。小池氏は、25日の記者会見で「ＮＯ!!３密」のパネルを掲げ、これを強く印象づけた。「３密」は後に「２０２０ユーキャン新語・流行語大賞」に、「密」は２０２０年の世相を表す「今年の漢字」に選ばれた。

このあと、31日には、都の新規感染者数は78人とさらに最多を更新した。

このうち、集団感染が起きている永寿総合病院（台東区）の関係者は10人。49人は感染経路が判明していない。

年代別では、30歳代が21人で最も多く、20歳代が15人、40歳代は14人だった。40歳代以下は54人で全体の約７割を占めた。小池氏は報道陣に対し、「若い世代の発症がみられる。感染爆発の重大局面に変わりはなく、大変懸念される」と述べた。（４月１日朝刊一面）

こうした感染拡大の懸念が４月１日の政府専門家会議の提言にも反映され、７日の緊急事態宣言へとつながる。

４月１日　専門家会議「医療体制が切迫、きょう明日にでも抜本的な対策を」

新型コロナ　都市の医療崩壊　警戒　専門家会議　５都府県　切迫（４月２日朝刊一面、抜粋）新型コロナウイルス感染症対策を検討する政府の専門家会議（座長＝脇田隆字《たかじ》・国立感染症研究所長）は１日、東京都など５都府県で感染者が増え、医療崩壊の恐れがあるとの懸念を表明した。直近１週間で感染者が大幅に増えた「感染拡大警戒地域」では、新学期に入っても学校の一斉休校

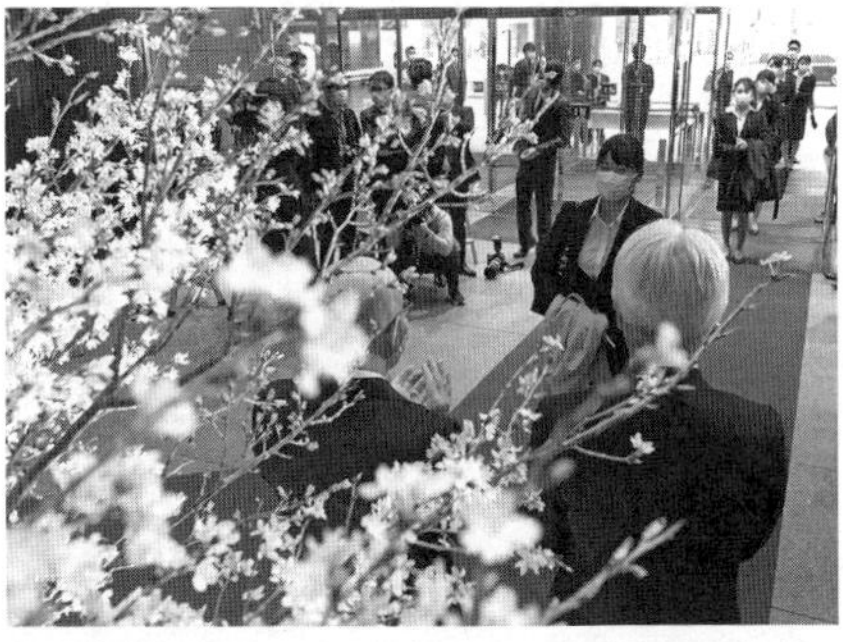

新年度が始まったが、入社式や入庁式などを中止・延期する企業や官公庁が相次ぐ異例の事態となった。伊藤忠商事の入社式が中止され、会長CEO（手前左）、社長（手前右）の出迎えを受ける新入社員たち（東京都港区で）（４月１日夕刊一面）

を検討すべきだと求めた。

1日の政府への提言で、こうした考えを打ち出した。提言では、東京と大阪、神奈川、愛知、兵庫の5都府県を挙げ、「人口集中都市を有することから、医療提供体制が切迫しており、きょう明日にでも抜本的な対策を講じることが求められている」と訴えた。

そのうえで、感染症の指定医療機関だけでなく、大学病院など地域の医療機関で患者を受け入れるなど、「病院の役割に応じ、総力戦で医療を担う必要がある」と指摘した。軽症者には「施設での宿泊の選択肢も用意すべきだ」とした。政府に「既存の治療薬の効果と安全性の検討支援」や「新たな国内発ワクチンの開発加速」も求めた。

また、「『自粛疲れ』とも言える状況が見られ、一部の市民の間で警戒感が予想以上に緩んだ」と警鐘を鳴らした。一方、直近1週間で感染者が確認されていない「感染未確認地域」では、適切な感染症対策を前提に、屋外でのスポーツやスポーツ観戦などに理解を示した。

参院決算委員会では、「今この時点で緊急事態宣言を出す状況ではない。何よりも国民の命、健康を守ることを第一に判断していきたい」と述べた。

◆専門家会議がまとめた提言のポイント

▽感染拡大の警戒地域では、学校の一斉臨時休校も選択肢として検討する

▽東京、神奈川、愛知、大阪、兵庫は医療の提供体制が切迫しており、早急に抜本的な対策が求められる

▽軽症者には自宅療養以外に施設での宿泊の選択肢も用意する

▽既存の治療薬の効果や安全性の検討を支援し、新たな国内発ワクチンの開発を加速する

4月1日　首相は布製マスクを全世帯に配布することを明らかにした

布マスク　1世帯2枚配布（4月2日朝刊一面）　安倍首相は1日、改正新型インフルエンザ対策特別措置法に基づく政府対策本部で、布製マスクを全国5000万余りの全世帯に2枚ずつ配布することを明らかにした。再来週以降、感染者の多い都道府県から順に配る方針だ。

首相はこの日の本部会合で、布製マスクについて「来月にかけて1億枚を確保するめどが立った」と述べ、政府が来週決定する緊急経済対策にマスクの買い上げ費用を盛り込む考えを示した。自ら布製マスクを着用し、

「再利用可能で、急激に拡大するマスク需要に極めて有効だ」とも強調した。

4月2日　全世界の累計感染者数が100万人を突破

新型コロナ　世界感染100万人突破　1週間で倍増　死者5万人超す（4月3日夕刊一面）**【ワシントン＝船越翔】**　新型コロナウイルスの全世界の累計感染者数が2日（日本時間3日）、米ジョンズ・ホプキンス大の集計で100万人を突破した。3日未明（同3日午後）時点では、101万5709人となった。3月26日に50万人を上回ってから、1週間で倍増した。死者数は5万3069人に上り、依然として事態の収束が見通せない状況が続いている。

米が最多24万人　集計によると、感染者の国別では約24万5000人の米国が最多で、東部ニューヨーク州を中心に感染が広がっている。病院などでの医療物資の不足も深刻化している。

トランプ大統領は2日、民間企業に重要物資の優先的な生産を要求できる「国防生産法」に基づき、複合企業のゼネラル・エレクトリック（GE）などに対し、人工呼吸器や医療用マスクの増産を命じた。トランプ氏は声明で「人工呼吸器の生産を脅かす供給網の障害を取り除き、人々の命を救う」と強調した。

米政府は、行動制限などの対策を取っても、今後、国内で最大24万人が死亡する恐れがあるとの試算結果を公表しており、トランプ政権は各州の医療活動の支援と並行して、ワクチンや治療薬の開発を急いでいる。

●世界の新型コロナウイルスの累計感染者数

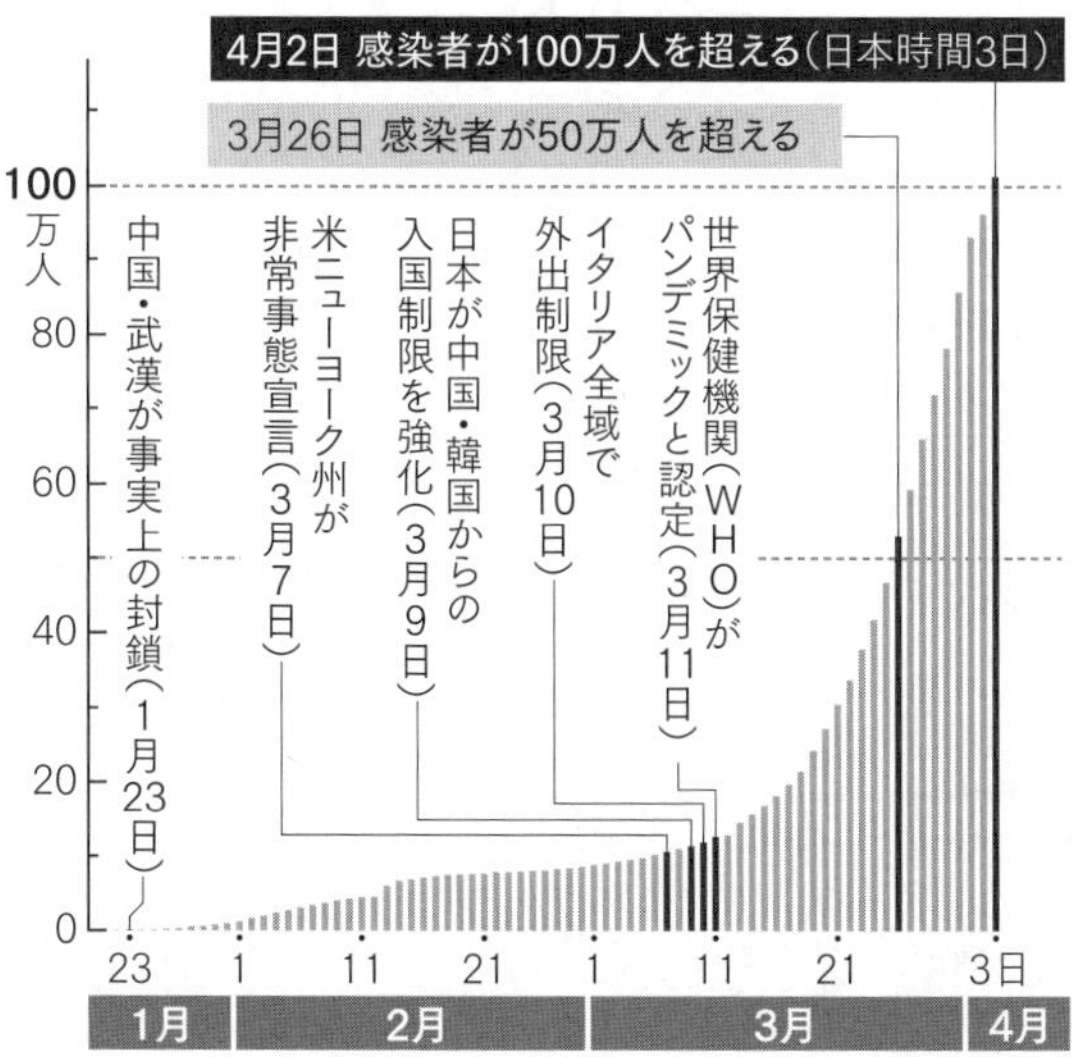

※米ジョンズ・ホプキンス大の資料を基に作成。出来事は現地時間

米国に次いで感染者数が多いのはイタリアの約11万5000人で、さらにスペインが約11万2000人と続く。両国とも死者数は1万人を超え、医療現場の混乱が続いているが、1日ごとの感染者数の増加幅は若干の低下傾向がみられる。

一方、中国の感染者数は約8万2000人で、感染拡大を抑えつつある。ただ、感染者数と死者数を実際より少なく公表してきたとする報告書を米情報機関がまとめたと米メディアが報じるなど、中国の統計を疑問視する声も上がっている。

ジョンズ・ホプキンス大によると、世界の感染者のうち約21万人は、既に回復しているという。

全入国者14日間待機要請　入国拒否73か国・地域に　世界的な新型コロナウイルスの感染拡大を受け、国内の各空港で3日、全ての国・地域からの入国者と帰国者に対し、公共交通機関の利用自粛や、自宅や宿泊先などで14日間待機するよう要請する「水際対策」の強化が始まった。

入国拒否の対象も米国や英国を含む73の国・地域に広がり、これらの国から帰国する日本人らは症状の有無にかかわらず、ウイルス検査を受ける。

羽田空港（東京）では、この日から検査対象となったオーストラリアからの帰国者が検疫所前で列を作った。人が集まる「密集」や近い距離で会話などをする「密接」を避けるため、検疫所はなるべく間隔を取って並ぶよう呼びかけた。

経緯

欧米で感染拡大する中、中国の抑制に疑問の声

中国はおよそひと月前にはピークアウトしていた。だが、各国で感染拡大が加速する世界レベルでの「第1波」が進行する中、発生国の中国で感染者の増加が抑えられていることに疑念を抱く声が米国などにあった。

4月1日には、「中国が感染者数と死者数を過少に報告し、流行の規模を隠してきたとする報告書を米情報機関がまとめ、ホワイトハウスに提出した」との米メディアの報道もあった（4月2日夕刊三面）。

ただ、米情報機関の報告書を我々は入手できておらず、真相は不明だ。

中国は3月末まで、陽性反応が出ても一定期間症状

がなければ感染者数に含めないという独自の基準を設けていた。香港の英字紙サウスチャイナ・モーニングポストは、2月末時点で4万3000人以上の無症状の感染者が統計から除外されていたと報じている。

この手の報道はその後も何度も繰り返されている。中国の情報公開を巡っては、流行初期の感染者数の信ぴょう性を含め、疑問視する声が上がっているのは確かだ。情報の信頼性だけでなく、仮に公表された数字が事実だとしても、感染を防ぐために何らかの強権的な措置を講じた可能性さえある。

それでもなお、物証を我々が得ていない以上、こうした報道も慎重に扱う必要がある。何よりもまず、中国が透明性を高め、説明責任を果たすことが求められている。

4月5日　経済対策原案、アビガン200万人分確保を盛り込んだ

新型コロナ　アビガン200万人分確保　経済対策原案5本柱（4月5日朝刊一面）　新型コロナウイルスの感染拡大に伴い、政府が7日にもまとめる緊急経済対策の原案が判明した。感染拡大防止を最重要と位置づけ、新型コロナへの治療効果が期待される新型インフルエンザ治療薬「アビガン」200万人分の確保や、飲食店などへの高機能換気設備の導入支援を盛り込んだ。

対策は、現状を「戦後最大の経済危機」と指摘。感染収束までの「緊急支援フェーズ」と、その後の「V字回復フェーズ」の2段階で、①感染拡大防止や医療体制の整備、治療薬の開発②雇用維持と事業継続③経済活動の回復④強靱《きょうじん》な経済構造の構築⑤今後への備え――の5本柱の施策を講じる。

感染拡大防止で増産するアビガンは、中国で新型コロナへの治療効果が確認されており、日本政府も正式承認に向けた治験プロセスを進めている。感染症指定医療機関の病床を増やして空き病床を確保するほか、診療報酬も特例で増やす。人工呼吸器や人工肺*の増産支援も加速させる。

雇用維持と事業継続のため、企業や個人向けの現金給付や、民間金融機関による実質無利子・無担保の融資制度を創設し、生活・事業資金の不足を補う。

観光や運輸、飲食、イベント事業向けに大規模な需要喚起キャンペーンを実施。観光業界向けには、国内旅行

代金の半額補助や、土産物店や観光施設で使えるクーポン券の配布など1兆円規模の支援策を盛り込む。

経済安全保障の観点から高付加価値の製品や素材、マスクや医薬品などの生産拠点の国内回帰や多元化を進める。遠隔教育や遠隔診療の取り組みも強化する。

今後の備えとして、1兆円を超える規模の「新型コロナウイルス感染症対策予備費」を創設する。

政府は事業規模について調整中だが、リーマン・ショック後の緊急対策（56兆８０００億円）を上回る過去最大規模とする方針だ。

＊事実上、「体外式膜型人工肺（ＥＣＭＯ《エクモ》）」を指す。

4月5日　首相は緊急事態宣言に踏み切る意向を固め、政府は準備に着手
▼最初の緊急事態宣言（162ページ）で詳述

4月7日　首相は7都府県を対象に緊急事態宣言を発令した　▼最初の緊急事態宣言で詳述

4月10日　都知事　遊興施設や運動施設などに5月6日までの休業を要請

都、幅広く休業要請　新型コロナ　協力店に50万円　きょうから（4月11日朝刊一面）　新型コロナウイルスの感染拡大に伴う緊急事態宣言の発令を受け、東京都の小池百合子知事は10日、記者会見を開き、遊興施設や運動施設、劇場、商業施設など幅広い業種に対し、11日から5月6日までの休業を要請した。都内全域が対象となる。都の措置を受け、神奈川県と埼玉県が、それぞれ同様の休業要請を行うことを表明したほか、大阪府は週明けにも判断するという。

小池氏は会見で、「都民の命に関わる問題だ。都民に不便をかけるが、早期の感染拡大収束につながる」と理解を求めた。

都は、要請に応じた中小規模の事業者に対し、「感染拡大防止協力金」として、単独の店舗の事業者に50万円、複数の店舗を持つ事業者には１００万円を支給する。対象事業者は10万を超え、総額は１０００億円規模になる見込みだ。

都が休業の要請対象としたのは、キャバレーやパチンコ店、ネットカフェ、映画館などのほか、生活必需品以外を扱う商業施設。改正新型インフルエンザ対策特別措置法に基づく要請に加え、床面積が１０００平方メート

ル以下の学習塾や商業施設などについても、都が独自に協力を求める。イベントやパーティーの自粛も求める。

ホームセンター、百貨店の生活必需品売り場、コンビニ店や理美容業などは業務を続けてもらう。居酒屋を含めた飲食店は、営業時間は午前5時～午後8時とし、酒類の提供は午後7時までにするよう要請する。100平方メートル以下の小規模な商業施設などは、適切な感染防止対策を前提に営業が可能だ。

要請に従わなくても罰則はない。ネットカフェで寝泊まりしている人のため、都はホテルの客室を借り上げて無償で提供する。

神奈川県の黒岩祐治知事は10日、都と同じ基準で11日から休業要請を行うことを表明し、事業者への休業補償も行う方針を明らかにした。埼玉県も13日から要請を行うという。大阪府の吉村洋文知事は10日、都と同じ休業要請の対象業種を公表。要請を行うかどうかは週明けにも判断する。

安倍首相は10日、要請対象の業種などを巡って都と合意したことについて、「お互いに一致できたことは本当に良かった」と歓迎する姿勢を示した。首相官邸で記者団に語った。

一方、菅官房長官は記者会見で、都が外出自粛要請と休業要請を同時並行で行うことに関し、「国民の自由と権利に制限が加えられる時であっても、その制限は最小限のものでなければならない」と不快感を示した。

「夜の街」利用自粛　全国に呼びかけへ　政府は10日、新型コロナウイルスの感染拡大防止策として、全国に対して接客を伴う飲食店などの利用を自粛するよう呼びかける方向で最終調整に入った。キャバレーやナイトクラブなど「夜の社交場」でクラスター（感染集団）が生じ

編集手帳

アマビエ、をSNSで発信する人が少なくないらしい。江戸時代、熊本の海に現れたとされる妖怪である◆当時の瓦版に姿が載っている。人魚のようでありながら、長い髪にくちばしを持つ。どことなく愛嬌《あいきょう》を感じるゆるキャラ風の姿が今、様々なイラストになって、祈りや願いの言葉と共にネットで拡散されている。本紙文化面（大阪版）が報じていた◆6年間の豊作を予言した上で、もし病気が流行《はや》ったら、自分の写し絵を人々に見せよ、と告げて海中に消えた――。コロナウイルスの感染拡大が続く中、伝承されるエピソードが「病気の流行を封じる」と注目されて、検索サイトで探すと、100万件以上がヒットするのだそうだ◆不安や疑念ばかりがのしかかる、重苦しい毎日が続く。ほんの少しのウィットやユーモアに気持ちを救われる。〈距離を置く　昔―やや疎遠になる　今―相手を思いやる〉。読者投稿の「USO放送」は3月の月間賞にそんな作品を選んでいた◆想像したくはないけれど、長丁場を覚悟しなければならない災厄である。心をすり減らさぬよう、上手につき合う手立てを見つけたい。

2020．4．5

流行病を封じるとされるアマビエを取り上げた編集手帳（4月5日朝刊一面）

るのを徹底的に回避する狙いがある。安倍首相が11日の政府対策本部で表明する見通しだ。

政府は対策本部に先だって、改正新型インフルエンザ対策特別措置法に基づく基本的対処方針等諮問委員会を持ち回りで開き、こうした注意喚起を自治体などの対応を定めた基本的対処方針に盛り込む。現行の対処方針でも接客を伴う飲食店について「自粛するよう促す」と明記しているが、対象は緊急事態宣言が発令された東京など7都府県にとどまっている。これを他の40道府県にも求める内容に改める。

東京都は11日からキャバレーなどに対して休業を要請する。政府としては、感染した飲食店関係者が働き場所を求めて地方に流れれば、感染拡大を助長しかねないと判断した。

4月11日　米国の死者数は世界最多となった

米死者　世界最多に　2万人超え　イタリア上回る

（4月14日朝刊国際面、抜粋）【ワシントン＝横堀裕也、ニューヨーク＝村山誠】米ジョンズ・ホプキンス大の集計によると、新型コロナウイルスの感染による米国の死者数は11日（日本時間12日）、2万人を超えて世界最多となった。13日午前時点の死者数は約2万2000人で、約2万人のイタリアを上回っている。

感染拡大に歯止めがかからない中、トランプ米大統領は12日、ツイッターへの投稿で「米国史上、初めて全米50州で大規模災害宣言が発令された」と明らかにした上で、「我々は見えない敵との戦争に勝利する！」と書き込んだ。

全世界の死者数は約11万6000人に上る。感染者数

●主な国・地域での新型コロナウイルスの感染状況
（日本時間４月14日午前０時現在、累計）（　）は死者数

米国	55万7663(2万2116)	イスラエル	1万1235(110)
スペイン	16万9496(1万7489)	スウェーデン	1万948(919)
イタリア	15万6363(1万9899)	韓国	1万537(217)
ドイツ	12万7854(3022)	インド	9240(331)
フランス	9万5403(1万4393)	オーストラリア	6351(61)
英国	8万5212(1万612)	フィリピン	4932(315)
中国本土	8万2159(3341)	マレーシア	4817(77)
イラン	7万3303(4585)	インドネシア	4557(399)
トルコ	5万6956(1198)	タイ	2579(40)
ベルギー	3万589(3903)	シンガポール	2532(8)
オランダ	2万6710(2823)	南アフリカ	2173(25)
スイス	2万5503(1117)	エジプト	2065(159)
カナダ	2万4380(717)	香港	1009(4)
ブラジル	2万2318(1241)	台湾	393(6)
ロシア	1万8328(148)	ベトナム	265(0)
ポルトガル	1万6934(535)	日本	7689(143)
オーストリア	1万3999(368)	クルーズ船	712(12)

※米ジョンズ・ホプキンス大の集計などに基づく。同大の集計は当局の公式発表と異なる場合がある。フランスは仏政府の発表による

は約187万人で、国別では米国が55万人超と突出している。

経緯

なぜメディアはジョンズ・ホプキンス大の集計を使うのか

「主な国・地域での新型コロナウイルスの感染状況」の一覧表は、3月末までWHOや各国政府の発表値をもとに読売新聞が独自集計していた（91、112ページ参照）が、4月1日から米ジョンズ・ホプキンス大学コロナウイルス資料センター[*1]の集計を使うようになった（4月1日朝刊2面）。

ジョンズ・ホプキンス大の集計は情報更新が即時的で内容も詳しく、WHOが欧州中央時間午前10時時点の集計を1日1回発表するだけなのに比べ、即応性に優れていた。報道機関はもとより、政府機関や民間活動団体（NGO）も同大の集計を使うようになっていった。WHOの集計は、「一つの中国」という原則論から国・地域名に台湾表記を使わず、集計値を中国の内数に含めるなどほかの問題もあった。

この集計システムは同大システム科学工学センターの准教授ら2人が開発した。当初は1日2回手作業で更新していたが、作業が追いつかなくなり、自動集計機能を追加した。運営は5人の中心メンバーを含め、すべてボランティアだという。（5月8日朝刊解説面）

国連機関や政府の取り組みではなく、一つの大学の手作り的な試みが世界から高い支持を得たのである。

WHOは8月16日の日報を最後に毎日の集計値の発表をやめてしまい、17日からは週ごとの集計の発表のみに切り替えた[*2]。

＊1 The Johns Hopkins Coronavirus Resource Center. https://coronavirus.jhu.edu/

＊2 WHO Situation reports. https://www.who.int/emergencies/diseases/novel-coronavirus-2019/situation-reports

4月14日 トランプ氏 WHO資金拠出を停止すると発表

米、WHO資金拠出停止 「感染拡大に責任」 組織運営調査へ（4月15日夕刊一面）【ワシントン＝海谷道隆】

米国のトランプ大統領は14日のホワイトハウスでの記者会見で、世界保健機関（ＷＨＯ）への米国の資金拠出を停止すると発表した。中国寄りの運営で新型コロナウイルスへの対処を誤り、感染拡大を招いた責任を取らせるためと説明した。米政府としてＷＨＯの問題点を調査する間、全ての拠出を止め、その後の対応を判断する方針だ。

米国は最大の拠出国で、２０１９年には4億ドル（約４３０億円）超の資金を出した。ロイター通信によると、ＷＨＯ予算の15％程度の規模にあたるという。拠出停止は、ＷＨＯの運営に大きな影響を与えそうだ。

トランプ氏は記者会見でＷＨＯについて、中国からの渡航制限に反対し、人から人への感染リスクと致死率に関する誤った情報を提供したなどと批判した。「中国中心主義」が原因だとの見方を示し、「中国の説明を額面通り受け取り、中国が言う『透明性』を称賛さえした」と切り捨てた。

トランプ政権は2、3か月かけ、ＷＨＯの調査を進める予定だ。「公衆衛生を守るため、他国と連携し、違う道を探さなければならない」と語り、調査結果とＷＨＯの対応次第で、新たな国際枠組みの構築を模索することに含みを持たせた。

米　ＷＨＯ拠出停止　日本は協力継続　緊急対策51億円（4月16日朝刊二面、抜粋）日本政府は２０１８年、ＷＨＯに対する自発的な拠出金として、加盟国中4位の約８６５２万ドル（約97億円）、国連通常予算分担率に応じた分担金として、同2位の約４６３１万ドル（約52億円）をそれぞれ負担した。新型コロナウイルス感染拡大への対策でも、今年3月にとりまとめた緊急対応策第2弾で、約51億円の拠出を盛り込んだ。だが、20年から分担金では中国が日本を逆転し、2位に浮上した。感染拡大をめぐり、ＷＨＯのテドロス事務局長が中国寄りの発言を繰り返していることには、日本政府内で疑問視する向きが強い。政府関係者は、「今後、中国の発言力がさらに強まるのは間違いない」として警戒感を示す。

ＷＨＯの初動　強まる逆風　新型コロナ（4月16日朝刊三面、抜粋）新型コロナウイルス流行への対応をめぐり、世界の緊急保健体制を統括する世界保健機関（ＷＨＯ）や、感染症分野で最強の能力を備えるとされる米疾病対策センター（ＣＤＣ）への逆風が強まっている。

（編集委員　笹沢教一）

対立　中国に批判的な台湾の蔡英文《ツァイインウェン》政権が誕生した後、ＷＨＯは、台湾の総会へのオブザーバー参加を認めなくなり、テドロス氏もこの方針を維持している。1月28日には、訪中したテドロス氏が中国の対応をたたえる場面もあった。

　このほか、就任直後には「ジンバブエの独裁者」と呼ばれたムガベ前大統領をＷＨＯ親善大使に任命して、撤回に追い込まれたこともある。

　台湾の保健当局は今月11日、「昨年末にメールで武漢の肺炎流行を警告したのに軽視された」とＷＨＯの初動を批判した。批判を強める米国と歩調を合わせた形だ。

「今は対立の時ではない」とする国連のグテレス事務総長や、中国は、今月14日に拠出金停止を表明したトランプ米大統領の対応を批判し、ＷＨＯ支持を強調した。パンデミック（世界的な大流行）との戦いのさなかに、国際的な保健体制を揺るがしかねない対立が起きている。

米ＣＤＣ　検査態勢に不備　保健福祉省が管轄するＣＤＣは、職員が1万人超に上る感染症対策機関。トランプ大統領も当初は、ＣＤＣの専門家らを念頭に「世界最高レベルだ」と自信を示していた。

だが、3月に入り、ニューヨークを中心に感染が急速に広がり、今も歯止めがかからない。トランプ氏の楽観姿勢に加え、ＣＤＣの初動の失敗も指摘され始めた。

　米紙ワシントン・ポストによると、2月初旬にＣＤＣが各州に送ったウイルス検査器具に不具合が見つかり、全米で十分に検査できない時期が続いた。非営利報道団体「プロパブリカ」はＣＤＣの内部文書を入手し、感染者の接触者を割り出す作業が難航したうえに、体温検査などのマニュアルに問題があり、現場が混乱したと伝えた。

　トランプ政権が感染症対策を軽視していたとの見方も出ている。ロイター通信によると、トランプ氏就任以降、ＣＤＣ北京事務所の職員は3分の2が削減された。

　トランプ氏はホワイトハウスで連日行う記者会見で、科学的な説明をアンソニー・ファウチ国立アレルギー感染症研究所長に任せ、ＣＤＣと一定の距離を置こうとする姿勢も見せる。ペンス副大統領はＣＮＮテレビのインタビューで「1月中旬時点で、ＣＤＣはウイルスのリスクは低いと評価していた」と述べるなど、責任を問う声が強まっている。

（ワシントン　船越翔）

4月14日　世論調査、内閣の不支持が支持を上回ったのは18年5月以来

宣言発令「遅すぎた」81%　内閣支持6ポイント低下42%　本社世論調査（4月14日朝刊一面）読売新聞社は11～12日、全国世論調査（電話方式）を実施した。新型コロナウイルスの感染拡大を受け、政府が緊急事態宣言を発令したタイミングが「遅すぎた」は81%に上った。「適切だった」は15%、「早すぎた」は1%だった。

安倍内閣の支持率は42%で、前回調査（3月20～22日）の48%から6ポイント下がり、不支持率47%（前回40%）と逆転した。不支持が支持を上回ったのは2018年5月以来だ。

政府が緊急事態宣言を出したこと自体は、「評価する」が83%に上った。ただ、外出の自粛要請で「十分だ」とした人は33%で、「不十分だ」59%の方が多かった。

経済対策として、収入が減少し、一定の基準以下となった世帯に現金30万円を給付する方針については、「不十分だ」58%、「適切だ」26%、「行き過ぎだ」5%。政府が全ての世帯に布製マスクを2枚ずつ配布すると決めたことは「評価しない」が73%と多かった。東京都が幅広い業種に対して休業を要請し、協力金の支払いを決めたことを「評価する」は82%に上った。

政党支持率は自民党34%（前回35%）、立憲民主党5%（同5%）などの順。無党派層は44%（同44%）だった。

4月18日　国内でクルーズ船を除く累計感染者数は1万人を超えた

新型コロナ　国内感染1万人超す　30代以下拡大　3分の1　クルーズ船除き（4月19日朝刊一面）新型コロナウイルスの感染拡大で、国内では18日、新たに583人の感染者が確認され、クルーズ船を除く累計感染者数は1万人を超えて1万433人に上った。4月に入り連日、数百人規模で感染者が増えており、30歳代以下の若い世代への感染の広がりも目立つ。今月7日と16日に発令された緊急事態宣言を受けて各地で実施されている外出自粛や休業要請により、いかに感染拡大に歯止めがかけられるかが今後の焦点となる。

国内では1月16日に初の感染者が発表され、約2か月後の3月21日に1000人を突破。その後、感染者判明のスピードは増し、1000人を超えてから1万人に達

するまで１か月もかからなかった。

この間、若年層への感染が広がっている。読売新聞が都道府県の発表に基づいて16日までの感染者９１６０人を調べたところ、５００人を突破した３月９日は30歳代以下の割合が19・８％（１００人）だったが、今月16日には36・２％（３３１５人）を占めた。

●累計感染者の年代内訳

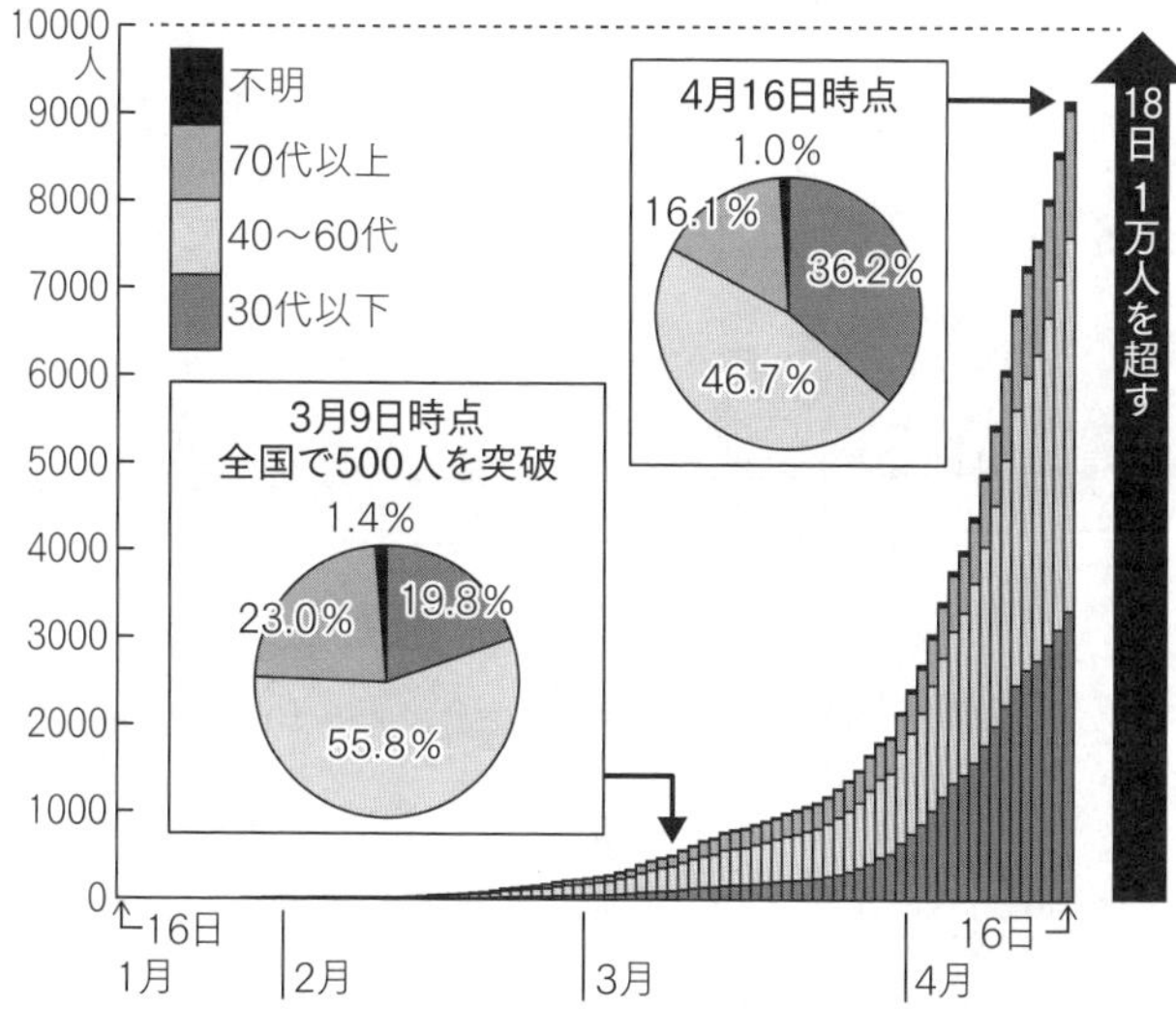

※都道府県の発表を基に集計、クルーズ船などを除く

京都産業大（京都市）では、欧州への卒業旅行から帰国した学生らが出席した懇親会などで感染が広がり、大規模なクラスター（感染集団）が発生。ほかにも、海外卒業旅行からの帰国者と会食者がともに陽性となるケースなどがあった。

ウイルス学が専門の押谷仁・東北大教授は「若い世代は、移動が活発なため地域を越えた感染拡大の起点になる可能性がある。誰もが気づかないうちに感染し、他の人に感染させるかもしれないという意識をもってほしい」と話している。

地域別にみると、東京、大阪、北海道、愛知、福岡の５都道府県の感染者は、全体の半数にあたる約５０００人。東京都では18日に１８１人の感染が確認され、累計感染者数は２９７５人となった。都内では感染経路が不明のケースが64％（16日時点）を占めており、感染リスクがある人を追跡しきれないことで、市中感染の広がりも懸念される。

地方にも感染は広がっており、19日午前０時現在で、感染者が確認されていないのは岩手県のみ。「特定警戒都道府県」に位置づけられた石川県や岐阜県は１００人

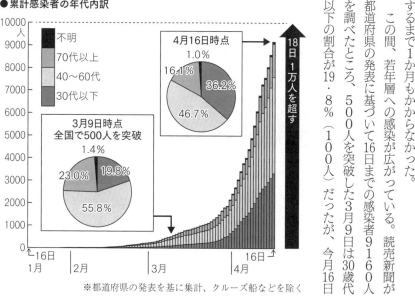

を超えた。新型コロナウイルスの潜伏期間は最大約2週間とされる。安倍首相は17日の記者会見で、「私たち全員が不要不急の外出を避けることで、2週間後の新規の感染者を劇的に減らすことができる」と国民に呼びかけた。

経緯

卒業旅行クラスター「いわれなき非難」も

この頃、若い層の感染拡大にも注意の目が向けられるようになった。特に注目を浴びたのが、この時期ならではの海外卒業旅行によるクラスターだ。

政府の専門家会議が4月1日に公表した「分析と提言」は、「最近のクラスターの傾向として、病院、高齢者・福祉施設、海外への卒業旅行、夜の会合の場、合唱・ダンスサークルなどがあげられる」と言及し、注意を呼びかけた。

ほぼ同じ頃、感染爆発が起きていたイタリアでは、高齢者と同居する勤労世代が多く（3月19日朝刊国際面）、若い世代が都市部での感染を郊外などの実家に持ち込むことで、重症化しやすい高齢者への感染を広げたと考えられた。症状が軽く、行動の活発な若い世代の行動に対して、警戒感が強まりだしていた。

クラスターの発生をめぐり「いわれなき非難」も問題になった。京都産業大のクラスターは学生の帰省先などを含め4月5日現在で13府県69人の集団感染に発展した。*大学には、4月4日までに抗議や誹謗《ひぼう》中傷の電話やメールが数百件寄せられた。「火をつける」「感染した学生の住所を教えろ」と脅迫的なものもあった。京産大生も「飲食店の入店を断られた」「アルバイトをクビになった」と相談を寄せた。（4月8日朝刊第

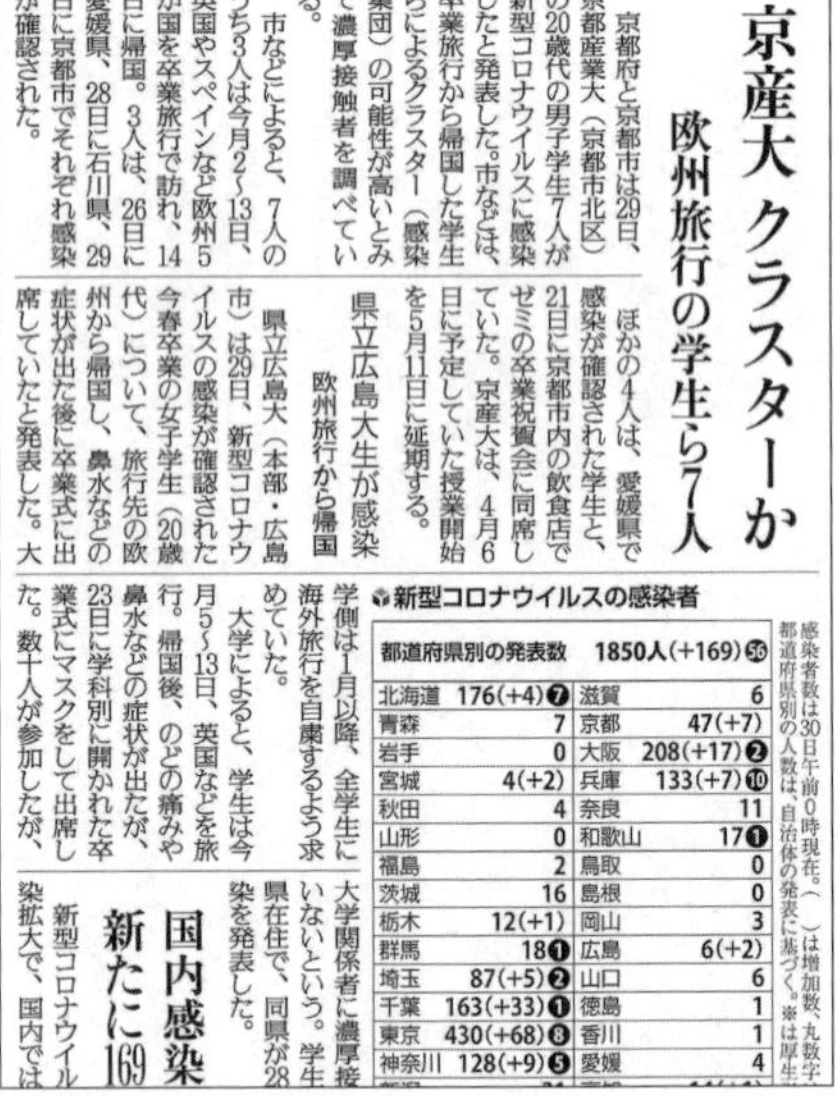
京産大 クラスターか

欧州旅行の学生ら7人

京都府と京都市は29日、京都産業大（京都市北区）の20歳代の男子学生7人が新型コロナウイルスに感染したと発表した。市などは、卒業旅行から帰国した学生らによるクラスター（感染集団）の可能性が高いとみて濃厚接触者を調べている。

市などによると、7人のうち3人は今月2～13日、英国やスペインなど欧州5か国を卒業旅行で訪れ、14日に帰国。3人は、26日に愛媛県、28日に石川県、29日に京都市でそれぞれ感染が確認された。

ほかの4人は、愛媛県で感染が確認された学生と、21日に京都市内の飲食店でゼミの卒業祝賀会に同席していた。京産大は、4月6日に予定していた授業開始を5月11日に延期する。

県立広島大生が感染

欧州旅行から帰国

県立広島大（本部・広島市）は29日、新型コロナウイルスの感染が確認された今春卒業の女子学生（20歳代）について、旅行先の欧州から帰国し、鼻水などの症状が出た後に卒業式に出席していたと発表した。大学側は1月以降、全学生に海外旅行を自粛するよう求めていた。

大学によると、学生は今月5～13日、英国などを旅行。帰国後、のどの痛みや鼻水などの症状が出たが、23日に学科別に開かれた卒業式にマスクをして出席した。数十人が参加したが、大学関係者に濃厚接触者はいないという。学生は県在住で、同県が28日に感染を発表した。

国内感染 新たに169

新型コロナウイルス感染拡大で、国内では

新型コロナウイルスの感染者

都道府県別の発表数	1850人（+169）㊻		
北海道	176（+4）❼	滋賀	6
青森	7	京都	47（+7）
岩手	0	大阪	208（+17）❷
宮城	4（+2）	兵庫	133（+7）❿
秋田	4	奈良	11
山形	0	和歌山	17❶
福島	2	鳥取	0
茨城	16	島根	0
栃木	12（+1）	岡山	3
群馬	18❶	広島	6（+2）
埼玉	87（+5）❷	山口	6
千葉	163（+33）❶	徳島	1
東京	430（+68）❽	香川	1
神奈川	128（+9）❺	愛媛	4

感染者数は30日午前0時現在。（ ）は増加数、丸数字は都道府県別の人数は、自治体の発表に基づく。※は厚生

学生旅行の感染例が相次いだ（３月30日大阪朝刊第２社会面）

3社会面）

京産大は、4月6日に予定していた春学期の授業開始を5月11日に延期。9月21日に秋学期を始めるにあたり、同月3日からキャンパスに入る全学生に検温と手指の消毒を義務づける対策をとった。また、感染した人と接触した可能性を知らせる厚生労働省のスマートフォンアプリ「ＣＯＣＯＡ（ココア）」の登録を促した結果、登録率はほぼ１００％に達したという。

さらに大学は、異例の再発防止策をとった。無症状の学生や教職員を対象にＰＣＲ検査を1日約40件行える施設を、約３５００万円を投じて学内に設けた。検査は10月20日から、寮で暮らしたり学外でフィールドワークを行ったりする学生、教職員を優先して始めた。

＊京都市新型コロナウイルス感染症対策本部（２０２０年４月５日）新型コロナウイルス感染症患者の発生について（本市71～76例目）。

4月21日　軽症のため自宅療養中だった50歳代男性が死亡

―**軽症で自宅療養　埼玉の男性死亡**（4月23日朝刊社会面）埼玉県は22日、新型コロナウイルスの感染が確認されたものの、軽症のため自宅療養中だった50歳代男性が、21日に死亡したと発表した。

県によると、男性は16日に検査で感染が判明。入院先が見つからず、自宅で療養していた。保健所が毎日電話で健康観察をしていたところ、20日夜に体調が悪化。21日に入院手続きをする予定だったが、容体が急変し、同日朝に救急搬送されたという。

県内では22日夕時点で、無症状や軽症の感染者３４９人が自宅療養している。県は当初、「感染者は原則入院」とする方針だったが、患者の急増に病床の確保が追いつかず、軽症の患者らについては20日から、自宅や、県が借り上げたホテルでの療養を認める方針に転換していた。

新型コロナ　別男性も自宅療養死　埼玉　容体急変し搬送（4月24日夕刊社会面）新型コロナウイルスに感染した埼玉県の70歳代男性が、自宅療養中に死亡していたことが24日、県などへの取材で分かった。6日に熱やせきなどの症状が出て、9日の検査で感染が判明。この時点では重症化していなかったが、容体が急変し、14日に搬送先の病院で死亡したという。県は15日、男性の死亡を発表したが、自宅待機中だったことなどは公表していなかった。

埼玉県内では、別の50歳代の男性が自宅療養中に死亡したことも明らかになっている。県などによると、この男性は16日に感染が判明。病床不足で入院できず、保健所職員が毎日、自宅に電話をかけて健康観察をしていた。しかし、20日夜に体調が悪化。入院予定だった21日に救急搬送されたが、死亡した。

県は従来、すべての感染者を「原則入院」としていたが、病床の確保が追いつかず、20日に方針転換を表明。軽症、無症状者については「ホテルや自宅での療養」に切り替えていた。大野元裕知事は24日、記者団に「このような事態に至り、我々の責任は重いと考えている」と語った。そのうえで「原則ホテルなどの宿泊施設、もしくは病院という方向にかじを切る」と述べ、ホテルの借り上げを急ぐ考えを示した。

加藤厚生労働相は24日の閣議後記者会見で、全国の自宅療養中の感染者数を把握する方針を示し、「都道府県と連携しながら情報を集める」と語った。埼玉県の死亡例などを受け、厚労省は23日、軽症者らの療養場所を自宅ではなく、ホテルなど宿泊施設を基本とする方針を示した。今後、宿泊施設で療養する感染者数も集計するという。

4月22日　接触を8割減らす目標の達成一層の努力を求める

新型コロナ　大型連休「外出自粛を」　専門家会議　首相、協力求める（4月23日朝刊一面）　新型コロナウイルス感染症対策を検討する政府の専門家会議（座長＝脇田隆字《たかじ》・国立感染症研究所長）は22日、人と人との接触を8割減らす目標の達成に向けて一層の努力を国民に求める提言をまとめた。これを受け、安倍首相は22日の政府対策本部で、「緊急事態をできるだけ早期に収束に向かわせるためには今が非常に重要な時期だ」と強調し、改めて国民に協力を呼びかけた。

専門家会議は新たに示した提言で、大型連休を見据え、帰省や旅行による人の移動により、全国に感染が拡大することを強く懸念している。大人数が集まる場所やイベントを避けることについて、さらに徹底する必要があるなどとして、オンラインで飲み会をするなど、8割削減のための「10のポイント」を示した。

外出自粛が要請されている期間でも人が増えているスーパーや商店街などには、感染防止策を求めた。混雑時の入場制限や一方通行の導入なども提案した。公園についても使い方の工夫をすることなどを求めた。

緊急事態宣言の期限は5月6日だが、流行の長期化を見越した対応も示した。中国やシンガポールで、外出禁止など行動制限の解除後も、スポーツジムやライブハウス、接待を伴う夜間の飲食店などの休業を継続することで再流行を防いでいる先進例を紹介。密閉、密集、密接の「3密」が生じる場所の営業や、地域間の移動を伴うイベントの開催は「自粛要請を継続する可能性がある」とした。

今月28日には緊急事態宣言の発令から3週間を迎え、同30日は宣言を全都道府県に拡大して2週間となる。政府は全国の感染状況などを再び専門家に分析してもらった上で、宣言の延長や解除を慎重に判断する構えだ。

これに関連し、西村経済再生相は22日、記者団に「5月6日ぎりぎりまでの評価を専門家に分析してもらう」と述べた。延長や解除の判断時期は5月初旬の大型連休中になるとの見通しを示したものだ。判断の際は、首相が専門家による「基本的対処方針等諮問委員会」に諮った上で決める。

◆専門家会議の提言の要点

▽在宅勤務や時差通勤が進んでいない。8割の接触削減のため、職場での取り組みが必要

▽大型連休中は自宅で過ごし、買い物はすいた時間帯に少人数で行う

▽自治体は地域の医師会と連携し、地域外来・検査センターの設置など外来診療体制を増強する

▽イベントなどの自粛要請を継続する可能性がある

接触8割減へ正念場　専門家会議「流行長期化も」指摘（4月23日朝刊三面、抜粋）政府の新型コロナウイルス感染症対策専門家会議が22日に発表した提言は、5月の大型連休に向けて外出自粛の徹底を求めた。流行が長期化する可能性も指摘し、テレワークなど、職場環境の整備も呼びかけた。政府は緊急事態宣言の期限である5月6日に向けて、期間を延長するか否か慎重に見極める。

（医療部　大沢奈穂、科学部　中居広起）

抑制のカギ「現在までのデータを見ると、目標とする8割の接触削減が達成できているとは言えない状況だ。もう少しの努力や工夫をしていただきたい」。専門家会

議副座長の尾身茂・元世界保健機関（WHO）西太平洋地域事務局長は、22日の記者会見でこう訴えた。

政府は、接触を極力8割削減することを呼びかけてきたが、十分に減っていない。スマートフォンの位置情報などを基に人出の状況を分析した結果、東京都内の主要な駅周辺にいる人の減少が平日の日中、6~7割にとどまるケースがあった。専門家会議は、テレワークや時差通勤が進んでいないためとみる。週末に公園やスーパーで人が集まることへの対応も課題だ。

会見に出席した北海道大の西浦博教授（理論疫学）は都内の状況を「感染者数の増加が鈍化しているが、減少に転じるかは慎重な見極めが必要」と指摘、「当面は、今までと同じ生活が戻ってくるわけではない。向こう1年はこの流行と付き合っていかなくてはいけない」と見通しを述べた。

新型コロナウイルスの治療薬がない現在、接触を減らし、新たな感染者を減らすことが、感染拡大を抑えるカギだ。専門家会議は、国民がどう行動すればいいかを把握していないのではないかとみている。

●都心部を中心に商業・娯楽施設の人出は激減、地方はあまり減っていない

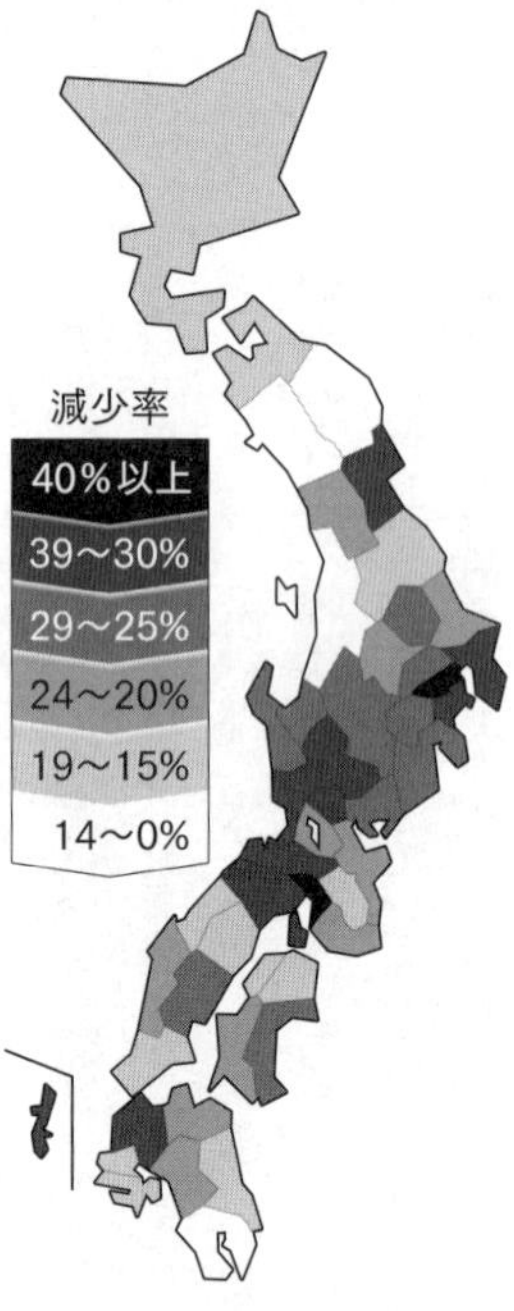

※グーグルの報告書を基に作成。平常時と比べた4月11日（土）時点の減少率

10のポイント　このため、今回、8割削減のために推奨する行動を「10のポイント」としてまとめた。大型連休中の適切な過ごし方を示す狙いもある。連休中に帰省や旅行を通じ、人と人との接触が増えれば、爆発的な感染が起きてもおかしくない。

帰省時は、遠距離の人の移動と、重症化のリスクが高い高齢者との接触が起きやすいとして、ビデオ通話による「オンライン帰省」を提案した。スーパーに食料品を買いに行く際、「1人か少人数ですいている時間に」と訴えた。「自粛疲れ」への対応も示し、気分転換で「ジョギングは少人数で」「公園はすいた時間、場所を選ぶ」と盛り込んだ。

提言では、長期戦に対応した職場環境の整備の必要性を主張した。オフィスでの仕事は原則テレワークにし、出勤が必要となる職場でもローテーションを組むなどして、出勤者の数を最低7割は減らすことも求めた。会議後、委員の一人は「ライフスタイルを変えることが大事だ」と語った。

◆人との接触を8割減らすための10のポイント

①ビデオ通話でオンライン帰省
②スーパーは1人か少人数ですいている時間に
③ジョギングは少人数、公園はすいた時間、場所で
④急がない買い物は通販で
⑤飲み会はオンラインで
⑥なるべく遠隔診療
⑦筋トレやヨガは自宅で動画を活用
⑧飲食は持ち帰りや宅配で
⑨仕事は在宅勤務
⑩会話はマスクをつけて

4月24日　ワクチンや治療薬の開発と分配について協力することで一致した

WHOと各国が治療薬開発協力（4月26日朝刊国際面）

【ジュネーブ＝杉野謙太郎】世界保健機関（WHO）のテドロス・アダノム事務局長は24日、マクロン仏大統領やメルケル独首相、国連のグテレス事務総長らとビデオ会議を開き、新型コロナウイルスのワクチンや治療薬の開発と各国への分配について協力することで一致した。会談でテドロス氏は「ウイルスを克服する道具をあらゆる人々が利用できるようにするのが私たちの共通の責任だ」と述べ、国際連携を強調した。テレビ会議はWHOと仏政府などが呼びかけ、英国、ノルウェーや主要20か国・地域（G20）議長国のサウジアラビアなど11か国と医療関係の民間団体などが参加した。

経緯

後の国際ワクチン分配につながる

この会議で発表されたのが「ACTアクセラレーター」と名付けられた治療薬、ワクチン、検査キットなどの公平な分配を推進する国際枠組みだった。Aはアクセス、Cはコロナ（COVID－19）、Tはツールでこれらを推進（アクセラレート）する制度という意味がある。

低所得国も含めた世界すべての国々にワクチンを分配する「COVAX」は、この枠組みの一部として始

まった。参加する国々や保健支援団体からの官民拠出と共同購入によって、大量のワクチンを安く獲得することを目指す画期的な制度だ。現代史、感染症史としてのコロナの経過をみると、この日は世界連携による具体的な方向性を打ち出した一つの節目になる。

欧州主導で始まった取り組みということもあってか、この日の会議に安倍首相は出席せず、賛同者の中に日本の名前はなかった。この日のことを大きく報じた日本のメディアがなかったのは、日本が関わっていなかったこともあるだろう。

5月4日にEUが主催したコロナ対応の国際会議では、日本もこの取り組みの共同提案者に加わった。[*] この会合では安倍氏のビデオメッセージが流された。

＊外務省（2020年9月）ACT（Access to COVID-19 Tools）アクセラレータ ファシリテーション・カウンシル第一回会合（事後）https://www.mofa.go.jp/mofaj/files/100109151.pdf

4月27日 世界の感染者は300万人。12日間で100万人増えた

一 欧米 企業活動再開も 世界感染300万人超す（4月29日朝刊二面）【ワシントン＝船越翔】米ジョンズ・ホプキンス大学の集計によると、新型コロナウイルスの世界の感染者は27日（日本時間28日）、累計で300万人を超えた。15日に200万人に達してから、12日間で100万人増えた。欧米などの一部の国では経済活動を再開する動きがある一方、世界保健機関（WHO）は、中南米やアフリカなどでの今後の感染拡大に注意を呼びかけている。

感染者数が世界で最も多い米国のトランプ大統領は27日、ホワイトハウスでの記者会見で「我々の積極的な戦略が奏功しているのは明らかだ」と述べ、感染拡大のピークは過ぎたと改めて主張した。経済活動の再開への意欲も示した。

米紙ニューヨーク・タイムズ（電子版）によると、27日にはミネソタ州などで製造業や農業などの再開が認められ、これまでに全米50州のうち少なくとも9州で行動制限が一部緩和されたという。米経済の中核で、感染者が集中するニューヨーク州も段階的に経済活動を再開させる方針だ。

欧州では、ドイツやオーストリアで小規模店などの営業が認められ、デンマークで小学校や保育園の一部が再

開した。ニュージーランドでは27日深夜に全土のロックダウン（都市封鎖）が解除され、28日には建設業など企業活動の一部が再開した。

4月29日　中国「全人代開催の条件が整った」

全人代　来月22日開幕　2か月半遅れ　中国、正常化アピール（4月30日朝刊一面）**【北京＝中川孝之】**中国の国会に当たる全国人民代表大会（全人代）の常務委員会は29日、新型コロナウイルスの感染拡大で延期していた全人代を、5月22日から北京で開催すると決めた。習近《シージン》平《ピン》政権は、欧米諸国などの感染状況が深刻化する中、中国の感染封じ込めの成果や経済活動の再開を内外にアピールするとみられる。

全人代は1998年以降、毎年3月5日に開幕しており、今年は2か月半遅れとなる。国営新華社通信によると、常務委は「全国の人民の努力で新型コロナの状況は改善し、経済や社会生活は正常な状態に回復しつつある」として、「開催の条件が整った」と判断した。会期は発表されなかった。

常務委は、中国本土に治療中の感染者が5万人近くいた2月24日、感染対策を優先するため、全人代の延期を決定した。現在、治療中の感染者は600人台まで減った。

ただ、集団感染とみられる事例が散発的に起きており、例年通り国会議員に当たる代表約3000人が北京に集うのはリスクを伴うことから、テレビ会議方式の導入や、参加人数の制限が行われるとの見方がある。

全人代では、新型コロナ対策として打ち出す経済政策の内容が注目される。毎年、開幕日に公表される国内総生産（GDP）の成長率目標については、1月下旬以降に経済活動がほぼ停止したため、2019年の「6～6・5％」からの大幅な引き下げは不可避な状況だ。数値目標の設定を見送ると予測する経済専門家もいる。また、来年の共産党創設100年を前に、今年中に農村の貧困人口をなくすとの目標が再確認される見込みだ。

全人代と同様に開催が延期されていた、国政助言機関・人民政治協商会議は、5月21日から北京で開催することが決まった。

▼最初の緊急事態宣言

4月5日　首相は緊急事態宣言に踏み切る意向を固め、政府は準備に着手

新型コロナ　緊急事態宣言へ着手　首相きょう諮問　企業活動は継続（2020年4月6日朝刊一面）　安倍首相は5日、新型コロナウイルスの感染者急増を受けて緊急事態宣言に踏み切る意向を固め、政府は準備に着手した。改正新型インフルエンザ対策特別措置法に基づくもので、対象は東京都を含む首都圏などを検討している。首相は宣言を出す方針を6日にも表明し、早ければ7日に宣言する。宣言が出されれば初めてとなる。

同特措法では、鉄道や道路を強制的に止めることは不可能だ。会社で働くことも禁止できない。外国で実施されているような、強制力を持つ「ロックダウン（都市封鎖）」は行えない。

東京都の小池百合子知事は緊急事態宣言後の対応について、不要不急の外出自粛を改めて要請する一方、公共交通機関や食料品店の営業など社会生活に必要なサービスは維持する方針を示している。企業活動も原則として続けられることになる見通しだ。

首相は6日に専門家ら16人で構成する「基本的対処方針等諮問委員会」を招集し、緊急事態の要件に該当するかどうかを諮問する。その後に政府対策本部を開き、緊急事態宣言に向けて本格的な準備に入る意向を表明する方向で調整している。7日か8日に宣言を発出する見通しだ。対象地域は首都圏に加え、大阪府や兵庫県も候補に挙がっている。

首相は5日午後、加藤厚生労働相や西村経済再生相らと首相官邸で会談し、感染者数の推移などについて分析した。都内ではここ数日、感染者数が急増しており、5日は143人が新たに確認され、累計で1033人に達した。東京以外の首都圏や大阪などでも増加傾向が顕著になっており、首相は緊急事態を宣言しなければ国民生活や経済に甚大な影響を及ぼすと判断した。

緊急事態宣言の要件は、①国民の生命、健康に著しく重大な被害を与えるおそれがある②全国的で急速な蔓延《まんえん》

によって、国民の生活、経済に甚大な影響を及ぼす恐れがある――の二つある。新型コロナウイルス感染症では重篤な肺炎などが生じている上に、人口が密集し、経済機能が集約する首都の東京で感染経路の不明な感染者が急増した。このため諮問委員会は、双方の要件を満たすと判断する可能性が極めて高い。

首相は宣言に合わせて国民向けに記者会見し、感染防止に向けた行動を取るよう呼びかける。緊急事態宣言後は、対象自治体の知事権限が特措法に基づき強化される。特措法では、知事が学校や映画館など人が多く集まる場所の使用制限や停止を要請・指示できると定めている。

●緊急事態宣言の流れ

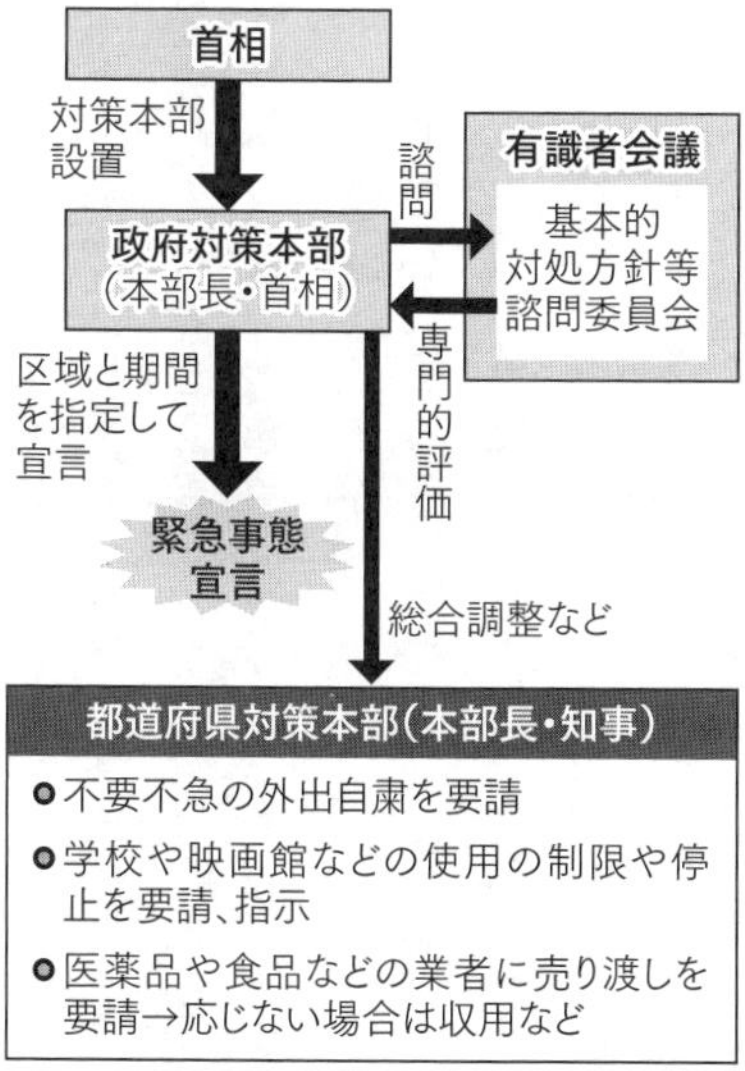

臨時の医療施設を設ける際に土地や建物を所有者の同意なしに使用したり、医薬品を強制収用したりするなどの措置も可能となる。

4月7日　首相は7都府県を対象に緊急事態宣言を発令した

緊急事態宣言　発令　新型コロナ　外出自粛要請　5月6日まで（4月8日朝刊一面）　安倍首相は4月7日、東京都など7都府県を対象に緊急事態宣言を発令した。期間は同日から5月6日までの1か月間。首相は記者会見で、国民に不要不急の外出自粛を要請した上で、「海外のような都市封鎖（ロックダウン）ではない」として冷静な対応を呼びかけた。

7都府県は、東京のほか、神奈川、埼玉、千葉、大阪、兵庫、福岡。改正新型インフルエンザ対策特別措置法に基づく初の緊急事態宣言発令となった。

首相は7日夕、首相官邸で開いた政府対策本部で「全国的かつ急速な蔓延《まんえん》による、国民生活および国民経済に甚大な影響を及ぼす恐れがある事態が発生したと判断した」として宣言を発令し、その後の記者会見で国民向けに詳細を説明した。

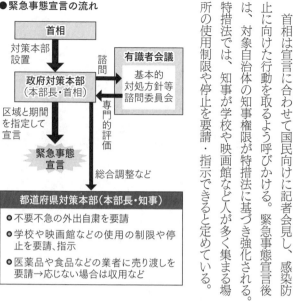

首相は、東京で感染者が現状のペースで増え続けた場合、「1か月後には8万人を超える」と警鐘を鳴らした。病床数が限界に近づき、医療現場も危機的状況を迎えていることから、「もはや時間の猶予はない」「国家的な危機だ」と危機感をあらわにした。

外出自粛で人と人との接触機会を7～8割減らせば「2週間後には感染者の増加を減少に転じさせられる」との試算を紹介し、企業にテレワークの活用などで出勤者を最低7割減らすよう求めた。「社会機能維持のための事業の継続」も呼びかけた。1か月の宣言期間には自粛効果を見極める期間も含むとして、状況が改善すれば、速やかに宣言を解除する考えも示した。

宣言では鉄道や道路を強制的に止めることはできない。首相はロックダウンとの混同を避けるため、「公共交通機関など、必要な経済社会サービスは可能な限り維持しながら、感染拡大を防止していくという対応に変わりはない」と強調した。

宣言に先立ち、首相は専門家でつくる「基本的対処方針等諮問委員会*」に、対象区域が緊急事態に当たるかどうかを諮問した。

諮問委は①新型コロナウイルス感染症が季節性インフルエンザに比べて肺炎などの発生頻度が相当高い②経済機能が集中する東京などで感染経路不明の感染者が急増し、医療提供体制が逼迫《ひっぱく》している――ことを理由に、緊急事態の要件を満たすと判断した。区域と期間は妥当だとの認識を示した。

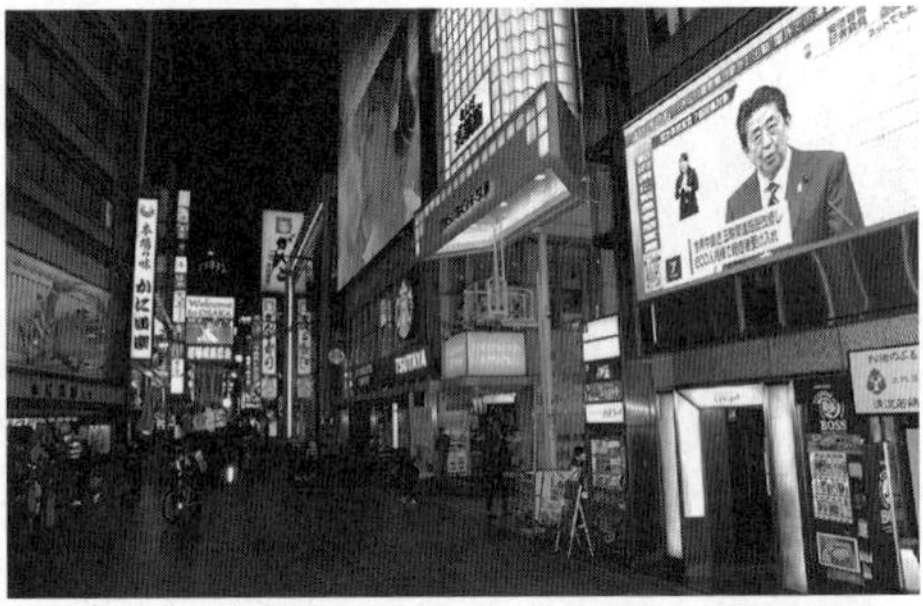

安倍首相が緊急事態宣言を発令した際の記者会見の映像が流れる街頭モニター（4月7日撮影）

緊急事態宣言の発令に合わせ、基本的対処方針も改定した。

首相は諮問委の判断を受け、7日の衆参各院の議院運営委員会で宣言を発令する考えを事前報告した。

＊基本的対処方針等諮問委員会の委員　尾身茂・地域医療機能推進機構理事長＝会長▽岡部信彦・川崎市健康安全研究所長＝会長代理▽押谷仁・東北大教授▽釜萢（かまやち）敏・日本医師会常任理事▽河岡義裕・東大医科学研究所感染症国際研究センター長▽川名明

彦・防衛医大教授▽鈴木基・国立感染症研究所感染症疫学センター長▽舘田（たてだ）一博・日本感染症学会理事長▽中山ひとみ・弁護士▽武藤香織・東大医科学研究所教授▽吉田正樹・慈恵医大教授▽脇田隆字・国立感染症研究所長▽田島優子・弁護士▽谷口清州・国立病院機構三重病院臨床研究部長▽朝野和典・大阪大教授▽長谷川秀樹・国立感染症研究所インフルエンザウイルス研究センター長

経緯

宣言を巡り、政府内で意見分かれる

改正新型インフルエンザ対策特別措置法が3月14日に施行されたことで、首相が緊急事態宣言を出し、都道府県知事の行政権限を強めることが可能になった。だが、私権制限も伴う宣言を巡っては、政府内では元々、意見が分かれていた。

麻生太郎副総理兼財務相は「弱った経済が完全に止まってしまう」と周囲に語り、否定的な立場だった。危機管理担当の菅官房長官や杉田和博官房副長官も「都の人口に比べれば、感染者数は限定的だ」との認識で、宣言で買い占め騒ぎなどの混乱が起きることを警戒していた。

一方、早期発令を求めたのが、西村経済再生相、加藤厚生労働相の両氏だった。西村氏は、特別措置法の担当として、感染症の専門家や都道府県との窓口役となり、宣言による対策強化を急ぐべきだとの考えに傾いた。加藤氏は病床不足で医療提供体制が揺らぐことを危惧していた。

安倍首相も元々、14日の特措法施行後、すぐに発令することを視野に入れていたが、都内の感染者は3月中旬の時点で1日当たり10人前後にとどまり、いったん状況を見守る姿勢に転じた。20日には、小中高校などを新学期から再開する方針を表明したが、「花見などの人出が増える『3連休の緩み』につながった」（政府高官）との反省も出た。

3月下旬に入り、都内の感染者が増加傾向を見せ、首相は宣言発令を再び検討し始めた。

しかし、小池百合子東京都知事の言動が思わぬ障害となった。小池氏は感染拡大を受け、ロックダウン（都市封鎖）が行われる可能性があるとの発言を連発した。首相周辺は「小池氏のせいで、『緊急事態宣言でロックダウン』との誤ったイメージが広がり、動きにくくなってしまった」と唇をかんだ。

4月に入り、西村氏や加藤氏らがそろって法的にロックダウンはできないことをテレビ番組などで説明し、打ち消しに追われた。

政府が7日に決定した新たな基本的対処方針で継続を求める事業に関し、電力、ガスなどのインフラやテレビ、新聞などのメディアを列記したのも、社会経済機能が宣言後も維持されることを明示するためだった。

首相は7日の記者会見で、「道路を封鎖することなど決してない」と強調。「最初はロックダウンになるのではないかという間違った認識が広がった。こういう認識をしっかりなくしていくという準備も整えながら、本日の宣言になった」と説明した。

4月10日　愛知県知事は、県独自の緊急事態宣言を発令した

愛知「緊急事態」独自宣言　京都、政府へ要請表明（4月10日夕刊社会面）　新型コロナウイルスの感染拡大を受け、愛知県の大村秀章知事は10日、県独自の緊急事態宣言を発令した。5月6日までの間、政府の緊急事態宣言の対象地域である7都府県への移動自粛に加え、県内でも、平日を含めて不要不急の外出や移動の自粛を強く求める。

同県内の感染者数は、3月までは1ケタ台で推移する日が多かったが、4月に入り増加傾向となり、7日以降は約20人の陽性が確認されている。10日午前0時現在、愛知県内の感染者数は全国で5番目に多い301人で、死者も21人に上る。大村知事は9日、「相当厳しい状況にある」との認識を示したうえで、政府の緊急事態宣言の対象区域に愛知県を加えるよう要請したと明らかにしていた。

一方、京都府の西脇隆俊知事と京都市の門川大作市長は10日午前、合同記者会見を開き、緊急事態宣言の対象地域に京都府を加えるよう政府に要請することを表明した。

往来が活発な大阪府と兵庫県で9日、1日の感染者数が最多となり、京都府内でも同日現在で165人の感染が明らかになっていることなどから、感染拡大を防ぐために必要と判断した。

4月16日　新たに40道府県を対象とした

緊急事態宣言　全国拡大　新型コロナ　5月6日まで

首相発令（4月17日朝刊一面）　安倍首相は16日、新型コロナウイルスの感染者急増を受け、全47都道府県に緊急事態宣言を発令した。発令済みの東京都など7都府県に加え、新たに北海道や愛知県など40道府県を対象地域とした。期間は5月6日まで。大型連休に向けて人の移動を全国的に抑制することで、感染拡大を抑え込みたい考えだ。

首相は16日夜、首相官邸で政府対策本部を開き、改正新型インフルエンザ対策特別措置法に基づき、全都道府県への宣言を発令した。首相は席上、全都道府県に対し、「ゴールデンウィークに向けて、不要不急の帰省や旅行など都道府県をまたいで人が移動することを絶対に避けるよう、住民に促してほしい」と呼びかけた。首相は17日に記者会見を開き、国民向けに説明する。

宣言発令に先立ち、専門家でつくる「基本的対処方針等諮問委員会」が開かれた。首相からの諮問に対し、全都道府県の現状は緊急事態宣言の要件を満たすと判断。これを踏まえ、政府は基本的対処方針を改正した。

新たな対処方針は、追加の40道府県のうち北海道、茨城、石川、岐阜、愛知、京都の6道府県について、発令済みの7都府県と合わせ、感染拡大の防止策を重点的に行う必要がある「特定警戒都道府県」と位置づけた。各知事に対し、施設の使用制限の要請などを行うよう求めている。

これら6道府県は①累計感染者数が１００人以上②感染者が10日未満の短期間で倍増③感染経路が不明の感染者が全体のほぼ半数――の3条件を満たしており、発令済みの7都府県に並ぶとされた。

残る34県は感染者が少ない地域などを含む一方で、都市部から移動した人によるクラスター（感染集団）の発生が確認されている所もある。「大型連休中の人の移動を最小化する」ため、宣言の対象地域に含めた。

地方には、医療提供体制が都市部ほど充実していない地域が多い。また、3月の3連休中に人の移動が増え、全国で感染が拡大した。加藤厚生労働相は諮問委で「増加が緩やかな地域も含めて大型連休で人の往来に伴う感染拡大が懸念される」と強調した。

首相は政府対策本部で「緊急事態を5月6日までに終えるためには、最低7割、極力8割の接触削減を何としても実現しなければならない」と呼びかけた。政府は全都道府県に外出自粛や大規模なイベントの中止などを要請してもらいたい考えだ。感染者数の少ない県でも、状況に応じて民間事業者への休業要請や学校の休校に踏み切ることを想定している。

　宣言の発令に先立ち、特措法を担当する西村経済再生相は、衆参各院の議院運営委員会で事前報告した。

4月30日　首相は5月6日の期限を延長する方針を表明

緊急事態延長　首相が表明　新型コロナ　4日にも正式決定　全都道府県　対象（5月1日朝刊一面、抜粋）

安倍首相は30日、新型コロナウイルスの感染拡大を受けた緊急事態宣言について、5月6日の期限を延長する方針を表明した。引き続き、全都道府県を対象とする方向だ。首相は4日にも、専門家による「基本的対処方針等諮問委員会」を開き、延長を正式決定する。

　首相は首相官邸で記者団に「医療従事者の負担を考えると、現状は大変厳しい」と指摘。「7日から、かつての日常に戻ることは困難と考える。ある程度の持久戦は覚悟しなければならない」と述べ、宣言の延長は避けられないとの認識を示した。

　首相は延長期間については、「どの程度になるのか、専門家の話をうかがいたい」と述べるにとどめた。政府内では、延長期間は1か月程度とし、5月末までの25日間とする案が軸となっている。

　首相は4月30日の参院予算委員会では宣言に関する判断時期について、「地方自治体の準備もあるので、（5月6日の期限）ぎりぎりではなく、ある程度、前に決めたい」と述べた。

　政府は1日、専門家会議を開き、感染の拡大状況や今後の対応などについて見解を聞く。首相は大型連休中の感染者数の推移を見極め、4日にも基本的対処方針等諮問委員会に対し、宣言の延長方針について、対象地域や期間を含め、意見を求める見通しだ。

　専門家会議と諮問委のメンバーを務める日本医師会の釜萢《かまやち》敏常任理事は4月30日、読売新聞の取材に「全国の新規感染者数が1日で計100人を切るということが、緊急事態宣言を解除する一つの目安になり得るのではないか」と語った。

5月4日　首相は緊急事態宣言を31日まで延長すると表明

新型コロナ　緊急事態宣言を延長　31日まで　一部で制限緩和（5月5日朝刊一面）安倍首相は4日、全都道府県を対象とした新型コロナウイルスの感染拡大に伴う緊急事態宣言を31日まで延長すると表明した。宣言の長期化による経済的影響などを踏まえ、感染拡大が深刻でない地域では社会経済活動の再開を容認した。14日をめどに改めて専門家らに分析してもらい、状況によっては一部地域で宣言を解除する意向も示した。

当初の宣言の期限は６日だった。延長幅は25日間となる。４日の政府対策本部で正式決定した。

首相は本部後の記者会見で、延長の理由について、「感染者の減少が十分なレベルとは言えない。医療現場の逼迫《ひっぱく》した状況を改善するには１か月程度必要だ」と説明した。１日あたりの新規感染者数は全国で１００人を下回る水準を目指すとした。「５月は収束のための１か月であり、次なるステップに向けた準備期間だ」と引き続き国民に協力を呼びかけた。６日の期限で宣言を終えられず、「断腸の思いだ。責任を痛感している」と謝罪した。

宣言の延長では、東京都など13都道府県を引き続き、感染拡大防止策を重点的に行う必要がある「特定警戒都道府県」とした。当初検討していた特定警戒都道府県とその他の県の入れ替えは見送った。

政府は宣言の延長に合わせて基本的対処方針を改定し、「特定警戒」とそれ以外の県で、自粛要請の内容を分けた。特定警戒以外の地域では、人と人との接触の８割削減や出勤者の７割減などを目標から外した。不要不急の帰省や旅行、繁華街での接待を伴う飲食、「３密」が懸念される場所以外は外出自粛を求めない。店舗や施設の使用、小規模イベントなどについても、首相は「感染防止策を十分に講じた上で実施してもらいたい」と述べ、今後２週間をめどに業種ごとの指針を取りまとめる考えを示した。

特定警戒の地域では、引き続き８割接触削減を要請する。ただ、公園や博物館などは感染防止策を講じることを前提に再開を容認した。再開にあたって実施する防止策の具体例について、政府は４日付で各都道府県知事あてに通知した。

また、政府の専門家会議は４日、感染対策の長期化を見据えて、国民が実践すべき「新しい生活様式」などを提言した。外出時のマスク着用やテレワーク・時差出勤、通販の活用などだ。

今後は、専門家らに改めて地域ごとの感染者数や医療提供体制などを分析してもらう今月14日が節目となる。

分析結果は、政府が宣言の一部解除を判断する材料となる。首相は記者会見で「可能であると判断すれば、期間満了を待つことなく緊急事態を解除する」と明言した。

5月14日　緊急事態宣言を39県で解除することを決めた

緊急事態　39県解除　新型コロナ　首相、2次補正指示（5月15日朝刊一面）安倍首相は14日、新型コロナウイルスの感染拡大を受けた緊急事態宣言を39県で解除することを決めた。宣言の対象地域を解除するのは、4月7日の発令以来、初めてだ。首相は疲弊した経済を支援するため、2020年度第2次補正予算案の編成を指示した。

首相は記者会見で、「感染拡大を予防しながら社会経済活動を本格的に回復させる極めて困難なチャレンジに踏み出す」「『新たな日常』を作り上げる」と強調した。そのうえで、緊急事態宣言を続ける8都道府県について、「収束に向けて前進しているのは間違いない。可能であれば（宣言の）期限の31日を待たずに解除する」と述べた。1週間後の21日をめどに解除の可否を改めて判断する考えだ。

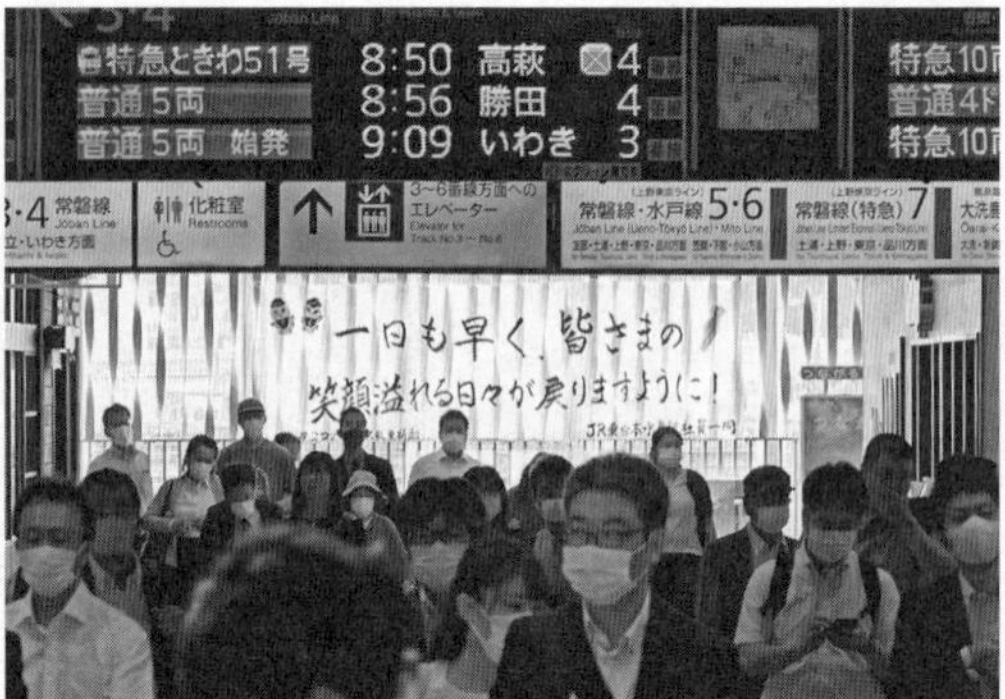

JR水戸駅の改札口から勤務先などに向かう乗客ら。駅構内には「一日も早く、皆さまの笑顔溢（あふ）れる日々が戻りますように！」と書かれた横断幕が張られていた（5月15日午前8時46分、水戸市で）＝大原一郎撮影（5月15日夕刊一面）

記者会見後に開かれた政府対策本部では、宣言の対象区域を全都道府県から、いずれも感染対策を重点的に行う「特定警戒都道府県」の北海道、埼玉、千葉、東京、神奈川、京都、大阪、兵庫の8都道府県に変更すると正式決定した。

これまで特定警戒だった茨城、石川、岐阜、愛知、福岡の5県を含む計39県は14日付で解除となった。これを受け、店舗の営業などは、知事の協力要請や業種ごとの指針に基づき判断してもらうことになる。

　政府は、基本的対処方針を改定し、緊急事態宣言を解除する際の基準を示した。①感染状況②医療提供体制③監視体制——などを総合的に判断するとし、「直近1週間の新規感染者数が10万人当たり0・5人程度以下」という数値の目安も示した。

　8都道府県は感染者数が減少傾向にあるものの、この指標を上回ったことなどから解除の対象外とされた。解除基準ではまた、医師が必要と判断した場合にPCR検査が遅滞なく行える体制が整備されていることも条件と

感染防止・経済両立 重点

諮問委に竹森・慶大教授ら4氏追加

　西村経済再生相は12日、新型コロナウイルス対策で政府に助言する「基本的対処方針等諮問委員会」に、国際経済学者の竹森俊平・慶応大教授ら経済分野の専門家4人を加えると発表した。

　竹森氏は政府の経済財政諮問会議の議員も務めている。感染症の専門家が中心だった諮問委に経済の専門家を迎えることで、感染防止と経済活動の両立を目指す。西村氏は「命を守ることと経済の両立をしっかり図りたい」と述べた。

　新たに加わるのは竹森氏のほか、大竹文雄・大阪大教授（行動経済学）、小林慶一郎・東京財団政策研究所研究主幹（マクロ経済学）、井深陽子・慶応大教授（医療経済学）の3氏。諮問委はこれまで、会長の尾身茂・地域医療機能推進機構理事長ら16人で構成していた。

　一方、西村氏は緊急事態宣言が今後解除される地域でも、感染対策を重点的に行う「特定警戒都道府県」との「行き来は引き続き自粛をお願いしたい」と述べ、基本的対処方針に明記する考えを示した。


対処方針等諮問委員会には、経済分野の専門家4人が新たに加わった（5月13日朝刊二面）

した。

　首相は会見の中で、現在は鼻の奥から検体を採取しているPCR検査について、唾液を使った検査の実用化を加速するとした。

　一方、基本的対処方針には、感染者数が倍増する時間が短くなり、感染経路が不明な割合が高まってきた場合は宣言の対象地域として再指定することも盛り込まれた。首相は会見で「十分な警戒を怠れば、2度目の緊急事態宣言もあり得る」と述べ、解除した地域でもテレワークなどを続け、県をまたいだ移動は今月末までは控えるよう呼びかけた。

　第2次補正予算案は中小企業などの家賃負担軽減や、雇用調整助成金の拡充などが柱となる。首相は政府対策本部で、27日に閣議決定する意向を示した。

◆記者会見のポイント

▽39県で緊急事態宣言を解除。残る8都道府県も21日に解除が可能かどうか検討
▽感染拡大を予防しながら社会経済活動を回復する「新たな日常」をつくる
▽解除地域でも人と人との接触減や県をまたいだ移動を控えるよう要請

▽2020年度第2次補正予算案の編成に着手
▽PCR検査や抗原検査の体制を強化

5月21日　大阪、兵庫、京都で緊急事態宣言を解除

緊急事態宣言　大阪・兵庫・京都を解除　首都圏・北海道　25日にも判断（5月22日朝刊一面）政府は21日、大阪、兵庫、京都の3府県で、新型コロナウイルスの感染拡大に伴う緊急事態宣言を解除した。安倍首相は解除を見送った東京など首都圏4都県と北海道について、25日にも再び感染状況などを評価し、宣言期限の31日を待たずに解除の可否を判断する方針を明らかにした。

21日に首相官邸で開いた政府対策本部で、宣言の対象区域を8都道府県から、北海道、東京、神奈川、千葉、埼玉の5都道県に変更することを決めた。政府は14日に39県で初めて宣言を解除し、今回で2回目となった。

首相は対策本部で、「解除が進む中、感染拡大を予防しながら新たな日常をつくりあげるチャレンジが全国で始まりつつある」と述べ、関係閣僚に全面解除を念頭に置いた対応を指示した。残る5都道県については、外出自粛や県をまたいだ移動を控えるよう呼びかけた。これに先立ち、記者団には「25日にも専門家に状況を評価してもらう。今の状況が継続されれば解除も可能となるのではないか」と述べた。

3府県が解除となった要因は、①感染状況②医療提供体制③PCR検査などの監視体制――の解除基準を満たしたからだ。政府が特に重視する「直近1週間の新規感染者数が10万人当たり0・5人程度以下」の目安をいずれも下回った。

解除見送りの5都道県のうち、北海道と東京、神奈川は20日まででこの目安を上回る。千葉、埼玉は下回るものの、通勤などで東京と往来する人も多いうえ、解除した場合は東京からの人の流入が増え、再び感染が拡大しかねないため、圏域一体で見送った。

東京、神奈川は14日の新規感染者数がそれぞれ約30人と多く、直近1週間での10万人当たり新規感染者数を引き上げている面がある。その後は減少が続いており、解除も視野に入ってくる見通しだ。

●緊急事態宣言の経緯

4月7日	宣言を7都府県に発令
16日	全都道府県に拡大
5月14日	39県で解除
21日	関西3府県で解除
25日	全面解除

（5月25日夕刊一面の図を修正）

政府は21日、解除決定に先立ち、専門家でつくる基本的対処方針等諮問委員会に3府県の解除方針を示した。諮問委は妥当と判断し、その後、西村経済再生相が衆参各院の議院運営委員会に事前報告した。同日に改定した基本的対処方針では、医療従事者や感染者の濃厚接触者らへのPCR検査などの実施拡大を明記した。

◆首相発言のポイント

▽大阪府、兵庫県、京都府の緊急事態宣言を解除

▽残る5都道県は25日にも解除を検討。31日の期限前の全面解除に意欲

▽解除地域では、新しい生活様式や各業界団体の指針を踏まえて社会経済活動を段階的に引き上げ

5月25日　政府は緊急事態宣言を全面解除した

緊急事態　全面解除　首相「流行ほぼ収束」　政府対策本部「宣言」1か月半（5月26日朝刊一面）　政府は25日、新型コロナウイルスの感染拡大に伴う緊急事態宣言を全面解除した。解除後の外出や店舗営業、イベント開催について約3週間ごとに段階的に再開する方針も打ち出した。医療提供体制の充実で感染の再拡大に備えながら、約1か月半の宣言期間中に落ち込んだ社会経済活動の立て直しに当たる。

安倍首相は25日の政府対策本部で、改正新型インフルエンザ対策特別措置法に基づく緊急事態の解除を宣言した。首相はこれに先立つ記者会見で、「強制的な外出規制などを実施せず、わずか1か月半で流行をほぼ収束させることができた。まさに日本モデルの力を示した」と強調し、国民の協力に謝意を示した。

緊急事態宣言は4月7日、7都府県に出され、同16日に全国に拡大。5月14日、21日の2度にわたり42府県で解除され、首都圏の1都3県（東京、神奈川、千葉、埼玉）と北海道が残っていた。

このうち、北海道と神奈川の直近1週間の新規感染者数は、解除基準の「10万人当たり0・5人程度以下（目安）」を満たさなかったが、感染経路不明者の割合が低く、病床をはじめとした医療体制も十分に確保されていることから、政府は総合的に解除可能と判断した。

社会経済活動の再開に向けて、首相は記者会見で「新しいやり方で日常の社会経済活動を取り戻していく」と強調。人と人との接触の8割削減などは求めず、感染リスクをコントロールしながら活動再開を促す考えを示した。

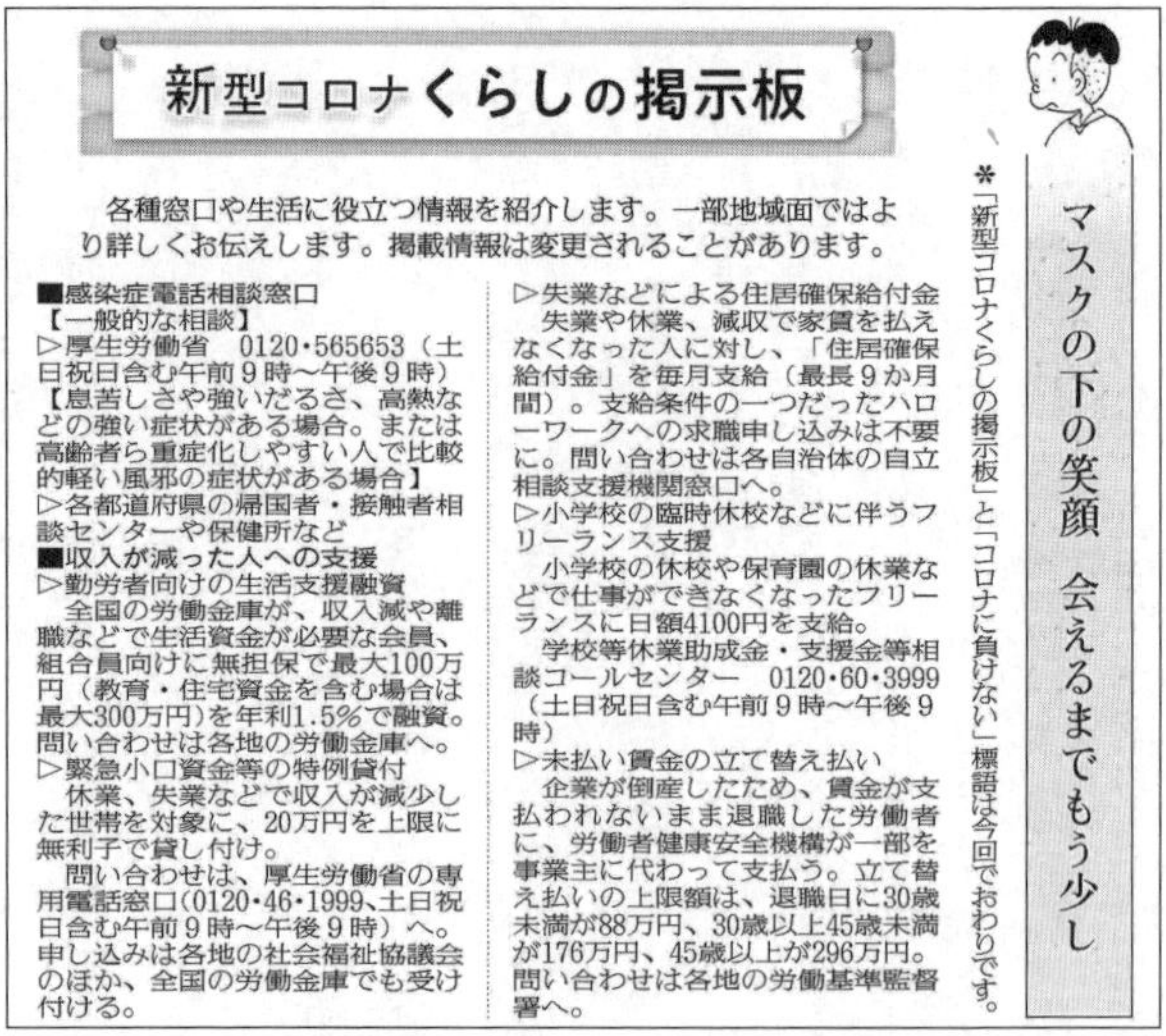
マスクの下の笑顔　会えるまでもう少し

＊「新型コロナくらしの掲示板」と「コロナに負けない」標語は今回でおわりです。

新型コロナくらしの掲示板

各種窓口や生活に役立つ情報を紹介します。一部地域面ではより詳しくお伝えします。掲載情報は変更されることがあります。

■感染症電話相談窓口
【一般的な相談】
▷厚生労働省　0120・565653（土日祝日含む午前９時～午後９時）
【息苦しさや強いだるさ、高熱などの強い症状がある場合。または高齢者ら重症化しやすい人で比較的軽い風邪の症状がある場合】
▷各都道府県の帰国者・接触者相談センターや保健所など
■収入が減った人への支援
▷勤労者向けの生活支援融資
全国の労働金庫が、収入減や離職などで生活資金が必要な会員、組合員向けに無担保で最大100万円（教育・住宅資金を含む場合は最大300万円）を年利1.5％で融資。問い合わせは各地の労働金庫へ。
▷緊急小口資金等の特例貸付
休業、失業などで収入が減少した世帯を対象に、20万円を上限に無利子で貸し付け。
問い合わせは、厚生労働省の専用電話窓口（0120・46・1999、土日祝日含む午前９時～午後９時）へ。申し込みは各地の社会福祉協議会のほか、全国の労働金庫でも受け付ける。
▷失業などによる住居確保給付金
失業や休業、減収で家賃を払えなくなった人に対し、「住居確保給付金」を毎月支給（最長９か月間）。支給条件の一つだったハローワークへの求職申し込みは不要に。問い合わせは各自治体の自立相談支援機関窓口へ。
▷小学校の臨時休校などに伴うフリーランス支援
小学校の休校や保育園の休業などで仕事ができなくなったフリーランスに日額4100円を支給。
学校等休業助成金・支援金等相談コールセンター　0120・60・3999（土日祝日含む午前９時～午後９時）
▷未払い賃金の立て替え払い
企業が倒産したため、賃金が支払われないまま退職した労働者に、労働者健康安全機構が一部を事業主に代わって支払う。立て替え払いの上限額は、退職日に30歳未満が88万円、30歳以上45歳未満が176万円、45歳以上が296万円。問い合わせは各地の労働基準監督署へ。

緊急事態宣言を受け、４月９日から５月26日まで全国版に掲載された「くらしの掲示板」（５月26日朝刊第３社会面）。地域版ではその後も続いた

25日に政府が改定した基本的対処方針では、感染状況を見ながら約3週間ごとに外出やイベント開催などの制限を段階的に緩和する考えを盛り込んだ。

県またぐ観光　来月19日にも　同日、都道府県知事に向けて出した通知では、7月下旬までを「移行期間」とし、①6月1日②同19日③7月10日――の3段階の節目を提示。プロスポーツや県をまたいだ観光は②から段階的に容認するとした。

一方、首相は、「次なる流行の恐れは常にある」と述べ、感染が再拡大した場合は再び宣言の発令があるとの考えを示した。そのうえで、感染者と濃厚接触した可能性を知らせるスマートフォンアプリを6月中旬をめどに導入することも発表した。

政府は25日、発給済みの査証（ビザ）の効力停止などの入国制限については、5月末までとしていた期限を6月末まで1か月延長することを決めた。

経緯

新規感染者は2ケタにまで減少

緊急事態宣言は、5月6日の期限での全面解除は困難との見方が政府内では強まっていった。特に13の「特定警戒都道府県」については、感染拡大が収束していなかった。

菅官房長官は4月24日の記者会見で「状況は時々刻々と変化している。（期限を）延ばすかどうかは、専門家の話をうかがったうえで判断したい」と述べた。

宣言を延長すれば、学校の休校や店舗の休業の長期化などで経済や国民生活への影響拡大が避けられない。一方で、特定警戒ではない34県を巡っても、全国的な対策を続けるために延長すべきだとの声が出ていた。（4月25日朝刊二面）

緊急事態宣言の全国への拡大の背景には、先に宣言が出された東京や大阪など7都府県からその他の地域に人が流れ、一部の知事らが対象に加えるように声を上げたことがあった。

34県を解除すれば、再び同じような人の流れが生まれる恐れがあった。首相官邸幹部はこうした事情を念頭に、「知事たちから解除を求める声は寄せられていない」と話した。

政府内ではこのほか、外出自粛の要請などを維持しながら一部で解除に踏み切ることや、感染状況に応じて特定警戒都道府県を増減させた上で延長することなども検討された。

緊急事態宣言の延長後、感染者数は減少する傾向を見せていた。

5月6日時点で、新規感染者数は34県でゼロとなり、17県は1週間連続でゼロだった。7日には新規感染者が96人となった。新規感染者が100人を下回ったのは3月30日以来、38日ぶりだった。

この頃から解除に向けた動きが活発化する。

安倍首相は6日夜のインターネット番組で「14日をめどに専門家に再評価をお願いし、可能であれば、期間満了を待たずに、その段階で緊急事態宣言の解除を行いたい」と述べた。判断のための基準を専門家に依頼して作成する考えも示した。（5月7日夕刊一面）

これを受け、基準がまとめられ、解除に向けた専門家の中間評価が行われた14日、21日に、それぞれ段階的な解除が宣言された。

［連載］医療ルネサンス　新型コロナと闘う

本紙の長期連載「医療ルネサンス」は流行初期から新型コロナを定期的に取り上げている。入院患者の感染判明後、院内感染を防ぎきった南生協病院と、支えた地域の軌跡をたどった「新型コロナと闘う」（全6回）から3回を収録した。

「院内感染だけは起きないで」

想定外の陽性　外来休止（2020年4月24日朝刊生活面）　南生協病院（名古屋市、313床、職員591人）はその瞬間、新型コロナウイルスの院内感染を防ぐ最前線に立たされた。

2月29日。土曜日の午後5時過ぎ。幹部の会議が終盤を迎えていた。院長の長江浩幸さん（60）の携帯電話に、看護部からメールが入った。〈23日に肺炎で入院した70歳代の女性が、PCR検査で陽性〉。愛知県で29人目。女性は重篤で、人工呼吸器を着けている。

感染の拡大を防がなければ。患者と職員を守らなければ。県内初の死亡者を出すことになるかもしれない。長江さんは、瞬時にそんなことを思った。

病院は、感染症指定医療機関ではなく、特別な対策が必要な患者を受け入れる設備はない。感染対策チームは7人。専従の感染管理認定看護師は1人。

手洗いや消毒、防護服着用のルール化など感染の標準予防策は徹底してきた。感染した重症患者が入る場合の想定もした。感染の可能性がある肺炎患者は、全員を病棟の個室に入れる方針も決めた。だが、女性の入院時、その指示は現場に浸透していなかった。

女性は、小規模な福祉施設に入所しており、発熱や嘔《おう》吐《と》を訴えて入院した。複数の持病がある。感染者との接触歴はない。肺炎球菌が検出され、肺炎と診断されて4人部屋に入った。

女性のPCR検査について、病院は前日の28日に保健センターに打診したが、結果は「対象外」。この日初めて検査を行い、陽性が確認されたのだ。まさに「想定外」の事態だった。

女性がいた病棟の現場で、看護師たちに緊張が走った。突然、身近に迫った未知のウイルス。何が起きるのか。看護師の一人（36）は「どうか院内感染だけは起きないで」と願った。

幹部会議後、病院と、母体の南医療生活協同組合の幹部十数人が即断した。

女性の病棟で勤務した医師8人と看護師28人ら42人は、自宅待機。8日間、新規入院と外来を休止。入院患者は病棟から出ず、家族との面会も控えてもらう。地域医療への貢献を絶対の使命としてきた病院にとって、苦渋の決断だ。

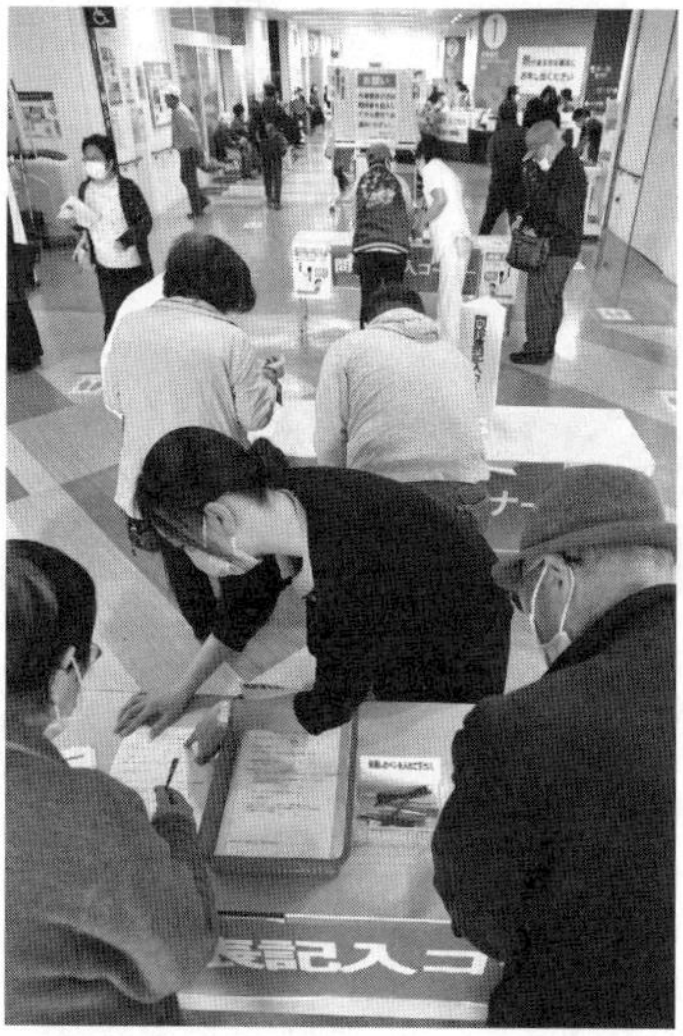

外来の休止を経て再開し、大勢の患者が訪れる南生協病院（４月15日、名古屋市緑区で）＝中根新太郎撮影

病院事務長の森善彦さん（51）は「地域と社会へ、正確な情報を発信しなければ」と考えた。午後11時半、病院は記者会見を開いた。

新型コロナウイルスとの闘いが始まった。感染の診断基準も次々と更新されていく。今日正しいことが明日は間違っているかもしれない。そんな刻々と変化する状況のなかで——。

「地域の医療を支える！」

「見える化」で混乱収拾

（４月29日朝刊生活面）南生協病院（名古屋市）で、新型コロナウイルスの感染が確認された外部からの入院患者は、３月４日時点で４人。３人は転院していたが、最初の確認から５日目を迎え、院内の緊張と混乱はピークに達した。

そこからの改善は、まさに急ピッチだった。

感染対策チームがこの日、新たなチームに再編された。通称「ＣＣＣ」（新型コロナウイルス危機対策会議）。院長ら医師５人、感染管理認定看護師ら看護師４人、事務長、医事課長による、組織一体型の〝実働部隊〟だ。２年目の研修医も加わった。

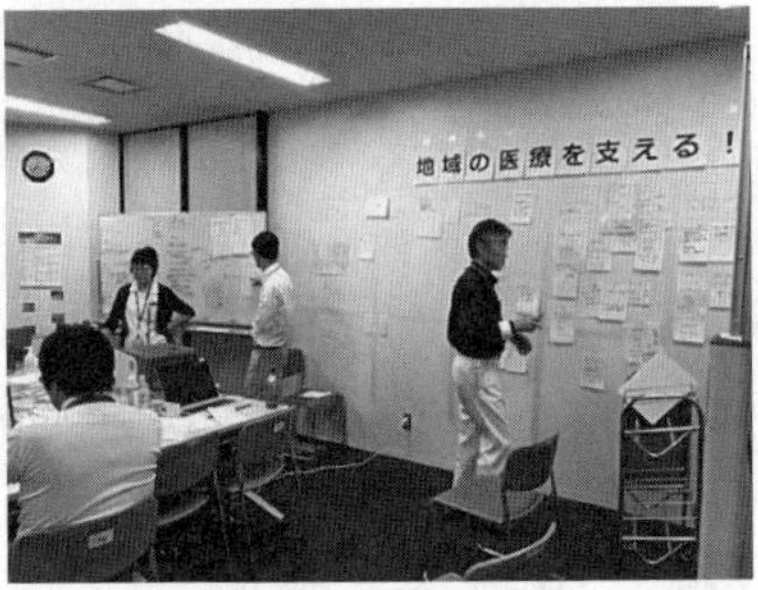

現場の問題点を書き出した紙が壁に並ぶCCC（新型コロナウイルス危機対策会議）の様子（南生協病院提供）

3階会議室の白壁に、問題点を記した紙が次々と貼られた。組織の現状を「見える化」するためだ。現場の情報や課題を吸い上げ、整理し、即応することが組織維持の生命線だと、みんなが分かっていた。

応援に入った藤田医大病院医療の質管理室長、安田あゆ子さん（48）は、チームが壁の上に大きく掲げた言葉に目を見張った。〈地域の医療を支える!〉。職員全員の意思と目指すべきゴールが明示されている。この病院は崩れないと、安田さんは思った。

「濃厚接触者」と判断される患者と職員を各病棟でチェックし、名前や位置を一覧表にした。人工呼吸器の挿管に立ちあった人などリスクの高い人とそうでない人を、緑、赤、黄色で色分けすると、どこにどの程度のリスクがあるのかが一目瞭然になった。感染患者の経過も簡潔にまとめた。

情報伝達のルートも変えた。管理部門から23の部署の管理職にメールで流す方式を改め、重要な情報を整理し、院内にいれば職員全員が端末の画面で見られるようにした。さらにCCCのメンバーが各部署に出向いてポイントを説明し、周知をはかる。

いつまでに、誰が誰に何を話し、決めていくのかの作業工程も示した。

指揮命令系統と意思決定プロセスがシンプルになり、情報が末端まで共有されると、組織全体の動きが目に見えて回復した。

作業療法士の梅原尚子さん（40）は、「相談できる場もなく、自暴自棄になっていた」自分に余裕が生まれた、と感じた。感染情報の収集などに費やす時間が短くなり、部外者の立ち入りチェックなど人が足りない仕事の応援に回った。

国立感染症研究所が示す「濃厚接触者」の基準に該当しない職員から順に、職場復帰が始まる。感染の心配のない患者たちの退院も進んでいく。

最悪の事態だけは避けられたと、感染管理認定看護師の小栗生江さん（50）が、ふと思ったのは、ＣＣＣ設立から20日が過ぎてからのことだった。

隠さない、ごまかさない、逃げない

地域に情報公開　風評克服（4月30日朝刊生活面）南生協病院（名古屋市）には、新型コロナウイルスと別に、受け止めなければならない相手がいた。地域に広がる「風評」だ。

院内の混乱に歯止めがかかり始めた3月5日、愛知県の大村秀章知事は、記者会見で、南生協病院を「小規模なクラスター（感染集団）」と表現した。その会見を記事にしたある全国紙は、「入院患者が感染した南生協病院」と書いた。

外部で感染した患者4人が入院し、感染の拡大を防ごうと職員が全力を挙げているさなかの明らかな誤り。知事も全国紙も後日、その内容を訂正した。

しかし、「コロナウイルスを〝出した〟病院」という風評が広がる。職員の家族から、悲痛な声があがってきた。「保育園や塾で、職員の子は帰ってほしいと言われた」「校内で他の児童と隔離された」「非感染の証明書を求められた」……。病院への苦情電話も100件を超えた。

こうしたなか、病院は、9日の外来診療再開に向けて動きだした。院内が正常化したとはいいがたく、反対する声もある。それでも、院長の長江浩幸さん（60）は、「正確な情報を伝え、共有すれば、地域は理解してくれる」と考えていた。

患者と職員の安全を担保する具体策について、市保健センターと入念な打ちあわせが続いた。

外来診療の再開を前に、病院は、ホームページで掲載する「地域の皆様」宛ての案内を、院長名で用意した。入院患者は4人以外、誰も感染していない。院内環境の消毒にも努めた。市保健センターから了解を得たことの3点を報告し、Q&A形式で、これまでの経緯や院内の状況、再開を決定した根拠などを分かりやすく説明した。〈今、いちばん大切なのは、みんなが新型コロナウイルスを防ぐという強い気持ちでつながり（中略）、ひとりひとりが感染の予防に取り組むことです〉とも呼びかけている。

南医療生活協同組合の組合員も、地域の疑心暗鬼を拭いとるために協力した。

生協が毎月5万部発行する機関誌「健康の友」は、9

日の外来再開日に号外を刷った。高齢の女性と看護師が会話する様子を写した写真を載せ、「隠さず速やかに情報公開」「風評越え予防に全力」などの見出しが躍る。

大勢のボランティアが集まり、それを全戸に配って、可能な限り手渡しした。まとめ役の松下繁行さん（69）は、「対面で、病院の安心と安全を伝えたかった。配りながら不安や困りごとにも耳を傾けた」と話す。

隠さない、ごまかさない、逃げない――。病院は地域と一緒になって、初めての難局を乗り切っていく。

（編集委員　鈴木敦秋）

第四章

新しい生活様式

（4月末～6月）

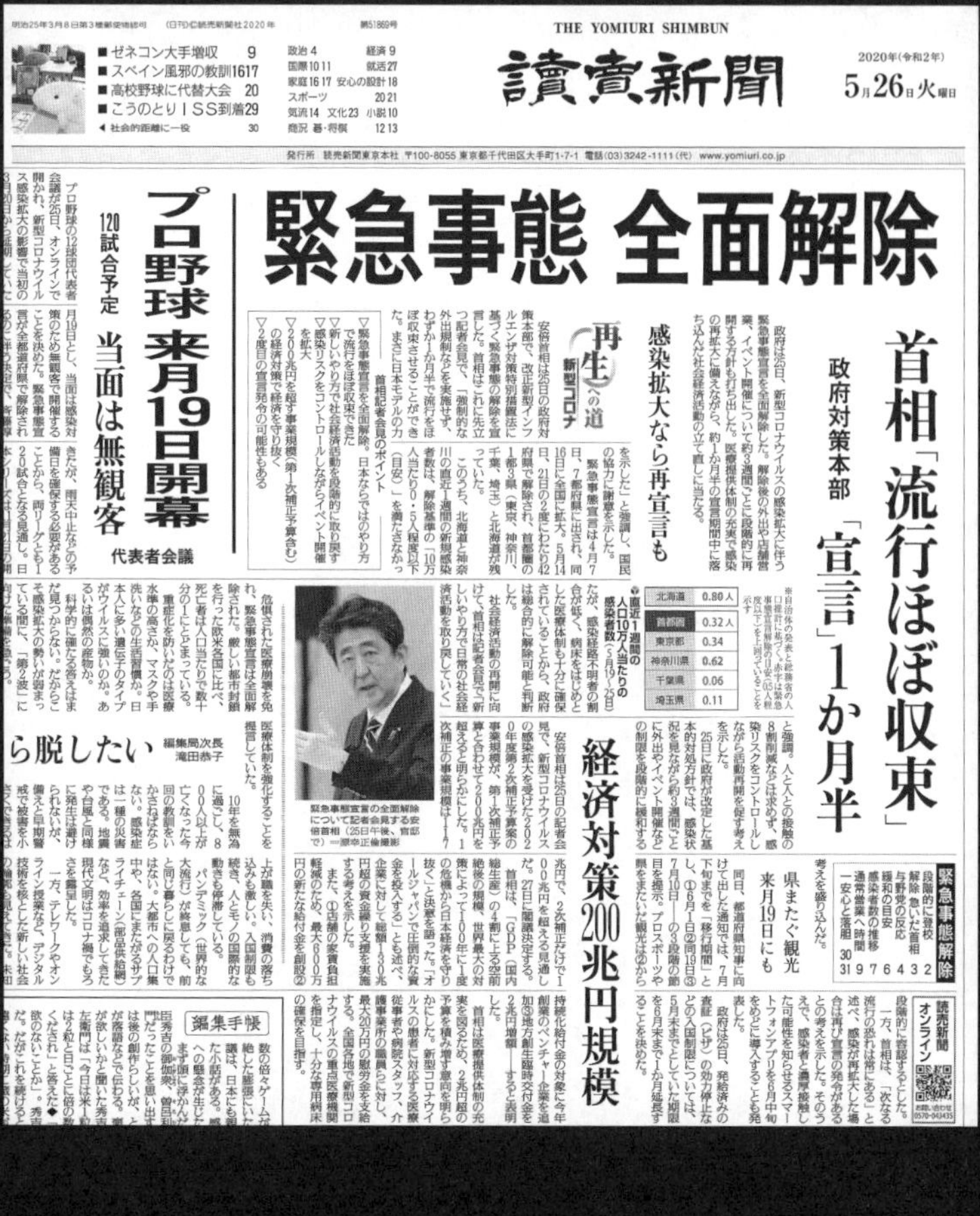

明治25年3月8日第3種郵便物認可　（日刊）©読売新聞社2020年　第51869号

THE YOMIURI SHIMBUN

讀賣新聞

2020年（令和2年）5月26日火曜日

■ゼネコン大手増収 9
■スペイン風邪の教訓 16 17
■高校野球に代替大会 20
■こうのとりＩＳＳ到着 29
◀社会的距離に一役 30

政治 4　経済 9　国際 10 11　就活 27　家庭 16 17　安心の設計 18　スポーツ 20 21　気流 14　文化 23　小説 10　商況 碁・将棋 12 13

発行所　読売新聞東京本社　〒100-8055 東京都千代田区大手町1-7-1 電話(03)3242-1111(代) www.yomiuri.co.jp

緊急事態 全面解除

首相「流行ほぼ収束」

政府対策本部「宣言」1か月半

政府は25日、新型コロナウイルスの感染拡大に伴う緊急事態宣言を全面解除した。解除後の外出や店舗営業、イベント開催について約3週間ごとに段階的に再開する方針も打ち出した。医療提供体制の充実で感染の再拡大に備えながら、約1か月半の宣言期間中に落ち込んだ社会経済活動の立て直しに当たる。

感染拡大なら再宣言も

再生への道　新型コロナ

安倍首相は25日の政府対策本部で、改正新型インフルエンザ対策特別措置法に基づく緊急事態の解除を宣言した。首相はこれに先立つ記者会見で、「強制的な外出規制などを実施せず、わずか1か月半で流行をほぼ収束させることができた。まさに日本モデルの力を示した」と強調し、国民の協力に謝意を示した。

緊急事態宣言は4月7日、7都府県に出され、同16日に全国に拡大。5月14日、21日の2度にわたり42府県で解除され、首都圏の1都3県（東京、神奈川、千葉、埼玉）と北海道が残っていた。

このうち、北海道と神奈川の直近1週間の新規感染者数は、解除基準の「10万人当たり0・5人程度以下（目安）」を満たさなかったが、感染経路不明者の割合が低く、病床をはじめとした医療体制も十分に確保されていることから、政府は総合的に解除可能と判断した。

社会経済活動の再開に向けて、首相は記者会見で「新しいやり方で日常の社会経済活動を取り戻していく」と強調。人と人との接触の8割削減などは求めず、感染リスクをコントロールしながら活動再開を促す考えを示した。

25日に政府が改定した基本的対処方針では、感染状況を見ながら約3週間ごとに外出やイベント開催などの制限を段階的に緩和する考えを盛り込んだ。

県またぐ観光 来月19日にも

同日、都道府県知事に向けて出した通知では、7月下旬までを「移行期間」とし、①6月1日②同19日③7月10日―の3段階の節目を提示。プロスポーツや県をまたいだ観光は②から段階的に容認するとした。

一方、首相は、「次なる流行の恐れは常にある」と述べ、感染が再拡大した場合は再び宣言の発令があるとの考えを示した。そのうえで、感染者と濃厚接触した可能性を知らせるスマートフォンアプリを6月中旬をめどに導入することも発表した。

政府は25日、発給済みの査証（ビザ）の効力停止などの入国制限については、5月末までとしていた期限を6月末まで1か月延長することを決めた。

直近1週間の人口10万人当たりの感染者数（5月19～25日）

北海道	0.80人
首都圏	0.32人
東京都	0.34
神奈川県	0.62
千葉県	0.06
埼玉県	0.11

※自治体の発表と総務省の人口推計に基づく。赤字は緊急事態宣言解除の目安（0.5人程度以下）を上回っていることを示す

首相記者会見のポイント

▽緊急事態宣言を全面解除。日本ならではのやり方で流行をほぼ収束できた
▽新しいやり方で社会経済活動を段階的に取り戻す
▽感染リスクをコントロールしながらイベント開催を拡大
▽200兆円を超す事業規模（第1次補正予算含む）の経済対策で経済を守り抜く
▽2度目の宣言発令の可能性もある

緊急事態解除
段階的に登校 2
解除 急いだ首相 3
与野党の反応 4
緩和の目安 6
感染者数の推移 7
通常営業へ時間 9
一安心と落胆 30 31

読売新聞オンライン

緊急事態宣言の全面解除について記者会見する安倍首相（25日午後、首相官邸で）＝[illegible]撮影

経済対策200兆円規模

安倍首相は25日の記者会見で、新型コロナウイルスの感染拡大を受けた2020年度第2次補正予算案の事業規模が、第1次補正予算案と合わせて200兆円を超えると明らかにした。1次補正の事業規模は117兆円で、2次補正だけで100兆円を超える見通しだ。27日に閣議決定する。

首相は、「GDP（国内総生産）の4割に上る空前絶後の規模、世界最大の対策によって100年に1度の危機から日本経済を守り抜く」と決意を語った。「オールジャパンで圧倒的な資金を投入する」とも述べ、企業に対して総額130兆円超の資金繰り支援を実施する考えを示した。

また、①店舗の家賃負担軽減のため、最大600万円の新たな給付金を創設②持続化給付金の対象に今年創業のベンチャー企業を追加③地方創生臨時交付金を2兆円増額―すると表明した。

首相は医療提供体制の充実を図るため、2兆円超の予算を積み増す意向を明らかにした。新型コロナウイルスの患者に対応する医療従事者や病院スタッフ、介護事業所の職員らに対し、最大20万円の慰労金を支給する。全国各地で新型コロナウイルスの重点医療機関を指定し、十分な専用病床の確保を目指す。

プロ野球 来月19日開幕

当面は無観客　120試合予定　代表者会議

プロ野球の12球団代表者会議が25日、オンラインで開かれ、新型コロナウイルス感染拡大の影響で当初の3月20日から延期していた……月19日とし、当面は感染対策のため無観客で開催することを決めた。緊急事態宣言が全都道府県で解除されるのに伴う決定で、各球……きたが、雨天中止などの予備日を確保する必要があることから、両リーグとも120試合となる見通し。日本シリーズは11月21日の開……

……ら脱したい

編集局次長　滝田恭子

危惧された医療崩壊を免れ、緊急事態宣言は全面解除された。厳しい都市封鎖を行った欧米各国に比べ、死亡者は人口当たりで数十分の1にとどまっている。

重症化を防いだのは医療水準の高さか、マスクや手洗いなどの生活習慣か。日本人に多い遺伝子のタイプがウイルスに強いのか。あるいは偶然の産物か。

科学的に確たる答えはまだ見つからない。だからこそ感染拡大の勢いが弱まっている間に、「第2波」に向けた準備を急ごう。

……医療体制を強化することを提言していた。

10年を無為に過ごし、800人以上が亡くなった今回の教訓をいかさねばならない。感染症は一種の災害である。地震や台風と同様に発生は避けられないが、備えと早期警戒で被害を小さくできるは……

……上が職を失い、消費の落ち込みも激しい。入国制限も続き、人とモノの国際的な動きも停滞している。

パンデミック（世界的な大流行）が終息しても、前と同じ暮らしに戻るわけではない。大都市への人口集中や、各国にまたがるサプライチェーン（部品供給網）など、効率を追求してきた現代文明はコロナ禍でもろさを露呈した。

一方、テレワークやオンライン授業など、デジタル技術を核とした新しい社会の輪郭も見えてきた。未知……

編集手帳

数の倍々ゲームが……絶した膨張にいた……議は、日本にも関……た小話がある。感……への懸念が生じた……まず頭に浮かんだ……臣秀吉の御伽衆、曾呂利……門だったことを思い出す……は後の創作らしいが、と……が落語などで伝わる。……が欲しいかと聞いた秀吉……左衛門は「今日は米1粒……は2粒と日ごとに倍の数……くだされ」と答えた◆……欲のないことか」。秀吉……だ。だがこれを続けると……

独自アラートからアプリまで

4月29日　米NIH　レムデシビルの臨床試験で一定の効果があったと公表

コロナ治療　レムデシビル　米、承認か　メディア報道
臨床で「一定の効果」（2020年5月1日朝刊二面）

【ワシントン＝船越翔】米国立衛生研究所（NIH）は4月29日、抗ウイルス薬「レムデシビル」の臨床試験で、新型コロナウイルスの感染者の回復が早まるなど、一定の効果があったとする中間結果を公表した。米メディアは、米食品医薬品局（FDA）が近く、緊急時に限ってレムデシビルの使用を認める方針だと報じている。

レムデシビルは、米製薬会社ギリアド・サイエンシズがエボラ出血熱の治療薬として開発した未承認の抗ウイルス薬だ。NIHは新型ウイルスに感染した肺炎患者約1000人を対象に、一方のグループにはレムデシビルを、もう一方には偽薬を投与して効果を調べた。中間結果では、偽薬のグループは患者の回復に平均15日かかったが、レムデシビルのグループは平均11日だった。患者の死亡率もレムデシビルのグループの方がわずかに低かった。

新型ウイルスの治療薬としての承認を目指すギリアド社による臨床試験でも効果を示唆する結果が出ている。米紙ニューヨーク・タイムズ（電子版）などは29日、FDAがこうした結果を受けて、近くレムデシビルの緊急使用を承認すると報じた。

日本政府はレムデシビルについて、海外での承認を前提に特例措置として、新型ウイルスの治療薬として早ければ5月上旬にも承認する方針だ。

一方、中国などの研究グループが4月29日に英医学誌に公表した臨床試験の結果では、レムデシビルの有効性が確認されなかった。

経緯

既存薬の転用　認められたのはごくわずか

この時期は、テドロスＷＨＯ事務局長が「開発に18か月を要するとの見通し」（2月12日朝刊二面）を示したワクチンではなく、すでに感染症の治療用に開発された既存薬の転用に期待がかかっていた。だが患者が急に重症化するメカニズムが十分に解明されておらず、医療現場では試行錯誤が続いた。

最初に注目されたのは、米国立衛生研究所（ＮＩＨ）や日本の国立国際医療研究センターなどが共同で臨床試験を行ったレムデシビルだ。

米食品医薬品局（ＦＤＡ）は２０２０年5月1日、未承認の抗ウイルス薬「レムデシビル」を新型コロナの治療薬として重症患者に投与する緊急使用許可を発表した（5月2日夕刊一面）。緊急使用許可は、ほかの手段がない場合に限り、ＦＤＡが未承認薬などの使用を一時的に認める制度だ。日本では5月7日、原則として重症患者に対する治療薬としての特例承認が発表された（5月8日朝刊一面）。

7月にはステロイド系抗炎症薬「デキサメタゾン」も標準的な治療薬に位置付けられた（7月22日朝刊第2社会面）。国内で使用が認められた治療薬として2例目となった。英国の研究チームの報告では、人工呼吸器を装着する重症患者で通常の治療の致死率は40・7％だが、デキサメタゾンを使うと29・0％に減少したという。

日本集中治療医学会と日本救急医学会は9月、推奨する治療薬を重症度別に記した診療指針を作り、中等症・重症患者にはデキサメタゾンの投与を強く推奨した。一方、米トランプ大統領が服用するなどして話題になった抗マラリア薬「ヒドロキシクロロキン」は、投与しないことを強く推奨した。

ＷＨＯは10月15日、30か国で1万人以上を対象にした国際臨床試験の結果、レムデシビルの死亡率を改善する効果が「ゼロかほとんどない」とする暫定結果を公表した（10月17日朝刊第2社会面）。

この時は、専門家による検証が終わっていなかったため、投与の中止などの勧告はしなかったが、11月20日発表の指針で、「症状の程度にかかわらずレムデシビルの使用を推奨しない」との見解を示した（11月20日夕刊三面）。

ＷＨＯはほかにも、抗ウイルス作用のあるエイズ治療薬「ロピナビル」「リトナビル」の合剤、「インターフェロン」についても、入院患者の死亡率改善に効果はなかったとしている。一方で、デキサメタゾンなどのステロイド系抗炎症薬については、致死率を抑える効果があったとして、重症者への使用を推奨した。

レムデシビルについては、体内のウイルスの増殖を抑えたり、回復を早めたりする効果が期待され、日本では継続して使われている。厚生労働省は21年1月、肺炎がある中等症患者にも適応を拡大した。ギリアド社から臨床試験の追加データが出され、薬の効果などを示す添付文書が改訂された。

安倍政権が期待したアビガン

日本の製薬会社「富士フイルム富山化学」（東京都）が開発製造した新型インフルエンザ治療薬「アビガン」は、中国が後発薬の臨床試験で有効と発表し、3月28日に記者会見した安倍首相が国際的な臨床研究拡大や臨床試験の開始を表明して、注目を集めた（3月29日朝刊二面）。中国の公的研究機関・中国工程院の専門誌に3月、効果があったとする論文が掲載された。加藤厚労相も「効くということになれば、全国に展開をして治療に使っていきたい」と前向きだった（2月22日夕刊三面）。ただ、中国の論文は厳密な臨床試験のデータとして不十分とみられていた。論文は4月に取り下げ後、再掲載された。

安倍首相は5月4日の記者会見で、アビガンについて、新型コロナ治療薬として5月中の薬事承認を目指す考えを表明（5月5日朝刊二面）。政府は5月7日、アビガンの対外無償供与を明らかにした（5月8日朝刊二面）。この時点でフィリピンやマレーシア、ベルギーなど44か国への供与が決まっており、１００万ドル（約1億１０００万円）の緊急無償資金協力として国連を通じて提供、供与した国から症状改善に関するデータを提供してもらい、治療法の開発に役立てる方針だった。

だが、承認に向けた作業は、首相の思うようには行かなかった。

富士フイルム富山化学が3月末に開始したアビガンの治験は、96人の患者を対象とする予定だったが、4月中旬以降、新規の患者数が減少。治験の参加者を集めるのが困難になった。加藤厚労相は5月末の記者会

見で当初の政府方針だった月内承認を断念することを明らかにした。（6月10日朝刊三面）

アビガンの早期承認については慎重論もある。妊娠中に服用することで胎児の奇形や流産・死産を起こす可能性が動物実験から指摘され、尿酸値が上がるなどの懸念もあるからだ。日本医師会の有識者会議は5月18日、「有事といえども科学的根拠の不十分な候補薬を、治療薬として承認すべきでないことは明らかである」とする緊急提言を公表した。*

富士フイルム富山化学は10月16日になって、ようやく新型コロナ治療薬として厚生労働省に承認申請をしたと発表した（10月17日朝刊第2社会面）。

しかし、厚生労働省の薬事・食品衛生審議会の12月21日の部会では、委員から「現時点の治験の結果では、効果などを確認するのは難しい」との意見が相次ぎ、2020年末の時点で承認の時期の見通しは立っていない（12月22日朝刊二面）。

●**新型コロナウイルス感染症の主な治療薬候補**

▸**レムデシビル**（点滴）	エボラ出血熱治療薬として開発途中。医療機関、製薬会社がそれぞれ治験を実施中。重症者で有効性確認
▸**アビガン**（錠剤）	新型インフルエンザ治療薬。製薬会社が治験を、藤田医科大などが臨床研究を実施中。月内にも承認
▸**カレトラ**（錠剤）	エイズ治療薬。群馬大が臨床研究を実施中
▸**オルベスコ**（吸入薬）	ぜんそく治療薬。複数の医療機関が臨床研究などを実施中
▸**フサン**（点滴）	急性膵炎《すいえん》治療薬。東大などが臨床研究を実施中
▸**アクテムラ**（点滴）	関節リウマチ治療薬。製薬会社が治験予定
▸**イベルメクチン**（錠剤）	抗寄生虫薬。北里大が治験予定

（5月8日朝刊一面）

日本関連の治療薬はほかにも

ノーベル生理学・医学賞受賞者の大村智・北里大特別栄誉教授が開発に貢献した抗寄生虫薬「イベルメクチン」に効果があるとする海外の報告もある。

6月9日には、米フロリダ州の4病院で入院患者280人を対象に調べた結果、投与した患者の致死率は15%で、投与しなかった患者に比べ約4割低いとの報告も出た。南米ペルーやボリビアでは5月、政府が治療薬として承認し、米国やスペインなどで18の臨床試験が進んでいる。

だが、米ユタ大などは4月、世界169病院のデータを分析し、投与した患者の致死率を下げたと報告したが、6月になって、分析に使われた患者データの信頼性が低いとの疑問が指摘された。科学論文サイトでの論文掲載は中止され、執筆者も退職する事態となった。コロナ関連の論文は、緊急性重視の観点から、通常の査読手続きを省略し、即時公開する措置が学界全体で取られており、研究成果の評価が定まりにくい状況がある。

この後、北里研究所は9月17日に医師主導治験を始めると発表した（9月18日朝刊第2社会面）。

このほか、英政府は21年1月、関節リウマチの治療薬「トシリズマブ」「サリルマブ」が治療に有効と発表した。

トシリズマブは岸本忠三・元大阪大学長と中外製薬が開発し、「アクテムラ」の商品名で知られる。集中治療室の患者に対してデキサメタゾンの投与など通常の治療をした場合の死亡率は35・8％だったのに対し、搬送から24時間以内にトシリズマブなども追加で使った場合は27・3％まで低下したという。（21年1月9日朝刊二面）

新型コロナウイルスを攻撃する抗体を利用した治療法の研究も進んでいる。回復者の血漿《けっしょう》を使う「血漿療法」や、抗体薬と呼ばれる新型コロナウイルスと結合する分子を用いた新薬だ。抗体薬の開発、臨床試験では、米製薬企業のイーライリリー、リジェネロンが先行した。（11月4日朝刊三面）

＊日本医師会ＣＯＶＩＤ－19有識者会議（２０２０年５月18日）「新型コロナウィルス感染パンデミック時における治療薬開発についての緊急提言」https://www.covid19-jma-medical-expert-meeting.jp/topic/1526

4月30日　米大統領　発生源について信頼度の高い情報を見たことが「ある」

「新型コロナ　武漢研究所から」米、中国追及強める　報復関税も示唆（5月2日朝刊二面、抜粋）**【ワシントン＝蒔田一彦、パリ＝山田真也】**トランプ米大統領は4月30日、新型コロナウイルスの発生源を中国武漢市のウイルス研究所だとする説について、信頼度の高い情報を見たことが「ある」と主張した。中国側は一貫してこの説を否定しているが、トランプ政権は改めて研究所に関する情報開示に焦点を当て、感染拡大の責任を巡る中国への追及を強める構えだ。

トランプ氏は、研究所が発生源とする説に「高い信頼度を与える何かを見たことがあるのか」との記者からの質問に答えた。詳細については言及を避けたが、中国に対する報復措置として、関税引き上げの可能性も示唆した。

米国内では中国の責任を問う声が高まっている。米紙ワシントン・ポストによると、政権内では経済制裁や訴訟による賠償請求も検討されているという。

武漢ウイルス研究所は、中国政府系研究機関の中国科学院に所属する。2017年には、フランスのパスツール研究所などの支援を受け、安全性が最高レベルの環境下で研究を行うP4実験室を完成させた。しかし、ワシントン・ポストは4月、研究所を18年に訪問した米外交官が、施設の安全面の脆弱《ぜいじゃく》性を公電で指摘したと伝えた。

米国の情報機関を統括する国家情報長官室は「ウイルスは人工的なものでも、遺伝子改変されたものでもない」とし、「(感染が)動物との接触で始まったのか、武漢の研究所における事故の結果なのかを判断するため、厳密な調査を続ける」との声明を出した。

経緯

証拠は見つからず

トランプ氏はこの頃から、連日、新型コロナウイルスの起源を巡る中国への疑念と、それを理由にした対中制裁をちらつかせるようになった。これは結局、2020年5月18日から始まったWHO年次総会での米中による非難の応酬につながる。

米国は感染者数、死者数で世界最多となった。トランプ氏の記者会見に同席し、時に彼の不正確な発言を修正してきた国立アレルギー感染症研究所のアンソニー・ファウチ所長の解任が取りざたされるなど(4月14日夕刊三面)、トランプ氏とホワイトハウスの対策チーム(タスクフォース)がかみ合わない様子も見受けられた。中国への疑念や制裁をにおわすことで、国内の対策がうまくいかない中、国民からの批判の矛先をかわす狙いがあったとみられる。

この後、ポンペオ米国務長官が5月3日の米ABCテレビの番組で、新型コロナウイルスが中国湖北省武漢市にある中国科学院武漢ウイルス研究所から拡散したとの疑惑について、「ウイルスが武漢の研究所から出たことを示す多くの証拠がある」と言明している（5月5日朝刊二面）。

　だが、ポンペオ氏は5月6日の記者会見で、疑惑について、「確信は持っていない」と軌道修正、米軍制服組トップのマーク・ミリー統合参謀本部議長も5月5日の記者会見で、ウイルスの発生や感染拡大に関する「決定的な証拠はない」などと述べた（5月8日朝刊二面）。

　メディア上では、この疑惑を巡って様々な臆測や未確認情報が流れたが、この時、トランプ政権側が言及した「信頼度の高い情報」や「多くの証拠」はうやむやになった。

5月1日　天皇陛下が即位されて1年となった

天皇陛下即位1年　コロナ克服へ「心一つに」（5月1日朝刊一面）天皇陛下が即位されて1日で1年となった。令和時代の幕開けに沸いた昨年から一転、今年は新型コロナウイルスの感染拡大による外出自粛が続く。皇室の活動もほとんどが延期・中止となり、「国民と直接触れ合う」という平成流の象徴の務めが困難になる中、国民への寄り添い方を模索されている。

●両陛下の新型コロナウイルス関連の面会

	説明者	内容
4月10日	新型コロナウイルス感染症対策専門家会議副座長・**尾身茂氏**	ウイルスの感染状況や対策など
15日	厚生労働省医務技監・**鈴木康裕氏**	治療薬、予防薬の研究開発状況など
28日	日本経済研究センター理事長・**岩田一政氏**	経済への影響など

　「私たち皆が心を一つにして、この感染症を抑え込み、乗り越えていくことを心から願っています」。4月10日、赤坂御所で、陛下は政府の感染症対策専門家会議の尾身茂副座長に、国民が結束する大切さを述べられた。

　感染拡大後、天皇、皇后両陛下の英国訪問や秋篠宮さまの皇嗣の儀式「立皇嗣《りっこうし》の礼」、令和初の園遊会など皇室の行事の延期・中止が相次ぐ。国民と触れ合えない状況下で、両陛下は感染症や医療、経済の専門家から計3回、話を聞き、疲弊する医療現場や生活に苦しむ人々に心を寄せられてきた。

　尾身氏との面会では、宮内庁が陛下の冒頭の発言を公表した。非公開の場での「お言葉」が紙で出されるのは極めて異例のこと。陛下は感染拡大を「人類にとって大きな試練」とし、困難に直面する人たちを案じられた。形式上は尾身氏に向けた言葉だが、側近は「事実上、国民に向けたメッセージ。国民と労苦を分かち合う姿勢を伝えたかったのだろう」と話す。

4月上旬には、スペインのフェリペ6世国王と電話で会話し、両国の新型コロナの対応やパンデミック（世界的な大流行）の解消に向けた国際協調について意見交換された。宮内庁関係者によると、電話での「会見」はスペイン側の申し出で実現した。陛下は英国留学時代から欧州の王族と友情を育まれており、側近は「国境を越えて広がる感染症にグローバルな視点で向き合われるのも令和流だ」と語る。

5月1日　専門家会議
行動制限の継続を求める

新型コロナ　外出自粛維持　提言へ　専門家会議　感染は減少傾向（5月1日夕刊一面、抜粋）　新型コロナウイルス対策を検討する政府の専門家会議（座長＝脇田隆《たか》字《じ》・国立感染症研究所長）は1日、都内で会合を開き、緊急事態宣言の期限である6日を過ぎた後も、当面は、外出自粛や営業自粛など徹底した行動制限の継続を求める提言案を議論した。一方で、感染拡大のリスクをできるだけ低減させた上で、学校活動などを再開する考え方も盛り込んだ。午後にも提言として公表する。

安倍首相は、緊急事態宣言の期限を6日から延長する方針を表明した。専門家会議の意見も踏まえたうえで、4日にも開く基本的対処方針等諮問委員会に延長の対象地域や期間などに関して意見を求め、その後の政府対策本部で延長を発令する方向だ。

西村経済再生相は会合後の記者会見で、「陽性の件数が全国的に減少傾向にあり、倍化時間も鈍化傾向にある。感染経路を追えない割合も減少傾向にあるため、新規感染者数が減少傾向に向かっていることは間違いないとの評価だ」と述べた。

コロナ対策「長丁場」に　新規感染は減少傾向　行動制限で3密回避（5月2日朝刊一面）　新型コロナウイルス対策を検討する政府の専門家会議（座長＝脇田隆字《たかじ》・国立感染症研究所長）は1日、全都道府県を対象にした緊急事態宣言について、6日の期限後も行動制限を維持すべきだとする提言をまとめた。全国の感染対策が「長丁場」になるとの判断に基づくものだ。学校活動は再開の検討を促した。

提言は緊急事態宣言について、「外出自粛や特定業種の営業自粛など、前例のない対策が講じられており、新規感染者数は減少傾向に転じた」として、これまでの取り組みを評価した。

1人の感染者がうつす平均人数を示す「実効再生産数」（推計値）は、全国は2・0（3月25日）から0・7（4月10日）に、東京都は2・6（3月14日）から0・5（4月10日）に下がった。1を下回った状況が続けば感染拡大は収束に向かうとされる。

その一方で、提言は「入院患者による医療機関への負荷はしばらく継続する」との分析を示した。感染者数が十分に減らないまま行動制限を緩和すれば、感染が再び広がって「市民の努力や成果が水泡に帰してしまう」と警鐘を鳴らした。こうした考えを踏まえ、行動制限は「当面、維持することが望ましい」と結論づけた。

感染状況が厳しい地域については、外出自粛や休業などの「徹底した要請」を求めた。感染者が減った地域も「長丁場に備え、感染拡大を予防する新しい生活様式に移行していく必要がある」とした。クラスター（感染集団）の発生を抑えるため、密閉、密集、密接の「3密」回避やテレワークなどの継続を呼びかけた。

提言は、緊急事態宣言の長期化で、市民生活への悪影響や「自粛疲れ」が広がることに懸念を示した。特に学校活動は制限を徐々に緩め、再開のあり方を検討すべきだとした。ただ、全国的なイベントは感染対策が不十分な場合、「中止や延期を含め、主催者の慎重な対応」を求めた。

行動制限を緩和する場合の基準としては、①新規感染

●専門家会議が示した今後の対応

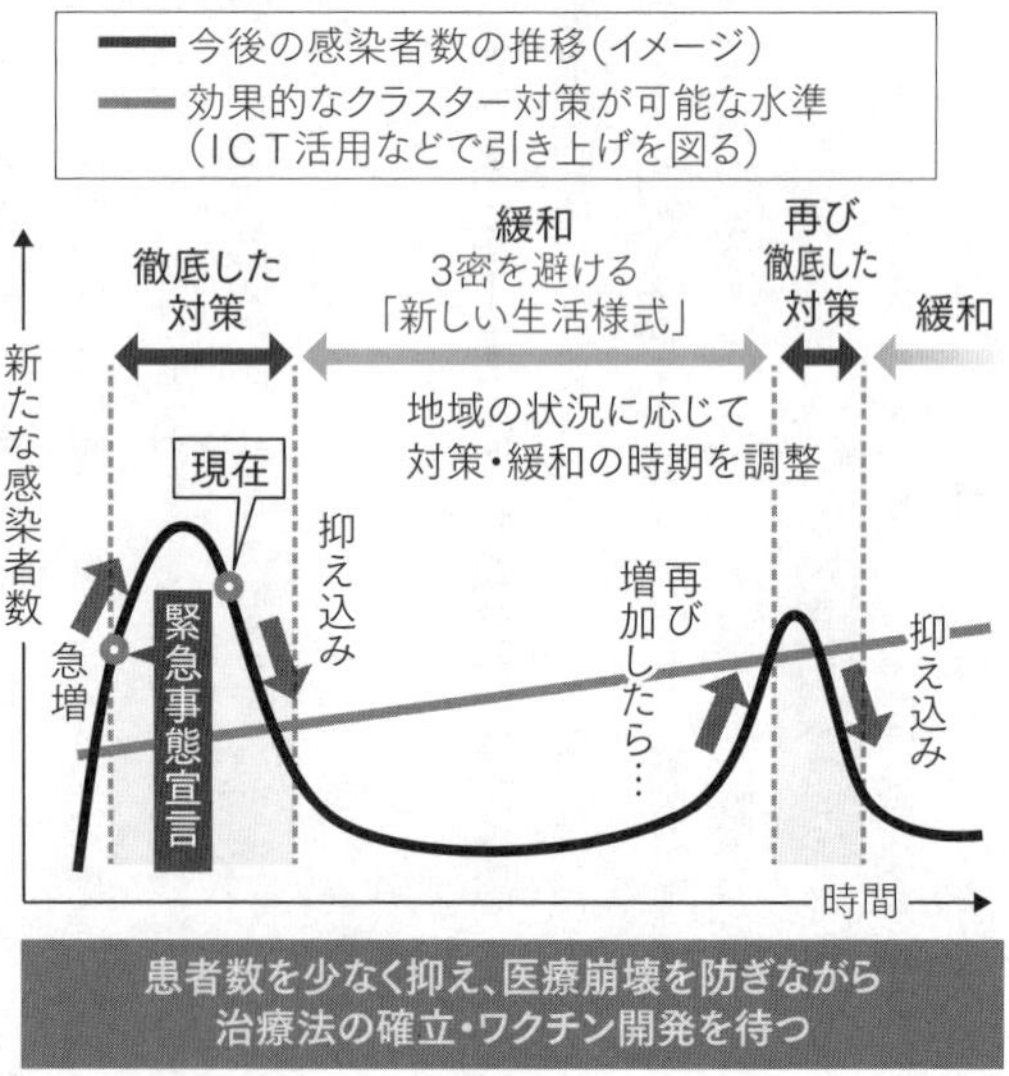

者数や感染経路不明者の割合といった感染状況②軽症者を受け入れる宿泊施設を含む医療提供体制の状況——の2点を挙げた。

政府は4日にも専門家会議を開き、東京など13都道府県が指定されている「特定警戒都道府県」の取り扱いを決める見通しだ。

●新規感染者数の推移

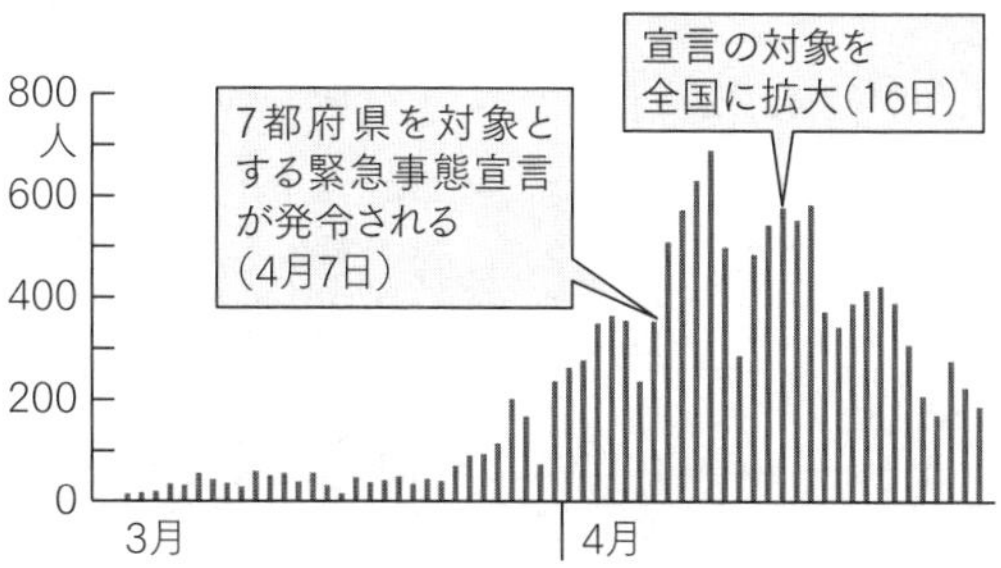

※都道府県の発表に基づく

◆専門家会議のポイント

▽緊急事態宣言で新規感染者数は減少傾向に
▽行動制限は当面、維持が望ましい
▽感染状況が厳しい地域では徹底した行動制限を
▽新規感染者数が限定的な地域も長丁場に備え、感染予防の新しい生活様式に
▽学校は感染対策を徹底して再開検討を
▽全国的なイベントは感染対策が不十分な場合、中止や延期を

5月2日　死者が累計500人を超えた

コロナ　国内死者500人超（5月3日朝刊一面）新型コロナウイルスの感染拡大で、国内では2日、死者が11都道府県で31人確認され、2月に横浜港に帰港したクルーズ船の乗船者を除く累計は500人を超えて517人になった。1日あたりの死者数31人はこれまでで最も多い。

死亡が確認されたのは東京都15人、北海道と大阪府で各3人、神奈川県と石川県で各2人など。

死者数は、4月中旬以降は週100人を超えるペースとなり、その後も増加傾向にある。4月28日に400人を超え、そこから4日で500人を超えた。

5月4日　死亡までの平均日数が8・7日だったことが分かった

感染判明から死亡8・7日　コロナ　東京・大阪100人分析（5月4日朝刊一面、抜粋）新型コロナウイルスによる死者が全国で500人を超える中、読売新聞が

●感染判明から亡くなるまでの日数

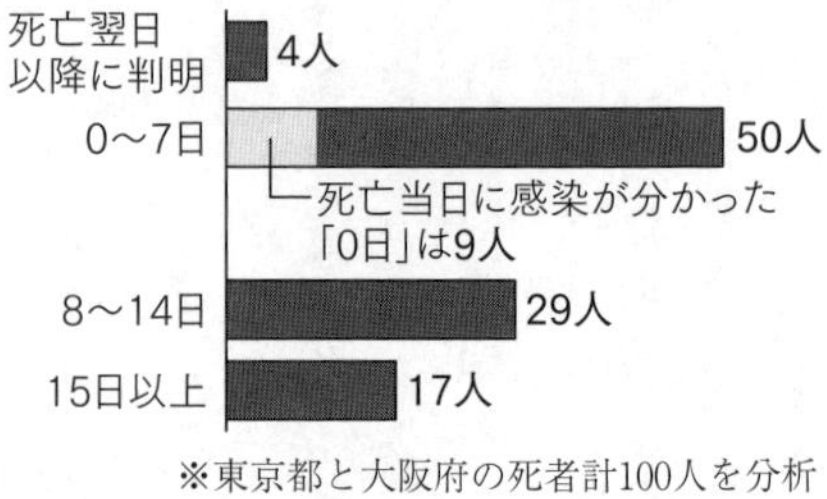

※東京都と大阪府の死者計100人を分析

東京都と大阪府の死者のうち、感染が判明した日が公表された計１００人を分析したところ、死亡までの平均日数が「８・７日」だったことが分かった。死亡当日、または翌日以降に感染が分かった人も計13人いた。感染が分かった段階ですでに症状が悪化しているケースもあるとみられ、迅速な検査と重症化対策の必要性が改めて浮き彫りになった。

各自治体では死者の情報について、「遺族の意向」などを理由に詳しい内容を明らかにしないケースが多い。東京都は2日時点の累計死者１４１人のうち54人について、大阪府は全46人について、ウイルス検査で感染が判明した日（陽性診断日）と死亡日を公表しており、読売新聞はこれらのデータを分析した。

東京・大阪を合わせた１００人中、半数の50人が、感染判明から7日以内に亡くなり、このうち9人は感染が分かった当日に死亡していた。また、死亡日の翌日以降に陽性と判明した人も４人いた。

感染判明から死亡までの平均日数は８・７日（東京７・９日、大阪９・７日）。現在、日本では発熱などの症状が出てから専門外来を受診し、さらにウイルスの有無を調べるＰＣＲ検査の結果判明までは1日以上かかることもある。このため、症状が出てから亡くなるまでの期間はもう少し長くなる。大阪では46人中34人は発症日も公表されており、発症から死亡までの平均日数は16・1日だった。

重症者　急激に悪化　コロナ１００人分析（5月4日三面、抜粋）　今回、読売新聞が分析した東京・大阪の死者１００人の内訳をみると、7日以内に亡くなった人は50人で、3日以内は26人に上る。

感染者に占める死者の割合（死亡率）は、東京・大阪の全世代では3・0％だが、70歳代以上は12・2％。感染した8人に1人が亡くなっている計算だ。

特に東京都内では、医療機関や高齢者施設で「クラスター」（感染集団）が多発し、多くの高齢者が命を落としている。永寿総合病院（台東区）では、3月下旬に最初の感染者が確認されて以降、患者や医師らが次々と感染し、これまでの感染者は210人、死者は37人に上る。中野江古田病院（中野区）でも、これまでに97人の感染が判明し、死者は11人となっている。

異変気付けず　死亡後に感染が判明するケースもある。

東京都世田谷区では4月11日、50歳代の男性会社員が社員寮の自室で死亡しているのが見つかった。男性は同9日、ウイルスの有無を確認するPCR検査を受けており、死後に陽性だったと分かった。

区などによると、発熱症状があった男性は3日以降、保健所に設置された相談窓口（帰国者・接触者相談センター）に複数回、電話をかけたがつながらなかったという。かかりつけ医が保健所に連絡し、9日に検査を受けることができたが、その後、容体が急変したとみられる。男性は単身赴任中で、誰も異変に気付くことができなかった。

読売新聞が分析した東京・大阪の死亡事例をみると、死亡の翌日以降に感染が分かった人は少なくとも4人。死亡した当日に陽性と診断された人は9人に上る。

ＰＣＲ検査を迅速化し、感染者を早期に見つけて対応するため、車に乗ったまま検査を受けられる「ドライブスルー方式」も全国各地で導入されている。

5月8日　厚労省は感染が疑われる場合の新たな「相談・受診の目安」を公表

息苦しさ「すぐ相談」　コロナ受診　新目安「37・5度」削除（5月9日朝刊一面）　厚生労働省は8日、新型コロナウイルス感染が疑われる場合の新たな「相談・受診の目安」を公表した。2月に示した目安では「37・5度以上の発熱が4日以上続く」場合に、保健所などの相談窓口に連絡するよう求めていたが、新たな目安では体温や日数の基準は削除した。

新たな目安では、▽息苦しさや強いだるさ、高熱などの強い症状がある▽高齢者ら重症化しやすい人で、発熱やせきなどの比較的軽い風邪の症状がある――場合など

●新たな相談・受診の目安

- 息苦しさ、強いだるさ、高熱など強い症状のいずれかがある
- 高齢者や基礎疾患がある人など、重症化しやすい人で、発熱やせきなど、比較的軽い風邪の症状がある
- 上記以外の人で、発熱やせきなど、比較的軽い風邪の症状が続く

従来の目安にあった「37.5度以上の発熱が4日以上続く」の記述を削除

いずれかに当てはまる場合はすぐに相談

には、保健所などに設置された窓口「帰国者・接触者相談センター」にすぐ相談するよう求めている。また、一部の感染者に確認された「味やにおいを感じにくくなる症状」が出た場合も、相談できる。

同省結核感染症課の担当者は「自宅療養中の軽症者の容体が急変し、亡くなる事例もあった。『おかしい』と思ったらすぐに相談してもらえるよう、分かりやすく整理した」としている。

視点

37・5度の目安 3か月で撤回

厚生労働省が発熱などの症状が出た場合の相談・受診の目安を最初に公表したのは2月17日だった（65ページ参照）。

厚労省幹部によると、目安の作成を指示したのは加藤厚労相。「一般的な風邪とどう違うのか。新型コロナウイルスの特徴を分かりやすく伝えないと、患者が困るだろう」というのが理由だった。これを受け、厚労省の事務方が原案を作った。

厚労省は公表前日の16日、政府の専門家会議に原案を示した。当初案では、相談・受診の目安として「風邪の症状が長く続く場合（3～4日以上）」のほか、「強いだるさ（倦怠《けんたい》感）、〇度以上の発熱、息苦しさ（呼吸困難）がある場合は4日を待たずに相談」とされ、「発熱」の基準となる体温は「〇度」と空欄になっていた。

会議の議論では専門家から、専用窓口や専門外来に患者が殺到するのを避けるため、風邪や季節性のインフルエンザと区別できる基準を求める声が上がった。新型コロナ患者を診ている医師らからは「普通の風邪だと症状のピークは（発症から）3～4日だが、新型コロナは7～10日でも治らない」との指摘があり、目安として症状が「4日以上」続く患者に絞るべきだとの意見でまとまった。

体温については、感染症患者の届け出に関する国の基準にある「発熱」の定義が従来37・5度とされていることを踏まえ、専門家から「現行のままでいい」として異論は出なかった。ある出席者は「平熱は人それぞれ異なり、37・5度に厳密な根拠があったわけではない。実際、議論では『じゃあ37・4度ならどうするのか』という意見も出たが、どこかで線引きをする必要があった」と明かす。こうして「37・5度以上の発熱が4日以上」という目安が決定した。

断るための目安になるとは夢にも思わなかった

しかし、目安の運用が始まると、保健所などが目安に当てはまらないことを理由にPCR検査を断るケースが続出した。目安では「強いだるさや息苦しさ」がある場合は4日を待たずに相談するよう求めていたが、「強いだるさや息苦しさ」も「4日以上続く」ことを条件とした自治体もあった。

医師会からは「医師が検査を要すると判断したのに、目安を理由に検査が断られている」との非難が寄せられた。厚労省は2月27日、「医師が必要と判断すれば検査の対象とする」との通知を発出。「強いだるさ」と「4日以上」の両方がそろわなければ相談できないとの誤解もあったため、3月22日には「どちらかが当てはまれば相談を」との通知を出した。

こうした通知は現場にはなかなか浸透しなかった。多忙を極める現場では日々、大量に発出される通知に目を通す余裕がなかったことが要因とされる。さらに、各地でPCR検査能力が不足し、病床も逼迫《ひっぱく》し始めていたことも背景にある。関東地方のある保健所長は読売新聞の取材に「2～3月はPCR検査の条件を少し厳しめにした。病院が軽症者であふれてしまい、重症者への対応が遅れるのが怖かった」と明かした。

SNSでは「保健所に検査を拒否された」との批判の投稿が相次いだ。自宅療養中の軽症者の容体が急変し、死亡する事例も相次いだ。国会では、検査が受けられない原因として、相談・受診の目安がたびたびやり玉に挙がった。

5月8日、厚労省は目安を改定し、37・5度という体温や4日以上という日数を削除した。加藤厚労相がこの日の記者会見で、「目安が相談や受診の一つの基準のようになっているとの指摘があったが、我々から見れば誤解だ。幾度となく通知を出し、弾力的な対応を求めてきた」と発言。国会やネット上で「国民や保健所に責任転嫁している」と、さらなる批判を招き、後日、「(自身の発言が)適切だったのか、真摯《しんし》に受け止めなければいけない」と釈明した。*

目安について専門家会議のメンバーの一人は「患者を治療につなげる目安が、『断るための目安』になるとは夢にも思わなかった」と振り返る。厚労省幹部は

「医療や検査の体制の整備を急いでいた感染拡大の初期には、必要な目安で、役割を果たした。目安をもっと早く変更すべきだったという批判は真摯に受け止める」と話す。（社会部　杉浦まり）

＊厚生労働省（２０２０年5月12日）「加藤大臣会見概要」https://www.mhlw.go.jp/stf/kaiken/daijin/0000194708_00242.html

5月9日　世界の累計感染者数が４００万人を突破した

世界の感染者　４００万人を突破　拡大ペース衰えず（5月11日朝刊二面）**【ワシントン＝山内竜介】**

新型コロナウイルスの世界の累計感染者数が９日（日本時間10日）、米ジョンズ・ホプキンス大学の集計で４００万人を突破した。３００万人に達したのは4月27日で、わずか12日間で１００万人増加した。拡大のペースは衰えていない。

10日午前（日本時間11日未明）時点の感染者数は約４０５万人だ。国別では米国が約１３１万人と最多で、全世界の感染者の3割超を占める。以下、スペイン、イタリア、英国と続く。死者数は28万人に迫る勢いで、このうち約7万９０００人が米国での犠牲者だ。英国やイタリアも死者が3万人を超えている。

最近は、感染拡大の中心が欧米から南米やアフリカ各国に移り、ブラジルの死者も1万人を超えた。欧米では行動制限を緩和し、経済活動を再開する動きが広がっているが、流行の「第2波」を懸念する声も強い。

●主な国・地域での新型コロナウイルスの感染状況
（日本時間５月11日午前０時現在、累計）（　）は死者数

米国	130万9698人(7万8799)	スウェーデン	2万6322(3225)
スペイン	22万3578(2万6478)	シンガポール	2万3336(20)
イタリア	21万8268(3万395)	イスラエル	1万6458(248)
英国	21万6526(3万1662)	オーストリア	1万5871(618)
ロシア	20万9688(1915)	インドネシア	1万4032(973)
ドイツ	17万1324(7549)	韓国	1万874(256)
ブラジル	15万6061(1万656)	フィリピン	1万794(719)
フランス	13万8854(2万6310)	南アフリカ	9420(186)
トルコ	13万7115(3739)	エジプト	8964(514)
イラン	10万7603(6640)	オーストラリア	6941(97)
中国本土	8万2902(4633)	マレーシア	6656(108)
カナダ	6万8924(4824)	タイ	3009(56)
インド	6万4139(2114)	香港	1047(4)
ベルギー	5万3081(8656)	台湾	440(6)
オランダ	4万2826(5459)	ベトナム	288(0)
スイス	3万305(1830)	日本	1万5846(633)
ポルトガル	2万7581(1135)	クルーズ船(横浜)	712(13)

※米ジョンズ・ホプキンス大の集計などに基づく。同大の集計は当局の公式発表と異なる場合がある。フランスは仏政府の発表による

5月11日　政府の対応を「評価しない」と答えた人は19ポイント上昇

新型コロナ　政府対応「評価せず」58%　本社世論調査（5月11日朝刊一面）読売新聞社は8～10日、全国世論調査を実施した。新型コロナウイルスを巡る政府のこれまでの対応を「評価しない」と答えた人は58%で、同じ質問をした3月20～22日調査の39%から19ポイント上昇し、「評価する」34%（3月調査53%）と逆転した。全ての国民に1人当たり現金10万円を給付することは、「適切だ」60%、「少なすぎる」24%、「多すぎる」4%だった。

安倍内閣の支持率は42%で、前回調査（4月11～12日）と同じだった。不支持率は48%（前回47%）。不支持の人に理由を聞くと、トップの「首相が信頼できない」が34%（3月調査52%）に下がる一方、「政策に期待できない」が26%（同18%）、「首相に指導力がない」が22%（同7%）にそれぞれ上昇した。国民への現金給付を巡り、いったん閣議決定した補正予算案を組み替える混乱が生じたことなどが影響したとみられる。

政府が緊急事態宣言を31日まで延長したことを「評価する」は81%。感染拡大が深刻でない地域での行動制限緩和や経済活動再開は「適切だ」57%、「早すぎる」30%、「遅すぎる」5%となった。自治体による、休業要請に応じた事業者への金銭面の支援は「少なすぎる」60%、「適切だ」27%、「多すぎる」1%で、不十分との見方が多かった。

政党支持率は自民党34%、立憲民主党、公明党、日本維新の会が各4%などで、無党派層は44%だった。

収束後も予防「継続」81%（5月11日朝刊二面）読売新聞社の全国世論調査で、新型コロナウイルスの感染が落ち着いた場合でも、人との間隔を空けるなど、感染予防を意識した生活様式を続けようと「思う」と答えた人は81%に上った。

年代別でみても、「思う」の割合は18～39歳で83%、40～59歳で86%、60歳以上で76%といずれも高い水準を示した。男女別では、女性が85%、男性が76%で女性の方が高かった。

新型コロナウイルスの感染拡大で、自分の生活が苦しくなる不安を感じている人は、「大いに」23%と「多少は」49%を合わせて全体の72%に上った。感じていない人は「あまり」22％と「全く」5％の計27％。「感じている」と答えた人の割合は、地域別や都市規模別でみても大きな差はなかった。これに対し、職業別では、商工自営業・自由業が86％と最も高く、給与所得者は71％、無職は63％など意識の差がみられた。

5月13日　大相撲の勝武士さんが死去した。国内最年少だという

新型コロナ　糖尿病患う　28歳力士　最年少感染死　三段目・勝武士さん（5月14日朝刊社会面）　新型コロナウイルスに感染して入院していた大相撲西三段目82枚目の勝武士《しょうぶし》さん（本名・末武清孝＝すえたけ・きよたか＝、山梨県出身、高田川部屋）が13日未明、コロナウイルス性肺炎による多臓器不全のため東京都内の病院で死去した。28歳だった。告別式は未定。新型コロナウイルス感染による日本の現役プロスポーツ選手初の死者で、厚生労働省によると、同省が確認している中で国内最年少の死亡者だという。

日本相撲協会の発表によると、勝武士さんは4月4日頃から38度台の発熱があり、師匠の高田川親方（元関脇安芸乃島）らが保健所に電話をかけ続けたがつながらず、受け入れ先の医療機関が見つからなかったという。同8日には熱が下がらず血たんが出て、夜に都内の病院に入院し、9日に別の病院へ転院。PCR検査で10日に陽性が確認された。19日以降は病状が悪化し、集中治療室に入っていた。関係者によると、糖尿病も患っていたという。相撲協会の芝田山広報部長（元横綱大乃国）は「（医療機関が）逼迫《ひっぱく》した状況で、受け入れ先がなかった。何とか心の中で回復してくれという思いだった」と語った。

東京都の小池百合子知事は、勝武士さんが28歳の若さで亡くなったことについて「衝撃であり、当時の対応について検証したい」と報道陣に対して述べた。

勝武士さんは2007年春場所初土俵。最高位は三段目で関取経験はなかった。地方巡業では相撲の禁じ手な

●勝武士さんの経緯

4月4～7日	38度台の発熱。師匠らが保健所に連絡を試みるも電話がつながらず。近隣の複数の病院に依頼や相談も、医療機関が見つからず
8日	熱が下がらず、たんに血が混ざったため救急車を呼ぶ。受け入れ先が決まるのに時間がかかり、夜になって都内の大学病院へ入院
9日	状態が悪化。他の大学病院へ転院
10日	PCR検査で陽性が判明
19日	病状が悪化。集中治療室に入る
5月13日	午前0時30分死去

どを面白く紹介する「初っ切り」を務めたこともあり、同じ二所ノ関一門のベテラン親方は、「10年以上下積みを続け、身長1メートル65と小柄だったが、素直な人柄で、付け人を務めていた関取にもかかわいがられていた」と話した。

相撲協会の八角理事長（元横綱北勝海）は「懸命の措置をしてくださった医療機関の皆様には、故人に代わり、深く感謝申し上げます」との談話を出した。

視点

自宅療養者の死亡はなぜ相次いだか

日本国内に感染拡大の「第1波」が押し寄せていた2020年4月から5月にかけて、自宅で療養していた新型コロナウイルス感染者の容体が急変し、命を落とすケースが相次いだ。軽症や無症状の人でもある日突然、重篤な状況に陥ってしまうというコロナ感染症ならではの怖さを浮き彫りにする事態だが、その背景には、感染者の急増によってコロナ病床が逼迫《ひっぱく》し、感染者を病院に入院させることができなくなっていたという事情があった。

当時、特に深刻な事態に陥ったのが埼玉県だ。県は4月22日、自宅療養中だった50歳代男性の死亡を発表し、2日後の同24日には70歳代男性が同じく自宅で亡くなっていたことを明らかにした（155ページ参照）。県はもともと全ての感染者を「原則入院」としていたが、感染者の急増で病床の確保が追いつかず、関係者によると、入院先の調整がつかずに自宅療養となった人は、4月上旬の時点で100人ほどに上っていたという。この時、医療現場で防護服やサージカルマスクなどが不足し、コロナ患者の受け入れを迷う医療機関が相次いだ。知事自ら各医療機関に電話して、患者の受け入れを要請することもあったという。

加藤厚生労働相は4月23日、軽症者や無症状者について、ホテルなど宿泊施設での療養を基本とすることを記者団に明らかにした。これまでの自宅療養との併用から方針転換した。厚労省は同日、都道府県に通知を出した。（4月24日朝刊一面）

東京でも5月に大相撲三段目力士の勝武士さんが28歳の若さで亡くなった。

当時、東京都内の感染状況は日々拡大していた。3月上旬までは1ケタ台だった1日あたりの新規感染者数は、3月下旬から2ケタ台後半の日が続き、勝武士さんが発熱した4月4日には初めて1日で100人を突破。都は4月上旬に患者の入院先や療養先を決める「調整本部」を稼働させたが、コロナ疑いの患者にとって最初の窓口となる保健所はパンク状態で、医療機関も逼迫していたとみられる。

勝武士さんは4月19日に容体が悪化し、24日後に亡くなった。相撲協会の芝田山広報部長（元横綱大乃国）は「元気で明るい性格だったみたいだ。私としても何とか回復してくれという思いでいっぱいだった。非常に残念です」と語った。

◇

こうした第1波の危機を教訓に、全国の自治体はコロナ病床の整備とともに軽症者向けの療養用のホテル確保にも力を入れた。だが、20年12月から21年1月にかけては「1日あたり数千人」のペースで新規感染者が確認される事態となった。感染者が急激に増えた結果、再び病床が逼迫して受け入れ先の調整が難航し、自宅で療養中に亡くなる人が各地で相次いだ。読売新聞の全国調査では、21年1月20日時点で、自宅療養中死亡者は16人に上り、その後も増えている。

16人のうち、東京都の死亡者は6人に上った。発熱の症状があったため医療機関を受診したという60歳代の男性は1月16日に陽性と判明。翌17日に入院調整が始まり、19日にようやく入院先が決まった。保健所が本人と連絡を取った際は38度台の熱で、救急搬送するような状態ではなかったのに、その日の夕方近くなって自宅で倒れていたところを発見され搬送先で死亡が確認されたという。都の担当者は「感染者が爆発的に増えて保健所でも迅速に対応しているが、数時間で容体が急変して亡くなってしまう怖さがある」と明かす。

神奈川県でも2人が死亡したが、自治体や保健所の業務が逼迫し、感染者の健康観察のためのシステムへのデータ入力が漏れて自宅訪問が行われなかったり、忙しすぎて感染者への聞き取り調査ができなかったりといった事態に陥っていた。

厚生労働省のまとめによると、21年1月の段階で全国の自宅療養者は3万人を超えた。重症者のために高度な医療体制を備えたコロナ病床を空けておく必要がある一方で、いつ容体が急変するかもしれないというリスクと向き合いながら自宅での療養を余儀なくされる人は多い。限りある病床をいかに効率的に使い、感染者の容体急変に即応するか。大阪府が、指先に装着して血中の酸素濃度を測る「パルスオキシメーター」の配布やオンライン診療の拡大を表明するなど、各地の自治体で模索が続いた。（社会部次長　木下敦子）

5月13日　相撲協会が約1000人に抗体検査をすることがわかった

大相撲　1000人抗体検査　来週から　力士、行司ら全員（5月13日夕刊一面）　日本相撲協会が、全力士のほか、行司、呼び出し、床山ら裏方を含めた全協会所属員約1000人を対象に、新型コロナウイルスの感染歴を調べる「抗体検査」を実施することが13日、わかった。週明けから検査を始め、6月中に結果が出そろう予定。日本のスポーツ界で大規模な抗体検査が行われるのは初めて。

相撲協会は緊急事態宣言の延長を受け、5月の夏場所（東京・両国国技館）を中止し、会場を名古屋から東京に移して無観客で7月場所開催を目指している。協会は検査によって感染状況を把握し、場所開催への対策に役立てたい考えだ。

抗体検査はウイルスなどの病原体への感染歴の有無を調べる検査。微量の血液を採取し、抗体があるかどうかが短時間で分かる。感染状況の把握には一定の効果があると期待されている。

相撲協会では専門機関に依頼し、相撲部屋ごとに検査日時を設定して血液を採取する。検査前に体調確認を行い、検査結果と組み合わせることで、①感染していない②感染して間もない③感染して治った——の区別をつけ、②に該当した人はＰＣＲ検査を受けてもらう方針だ。協会内では、4月に入ってから高田川親方（元関脇安芸乃島）、十両白鷹山関ら計7人の感染が確認されているが、今回の検査によって相撲界全体の状況を把握したうえで、日常生活や稽古を行っていく上での不安を取り除き、対策を講じる考えだ。

東北医科薬科大の賀来満夫特任教授（感染制御学）は「力士同士が激しく接触する大相撲で、感染歴を確認する抗体検査を一斉に行うことの意義は大きい。その解析結果は、他のプロスポーツや五輪の運用にも役立つ可能性がある」と評価しつつ、「抗体検査の精度などについては課題もある。症状があれば他の検査と組み合わせることで、より精度が高まる」と指摘する。

抗体検査を取り入れる動きは欧米などでは広がっており、スポーツ界では米大リーグの各球団が協力し、4月中旬に球団従業員ら約5700人が抗体検査を受けた例がある。

相撲協会「全員を検査」　感染歴、抗体で　力士ら1000人対象（5月14日朝刊一面、抜粋）　日本相撲協会は13日、新型コロナウイルスの感染歴を調べる「抗体検査」を力士や親方、行司ら全協会所属員約1000人を対象に実施すると発表した。＊ 力士らの健康を守り、本場所開催に向けた取り組みに生かす方針。

相撲協会によると、検査は専門機関に依頼し、来週以降、相撲部屋ごとに希望者に対して実施する。日々の検温など検査前の体調確認と検査結果を組み合わせ、現在感染しているか、感染して既に治ったかなどを判別し、必要な場合はPCR検査で診断する。

協会は結果を基に感染状況を把握し、専門家の助言を得ながら、今後の対策を立てる。

抗体検査は、導入の動きが広がっており、東京都は6月から始める予定にしている。

＊5月中旬から約1か月間抗体検査が実施され、検査を受けた協会員891人のうち、抗体陽性者は5人（陽性率0・56％）だった（7月7日朝刊第2社会面）。

5月15日　厚生労働省は抗体検査を6月にも行うと発表した

新型コロナ　抗体検査1万人実施　厚労省、来月にも　東京や大阪で（5月15日夕刊一面）　厚生労働省は15日、新型コロナウイルスの感染歴を調べる抗体検査を6月にも行うと発表した。感染者が多い東京都や大阪府など計約1万人の血液を調べる計画だ。感染の広がりを推定し、感染防止策の効果を検証する。大規模な抗体検査は初めてとなる。今年度補正予算に2億円を計上した。

現在、保険適用になっているPCR検査や抗原検査は、その時点で体内にウイルスがあるかどうかがわかる。一方、抗体

●新型コロナウイルスに関する三つの検査の違い

	わかること	使う検体	保険適用
抗体検査	すでに感染していたかどうか	血液	なし
抗原検査	今、感染しているかどうか	鼻の奥の粘液など	あり
PCR検査	今、感染しているかどうか	鼻の奥の粘液など	あり

は、感染して、しばらくたってから作られるため、過去に感染したかどうかの把握に役立つ。複数の検査キットや試薬が開発されている。

　今回の計画では、感染が拡大した地域のほか、感染者の少ない地方都市でも調査を行う。抗体の量を精密に把握できる装置などで調べることを想定する。検査法の精度も検証する。

　また、厚労省は、日本赤十字社の協力を得て、今年4月に、献血の血液を利用して実施した抗体検査の結果を公表した。迅速キットなどで都内の500人を調べたところ、計3人が陽性に、東北地方6県の500人では計2人が陽性だった。

　一方、新型コロナウイルスの報告がなかった昨年1〜3月に採取した血液でも検査した結果、500人中計2人が陽性となった。

　微量の血液を使って15分程度で調べる迅速キットは、感染していないのに陽性と判定されるケースが一定の割合で起こるとされる。

●新型コロナウイルス対策を巡る主な経緯

1月	16日	政府が日本国内で初の感染者を確認したと発表
	29日	中国・武漢の邦人を乗せたチャーター機第1便が到着
2月	3日	クルーズ船「ダイヤモンド・プリンセス」が横浜港に帰港
	24日	政府の専門家会議が「急速な拡大に進むか、収束できるかの瀬戸際」との見解を発表
	26日	安倍首相が大規模イベントなどの自粛を要請
	27日	首相が全国の小中高校などに3月2日からの臨時休校を要請する意向を表明
3月	14日	改正新型インフルエンザ対策特別措置法が施行
	19日	専門家会議が爆発的な感染拡大の可能性があるとの分析を公表
	24日	東京五輪・パラリンピックの延期が決定
	25日	東京都が週末の不要不急の外出自粛を要請
	26日	政府が改正特措法に基づく対策本部の初会合
	28日	政府対策本部が基本的対処方針を決定
4月	1日	専門家会議が5都府県で医療崩壊の恐れがあるとの懸念を表明
		首相が布製マスクを全5000万世帯に2枚ずつ配布すると表明
	7日	首相が東京都など7都府県を対象に緊急事態宣言を発令
	11日	遊興施設など幅広い業種への都の休業要請が開始
	16日	緊急事態宣言を全47都道府県に拡大
	17日	首相が全ての国民に一律10万円を給付する方針を表明
	18日	クルーズ船を除く国内の累計感染者数が1万人を突破
	30日	2020年度補正予算が成立
5月	4日	首相が緊急事態宣言の5月31日までの延長を表明
	7日	厚生労働省が治療薬として抗ウイルス薬「レムデシビル」を特例承認

（5月15日朝刊二面）

結果にばらつきもみられる。今年4月、大阪市立大病院で外来患者の1%（312人のうち3人）、3～4月、神戸市立医療センター中央市民病院で外来患者の3・3%（1000人のうち33人）がそれぞれ陽性と判定された。

岡部信彦・川崎市健康安全研究所長は「感染状況の把握に役立てるには、今回の結果を冷静に捉えて、今後の大規模な調査で検証を続ける必要がある」と話す。

5月18日　トランプ氏 WHO事務局長に宛てた書簡をツイッターで公開

米、WHO脱退示唆　対中国　見直し迫る　事務局長に書簡（5月19日夕刊一面）【ワシントン＝海谷道隆、ジュネーブ＝杉野謙太郎】新型コロナウイルスの国際的な感染拡大防止策を担う世界保健機関（WHO）を舞台に、米中の対立が激化している。米国のトランプ大統領は、WHO脱退の可能性をちらつかせて中国との関係見直しを迫っている。

トランプ氏は18日、WHOのテドロス・アダノム事務局長に宛てた書簡をツイッターで公開し、WHOが今後30日以内に中国との関係で本質的な改善に取り組まなければ、「米国の資金拠出の停止を恒久的なものとし、米国の加盟についても再考する」と警告した。

トランプ氏はこれに先立ち、ホワイトハウスで記者団に向かって「WHOは中国の操り人形だ」と痛烈にWHOの現状を批判した。その上で、WHOへの年間拠出額を4億5000万ドル（約481億円）規模から4000万ドル以下まで減額する方向で検討を進めていると明らかにした。

米国の2018～19年の拠出額は加盟国最大の計約8億9300万ドルで、WHO予算の約16%を占めたが、トランプ氏は4月、資金拠出を全面停止した。懲罰的措置で姿勢転換を促す意図だったが、今回、減額による拠出再開案に言及したのは、一定の拠出で影響力を確保するほうが得策との判断に基づくとみられる。

一方、中国の習近平《シージンピン》国家主席は18日、オンライン会議方式で始まったWHOの年次総会で、新型コロナ対策として2年間で20億ドル（約2150億円）を拠出すると発表した。発展途上国への支援などに充てるという。中国の18～19年のWHO拠出金は約8600万ドル（約90億円）にとどまっており、WHO関連支出の大幅な増額となる。コロナ感染拡大の責任について国際世論の軟化を図るとともに、WHOへの発言力を強める狙いがありそうだ。

中国はこれまで、今回のウイルス発生源などに関する外部機関の調査に否定的な姿勢を示してきたが、習氏は「（ウイルスの）制御後、WHOが主導して国際的な対応について包括的に総括することを支持する」とも述べ、調査に応じる可能性をにおわせた。

テドロス氏は「最も早期の適切な時期に、独立した総括を開始させる」と調査実施を急ぐ考えを示した。


WHOのコロナ対応を巡る米中対立の経緯　中国・武漢で新型コロナウイルス感染が広がった当初の中国当局の対応について、WHOのテドロス事務局長は「感染症の流行への対応に新たな模範を示している」と称賛した。その後、世界に感染が拡大し、米国内ではWHO批判が高まった。与党・共和党内には「WHO改革が進むまで拠出金の全額停止を継続すべきだ」との強硬論も目立つ。

WHO拠出金　恒久停止も　米大統領　脱退示唆の書簡

（5月20日朝刊一面、抜粋）【ジュネーブ＝杉野謙太郎、ワシントン＝海谷道隆】米国のトランプ大統領は18日、新型コロナウイルスの感染拡大を巡り、世界保健機関（WHO）のテドロス・アダノム事務局長宛てに送った書簡をツイッター上で公開した。「米国の加盟も再考する」とWHO脱退の可能性を示唆し、30日以内にWHOと中国との関係を見直すよう求めた。

書簡でトランプ氏は、テドロス氏を「あなた」と呼び、「あなたは中国による国内の移動規制を称賛する一方で、（米国の）中国からの渡航禁止措置に反対した」などと批判。「WHOが過ちを繰り返したことで世界は極めて大きな代償を支払った」と断じ、「WHOが前進できる唯一の方法は、中国から独立していることを示せるかどうかにかかっている」と主張した。

一方、19日のWHO総会は、WHOを中心とした国際社会の新型コロナウイルスへの対応について、「可能な限り早期の適切な時期」に検証を行うとする決議案を採択し、閉会した。

決議案は欧州連合（EU）が主導し、日本なども共同提出に加わった。ウイルス対応で、開発されるワクチンが各国に公平に行き渡るよう努め、各国が得た対策の知見やデータを共有することを確認。また、テドロス氏に対し、WHOの対応について「最も適切な早期に公平で独立した包括的な検証開始」を要請した。

今回の会合は新型コロナウイルスの影響で２日間に短縮された。ＷＨＯは年内にも総会を再度開く。

◆米大統領書簡のポイント

▽ＷＨＯは中国からの独立性を驚くほど欠き、甚だしく不正確、もしくは誤解を招く主張を繰り返してきた

▽ＷＨＯは中国の言う「透明性」を称賛することにこだわってきた

▽中国はウイルスのサンプルを破壊するよう命じ、世界から非常に重要な情報を奪った。正確で新しいデータの共有を拒否し、国際保健規則を破り続けている

▽ＷＨＯが今後30日以内に本質的な改善を行わなければ、米国の資金拠出の一時凍結を恒久化し、加盟についても再考する

経緯

トランプ氏のＷＨＯ批判 次第にエスカレート

トランプ氏は２０２０年４月14日にＷＨＯへの拠出停止を打ち出し、５月18日のＷＨＯ年次総会開幕に合わせて公表したテドロス事務局長宛て書簡で、さらに批判をエスカレートさせた。

書簡で示唆したＷＨＯ脱退については、５月29日の演説で改めて表明した（５月31日朝刊一面）。

さらに、７月６日付で１年後の脱退を国連に正式通知した。これは、脱退手順を規定した米議会の決議に基づく措置だ。米国が１９４８年にＷＨＯに加盟する際に決議されたもので、米国が義務的な拠出金の支払いをすれば、通知から１年後に脱退できると定めている（７月８日夕刊一面）。

かねて、自身が大統領に就任した後のＷＨＯ復帰を明言してきたジョー・バイデン大統領は、21年１月20日の就任式を経て、脱退手続きの撤回を表明、その後具体的な手続きを取った。

一方で、トランプ書簡は、「台湾当局はＷＨＯに対し、ウイルスが人から人に感染することを示した情報を伝えたが、ＷＨＯはこの非常に重要な情報を世界に提供しなかった。おそらく政治的な理由からだ」と指摘した。

ＷＨＯ総会を巡っては、台湾のオブザーバー参加が

懸案となっていた。

台湾は新型インフルエンザのパンデミックが起きた09年以降、８年連続でＷＨＯ総会にオブザーバー参加していたが、蔡英文《ツァイインウェン》政権の誕生後、17年の総会からは参加を認められていない。蔡氏は、台湾を中国の一部とする「一つの中国」原則を受け入れない。

ただ、今回の総会は、新型コロナウイルスのパンデミックという緊急事態下で行われる。台湾は人口10万人あたりの死者数が世界で最も少なく、成功例として世界が情報共有する意義も大きい。日本や米国などは、台湾のオブザーバー参加を支持したが、５月の総会だけでなく、11月に再開された総会にも台湾は参加が認められなかった。

トランプ書簡は、こうしたＷＨＯの中国寄りと取れる姿勢を批判するため、台湾メール問題（151ページ参照）を持ち出し、「政治的な理由からだ」と言い切った。

ただ、台湾が送付したと主張する電子メールは、19年12月31日の時点で流れていた報道を短くまとめたものに過ぎない。「人から人に感染することを示した情報」という主張は、トランプ氏だけでなく、台湾当局側も同じだが、そうは言えない。

刻々と事態が変化した30日から31日の状況を考えると、どの時刻にＷＨＯに送信したかによって、その意味合いも変わってくるが、台湾当局は問題のメールについて、本文の内容以外、宛先や送信時刻などの詳細情報を明かしておらず、読売新聞の取材にも「公表しない」と答えるのみだった。

5月21日　新聞協会と民放連「節度を持った取材と報道に努める」声明発表

コロナ差別なくす報道　新聞協会・民放連が共同声明
（5月22日朝刊一面）　新型コロナウイルスの感染者や医療従事者が差別・偏見を受けている問題について、日本新聞協会と日本民間放送連盟（民放連）は21日、「ウイルスの特性を分かりやすく伝え、センセーショナルな報道にならないよう節度を持った取材と報道に努める」との共同声明を発表した。
新聞協会と民放連は、政府の専門家会議メンバーや山中伸弥・京都大教授らの「医療従事者らへの差別や偏見を防ぐ方策を検討してほしい」との要望を受け、合同ワーキンググループを設置。専門家ら11人と意見交換してきた。

　声明では、インターネット上で感染者のプライバシーを暴くなどの事例が相次いでいるほか、治療にあたる医療従事者や家族に、心ない発言を浴びせたり、保育所などが利用を拒否したりするケースが起きていると指摘。こうした事態が続けば、医療従事者が離職し、「医療崩壊」を招く危険性があると呼びかけた。

　そのうえで、今後、いっそう差別・偏見がなくなるような報道を心がけることを確認。「正しく恐れ、人をいたわる姿勢が社会に広がり、安心して暮らせる社会を取り戻していけるよう、報道機関としての役割を一層自覚する」とした。

　一方、医療関係者に対しては、院内感染などが起きた場合に地域の不安を解消するため、迅速な情報提供を求めた。

◆共同声明のポイント

▽報道機関は、差別・偏見は決して許されないとの考え方を共有している。今後より一層、差別・偏見がなくなる報道を心がける
▽院内感染について、医療関係者に正確・迅速な情報提供を求めるとともに、私たちもウイルスの特性を分かりやすく伝え、センセーショナルにならないよう節度ある報道に努める
▽「正しく恐れ、人をいたわる」という姿勢が社会全体に広がり、人々が安心して暮らせる社会を取り戻せるよう読者らの期待に応えていく

新聞協会・民放連の声明全文（5月22日朝刊第3社会面）新型コロナウイルスの感染者や医療従事者らに対する差別・偏見を巡り、日本新聞協会と日本民間放送連盟（民放連）が21日に発表した共同声明の全文は以下の通り。

◇

　新型コロナウイルスの感染拡大に伴い、感染者や医療従事者、エッセンシャル・ワーカー（社会生活を支えるために不可欠な労働者）の方々に対する差別・偏見が大きな問題となっている。

　私たち新聞協会と民放連は、医学研究者や臨床家ら専門家からの要望を受け、感染者やその家族、医療従事者や医療機関がどのような差別や偏見に苦しめられているのか、取材・報道活動には何が求められているのか、専

門家と意見交換を行った。

その結果、未知のウイルスによる病そのものの苦しみに加え、差別・偏見による人々の分断、経済活動の停滞による生活の困窮など、社会の危機が幅広く根深く進行しており、国民の知る権利に応える報道の公共的役割は一層重大になっていることを改めて強く認識した。そのため、両団体の共同声明をここに発表することとした。

感染者については、インターネット上で実名を暴こうとされたり、デマが拡散されたりするなどの人権侵害事例が生じている。医療従事者に関しては、とりわけ感染者を受け入れた医療機関の従事者やその家族がホテルの宿泊や保育所の預かりを断られたり、心ない発言で傷つけられたりするケースが起きている。こうした事態が続けば医療従事者の離職を生み、医療崩壊の危機が高まることになる。

新聞協会と民放連の加盟各社は、こうした差別・偏見、中傷は決して許されないとの考え方を共有している。感染拡大以降、各社において不当な人権侵害に対する追及や、SNS等で拡散された疑わしい情報のチェックなどに取り組んできたが、今後より一層、差別・偏見がなくなるような報道を心がけたい。

新型コロナウイルスは無症状や軽症の感染者が多く、別の疾患で受診して知らぬ間に医療従事者に感染させることが少なくない。院内感染については、医療関係者に正確・迅速な情報提供を求めるとともに、私たちも院内感染が起きやすいこのウイルスの特性を読者や視聴者・リスナーにわかりやすく伝え、センセーショナルな報道にならないよう節度を持った取材と報道に努めていく。

感染者に関する公表や報道のあり方についても、社会にとって有用な情報を、プライバシーを侵害しない範囲で提供するという観点から、議論を深めていく。

正しく恐れ、人をいたわる。そのような姿勢が社会全体に広がり、収束に向けて人々が安心して暮らせる社会を取り戻していけるよう、私たちは報道機関としての役割を一層自覚し、読者や視聴者・リスナーの期待に応えていかなければならないとの決意を新たにしている。

経緯

拡散するデマや誤情報

新型コロナの流行は、デマや誤情報の拡散を生み、各地で混乱が起きた。情報とパンデミックを合わせた

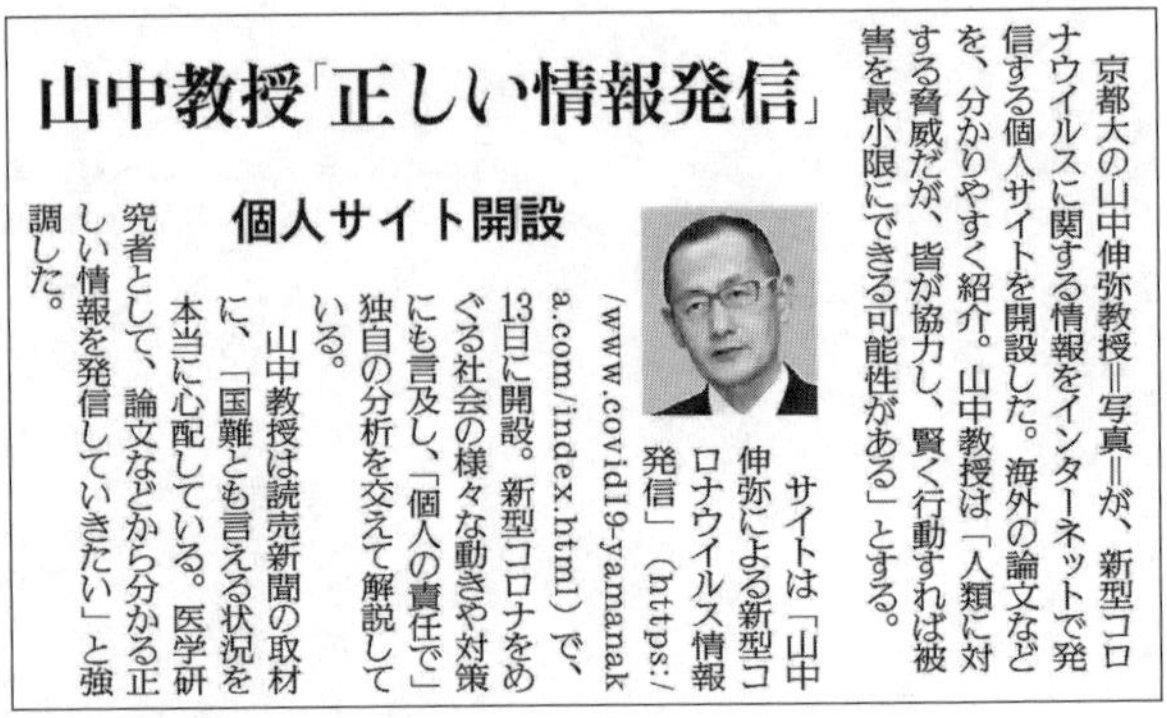
山中教授「正しい情報発信」
個人サイト開設

京都大の山中伸弥教授＝写真＝が、新型コロナウイルスに関する情報をインターネットで発信する個人サイトを開設した。海外の論文などを、分かりやすく紹介。山中教授は「人類に対する脅威だが、皆が協力し、賢く行動すれば被害を最小限にできる可能性がある」とする。

サイトは「山中伸弥による新型コロナウイルス情報発信」（https://www.covid19-yamanaka.com/index.html）で、13日に開設。新型コロナをめぐる社会の様々な動きや対策にも言及し、「個人の責任で」独自の分析を交えて解説している。

山中教授は読売新聞の取材に、「国難とも言える状況を本当に心配している。医学研究者として、論文などから分かる正しい情報を発信していきたい」と強調した。

山中教授が「正しい情報発信」のため個人サイトを開設した（3月21日夕刊社会面）

「インフォデミック」と呼ばれた。20年3月に入ると、インフォデミックの問題が各紙で取り上げられるようになった。報道する側もこうした問題と真摯《しんし》に取り組む姿勢を示す必要があった。

3月8日朝刊第2社会面で、デマや不正確な情報による社会の影響について、次のように伝えている。

《「行動を制限せざるを得ない。無責任にうわさを広めることで重大な被害につながった」。静岡市のねじ製造会社「興津《おきつ》螺旋《らせん》」の柿沢宏一社長（47）は苦しい胸の内を明かす。同市では2月末、集団感染が起きたクルーズ船「ダイヤモンド・プリンセス」を下船した60歳代の男性の感染が確認された。この後、柿沢社長が感染者だとする投稿がツイッター上に相次ぎ、会社にも「社長がウイルスをばらまいている」などの複数の電話があったという。

ビルの壁材としても広く使われる花こう岩が「コロナウイルスに効く」などのうわさも。これを受け、フリーマーケットアプリなどでは数千円で販売された。愛媛大の大藤弘明教授（鉱物学）は「どこにでもある普通の石。ウイルスへの効果はなく、科学的根拠は全くない」と否定する。

「トイレットペーパーが品薄になる。製造元が中国だから」――。全国的なトイレットペーパーの品薄状態を起こしたこのデマは、2月下旬から出回った。日本家庭紙工業会によると、トイレットペーパーは国産が98％を占める。鳥取県米子市の「米子医療生活協同組合」は3日、職員がSNSでこうした投稿をしたとして謝罪した。》

デマが広がる背景には、スマートフォンとSNSの普及で情報が拡散されやすくなったことがある。

一方で、自治体が感染者特定につながる情報を原則公開していないのに、名前や行動歴などの問い合わせは相次いでいる（5月10日朝刊社会面）。結局、未知のウイルスへの恐れと感染者への偏見がデマを増殖させているのだ。

5月21日　世界の感染者数が500万人を超えた

世界感染者500万人突破（5月22日朝刊二面）

【ジュネーブ＝杉野謙太郎】米ジョンズ・ホプキンス大の集計で21日、新型コロナウイルスによる世界全体の感染者数が500万人を超えた。

感染者は4月初めに100万人に達した。4月下旬に250万人を突破し、その後約1か月で2倍になった。感染拡大の勢いは、欧米で鈍化する一方、中南米などで増している。国別の感染者は、米国が約155万人と突出して多く、ロシアが約31万7000人、ブラジルが約29万1000人、英国が約24万9000人などと続いている。感染者のうち約190万人が回復した。死者は32万8000人超となっている。

世界保健機関（WHO）のテドロス・アダノム事務局長は20日、スイス・ジュネーブでの記者会見で、「低中所得国での件数の増加を非常に懸念している」と述べた。

●主な国・地域での新型コロナウイルスの感染状況
（日本時間5月22日午前0時現在、累計）（　）は死者数

米国	155万1853人(9万3439)	シンガポール	2万9812(22)
ロシア	31万7554(3099)	ポルトガル	2万9660(1263)
ブラジル	29万1579(1万8859)	インドネシア	2万162(1278)
英国	24万9619(3万5786)	南アフリカ	1万8003(339)
スペイン	23万2555(2万7888)	イスラエル	1万6670(279)
イタリア	22万7364(3万2330)	オーストリア	1万6404(633)
ドイツ	17万8545(8174)	エジプト	1万4229(680)
トルコ	15万2587(4222)	フィリピン	1万3434(846)
フランス	14万3845(2万8132)	韓国	1万1122(264)
イラン	12万9341(7249)	オーストラリア	7081(100)
インド	11万3321(3456)	マレーシア	7059(114)
中国本土	8万2963(4634)	タイ	3037(56)
カナダ	8万1575(6150)	香港	1055(4)
ベルギー	5万6235(9186)	台湾	440(7)
オランダ	4万4900(5794)	ベトナム	324(0)
スウェーデン	3万2172(3871)	日本	1万6516(799)
スイス	3万694(1893)	ダイヤモンド・プリンセス	712(13)

※米ジョンズ・ホプキンス大の集計などに基づく。同大の集計は当局の公式発表と異なる場合がある。フランスは仏政府の発表による

5月29日　専門家会議は「第2波」への備えを求める提言をまとめた

「第2波」へ備え　提言　専門家会議　検査や人員確保

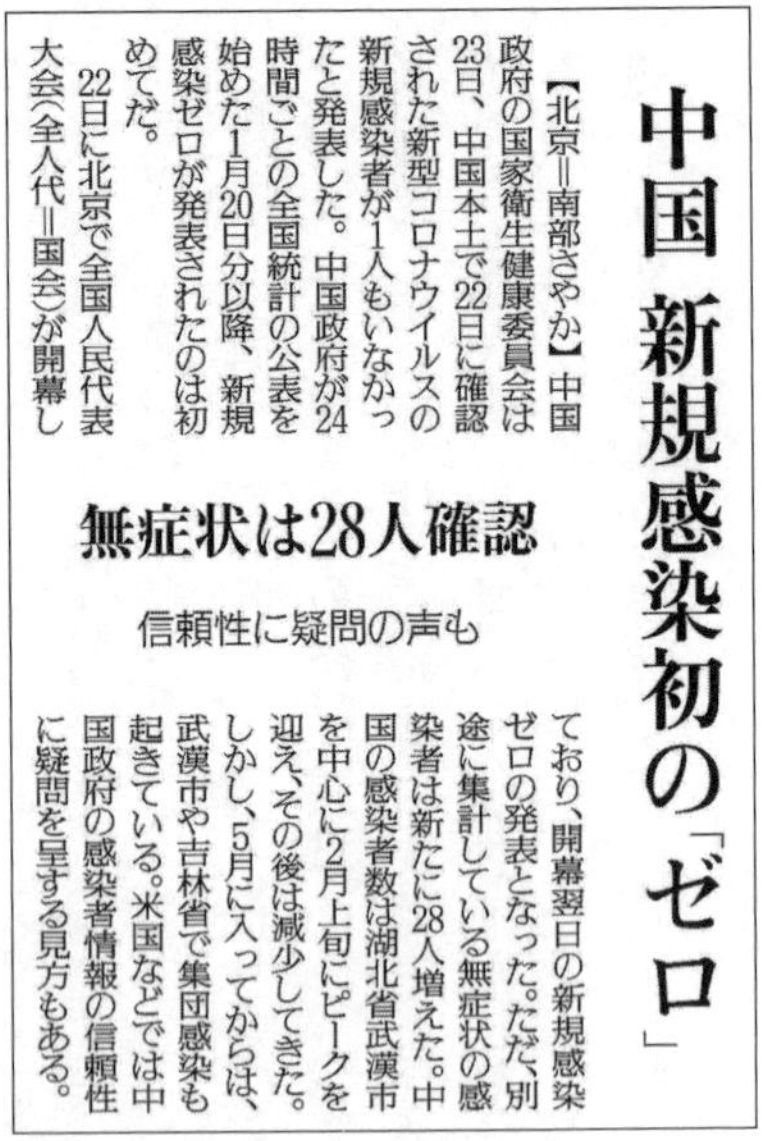

中国 新規感染初の「ゼロ」

【北京＝南部さやか】中国政府の国家衛生健康委員会は23日、中国本土で22日に確認された新型コロナウイルスの新規感染者が1人もいなかったと発表した。中国政府が24時間ごとの全国統計の公表を始めた1月20日分以降、新規感染ゼロが発表されたのは初めてだ。

22日に北京で全国人民代表大会（全人代＝国会）が開幕しており、開幕翌日の新規感染ゼロの発表となった。ただ、別途に集計している無症状の感染者は新たに28人増えた。中国の感染者数は湖北省武漢市を中心に2月上旬にピークを迎え、その後は減少してきた。しかし、5月に入ってからは、武漢市や吉林省で集団感染も起きている。米国などでは中国政府の感染者情報の信頼性に疑問を呈する見方もある。

無症状は28人確認

信頼性に疑問の声も

流行の震源地だった中国で新規感染がゼロになった（5月24日朝刊二面）

（5月30日朝刊一面）新型コロナウイルス対策を検討する政府の専門家会議（座長＝脇田隆字《たかじ》・国立感染症研究所長）は29日、感染が再び拡大する「第2波」への備えを国や自治体に求める提言をまとめた。緊急事態宣言が全面的に解除されて初の開催で、提言は感染者の急増に対応できるよう、検査体制の強化や人員確保を求めた。

　同会議は、新規感染のピークは4月1日頃と推定、潜伏期間を経て10日頃に陽性者の数もピークを迎えたと分析した。1人の感染者が何人にうつすかを示す「実効再生産数」（推定）は、この時点で収束に向かう目安となる1未満に下がり、5月の大型連休まで維持された。ただ、連休明けに1・4に上昇しており、「注意深く継続的に監視していく必要がある」と指摘した。

　4月7日の緊急事態宣言による外出自粛や移動制限が当初、新規感染の抑制に貢献していた可能性が高いが、連休が明けて効果が薄れてきたとみられる。

　提言は、感染が落ち着いている今のうちに、第2波に備える必要があるとして、政府に、短時間で感染を判定できる抗原検査の活用や病床の稼働状況の把握、医療機器の確保を求めた。

　都道府県に対しても、検査体制、医療提供体制、保健所体制、感染者数の調査監視、自治体の即応体制、高齢者・障害者施設への支援――の6分野について強化・拡充を求めた。これにより、第2波が本格化した際の人員派遣や、施設内感染に即応できる体制の整備が可能になる。

5月29日　専門家会議 詳細な議事録ではなく概要を作成して記録 明らかに

新型コロナ　専門家会議　議事録作らず　概要のみ　野党「検証に不十分」（5月30日朝刊政治面）政府は29日、新型コロナウイルスの対策を話し合う政府の専門家会議について、発言者や詳細な発言内容を記した議事録ではなく、議事概要を作成してやりとりを記録していると明らかにした。野党は議事概要では政府対応を検証する際に不十分だとして強く批判している。

新型コロナ担当の西村経済再生相は29日の記者会見で、「専門家の立場で自由に率直な議論をいただくことが大事だ」として議事概要が適当だとの認識を示した。発言者が明記されない議事概要であれば、闊達《かったつ》な意見交換が可能というわけだ。西村氏は出席者から同意を得ているとも語った。

政府は今年3月、新型コロナウイルス対応を行政文書の管理指針に基づく**歴史的緊急事態**に指定し、「政策の決定または了解を行う会議」は議事録を作る方針を決めた。しかし、専門家会議は、指針で位置づけられた会議には該当しないとの認識を示している。該当するのは首相が本部長を務める政府対策本部や、専門家による基本的対処方針等諮問委員会だ。

立憲民主党の蓮舫参院幹事長は29日、記者団に「政策決定の根拠を検証できなくなる」と批判した。国民民主党の玉木代表も「公文書は将来の世代も通じた国民共有の資源であり、歴史への背信行為だ」と語った。

２０１１年の東日本大震災では、民主党政権が当初、関連会議の議事録を作成せず、自民、公明両党から「隠《いん》蔽《ぺい》体質の表れだ」などと批判された経緯がある。当時官房長官だった立民の枝野代表は29日の党会合で「9年前の指摘をそっくりお返ししたい」と皮肉った。

〈歴史的緊急事態〉「行政文書の管理に関するガイドライン」で規定した事態。社会的影響が大きく、国民の生命や財産に重大な被害が生じる恐れのある状況のことで、対応する会議では記録を作成するよう求めている。東日本大震災で民主党政権が政府の会議の議事録を作成していなかった問題を受けた措置。

専門家会議　議事録作成へ　新型コロナ　政府が方針転換（6月2日朝刊二面、抜粋）　政府は1日、新型コロナウイルスの対策を話し合う政府の専門家会議について、発言者や詳細な発言内容を記した議事録を作成する方針を固めた。これまでは発言者が明記されない議事概要作成にとどめており、野党から政府対応を検証する際に不十分だとの批判が出ていた。

政府は新型コロナウイルス対策で専門家会議を「懇談会」と位置付け、自由で率直な議論を行うために発言者が特定されない形での議事概要を作成、公表している。

今回、政府が方針転換するのは、野党からの批判が出る中、会議のメンバーから、「議事概要のあり方をもう一度検討してもいい」（5月29日の専門家会議）など、議事録作成を容認する意見が出たためだ。

菅官房長官は1日の衆院決算行政監視委員会で、メンバーが了承して議事概要としたと説明し、「（専門家の考えが）違う方向になれば、従うのが政府の考え方で、別段（公開を）止める立場にない」と述べた。

経緯

議事概要に発言者を明記する形に

専門家会議の記録問題は、野党からの批判を受け、運用を見直すことになった。ただ、議事録の作成には至らなかった。

西村経済再生相は2020年6月7日の記者会見で、今後は従来の「議事概要」に発言者を明記した上で公表することを明らかにした。政府としては、現状の議事概要でも発言内容を丁寧に紹介しており、「発言者を加えれば議事録と遜色ない」（政府関係者）と判断したようだ。（6月8日朝刊二面）

政府は「過去にさかのぼって議事録を作成する方針」（6月5日朝刊第2社会面）も示していたようだが、西村氏は、過去の会議については従来通り発言者名を公開しない方針を示した。「メンバーの総意として名前を特定しない議事概要の形にしてほしいということだった」というのが理由だ。

記録問題は地方にも波及した。47都道府県に設置された対策本部会議のうち、9県で発言者と発言内容を記した議事録が作成されておらず、40都道府県で開催された感染症の専門家会議でも9県で議事録を作成していなかったことが、読売新聞の全国調査でわかった（6月26日朝刊一面）。山梨や静岡などがどちらの会議でも議事録を作成していなかった。

6月2日　都は、独自の警戒宣言「東京アラート」を発動した

「東京アラート」発動　新型コロナ　都内34人感染（6月3日朝刊一面）東京都は2日、新型コロナウイルス

の感染が再び拡大する兆候が表れたとして、都独自の警戒宣言「東京アラート」を発動した。都内ではこの日、5月14日（30人）以来の水準となる34人の感染が判明。小池百合子知事は対策本部会議で「夜の繁華街など『3密』のリスクの高い場所には十分注意してほしい」と強調した。

アラート発動は初。都は午後11時、警戒を呼びかけるため、東京湾上のレインボーブリッジや、都庁舎を赤色にライトアップした。

都は3段階で行う休業要請の緩和のうち、1日に「第2段階」に移行したばかり。アラートは、①1日当たりの新規感染者数が直近7日間平均で20人以上②感染経路不明者の割合が50%以上③週単位の感染者の増加比が1を超える――の3指標を一つでも満たした場合、医療体制なども踏まえて発動を検討する仕組みだ。

●東京アラート発動と休業再要請の目安

指標	2日現在	アラート発動	休業の再要請
❶ 1日当たり新規感染者（7日間平均）	16.3人	20人以上	50人以上
❷ 感染経路不明率（7日間平均）	50.0%	50%以上	50%以上
❸ 週単位の感染者増加比	2.15	1以上	2以上

2日時点で都が最も重視する①は16・3人で目安を下回っているが、②は50%、③が2・15倍で超えている。最近はホストクラブやガールズバーなどの従業員や客の感染が目立つという。

一方、事業者に休業を再要請する基準は、①が50人以上と設定されており、まだ開きがあるため、都は現時点で要請緩和の見直しまでは行わないという。

経緯

9日後には解除し、知事選への出馬を表明

東京アラートは6月11日に解除された。12日午前0時から事業者への休業要請緩和の「第3段階」に移行、カラオケ店やパチンコ店などの再開が可能となった。4月11日から約2か月にわたって続いてきた休業要請は事実上、全面解除された（6月12日朝刊一面）。

11日時点で、都が示していた新規感染者数、経路不明者の割合、週単位の増加比の3指標はそれぞれ「17・9人」「48・0%」「0・98」となり、いずれも基準（20人、50%、1）を下回った。

アジア 少ない死者

日本100万人に7人

日本を含むアジア地域で、新型コロナウイルス感染症による人口あたりの死者の少なさが、欧米に比べて際立っている。ノーベル賞受賞者の山中伸弥・京都大教授が「ファクターX」と呼ぶ要因の解明に、研究者の関心が高まっている。

日本は3日現在、人口100万人あたり新型コロナウイルス感染による死者は7人。世界で最も死者が多い米国は327人、英国やスペインは580人と、欧米主要国は3桁が多い。一方、アジアで感染者が多い中国は3人、シンガポールは4人、インドネシアは6人で、日本同様に死者が1桁台になっている。

理由として、過去に似た種類のコロナウイルスがアジアで流行して住民の一部に免疫がある可能性、人種などによる遺伝情報の違いが指摘されているが、決め手がない。山中教授はホームページで、ファクターXを解明すれば「今後の対策戦略に活かすことが出来るはず」と指摘している。

〈関連記事11面〉

アジアでの人口あたりの死者数が少ないのはなぜか。京都大の山中伸弥教授は未知の要因を「ファクターX」と仮称した（6月4日朝刊一面）

アラート発動以降、赤色に点灯していた東京湾のレインボーブリッジや都庁舎は、11日深夜から再び虹色にライトアップされた。

都知事選の告示（6月18日）まで1週間を切った翌12日、小池知事は再選を目指して出馬を表明した。10日には感染症対策に充てる補正予算が都議会で成立、11日の東京アラート解除と続き、自ら「選挙に入れる環境」（知事周辺）を整え、満を持しての表明となった。（6月13日朝刊三面）

自治体の名を冠した独自のコロナ対応としては、大阪府の吉村知事が5月5日に発表した自粛要請・解除の独自基準「大阪モデル」や、症状の重さごとに患者を分類して受け入れる「神奈川モデル」がある。

6月4日　感染者のうち、「医療関係者」が少なくとも1590人

医療関係者　感染1590人　本社全国調査　看護職が6割（6月4日朝刊一面）　全国の自治体が公表した新型コロナウイルス感染者のうち、医師や看護師といった「医療関係者」が少なくとも1590人に上ることが、読売新聞の集計でわかった。このうち職種がわかる816人の内訳をみると、約6割を看護師や看護助手ら「看護職」が占めていた。医療現場の感染リスクの高さが改めて浮き彫りとなり、防護策の徹底が大きな課題となっている。

国内の自治体が公表した感染者の合計（クルーズ船、空港検疫などを除く）は5月31日現在、1万6558人。このうち職業についての情報が公開された約1万2800人分を分析した。

職業の公表方法は自治体ごとに異なり、「医師」「看護師」といった職種まで明らかになるケースもあれば、「医療従事者」など大まかな分野だけ示されることもある。読売新聞は、これらを合わせて「医療関係者」とし

て集計。その結果、計１５９０人に上った。家族内感染の可能性があるなど医療現場での感染ではないと思われるケースは除外した。

　医療関係者のうち、職種がわかる８１６人の内訳は、「看護職」が４９８人（女性４３２人、男性59人、不明７人）と61%を占めた。

●感染した医療関係者

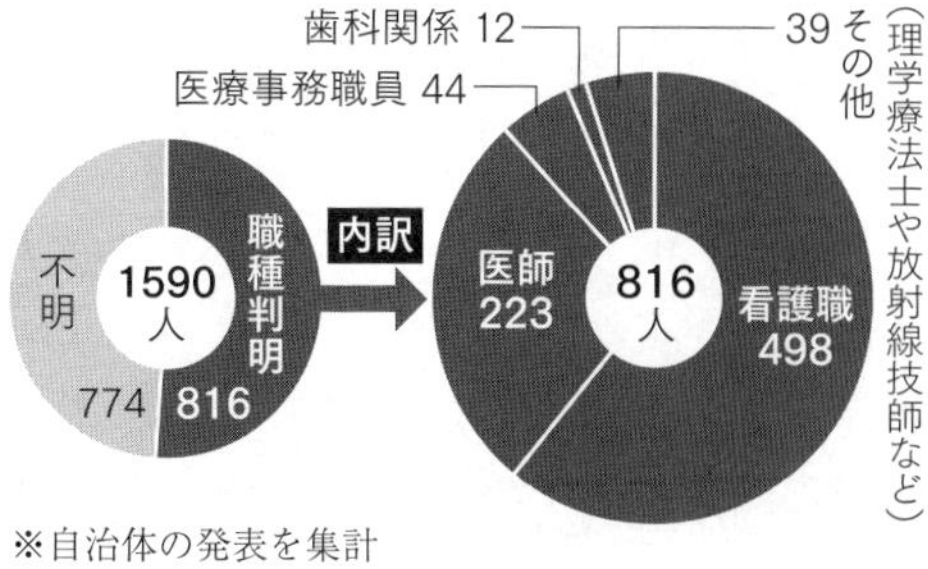

※自治体の発表を集計

看護職の年代で最も多いのは20歳代の１４４人だった。看護職は、患者と受診から退院までの多くの過程で接触するため感染リスクが高まっているとみられる。このほか医師は２２３人、医療事務職員が44人。歯科医や薬剤師、理学療法士らが感染したケースもあった。

　順天堂大の堀賢教授（感染制御学）の話「今回のように各地で感染が広がると、必ずしも感染症診療に慣れた人材や病院だけが携わっているわけではない。国や自治体は物資と人員の両面で手厚い支援が必要だ」

６月４日　経済再生相が感染防止指針を来週中にまとめるよう業界に求めた

感染防止指針「来週中に」　キャバレーなど　西村氏業界に要望（６月５日朝刊二面）　新型コロナウイルス対策を担当する西村経済再生相が４日、読売新聞のインタビューに応じ、キャバレーなど接待を伴う飲食業やライブハウスについて感染防止策の指針を来週中にまとめるよう各業界に求めた。

　政府は、クラスター（感染集団）が発生したこうした業種に関しても、各知事の判断で19日からの営業再開は可能としている。各業界は指針作りを進めているが、西村氏は「（店舗の）準備の期間もあるので、もう１週間程度で議論をまとめてもらいたい」と述べた。

　客と客を仕切るアクリル板の設置や、店員のフェースシールド着用、客席同士の距離確保などが盛り込まれる見通しという。

　一方、マスクや医療物資などが不足した問題を巡り、西村氏は中国のみに依存しないサプライチェーン（供給網）構築の必要性に言及。「信頼できる国同士で医療物資などの必需品を融通し合う枠組みを考えることが重要だ」と述べ、環太平洋経済連携協定（TPP）に参加する豪州やニュージーランドなどと近く対話の場を設ける考えを示した。

6月7日　最大のクラスター　感染が拡大した経緯が明らかになった

院内の異変　察知遅れ　患者2人から医療危機　永寿総合病院　214人感染（6月7日朝刊一面）　新型コロナウイルスによる国内最大のクラスター（感染集団）が発生した**永寿総合病院**（東京都台東区）で、感染が拡大した経緯が関係者の証言や内部資料で明らかになった。入院患者2人を「起点」に「アウトブレイク（大量感染）」が起き、それに気付くのが遅れた結果、医療体制が危機的状況に陥った。これまでに214人が感染し、入院患者43人が死亡した経緯からは、大規模な院内感染を防ぐ上での教訓が読み取れる。

「疑い薄い」〈これまでの感染防止の知識や仕組みでは、対処がとても難しい〉。読売新聞が入手した永寿の内部資料では、湯浅祐二院長が4月7日、職員向けにそう吐露していた。

発端は、2月下旬から3月上旬に遡る。

「肺炎ですね」。関係者によると、東京都台東区に住む70歳代男性は3月4日、受診に訪れた永寿の医師からそう告げられ、そのまま入院した。指定されたのは、病棟5階西側の相部屋。その1週間前の2月26日、同じ台東区に住む70歳代男性も、5階西側の別の病室に入院していた。

3月に入院した男性は入院後、リハビリで院内を歩き、知人とも面会していた。同月中旬に容体が悪化したが、19日時点でも、知人は医師から「コロナの疑いは薄い」と聞かされていた。

永寿に詳しい専門家は「発熱やせきなどの症状があっても、医師は一般的に、元々の疾患に起因すると考えがちだ」と明かす。この男性も血液の持病があった。

病院内では3月14日頃から発熱を訴える入院患者が出始め、その後、医療従事者にも広がった。永寿は20日、ようやくアウトブレイクに気付き、入院患者に対するPCR検査を始めた。23日に出た結果は、2人とも陽性だった。2月に入院した男性は3月24日に、もう1人は29日に死亡した。

永寿の感染対策を担う感染制御部は取材に対し、感染確認の遅れを認めた。その上で、症状が急激に表れる

「急性期」の患者を多く受け入れる永寿では、複数の患者の発熱が珍しくないことや、当時は各地の病院で感染者がさほど出ていなかったことを理由に挙げる。

看護師ゼロ　永寿の調査・支援にあたった厚生労働省クラスター対策班は、2人が3月上旬に発症し、そこを起点に14日頃には既に感染が広がっていたとみる。対策班の調査では、23日の時点で、5階西側と隣接する東側を中心に、既に40人超が発症していたことが判明した。4月9日時点の感染者は、医療従事者を含め174人。患者の感染は5～8階の全病棟に及んだ。「感染拡大を防ぐには、いかに早く発見するかだ。今回、気付いた時には既に後手に回っていた」。専門家は指摘する。

関係者によると、5階の担当看護師は、濃厚接触者として全員が3月下旬から自宅待機となった。救急外来や健診センターから急きょ集められた看護師らが、防護服姿で不慣れな業務にあたった。

永寿の電子カルテでは、感染者の名前が赤色に表示されていた。ある職員は同月下旬、数え切れないほどの名前が赤く染まるのを目にした。「自分も感染しているかもしれないと思うと、カルテを見るのが恐ろしかった」

〈永寿総合病院〉　1956年開院の総合病院。26の診療科があり、病床数は400床、職員は約760人に上る。2018年度の外来患者は延べ23万3642人、新規入院患者は同8137人。

●永寿総合病院の発症者数の推移と院内感染の経緯

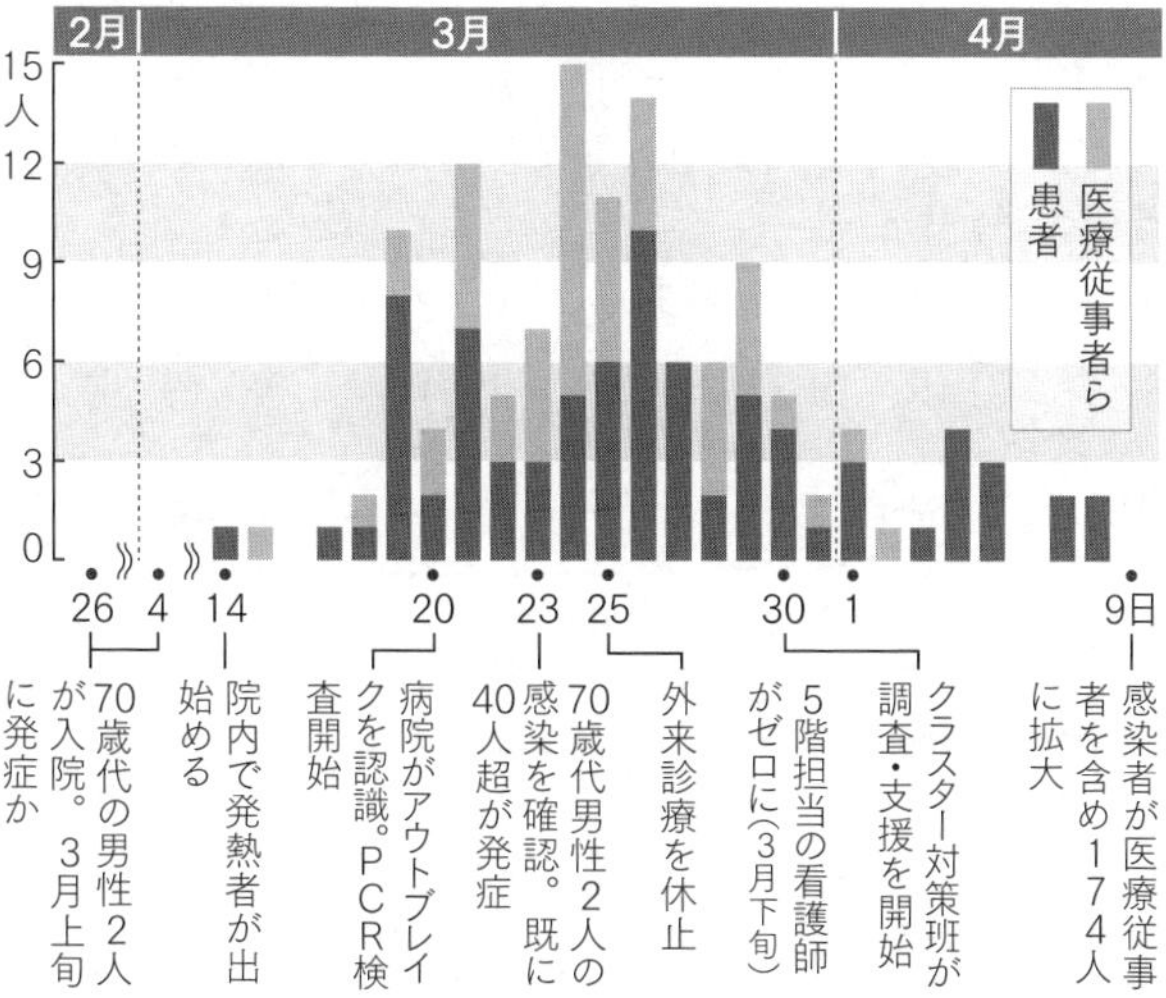
2月
3月
4月
15人
12
9
6
3
0
医療従事者ら
患者
26
4
14
20
23
25
30
1
9日
70歳代の男性2人が入院。3月上旬に発症か
院内で発熱者が出始める
病院がアウトブレイクを認識。PCR検査開始
70歳代男性2人の感染を確認。既に40人超が発症
外来診療を休止
5階担当の看護師がゼロに（3月下旬）
クラスター対策班が調査・支援を開始
感染者が医療従事者を含め174人に拡大

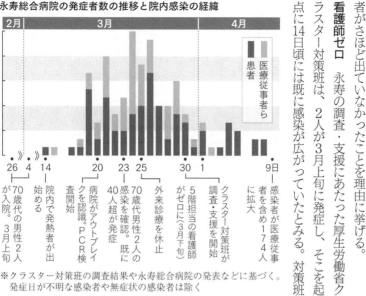

※クラスター対策班の調査結果や永寿総合病院の発表などに基づく。発症日が不明な感染者や無症状の感染者は除く

病院クラスター93か所　高齢者・患者　抵抗力弱く（6月7日朝刊二面）　厚生労働省によると、新型コロナウ

イルスによるクラスター（感染集団）は5月20日時点で全国262か所で発生し、このうち医療機関は93か所と最多を数える。高齢者や抵抗力が低下した患者のいる医療機関では、ひとたびウイルスが入り込むと、感染が拡大しやすい傾向にあるためだ。

北海道がんセンター（札幌市、430床）では4月16日に患者ら4人の感染確認後、6月3日時点で入院患者や医療従事者ら82人が感染。そのうち4割近くが看護師だった。担当者は「同じ病棟の看護師同士で感染が広がったのでは」とみる。二ツ屋病院（石川県かほく市、156床）でも、4月19日に職員の感染が判明。感染者は6月3日時点で入院患者や医療従事者ら85人に拡大し、入院患者20人が死亡した。

感染が医療従事者に及べば、医療機関は深刻な人手不足に直面する。6月3日時点で147人の感染が確認された、なみはやリハビリテーション病院（大阪市、120床）では、感染した複数の看護師に感染者がいる病棟を担当させていたことが発覚した。

永寿総合病院（東京都台東区）の院内感染は3月下旬に判明した。それ以降、永寿を超える規模の院内感染は起きていないとみられる。国際医療福祉大の松本哲哉教授（感染症学）は「他の病院が脅威に感じ、感染防止策を一層強化する契機になったのだろう」と分析。その上で「地方では、一つの大規模病院が地域の医療を一手に担う側面がある。そこで院内感染が起きれば、地域の医療が崩壊しかねない」と警鐘を鳴らす。

緊急事態宣言の解除後も、院内感染は後を絶たない。福岡県では5月23日以降、感染者が多発する北九州市の4病院で集団感染が起き、感染者は6月4日現在で患者や医療従事者ら計54人に上る。武蔵野中央病院（東京都小金井市、306床）も5月25日、職員3人の感染を公表。6月3日時点で入院患者ら32人に拡大した。

経緯

病院の大規模クラスターはその後も

国内のコロナ流行で最初の大規模な院内感染クラスターとなったのが永寿総合病院だった。この様々な教訓を含んだ集団感染の実態を関係者の証言や内部資料に基づく独自取材で詳報した。

同病院の感染例を最初に報じたのは3月25日朝刊第2社会面だった。この時点で女性医療従事者、入院患者ら計4人の感染が明らかになり、3月27日には感染者が40人に膨れあがり、患者の転院先でも感染者が相次いだ（3月28日社会面）。

6月7日朝刊三面は、背景要因について次のように伝えている。


《厚生労働省クラスター対策班の調査では、3月23日に感染が確認された2人は、同月上旬から既に新型コロナウイルスが原因とみられる症状が出ていた。永寿では2月中旬から、都内の屋形船に乗船していた感染者を受け入れていたが、4月9日公表の「現状報告」では、院内感染と屋形船の関係について「関連はない可能性が強い」と説明した。

一方、台東区で確認された感染者数は2月末時点で数人にとどまる。永寿に詳しい専門家は「2人が何らかの形で院内感染した可能性は否定できない」と話す。》

《起点となった5階を上回り、4月9日時点で最多となる患者35人の感染が確認されたのが、血液内科の入る8階西側だった。関係者によると、5階東側の一部にも血液内科が入り、担当医師は共通する。専門家は「医師がウイルスを媒介した可能性が高い」とみる。白血病などを治療する血液内科は免疫不全の患者が多く、そうした患者はウイルスに感染しやすく、重症化しやすい。永寿では感染した入院患者43人が死亡したが、そのうち半数超の23人が血液内科だった。》

《院内感染を防ぐのに最も重要とされる「手指衛生《しゅし》」も不十分だった。

患者のケアで手が汚れた可能性がある場合、手指の消毒は欠かせない。永寿もそれを重視し、消毒液の消費量は年々増加傾向にあった。ただ、患者1人ごとに行う消毒は徹底されず、汚染の可能性があるままドアノブや共用パソコンに触れたケースがあった。

興味深いデータがある。永寿の運営法人が発行する機関誌などによると、永寿の医療従事者が適切な場面で手指を消毒しているかの目安となる「順守率」は、2018年度上半期が32％、19年度上半期は52％。永寿が19年度の目標とした70％には遠く及ばない。

永寿関連の内部資料には、感染拡大の原因の一つとして「スタッフの手指衛生に対する理解が不十分だっ

た」と明記されている。》

病院での規模の大きいクラスターは報道の後も相次いだ。12月5日には、北海道旭川市の旭川厚生病院で永寿総合病院のケースを上回る２２１人の感染が確認され、29日には患者１８１人、職員１３０人の計３１１人にまで達した。この病院のクラスターは21年1月26日に終息宣言が出た。（21年1月27日朝刊札幌社会面）

こうした中、政府は12月25日付で、院内感染の早期収束と病院機能への影響の最小化を目指す文書を作成[*1*2]し、関係各所に通知した。

＊1 新型コロナウイルス感染症対策本部（２０２０年12月25日）新型コロナウイルス感染症の院内感染の早期収束と入院・外来機能への影響の最小化。https://www.mhlw.go.jp/content/000712411.pdf

＊2 厚生労働省新型コロナウイルス感染症対策推進本部（２０２０年12月25日）感染拡大に伴う入院患者増加に対応するための医療提供体制確保について。https://www.mhlw.go.jp/content/000712371.pdf

6月10日 米国内の累計感染者数が２００万人を突破した

米感染２００万人超す 再拡大に懸念（6月12日朝刊二面）【ワシントン＝船越翔】新型コロナウイルスの米国内の累計感染者数が10日（日本時間11日）、米ジョンズ・ホプキンス大の集計で２００万人を突破した。経済活動の再開や黒人男性死亡事件への抗議デモにより、感染が再び広がることが懸念されている。

集計によると、11日未明（同11日午後）時点の米国の感染者数は２００万６０００人だ。死者数は約11万２９００人となっている。いずれも国別で世界最多だ。5月１日に経済活動を本格的に再開した南部テキサス州で入院患者の急増が目立っている。米紙ニューヨーク・タイムズ（電子版）によると、感染者数は全米50州中の21州で増加傾向にあるという。

抗議デモに関連しては、首都ワシントンやネブラスカ州で動員された州兵に感染が確認された。米疾病対策センター（ＣＤＣ）は、デモで感染が拡大する恐れがあるとして、参加者にウイルス検査を受けることなどを呼びかけている。

一方、米政治専門紙ポリティコ（電子版）は10日、トランプ政権のウイルス対策チームの会合が最近になって大幅に減ったと報じた。トランプ大統領はウイルス対策への関心を失いつつあるとして、米メディアからは感染拡大の「第2波」への対応を不安視する声が上がっている。

ブラジル死者　世界2番目（6月13日夕刊一面、抜粋）**【リオデジャネイロ＝淵上隆悠】**ブラジル政府は12日、新型コロナウイルスによる死者数が４万１８２８人になったと発表した。米ジョンズ・ホプキンス大の12日夜（日本時間13日午前）時点の集計によると、死者数は英国（４万１５６６人）を抜き、米国（11万４６４３人）に次いで世界で２番目の多さとなった。

ジョンズ・ホプキンス大によると、11日の世界の新規感染者数は13万８０００人を超え、過去最高を更新した。ブラジルや米国、インドなどで感染拡大が続いている。

6月15日　世界の累計感染者数は８００万人を超えた

●主な国・地域での新型コロナウイルスの感染状況
（日本時間６月12日午前０時現在、累計）（　）は死者数

米国	200万600人(11万2925)	シンガポール	3万9387(25)
ブラジル	77万2416(3万9680)	エジプト	3万8284(1342)
ロシア	50万1800(6522)	ポルトガル	3万5910(1504)
英国	29万2854(4万1364)	インドネシア	3万5295(2000)
インド	28万6576(8102)	スイス	3万1044(1937)
スペイン	24万2280(2万7136)	フィリピン	2万4175(1036)
イタリア	23万5763(3万4114)	イスラエル	1万8461(300)
ドイツ	18万6555(8770)	オーストリア	1万7034(674)
イラン	18万156(8584)	韓国	1万1947(276)
トルコ	17万3036(4746)	マレーシア	8369(118)
フランス	15万5136(2万9319)	オーストラリア	7285(102)
カナダ	9万8720(8038)	タイ	3125(58)
中国本土	8万3058(4634)	香港	1107(4)
ベルギー	5万9711(9636)	台湾	443(7)
南アフリカ	5万5421(1210)	ベトナム	332(0)
オランダ	4万8458(6063)	日本	1万7342(925)
スウェーデン	4万8288(4814)	ダイヤモンド・プリンセス	712(13)

※米ジョンズ・ホプキンス大の集計などに基づく。同大の集計は当局の公式発表と異なる場合がある。フランスは仏政府の発表による

コロナ感染　800万人突破　8日で100万人増（6月17日朝刊二面）**【ワシントン＝船越翔】**米ジョンズ・ホプキンス大の集計によると、新型コロナウイルスの世界の累計感染者数は15日（日本時間16日）、８００万人を超えた。７００万人を超えてから8日で１００万人増えた。

16日午前（同17日未明）時点で世界の感染者数は約８０６万６０００人に上る。

国別では米国が最多の約211万5000人で、ブラジル約88万8000人、ロシア約54万4000人と続く。世界の死者数は約43万7000人に達した。

1日の感染　15万人超す　コロナ　WHO「危険な新段階」（6月20日夕刊一面）【ジュネーブ＝杉野謙太郎】世界保健機関（WHO）のテドロス・アダノム事務局長は19日、新型コロナウイルスの1日当たりの新規感染者数が18日は15万人を超え、過去最多だったと明らかにした。

スイス・ジュネーブでの記者会見で、テドロス氏は「パンデミック（感染症の大流行）は加速している。世界は危険な新段階にある」と警鐘を鳴らした。18日の新規感染者15万人超のうち、半数は南北アメリカ大陸からの報告だったという。

テドロス氏は「人々が家にいることに飽き、各国が社会と経済を再開させたいのも理解できる」とも語ったが、「ウイルスはまだ急速に広がっている。全ての人々に最大級の警戒を呼びかける」と述べた。

米ジョンズ・ホプキンス大の20日未明（日本時間20日午後）時点の集計では、世界の累計感染者数は約864万人となっている。国別では、約222万人の米国が最多だ。続くブラジルも世界で2か国目に100万人を突破し、約103万人となった。50万人に達した5月31日から、19日間で倍増した。

ブラジル政府の発表によると、国内ではウイルス感染による死者も累計5万人に迫る勢いだ。サンパウロやリオデジャネイロで経済活動やプロサッカーの試合が再開されており、こうした動きが感染拡大を招いていると指摘されている。

6月19日　感染者と接触した可能性を通知するアプリの運用が始まった

接触通知アプリ運用開始　新型コロナ「6割利用で流行抑制」（6月20日朝刊第3社会面、抜粋）新型コロナウイルスの感染者と接触した可能性を通知するスマートフォン用アプリの運用が19日、始まった。アプリを提供・運用する厚生労働省は、流行の第2波を抑える効果に期待しているが、普及率が高い壁になりそうだ。

アプリは、濃厚接触者への通知や検査の案内を自動的に届けることで、利用者にいち早く感染リスクを知らせるために開発された。名称は「CO《コ》CO《コ》A《ア》」。接触確認アプリを意味する英語を短縮したもので、スマホのダウンロードアプリを使って無料で取得できる。

利用者同士が1メートル以内の範囲に15分以上いると、近距離無線通信機能「ブルートゥース」によって接触履歴をスマホに記録。利用者が感染した場合、自分でアプリに入力すると、14日以内に接触した他の利用者に通知が送られる仕組みだ。

アプリには氏名や電話番号は登録せず、送り先には誰が感染者か特定できる情報は届かない。行政機関も個人情報を集めない。

英オックスフォード大の研究チームは、アプリを人口の約6割が利用すれば、流行が抑えられるとしている。総務省の調査では国内のスマホ所有率は約7割で、安倍首相は18日の記者会見で「多くの皆さんに利用していただきたい」と訴えた。

理化学研究所の伊藤伸泰チームリーダー（統計物理学）は「社会全体で6割の普及は難しいだろう。例えば、感染リスクの高い医療機関などで導入すれば、効果が出るのではないか」と指摘する。

◇

厚労省は19日午後3時頃からアプリが利用可能になると発表したが、基本ソフト（OS）が「アンドロイド」の機種は同日夜までダウンロードできないトラブルがあった。

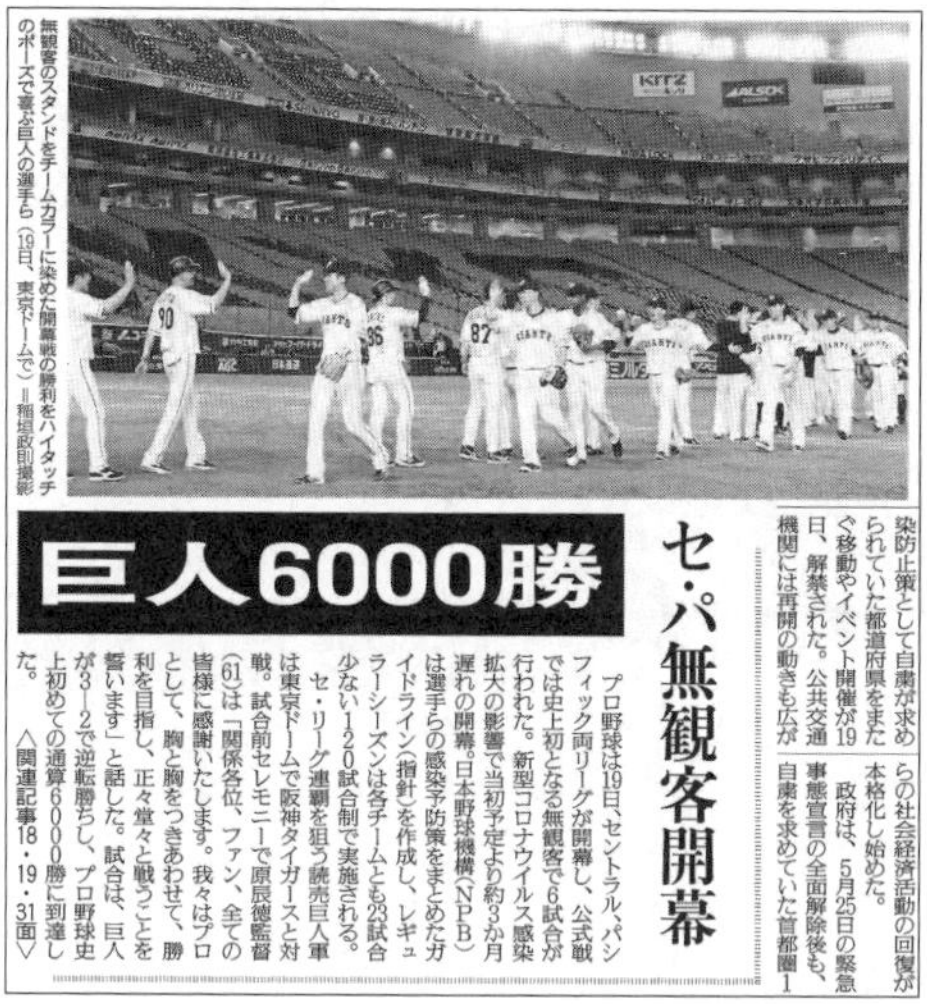
染防止策として自粛が求められていた都道府県をまたぐ移動やイベント開催が19日、解禁された。公共交通機関には再開の動きも広がらの社会経済活動の回復が本格化し始めた。

政府は、5月25日の緊急事態宣言の全面解除後も、自粛を求めていた首都圏1

セ・パ無観客開幕

巨人6000勝

プロ野球は19日、セントラル、パシフィック両リーグが開幕し、公式戦では史上初となる無観客で6試合が行われた。新型コロナウイルス感染拡大の影響で当初予定より約3か月遅れの開幕。日本野球機構（NPB）は選手らの感染予防策をまとめたガイドライン（指針）を作成し、レギュラーシーズンは各チームとも23試合少ない120試合制で実施される。

セ・リーグ連覇を狙う読売巨人軍は東京ドームで阪神タイガースと対戦。試合前セレモニーで原辰徳監督(61)は「関係各位、ファン、全ての皆様に感謝いたします。我々はプロとして、胸と胸をつきあわせて、勝利を目指し、正々堂々と戦うことを誓います」と話した。試合は、巨人が3―2で逆転勝ちし、プロ野球史上初めての通算6000勝に到達した。

＜関連記事18・19・31面＞

無観客のスタンドをチームカラーに染めた開幕戦の勝利をハイタッチのポーズで喜ぶ巨人の選手ら（19日、東京ドームで）＝稲垣政則撮影

6月19日、プロ野球のセントラル、パシフィック両リーグが開幕し、公式戦では史上初となる無観客で6試合が行われた。巨人は東京ドームで阪神に3－2で逆転勝ちし、プロ野球史上初の通算6000勝に到達した（6月20日朝刊一面）

経緯

準備期間の短さは否めず

新型コロナ感染者の接触調査用として、海外は早くからスマートフォンアプリに注目した。中でもシンガ

ポール政府が開発した無料スマホアプリ「トレース・トゥギャザー」（「一緒に追跡」の意味）は、２０２０年春の流行初期、感染者の行動経路や濃厚接触者の割り出しに貢献したと評価された。

日本では4月6日、新型コロナ対策で情報通信技術（ＩＣＴ）の応用を探る省庁横断組織「テックチーム」（チーム長・西村経済再生相）の初会合で接触者やクラスターの早期発見にスマホの活用が検討され（4月12日朝刊三面）、政府の専門家会議が5月14日に公表した提言で、接触確認アプリの導入に向けた検討と周知を進めることを提案した。

政府は当初、5月中の実用化を目指していた（5月9日朝刊第2社会面）。安倍首相は緊急事態宣言が全面解除された5月25日の記者会見で、6月中の導入を表明した。[*1]

準備期間の短さは否めなかった。ココアの提供開始当日、処理番号以外の数字を入力しても「完了しました」と表示される不具合が判明し、厚労省はアプリが修正されるまで処理番号の発行を一時的に見合わせた。その後も不具合は相次ぎ、アプリの利用開始日がずれるなどの軽微な内容から、陽性者との接触の疑いが低い人に接触通知が届くなど深刻なものまであり、12月末までに7回のプログラム修正を行った。[*2]

福井県敦賀市では8月、職員への接触通知が相次ぎ、検査を受けるなどして本来の業務に支障が出た。検査の結果は全員が陰性で、接触があったとされる日が休みの職員にも通知された。（9月18日朝刊社会面）

ただ個人情報が追跡できないため感染者の特定ができず、なぜ通知が起きたかの検証ができなかった。

当初はアプリで接触通知が届いて保健所に相談しても、無症状の場合は自治体によっては検査を受けられないなどの混乱も起きた。厚労省は8月21日、アプリの通知を受けた利用者が希望すれば無料で検査が受けられるよう自治体に通知した。

４か月間にわたり機能使えず

それでも、ダウンロード数は20年末までに２０００万件を超し、イベントなどで入場者にココアのインストールを求める動きも広がった。プロ野球の横浜ＤｅＮＡベイスターズは10月30日～11月1日の阪神戦で、神奈川県などと協力して大規模イベントの技術実証を行い、その一環として来場者にココアの導入を求めた。

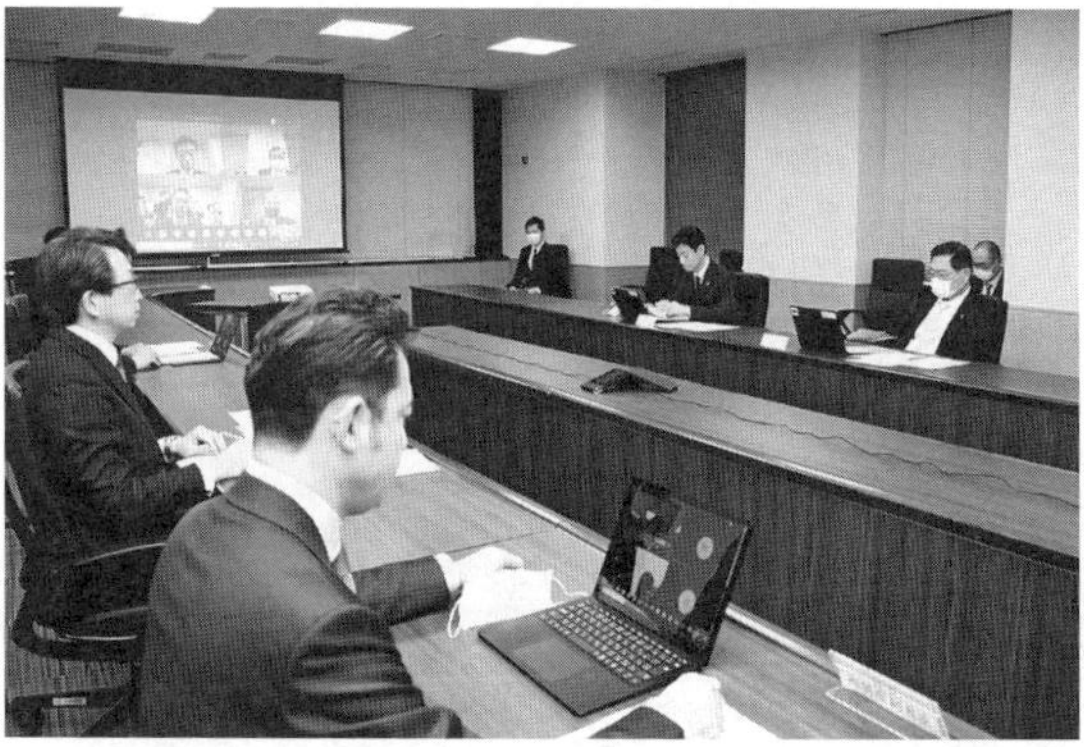

テレビ会議システムを使って４月６日に開かれたテックチームの初会合（４月12日朝刊三面）

ロック・コンサートや自治体主催の成人式などでもココアの導入を呼びかけた。

だが、ココアは期待通りの効果を上げたとは言いがたい。厚労省は21年2月3日、グーグルの基本ソフト（ＯＳ）「アンドロイド」版のココアで20年9月下旬以降、濃厚接触があっても通知されない不具合が続いていたと発表し、田村厚労相が陳謝した。アプリの利用者の3割が4か月間にわたり、機能が使えない状態になっていた。

平井デジタル改革相は2月9日の記者会見で、「はっきり言ってあまり出来のいいアプリではなかった。何とかココアを立て直さないといけない」と語った（2月10日朝刊二面）。この後、17日の衆院予算委員会でアップルのｉＰｈｏｎｅ（アイフォーン）版でも障害が発生していたことが明らかになっている。

ココアは、東京のＩＴ会社が約1億円で開発を受注し、下請け計3社に再委託して構築した。厚労省幹部は「オンラインシステムの専門家は増強してきたが、アプリの専門家がいない。業者任せにしていたと言われても仕方がない状況だった」と弁明した。（2月11日朝刊第2社会面）

＊1 首相官邸（２０２０年5月25日）「新型コロナウイルス感染症に関する安倍内閣総理大臣記者会見」https://www.kantei.go.jp/jp/98_abe/statement/2020/0525kaiken.html

＊2 厚生労働省ホームページ「新型コロナウイルス接触確認アプリ（ＣＯＣＯＡ）COVID-19 Contact-Confirming Application」https://www.mhlw.go.jp/stf/seisakunitsuite/bunya/cocoa_00138.html

6月24日　政府の専門家会議を廃止し、新たな会議体を設置すると発表

専門家会議を廃止・刷新　新型コロナ　特措法基づく分科会へ（6月25日朝刊一面）　西村経済再生相は24日の記者会見で、新型コロナウイルス対策を検討してきた政府の専門家会議を廃止し、既存の「新型インフルエンザ等対策有識者会議」の下に新たな会議体を設置すると発表した。会議のあり方を改めて、法的根拠を明確にする狙いがある。

有識者会議は新型インフルエンザ対策特別措置法（今年3月に改正）に基づいて2012年に設置されたもので、新型コロナ対策の分科会を新設する。今月中にメンバーを決め、7月上旬にも初会合を開く。メンバーには、感染症の専門家に加え、自治体の首長や危機管理の専門家らを幅広く選ぶ方針だ。

専門家会議は今年2月14日、政府対策本部の決定で設けられた。政府への提言機関の位置づけで、感染症や公衆衛生などの専門家12人で構成された。ただ、特措法に位置付けられたものではなく、医療現場に通じた臨床医師や社会経済の専門家が少ないと指摘されていた。

情報発信　政府主導を提案　政府の専門家会議のメンバーは24日、東京都千代田区の日本記者クラブで記者会見し、新型コロナウイルスの感染リスクに関する情報発信について、政府主導で行うことなどを求める提案を公表した。

提案では、専門家の提言を採用するかを決め、政策として実行するのは政府だと指摘。社会経済活動の維持と感染症対策の両立を図るため、社会学や経済学など様々な領域の専門家を集める必要性にも言及した。

専門家会議の座長を務めた脇田隆字《たかじ》・国立感染症研究所長は会見で「あたかも専門家会議が政策を決定しているような印象を与えてしまった」と振り返った。

6月25日　宣言が解除されて1か月。この間の新規感染者は1397人

クラスター発生27か所　緊急事態　解除1か月　新規感染、都内半数超（6月25日朝刊一面）　新型コロナウイルスの感染拡大に伴う政府の緊急事態宣言が全面解除されて25日で1か月となる。この間（5月25日～6月24日）の全国の新規感染者は1397人で、半数以上にあ

たる748人を東京都が占めた。クラスター（感染集団）とみられる事例は全国27か所で発生しており、引き続き封じ込め対策と感染防止策の徹底が求められる。

1か月間で100人以上の感染者が出たのは東京のほか、福岡県（176人）、北海道（156人）、神奈川県（106人）。この4都道県の感染者で全国の8割以上を占めている。

一方、東北や九州などの17県では感染者がゼロで、21府県では1ケタ台にとどまった。全国的には収束傾向が見られるものの、都市部の一部でまとまった感染者が出ている状況だ。

特定の場所や会合で5人以上の感染者が確認され、自治体が「クラスターが発生した可能性が高い」とみている事例は、6月24日までに東京や北海道など5都道府県で27か所に上った。

東京都は24日、新たに55人の感染者が確認されたと発表した。都内では1か月間でクラスター事例が13か所で発生しており、ホストクラブなどの接待を伴う飲食店の関係者ら「夜の街」や、パーティーなどの「会食」での感染者が目立つ。

北海道でも24日、小樽市内の飲食店で昼間にカラオケをした利用客ら9人の感染が判明。道内ではこうした「昼カラオケ」の利用者らの感染事例がほかにも3か所で確認されている。

舘田一博・東邦大教授（感染症学）は「3密（密閉、密集、密接）の状況で声を出すことのリスクが改めて浮かび上がっている。経済と人の移動が戻る中でマスクを外して会話する場面が生まれやすく、適切な手洗い・マスクや3密回避など感染防止策の徹底が重要だ」と指摘している。

6月28日　世界の累計感染者数が1000万人を超えた

コロナ世界感染1000万人　死者49万人　米やブラジル拡大（6月29日朝刊一面）

【ワシントン＝船越翔】新型コロナウイルスの世界の累計感染者数が28日、米ジョンズ・ホプキンス大の集計で1000万人を超えた。死者数は49万人以上となった。米国や中南米を中心に感染拡大のペースが上がっており、事態収束の見通しは立っていない。

世界の感染者数は28日午前（日本時間29日未明）時点で、1001万人に上った。国別では米国が最多の約2

５１万人で、ブラジル約１３１万人、ロシア約63万人などと続く。

１日ごとの新規感染者は４月初めから７万～９万人程度で横ばいだったが、５月下旬から再び増加し、ここ数日は１日16万～19万人のペースで増えた。中南米やインドで感染が急速に広がったことに加え、米国などで外出や経済活動の制限の緩和が始まったためだとみられる。

●国内外の主なワクチン開発

	中心となる企業	開発状況
国内	アンジェス	６月30日にも臨床試験開始。来春以降実用化
	塩野義製薬	年内にも臨床試験
海外	米モデルナ	７月にも最終段階の臨床試験。７～９月に米市場で供給開始を計画
	米ジョンソン・エンド・ジョンソン	７月後半に臨床試験開始
	英アストラゼネカ	臨床試験中。９月から供給予定
	中国カンシノ・バイオロジクス	臨床試験中
	中国シノバック・バイオテック	ブラジルで最終段階の臨床試験

（６月30日朝刊三面）

米国は、早期の経済再開に踏み切った南部の州などで６月中旬から、再び感染拡大が加速した。26日には１日の新規感染者が過去最多の約４万５０００人を記録した。だが、トランプ大統領は「感染者の増加はウイルス検査の拡充が原因だ」などとして、楽観的な見方を繰り返している。

ブラジルでは大都市で経済活動の再開が優先されたことや、脆弱《ぜいじゃく》な医療体制などが影響し、貧民街を中心に感染が広がっている。

世界保健機関（ＷＨＯ）は26日の記者会見で、事態の収束にはワクチンが不可欠だとして、各国に開発や分配の協力を改めて呼びかけた。ロイター通信によると、現在15種類のワクチンの臨床試験が各国で進んでいる。

〔連載〕 変わる世界 新型コロナ

本連載は2020年5月8、9、11日の各朝刊の一面、国際面に掲載された。ここでは一面記事を収録した。

〈上〉「プライバシー保護の基準が大きく後退する」

健康「監視」 新常態に （5月8日朝刊一面） 新型コロナウイルスとの終わりの見えない闘いが続いている。社会、政治、経済にもたらす影響は長期にわたる可能性が高い。コロナ・ショックは世界をどう変えるのか。

基準後退も どの感染症に対して抗体を持っているかを示す「デジタル健康パスポート」の携行がニューノーマル（新常態）となる――。情報通信技術の行方に関する研究で知られる米国の未来学者エイミー・ウェブ米ニューヨーク大教授は、そんな可能性を指摘する。

ウェブ氏は、今回のコロナ危機をきっかけに、米国のような民主主義国でも「プライバシー保護の基準が大きく後退する」とみている。具体的には「職場や商業施設、公共交通機関の入り口で、体温、心拍数、呼吸数、血中酸素濃度などの計測を余儀なくされるかもしれない」という。

デジタル独裁 共産党の一党独裁の中国では、住民が持つスマホの位置情報をもとに隔離対象者を割り出すなど、有無を言わせず強権的な手段が使われた。

米欧でもコロナ危機で失業者の急増が予測される中、「人々の側も、仕事に戻るためなら監視をすすんで受け入れるだろう」。ウェブ氏はそう語る。

「サピエンス全史」などの著作で知られるイスラエルの歴史学者ユヴァル・ノア・ハラリ氏（44）は、監視技術を駆使した「デジタル独裁」が民主主義を脅かしかねないとして、かねて警鐘を鳴らしてきた。

例えば独裁者が人々の生体情報を把握できるようになれば、演説を聞く聴衆の心拍数から忠誠の度合いを測るようなことが可能になってしまう。ハラリ氏は3月20日

●感染症は何度も大きな変革を引き起こしてきた

年代	病名	影響
3世紀	キプリアヌスの疫病（天然痘か）	ローマ帝国で流行して1日に5000人が亡くなった。終末思想が広がったことや信者が感染者を献身的に看病したことでキリスト教の布教につながったとされる
14世紀	黒死病（腺ペスト）	欧州の人口の3分の1が死亡したとされる。労働力不足で賃金が上昇し、土地を所有する農民が出てきた。人口減や都市への移住により各地で廃村が相次いだ
16世紀	天然痘	スペインから中南米に持ち込まれた。免疫のない先住民に感染が拡大し、人口の9割が死亡したとされる。アステカ帝国やインカ帝国が滅びる要因になったとみられている
19世紀	コレラ	世界中で流行を繰り返した。公衆衛生への意識が高まり、ロンドンでは1863年に下水道が整備された。日本でもコレラ流行を受け、1884年に東京（神田）で近代下水道が建設された
1918～20年	スペイン風邪	世界中で4000万人以上が死亡。一般市民がマスクを着用するようになり、学校が休校となった。医療制度が見直され、イギリスでは国民皆保険制度の設立につながった

の英紙フィナンシャル・タイムズ電子版への寄稿で「平時なら審議に何年もかかる問題が、緊急事態には数時間で決まってしまうことがある」とし、慎重に悪用防止の手段を講じる必要があると訴えた。

両立　日本では来年に東京五輪・パラリンピックが控えている。スポーツの歴史が専門のトニー・コリンズ英デモントフォート大名誉教授は「歴史上、戦争が終わるとスポーツ行事の入場者数は常に跳ね上がった。人々は平時が戻ったことを集まって祝いたいからだ」と指摘する。

ただ、それまでにコロナ危機が終息する保証はない。選手や観客の感染予防には、何らかの生体検査が必要になるのだろうか。ウェブ氏は、生体データの悪用を防ぐ手立てを講じることが重要だとした上で「最高精度の生体検査とプライバシー保護を両立する仕組みを構築できれば、日本はこの分野で世界のリーダーになれる」と語った。

〈中〉「別々に存在する世界が加速する」

米中の対立　先鋭化（5月9日朝刊一面）　新型コロナウイルスの感染拡大は、世界をより分断し、既に深刻化していた米中の対立はさらに先鋭化しそうだ。

「米中それぞれが経済的なつながりを持った国々と連携しながら、別々に存在する世界が加速する」

英王立国際問題研究所のロビン・ニブレット所長(58)は、こう予想する。

背景にあるのは、英国の欧州連合（EU）離脱「ブレグジット」の国民投票や米大統領選で2016年に噴き出した反グローバル化の動きだ。ニブレット氏は、「コロナ危機は、グローバル化の隠れたコストを表面化させ、（人や物の）流れを止めなければならないという主張を完全に正当化した」と分析する。

米国のトランプ大統領、中国の習近平《シージンピン》国家主席はともに、自らの対応の正当性を主張し、国内のナショナリズムに訴えかけている。

ブッシュ（子）政権で国家安全保障会議アジア上級部長を務めたマイケル・グリーン氏（58）は、中国の情報隠しとうそが世界的なコロナ対策の遅れを招いたというトランプ政権の主張が広まり、「米国民の対中感情は劇的に悪化し、天安門事件当時のように、中国を戦略的な脅威だと見なすようになった」とコロナ危機による米国世論の変化を語る。

●新型コロナウイルスを巡り米中は非難の応酬を繰り広げている

1月31日	トランプ政権が、過去2週間以内に中国を訪れた外国人の入国を当面拒否すると発表
2月7日	習近平国家主席がトランプ大統領との電話会談で、米政府が講じた事実上の渡航禁止などの見直しを要求
3月上旬	ポンペオ国務長官が「武漢ウイルス」との発言を始める
11日	米国のオブライエン大統領補佐官が講演で「武漢での発生が隠蔽（いんぺい）された。世界が対応するのに2か月かかってしまった」と非難
12日	中国外務省の趙立堅（ジャオ・リージエン）副報道局長がツイッターで、ウイルスは「米軍が武漢に持ち込んだ可能性がある」と主張
16日	ポンペオ氏と楊潔篪（ヤン・ジエチー）共産党政治局員が電話会談。ポンペオ氏は「中国が責任を米国に転嫁しようとしている」、楊氏は「米側は中国に対するいわれなき非難を即刻やめるべきだ」と非難の応酬
4月14日	トランプ氏が、中国寄りの組織運営で対処を誤ったとして、世界保健機関（WHO）への資金拠出を停止すると発表
23日	中国政府がWHOに3000万ドルを寄付すると発表
5月3日	ポンペオ氏がテレビの番組で、ウイルスが武漢ウイルス研究所から拡散したとの疑惑について「多くの証拠がある」と主張（後に「確信は持っていない」と修正）
6日	中国外務省の華春瑩（フア・チュンイン）報道局長が記者会見で「証拠があると言うなら示してほしい。それを出せないのは、そもそも証拠がないからだ」と反論
7日	トランプ氏が記者団に「（ウイルスは）中国から出て、広がった。発生した場所で抑え込むことができたが、やるべき仕事を果たさなかった」と指摘し、中国に感染拡大の責任があるとの見解を強調

※日時は現地時間

強気の中国　一方で、「中国は宣伝戦、軍事などの面で非常に攻撃的になっている。（コロナ対応で米国から）批判を受ける中、やり返そうとしている」と中国側の強気の姿勢にも注目する。特に安全保障面で、中国が南シナ海や東シナ海での威圧的な航行を増やしていることを例に挙げ、「米国や日本、欧州が混乱しているうちに打撃を与えようとしている。こうした中国の意図は非常に危険だ」と警鐘を鳴らす。

米「協調」欠く　心配されるのは、自由主義世界のリーダーである米国の混乱と国際協調に向けた意思の欠如だ。

オバマ政権で国家安全保障会議アジア上級部長を務めたエバン・メデイロス氏（48）は、トランプ政権が世界保健機関（WHO）への資金拠出を停止したことについて、「WHOが中国寄りだと懸念しているのであれば、米国は援助を増やすべきだ。このような時期に撤退するのは最悪の選択だ」と批判する。

米国内のコロナ対策の失敗も、「米国の国際的なリーダーシップに悪影響を与えている」とメデイロス氏は話す。「世界中の専門家が見習おうとしてきたCDC（米疾病対策センター）が感染の抑え込みに失敗したことは、米国モデルに疑念を生じさせた」と指摘し、米国が今後、国際社会と協調して感染対策やワクチン開発に取り組む必要性を強調した。

〈下〉「世界経済への影響は、まだ序章にすぎない」

保護主義　強まる兆し（5月11日朝刊一面）　新型コロナウイルスの感染拡大は、世界経済の風景を一変させた。各国が目先の対策に全力を挙げるのは当然とはいえ、その先には膨れあがった借金の副作用を抑え、経済を再び成長軌道に乗せるという困難な作業が待ち受ける。

「世界経済への影響は、まだ序章にすぎない」

米ブッシュ（父）政権で大統領経済諮問委員会シニアエコノミストを務めたジュネーブ高等国際問題開発研究所のリチャード・ボールドウィン教授（61）はこう指摘する。

各国の政府は働き手の生活や企業の資金繰りなどを支援するため、巨額の財政支出に踏み切っている。企業もまた、事業継続のために借り入れを増やしているが、売り上げがすぐに回復する保証はない。

ボールドウィン氏は、回収が難しい不良債権の増大を心配する。信用不安から貸し渋りなどが起き、一段の景気悪化につながる可能性があるからだ。「債務負担の問題は長引くだろう」と警鐘を鳴らす。

中央銀行の役割が重要になると指摘するのが、米連邦準備制度理事会（FRB）でエコノミストを務めた米ピーターソン国際経済研究所シニアフェローのジョセフ・ギャグノン氏（60）だ。「政府や企業の金利負担を増やさないようにするため、中央銀行は金利を低位で安定させることが金融政策の主眼になる」とし、超低金利の環境が今後も続くと予想する。

●新型コロナウイルスに対する主要国の経済対策と債務残高

	規模	主な内容	債務残高（GDP比％）
日本	約117.1兆円	現金一律給付、資金繰り支援	251.9
米国	2.7兆ドル超（約290兆円）	現金支給、給与支払い肩代わり	131.1
英国	997億ポンド超（約13兆円）	給与補償	95.7
ドイツ	7600億ユーロ（約88兆円）	減収補償	68.7

※英国の経済対策の金額に融資支援は含まず。債務残高のGDP比はIMFの2020年の見通し

「貿易　悪者扱い」 債務問題に加えて懸念されるのは、保護主義の機運が強まることだ。すでにその兆しは見え始めており、世界貿易機関（WTO）によると、80か国・地域が医療品に対し輸出規制をかけている。

米中貿易が縮小し、対中輸出を増やしたいトランプ米大統領が敵対的な姿勢を強める懸念もある。ボールドウィン氏は「当面は貿易が悪者扱いされるだろう。2大国の対立は新型ウイルスとの闘いにも波及しかねない」と憂慮する。

一方で、こうした状況だからこそ、国際協調が必要になるとの声は強い。

元外交官で、シンガポール国立大特別フェローのキショール・マブバニ氏（71）は、「世界経済を早く回復させるには、多国間の貿易を活発にして経済を成長させるしかない」と強調する。環太平洋経済連携協定（TPP）など、既存の貿易協定の枠組みを積極的に活用すべきだという主張だ。

途上国に学ぶ　世界はまた、新型ウイルスの感染を抑えるという課題にも取り組まなければならない。マブバニ氏は、「豊かな欧米諸国で深刻な事態が起きた反面、アジアではベトナムなどうまく対応している国がある」と述べ、先進国もこうした事例に積極的に学ぶべきだと指摘する。

第五章

提言

（6月）

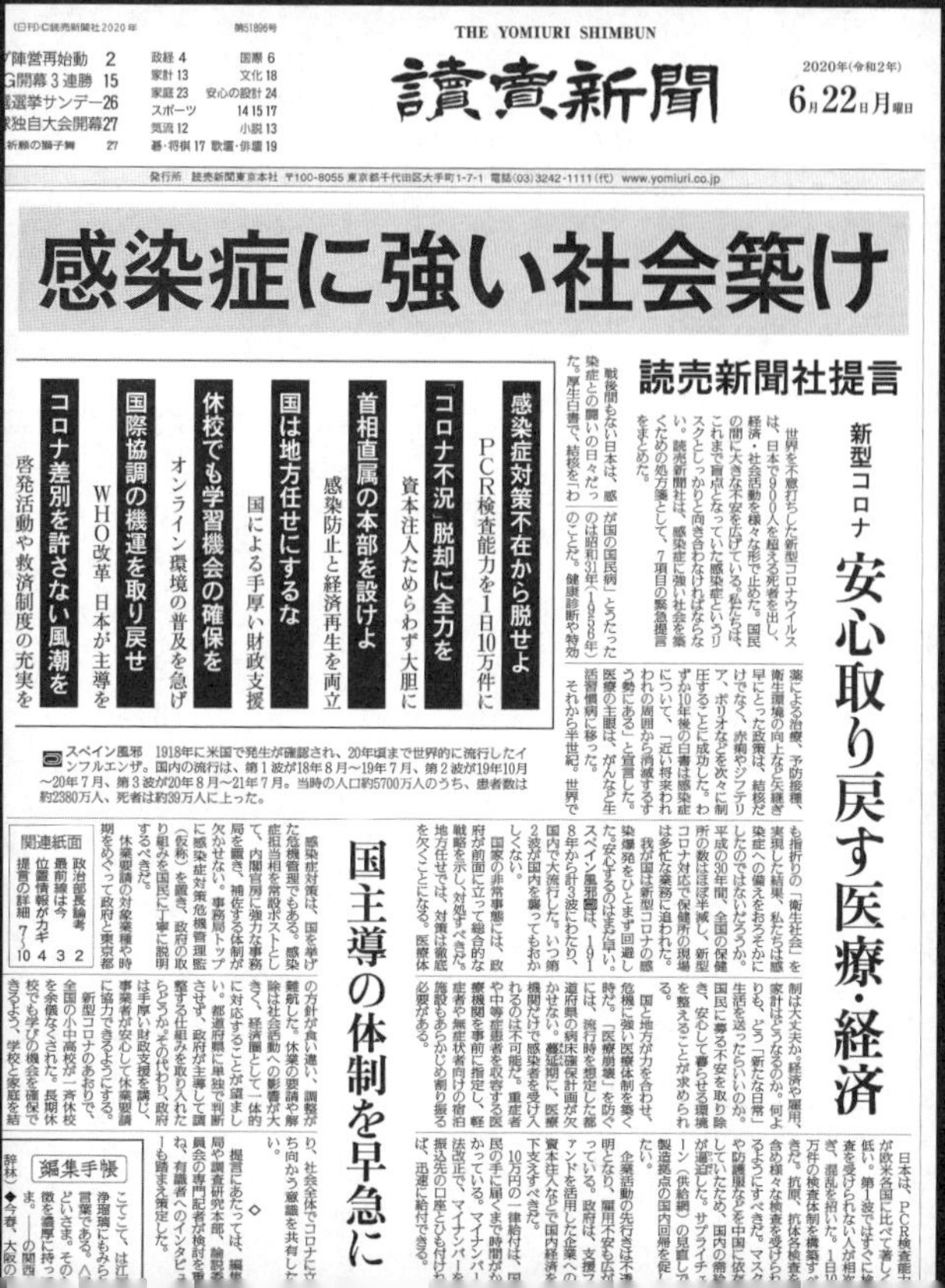

THE YOMIURI SHIMBUN

讀賣新聞

2020年（令和2年）6月22日 月曜日

感染症に強い社会築け

読売新聞社提言

新型コロナ 安心取り戻す医療・経済

世界を不意打ちした新型コロナウイルスは、日本で900人を超える死者を出し、経済・社会活動を様々な形で止めた。国民の間に大きな不安を広げている。私たちは、これまで盲点となっていた感染症というリスクとしっかりと向き合わなければならない。読売新聞社は、感染症に強い社会を築くための処方箋として、7項目の緊急提言をまとめた。

戦後間もない日本は、感染症との闘いの日々だった。厚生白書で、結核を「わが国の国民病」とうたったのは昭和31年（1956年）のことだ。健康診断や特効薬による治療、予防接種、衛生環境の向上など矢継ぎ早にとった政策は、結核だけでなく、赤痢やジフテリア、ポリオなどを次々に制圧することに成功した。わずか10年後の白書は感染症について、「近い将来われわれの周囲から消滅するすう勢にある」と宣言した。医療の主眼は、がんなど生活習慣病に移った。

それから半世紀。世界で

- 感染症対策不在から脱せよ　PCR検査能力を1日10万件に
- 「コロナ不況」脱却に全力を　資本注入ためらわず大胆に
- 首相直属の本部を設けよ　感染防止と経済再生を両立
- 国は地方任せにするな　国による手厚い財政支援
- 休校でも学習機会の確保を　オンライン環境の普及を急げ
- 国際協調の機運を取り戻せ　WHO改革　日本が主導を
- コロナ差別を許さない風潮を　啓発活動や救済制度の充実を

スペイン風邪　1918年に米国で発生が確認され、20年頃まで世界的に流行したインフルエンザ。国内の流行は、第1波が18年8月～19年7月、第2波が19年10月～20年7月、第3波が20年8月～21年7月。当時の人口約5700万人のうち、患者数は約2380万人、死者は約39万人に上った。

国主導の体制を早急に

読売新聞社提言

感染症に強い社会築け

読売新聞社は2020年6月22日、新型コロナウイルスの感染拡大を受けて、7項目の緊急提言を発表した。日本の医療は第2次大戦後の20年ほどで結核などの感染症を制圧し、がんなどの生活習慣病の対策に主戦場を移していた。そこへ襲いかかった新型コロナが、社会に痛撃を与え、人々を不安と混乱に陥れた。この非常事態をどう立て直すのか、編集局や調査研究本部、論説委員会の記者らが、危機管理のあり方、医療や行政の課題を点検し、有識者へのインタビューも踏まえ、感染症に強い社会を再構築するための処方箋を提言にまとめた。

新型コロナに関する提言は、日本国内では、政府の感染症対策分科会（感染症や公衆衛生の専門医、経済学者、自治体首長、病院経営者など18人）をはじめ、各党、知事会、地方議会、経済団体などがそれぞれの立場で発表しているほか、民間の調査研究機関が設置した調査会による報告書も公表されている。

読売新聞社の提言は、報道言論機関としての日常の継続的な取材・報道・言論活動をベースに、専門記者チームによる再取材・再検証と議論を重ねたうえで、今後の道筋と具体的施策をまとめた点に特徴がある。提言は、6月22日朝刊の一面に要旨、特集面（計4ページ）に詳細を掲載。二面、三面などにも関連記事を配置したほか、翌日から識者インタビューの連載を始めた。特集面に掲載した詳細版は本書では紙幅の都合で割愛している。

提言の柱となる医療体制の構築に関する取材では、医療部の記者らが厳しい現場取材に向き合った。例えば、ある記者は、地方の市民病院の担当者に対し、まず電話で概要を聞き取った後、詳細を知るために、ためらいながらも対面取材を申し入れた。当時、緊急事態宣言は解除されていたものの、東京から他県への移動には行政の自粛要請が出ていた。「東京から行くのですが……」と切り出すと、「問題ありません」と担当者。記者が、持参した消毒スプレーを靴の裏にも吹きかけて病院での取材に臨むと、担当者は「今後の教訓になるなら」と、必ずしもうまく対処できなかった部分も含めて話をしてくれたという。

感染リスクを下げるため、全体的に電話やメールでの取材も多用せざるを得なかったが、深掘りするほどに時間や回数が増えてしまう。記者たちは、多忙な医師への度々の連絡がはばかられ、葛藤を抱えながらも、相手の負担を減らす工夫を重ねながら取材を深めていった。「取材の最後に、互いの仕事にねぎらいの言葉を掛け合った時は、非常に温かい気持ちになった」。医療部の記者の言葉だ。

7項目の緊急提言

新型コロナ　安心取り戻す医療・経済（6月22日朝刊一面）　世界を不意打ちした新型コロナウイルスは、日本で900人を超える死者を出し、経済・社会活動を様々な形で止めた。国民の間に大きな不安を広げている。私たちは、これまで盲点となっていた感染症というリスクとしっかりと向き合わなければならない。読売新聞社は、感染症に強い社会を築くための処方箋として、7項目の緊急提言をまとめた。

■感染症対策不在から脱せよ
PCR検査能力を1日10万件に

■「コロナ不況」脱却に全力を
資本注入ためらわず大胆に

■首相直属の本部を設けよ
感染防止と経済再生を両立

■国は地方任せにするな
国による手厚い財政支援

■休校でも学習機会の確保を
オンライン環境の普及を急げ

■国際協調の機運を取り戻せ
WHO改革　日本が主導を

■コロナ差別を許さない風潮を
啓発活動や救済制度の充実を

戦後間もない日本は、感染症との闘いの日々だった。厚生白書で、結核を「わが国の国民病」とうたったのは昭和31年（1956年）のことだ。健康診断や特効薬による治療、予防接種、衛生環境の向上など矢継ぎ早にとった政策は、結核だけでなく、赤痢やジフテリア、ポリオなどを次々に制圧することに成功した。わずか10年後の白書は感染症について、「近い将来われわれの周囲から消滅するすう勢にある」と宣言した。医療の主眼は、がんなど生活習慣病に移った。

それから半世紀。世界でも指折りの「衛生社会」を実現した結果、私たちは感染症への備えをおろそかにしたのではないだろうか。平成の30年間、全国の保健所の数はほぼ半減し、新型コロナ対応で保健所の現場は多忙な業務に追われた。

我が国は新型コロナの感染爆発をひとまず回避した。安心するのはまだ早い。**スペイン風邪**は、1918年から計3波にわたり、国内で大流行した。いつ第2波が国内を襲ってもおかしくない。

国家の非常事態には、政府が前面に立って総合的な戦略を示し、対処すべきだ。地方任せでは、対策は徹底を欠くことになる。医療体制は大丈夫か。経済や雇用、家計はどうなるのか。何よりも、どう「新たな日常」生活を送ったらいいのか。国民に募る不安を取り除き、安心して暮らせる環境を整えることが求められる。

国と地方が力を合わせ、危機に強い医療体制を築く時だ。「医療崩壊」を防ぐには、流行時を想定した都道府県の病床確保計画が欠かせない。蔓延《まんえん》期に、医療機関だけで感染者を受け入れるのは不可能だ。重症者や中等症患者を収容する医療機関を事前に指定し、軽症者や無症状者向けの宿泊施設もあらかじめ割り振る必要がある。

日本は、PCR検査能力が欧米各国に比べて著しく低い。第1波ではすぐに検査を受けられない人が相次ぎ、混乱を招いた。1日10万件の検査体制を構築すべきだ。抗原、抗体各検査を含め様々な検査を受けられるようにすべきだ。マスクや防護服などを中国に依存していたため、国内の需給が逼迫《ひっぱく》した。サプライチェーン（供給網）の見直しで製造拠点の国内回帰を促したい。

企業活動の先行きは不透明となり、雇用不安も広がっている。政府は、支援ファンドを活用した企業への資本注入などで国内経済を下支えすべきだ。

10万円の一律給付は、国民の手に届くまで時間がかかっている。マイナンバー法改正で、マイナンバーを振込先の口座とひも付ければ、迅速に給付できる。

国主導の体制を早急に　感染症対策は、国を挙げた危機管理でもある。感染症担当相を常設ポストとして、内閣官房に強力な事務局を置き、補佐する体制が欠かせない。事務局トップに感染症対策危機管理監（仮称）を置き、政府の取り組みを国民に丁寧に説明するべきだ。

休業要請の対象業種や時期をめぐって政府と東京都の方針が食い違い、調整が難航した。休業の要請や解除は社会活動への影響が大きく、経済圏として一体的に対応することが望ましい。都道府県に単独で判断させず、政府が主導して調整する仕組みを取り入れたらどうか。その代わり、政府は手厚い財政支援を講じ、事業者が安心して休業要請に協力できるようにする。

新型コロナのあおりで、全国の小中高校が一斉休校を余儀なくされた。長期休校でも学びの機会を確保できるよう、学校と家庭を結ぶオンライン教育環境を早急に整えたい。

人やモノの動きが国境を軽々と飛び越えるグローバル社会にあって、感染症が世界を席巻する速さも過去とは比べものにならない。感染症との闘いに、国際協調の視点は不可欠だ。米国と中国の対立を受け、トランプ米大統領は世界保健機関（ＷＨＯ）から脱退する意向を表明した。日本は欧州連合（ＥＵ）などと足並みをそろえ、国際協調の機運を取り戻せるよう努力すべきだ。

医療従事者や感染者らへの中傷や差別が相次いでおり、社会全体でコロナに立ち向かう意識を共有したい。

◇

提言にあたっては、編集局や調査研究本部、論説委員会の専門記者が検討を重ね、有識者へのインタビューも踏まえ策定した。

〈スペイン風邪〉　１９１８年に米国で発生が確認され、20年頃まで世界的に流行したインフルエンザ。国内の流行は、第1波が18年8月～19年7月、第2波が19年10月～20年7月、第3波が20年8月～21年7月。当時の人口約５７００万人のうち、患者数は約２３８０万人、死者は約39万人に上った。

感染症対策は安全保障政策でもある

第2波へ態勢立て直せ　政治部長　村尾新一（6月22日朝刊二面）

物々しい防護服に身を包んだ医師や看護師が病院を走り回り、全国の駅や繁華街から人々が姿を消す――。このような光景を誰が想像しただろうか。

私たちは突然、新型コロナウイルス感染という「目に見えないリスク」に直撃され、危機管理上の弱点をさらけ出した。

他の先進国と比べ、日本では感染者数、死者数が少なく抑えられているのは確かだ。それでも、政府に対して

「初動が遅れた」「後手に回った」との批判が強まった。

感染が落ち着いている今こそ、政府は態勢の立て直しを主導すべきだ。気を緩めずに、自治体と一体となって民間の英知も結集し、第2波、第3波に備えて対策を急がねばならない。

しかし、行政システムの改革を先送りしてきたことで、迅速な政策の遂行に支障を来したのは明らかだ。府省の縦割り、国と都道府県の連携のまずさなどに起因する「目詰まり」があちこちで露見した。

ＰＣＲ検査について、安倍首相が繰り返し拡充を表明したにもかかわらず、検査数がなかなか増えなかったのは象徴的だった。10万円の一律給付、中小企業向けの「持続化給付金」は煩雑な手続きが足かせとなり、支給は遅れている。

浮き彫りになった様々な問題点は、日本の政府、自治体、企業、医療関係者、学校の怠慢とも言えよう。

感染症に強い社会を築くため読売新聞社がまとめた緊急提言では、感染症担当相の常設化をはじめとする内閣機能の強化や、都道府県に対する国の「総合調整」権の拡大などを掲げた。もちろん、私たち国民も意識を改める必要があろう。

各地で院内感染が相次ぐ中、自衛隊は、クルーズ船「ダイヤモンド・プリンセス」での対処や空港検疫などで感染者を一人も出さなかった。生物、化学兵器などによる攻撃を想定した専門部隊のノウハウが功を奏したのだ。

「まさか」の事態に備えた訓練の成果であった。

感染症対策はすぐれて、安全保障政策でもあることを肝に銘じたい。

［社説］脆弱性克服し不安解消したい

医療・行政の課題を総点検せよ（6月22日朝刊三面）

新型コロナウイルスの感染拡大は、日本の政治、経済、社会の脆弱《ぜいじゃく》性を直撃した。国の総力を挙げて、生活に安心を取り戻さなければならない。

日本は、多くの国民が外出や営業の自粛要請に応じ、感染爆発を回避できた。深刻だったのは、経済・社会活動の全面的な停滞を余儀なくされたことだ。ワクチンや治療薬のない感染症の恐ろしさを示したと言えよう。

読売新聞社は、第2波の到来に備え、感染症に強い社会を築くための提言をまとめた。医療体制から行政執行のあり方まで、半年に迫るコロナ禍で浮き彫りになった課題を総点検し、それを教訓に体制を構築する必要がある。

首相主導の司令塔を　最優先の課題は、医療崩壊を決して起こさず、感染者が安心して症状に応じた治療を受けられるようにすることだ。

第1波では、感染の疑いがあってもすぐにはＰＣＲ検査を受けられなかったため、国民の間に不安が広がった。感染の状況を正確につかまなければ、第2波は防げない。

提言は、ＰＣＲ検査体制を拡充し、1日10万件とすることを求めている。抗原検査などと適切に組み合わせ、感染の実態を明らかにしたい。

病床の逼迫《ひっぱく》を招いてはならない。軽症の人は宿泊施設、中等症なら重点医療機関、重症の場合は高度医療機関に入院する。都道府県は、こうした役割分担を明確にして受け入れ先を準備し、病床確保計画の策定に努めてほしい。

入国規制や物資不足への対応は後手に回った。緊急事態宣言発令などの節目ごとに、安倍首相や閣僚、専門家らが感染状況や政府の対策を説明したが、国民に的確に理解されたとは言いがたい。

施策のスピードを高め、明確なメッセージを発信するには、感染症対策を担う首相主導の司令塔を設けることが有効だ。感染防止策や出入国管理、経済対策、情報発信などを総合的に検討して指揮する仕組みが肝要である。

感染症研究者だけでなく、経済学者、実業界、教育界など幅広い分野にわたる専門家の知見を、政策に生かしたい。

透明性ある議論を踏まえ、政治が大局的な見地から判断すれば、国民の信頼につながろう。

休業要請の範囲や協力金などの扱いについて、国と都道府県が対立する場面が目立った。経済圏は都道府県境を超えて広がる。地方の実情を踏まえながら、混乱が生じないように政府主導で調整する枠組みが求められる。

予算執行体制が重要　経済対策では、現金給付や融資の実行に手間取った。体制の再構築が急がれよう。

重要なのは国民の生活基盤となる雇用を守ることである。雇用の7割を支える中小企業は手元資金が少なく、支援は急を要する。

政府系金融機関の実質無利子・無担保融資は一時、窓口がパンクした。従業員を解雇せず、休業にとどめた企業に支払う雇用調整助成金は手続きが煩雑だ。1人10万円の一律給付も遅れている。

予算を組んでも資金が行き渡らなければ意味がない。政府は猛省し、迅速に予算が執行できるインフラを整えねばならない。

海外より遅れているデジタル化が急務だ。簡単な申請で給付や融資が受けられるオンラインでの対応を強化してもらいたい。

マイナンバーと口座情報を連携させ事務を効率化すべきだ。マイナンバーカードも含め、国が利点をわかりやすく示してほしい。

コロナ後の成長戦略を描き直したい。「新しい生活様式」の中、ネット通販や宅配サービスに加えＩＴによる新事業の創出が望まれる。企業の創意工夫が大切だ。

戦略的に専門家を養成　未知の感染症に備えるため、中長期的な対策を講じたい。

日本は久しく、感染症に苦しめられる経験がなかった。その分、感染症や公衆衛生、疫学に関する専門家の層が薄い。資金を投じて戦略的に人材を養成すべきだ。

感染症対策の高度な教育を受けた医療従事者が、通常は他の業務に就きつつ流行に備える、といった手法が効果的ではないか。

一国の努力だけでは、感染症の世界的流行は防げない。ワクチンや治療薬の開発と普及には、国際協調が必須となろう。東京五輪・パラリンピックを控える日本は、その先頭に立つにふさわしい。

医療従事者や感染者に対する差別や偏見があることは嘆かわしい。すべての対策の基礎となるのは、社会全体で感染を防ぐという国民の強い意識である。

[連載]　新型コロナ読売提言　識者に聞く

「病院は最後の砦」

検査拡充で「安心社会」　田中雄二郎　東京医科歯科大学長（内科学）（2020年6月23日朝刊一面）　新型コロナウイルスの第1波を乗り越え、感染拡大の防止と経済・社会活動の両立を図る局面に入った。現段階で急ぐべきは、検査体制の拡充である。

日本は長い間、深刻な感染症の脅威にさらされてこなかったこともあり、PCR検査件数が各国に比べて少ない。第1波を教訓に、国際的に遜色ない程度に増やすべきだ。読売提言で、人口比で他の先進国並みの水準である1日10万件の検査体制の構築を掲げたのは妥当と言える。

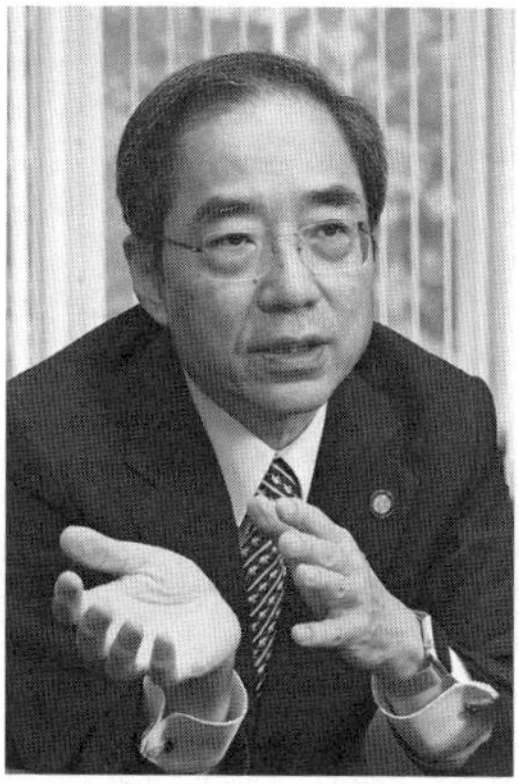

田中雄二郎東京医科歯科大学長

政府が民間検査会社を支援し、大学や研究機関も協力すれば実現可能と考える。国際的に使われるPCR検査に加え、国内で開発された抗原検査も活用して第2波に備える。検査センターや検体の輸送体制の整備も必要だ。

感染者や濃厚接触者の検査を迅速に行えれば、感染拡大を最小限に抑えられる。院内感染を防ぐため、医療従事者への検査を徹底する。高齢者施設も同様だ。検査は安心して治療や介護に専念するための最低限の保証になる。

海外との往来再開に備え、国際標準の防疫体制を整備する。その際にも検査がカギとなる。当面、出入国時は世界共通の検査方法であるPCR検査で陰性であることが求められるだろう。

海外とのビジネスやプロスポーツなど、民間での活用も進む可能性がある。検査にも限界はあり、運用には注意が必要だが、検査は経済・社会活動でも「安心」を培う手段となり得ると考えている。

診療の前線にいる立場として要望したいのが、医療機関への抜本的な経営支援だ。東京医科歯科大は第1波で、重症者を含め約400人の新型コロナ関連患者の治療にあたった。専用外来などの整備も進みつつある。だが、残ったのは、4月だけでも12億円という巨額の赤字だ。患者を多く診た医療機関ほど、深刻な経営危機に直面している。

国民の皆さんが安心して生活するためにも、病院は最後の砦《とりで》でありたい。政府には医療現場の声に耳を傾け、万全の体制で臨める支援をお願いしたい。

「デジタル化は行政の質を向上させる」

官民のデジタル化急務　小黒《おぐろ》一正　法政大教授（公共経済学）（6月24日朝刊一面）新型コロナウイルスの感染拡大を受けた政府の緊急経済対策の予算規模は十分だった。外出制限や営業の自粛で売り上げが蒸発して需要が急速に収縮する中、その衝撃を緩和できるのは政府しかなく、必要としている個人や企業に一定のお金を流すことが重要だ。読売提言で、不況脱却のため、企業への大胆な資本注入を提案したことは意味がある。

しかし、国民の手に渡るまでのスピードが遅い。平時の備えとして、行政のデジタル化を準備できていなかったことが問題だ。

1人当たり10万円の現金給付は4月に決まったが、現時点でも全世帯に配られていない。多くの人の暮らしが最も厳しかった4、5月に給付できなかった。米国や韓国などは迅速に配っていた。

感染症だけでなく、首都直下地震のような災害の可能性もある。緊急時に迅速な給付ができるよう、マイナンバーと銀行口座のひも付けを早急に実現する必要がある。

デジタル化は、単なる手続きの電子化にとどまらない。

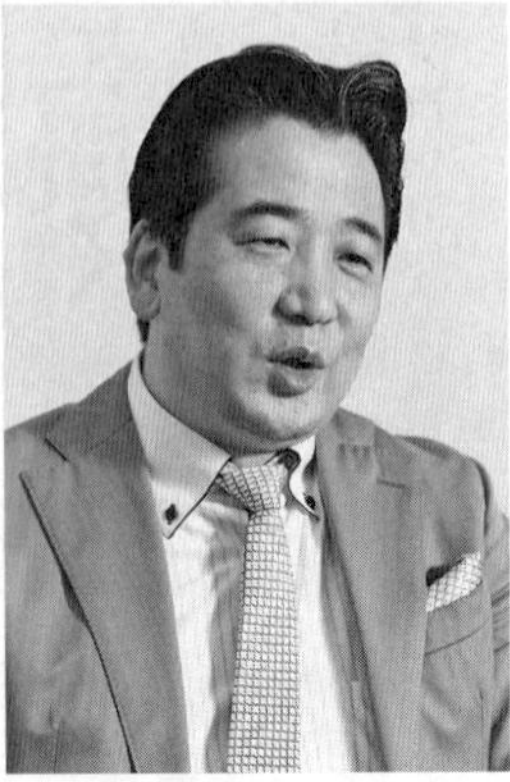

小黒一正法政大教授

行政サービスの質を向上させるのが本当の目的だ。行政がデータを把握することで、国民が手続きをしなくても自動的に必要な行政サービスを提供する「プッシュ型行政」につなげていくことができる。

日本企業も、対面の商談を重視するなどデジタル化が遅れていた。今回、ある意味強制的な形でテレワークを経験せざるを得なくなり、デジタル化は人生の幸せにもつながる問題だと認識が変わったはずだ。今までは通勤電車に長時間揺られて会社に行かなければ仕事ができなかったが、自宅にいても質の高い仕事ができると実感した人は多いだろう。もちろん、人と人がリアルに会う魅力がなくなるわけではない。オンラインとリアルの最適な組み合わせをどう見いだしていくかが今後の社会の課題となる。

感染の第2波が起きたとき、企業が同じような「自粛」を求められたら、今度こそ破綻が続出する。経済を正常に動かしていくためにも、PCR検査などの拡充が求められる。検査を感染症対策だけでなく、感染していない人を見定め、安心して経済活動ができるようにする仕組みとして使っていくべきだ。

「政府の備えは十分とは言えなかった」

権限強化　各省庁動かす　高橋清孝　前内閣危機管理監

（6月25日朝刊二面）　新型コロナウイルスの感染拡大では、中国・武漢市の在留邦人退避やクルーズ船「ダイヤモンド・プリンセス」の集団感染など、未経験の事態が相次ぎ、政府の備えは十分とは言えなかった。他省庁と横並びの厚生労働省が感染症対策を仕切るのには無理がある。省庁の総合調整を担う内閣官房の司令塔機能を強化しなければならない。

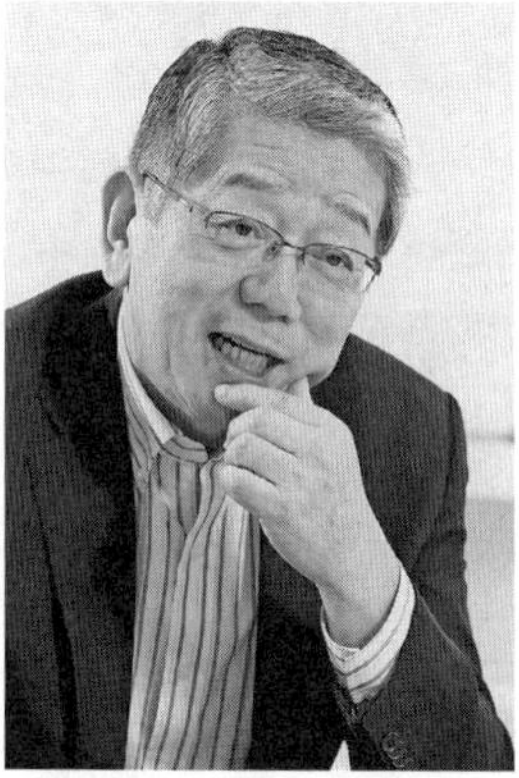

高橋清孝前内閣危機管理監

感染症の担当相を設けるならば、各省庁を動かせるだけの強力な権限を与える必要がある。内閣官房の新型コロナウイルス感染症対策推進室を新感染症の対策室として改組し、人員も60人から拡充すればいい。そのうえで、平時から対策の検討や情報収集を進めるべきだ。光が当たることが少ない感染症分野の専門人材を育成できるような仕組みづくりも求められる。

感染症対策には専門的、科学的な知識が不可欠となる。米疾病対策センター（CDC）のような高い専門性を持った機関を設け、政府の対策室や国家安全保障局と連携を取り、想定訓練を重ねておくことも一案だ。

政府の情報発信も充実させるべきだ。原子力災害や感染症のように状況が刻々と変化する対応では、正確、迅速で頻繁な情報発信が肝要だ。1日に5回、記者会見するなど、頻繁に説明することが国民の不安や不信の解消につながる。一斉休校など大きな政治判断を行う場合は首相が、感染状況に関しては事務方が会見するなどの役割分担も明確にした方がよい。

改正新型インフルエンザ対策特別措置法に基づく緊急事態宣言が出され、欧米に比べ、緩やかな行動制限で感染爆発を避けられた。ただ、外出や営業の自粛を求めるならば、それを守る人への支援策も特措法で定めるべきだろう。

「対面と遠隔のバランスが大切」

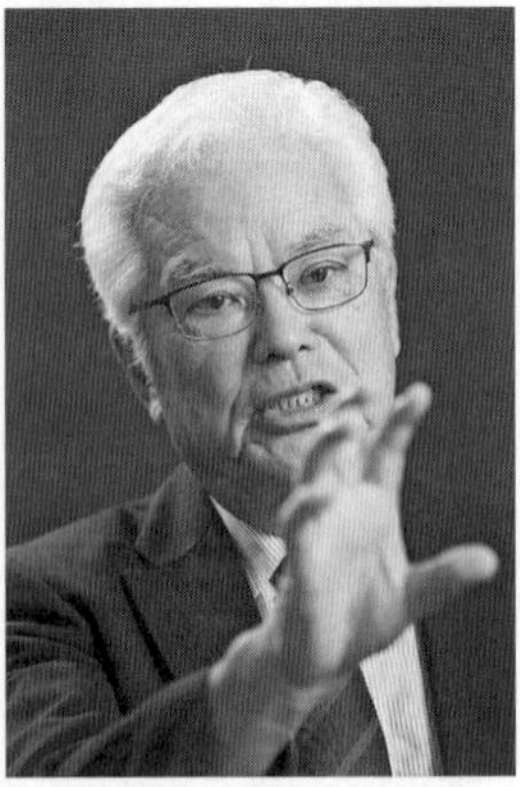

赤堀侃司東京工業大名誉教授

対面授業が基本 「遠隔」も 赤堀侃司《かんじ》 東京工業大名誉教授（教育工学）（6月26日朝刊一面） 新型コロナウイルスの感染拡大による小中高校の休校中、遠隔授業の有無で学習機会の格差が拡大してしまった。緊急事態が再来しても子供の学びを保障するには、全ての自治体や学校が遠隔授業の環境整備を急ぐしかない。

政府は今年度中に全国の小中学校で1人1台ずつ、タブレット端末などを配備する計画だが、端末が行き渡るには時間がかかる。読売提言の通り、家庭のパソコンやスマートフォンを活用できる態勢を整え、第2波に備えるべきだ。インターネット環境のない子供には学校の端末やルーターを貸し出したり、「3密」を避けながら登校させたりするなど工夫すればいい。

遠隔授業で欠かせないのは、教員と子供、子供同士のつながりをしっかり保つことだ。互いにつながっていれば、多くの子供は1人で前に進むことができる。自宅でも学べるよう学習目的を明確にし、子供の意欲を高めてほしい。

ただ、今回の休校では遠隔授業の限界も見えた。教室と違い、画面越しでは全ての子供に目配りできない、という現場の声を聞く。学習意欲の低い子供は置いていかれてしまうリスクがある。休校中に生活リズムが崩れ、ストレスで心身の健康を害した子供もいるが、十分なケアができず悔やむ教員も少なくない。

特に小学校低学年は、年齢的に遠隔授業だけでは学習が成立しない。体を動かし、実物を見て、触って感じるという体験が不可欠だ。動植物の画像を見ても、生き物とは何か、という概念を蓄積できない。数字を学ぶ時も、おはじきを数えるなどの動作を伴ってこそ、理解が進む。

再び感染が拡大しても、自治体は安易に全面休校とせず、分散登校や短縮授業などで可能な限り対面授業を続けてほしい。同時に、授業時間が足りなければ遠隔授業で補えるよう、準備をしておく。指導には、対面と遠隔のバランスが何よりも大切だ。

「差別は、決して過去の話ではない」

正しく知り　正しく恐れる　吉戒《よしかい》修一　弁護士（元東京高裁長官）（6月27日朝刊一面）

人類と感染症の戦いの歴史には、患者や家族らを標的とした「差別・偏見」という負の遺産が付きまとう。

出向先の法務省で人権擁護局長を務めていた2003年、黒川温泉（熊本県）のあるホテルがハンセン病元患者の宿泊を拒んだ。元患者らが抗議すると、逆に元患者らに中傷の手紙や電話が殺到してしまった。

差別とは、他人を理由なく社会的に区別したり、必要以上に人権を奪って社会生活を営めなくすることをいう。当時は、ハンセン病患者の隔離政策を違憲とした熊本地裁の判決から2年余りが過ぎ、啓発活動を展開していた

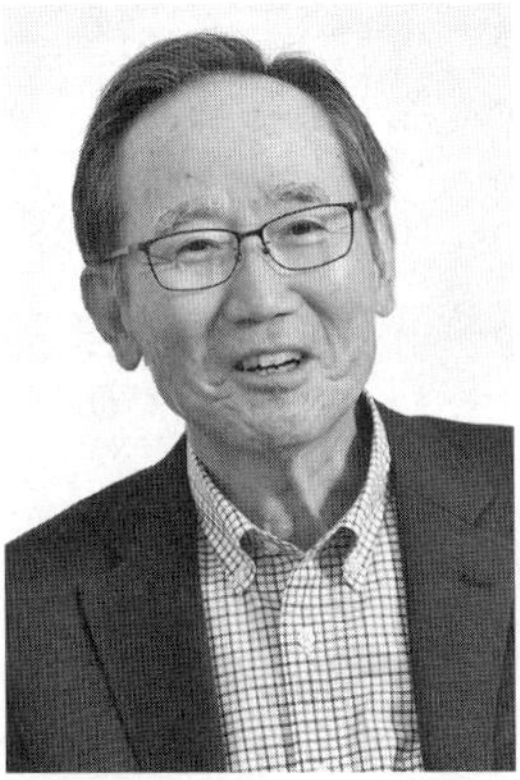

吉戒修一弁護士

さなかの出来事だった。社会に一度根付いた差別意識を拭い去ることの難しさを痛感した。

差別は、決して過去の話ではない。新型コロナウイルスの第2波が訪れれば、新たな「コロナ差別」が起きるかもしれない。「感染リスクゼロを求める過剰な自衛意識」が差別の要因だと指摘し、コロナを正しく恐れる重要性を説いた読売提言は、時宜にかなったものと考える。

過去の差別への反省から、感染症法は国と自治体に対し、適切な情報発信と啓発によって差別を防ぐ義務を課す。私たち国民にも、病気に関して正しい知識を持ち、感染者らの人権を尊重するよう求める。今後、差別を許さない社会を築けるかどうかは、私たち一人一人の心掛けにかかっている。

行政機関の啓発活動は重要だが、紋切り型な内容になりがちだ。だからこそ、当事者を深く取材し、その肉声を伝えるメディアの役割が大きい。報道を通じてコロナ差別の実態を知ることで、読者らは自分たちの問題と捉えることができる。

ネット中傷といった実際に起きた差別の被害には、法務省による無料の「人権救済手続き」を拡充して対応するのが現実的だ。

サイト運営者側が削除に応じないなど、この手続きでは解決せず、司法の救済を求める被害者もいるかもしれない。感染者のプライバシーと、国民の「知る権利」や「表現の自由」の相克も生じ得る。裁判所は、事案を的確に把握し、迅速に裁判を進める努力を尽くしてほしい。

第六章

第2波

(7〜8月)

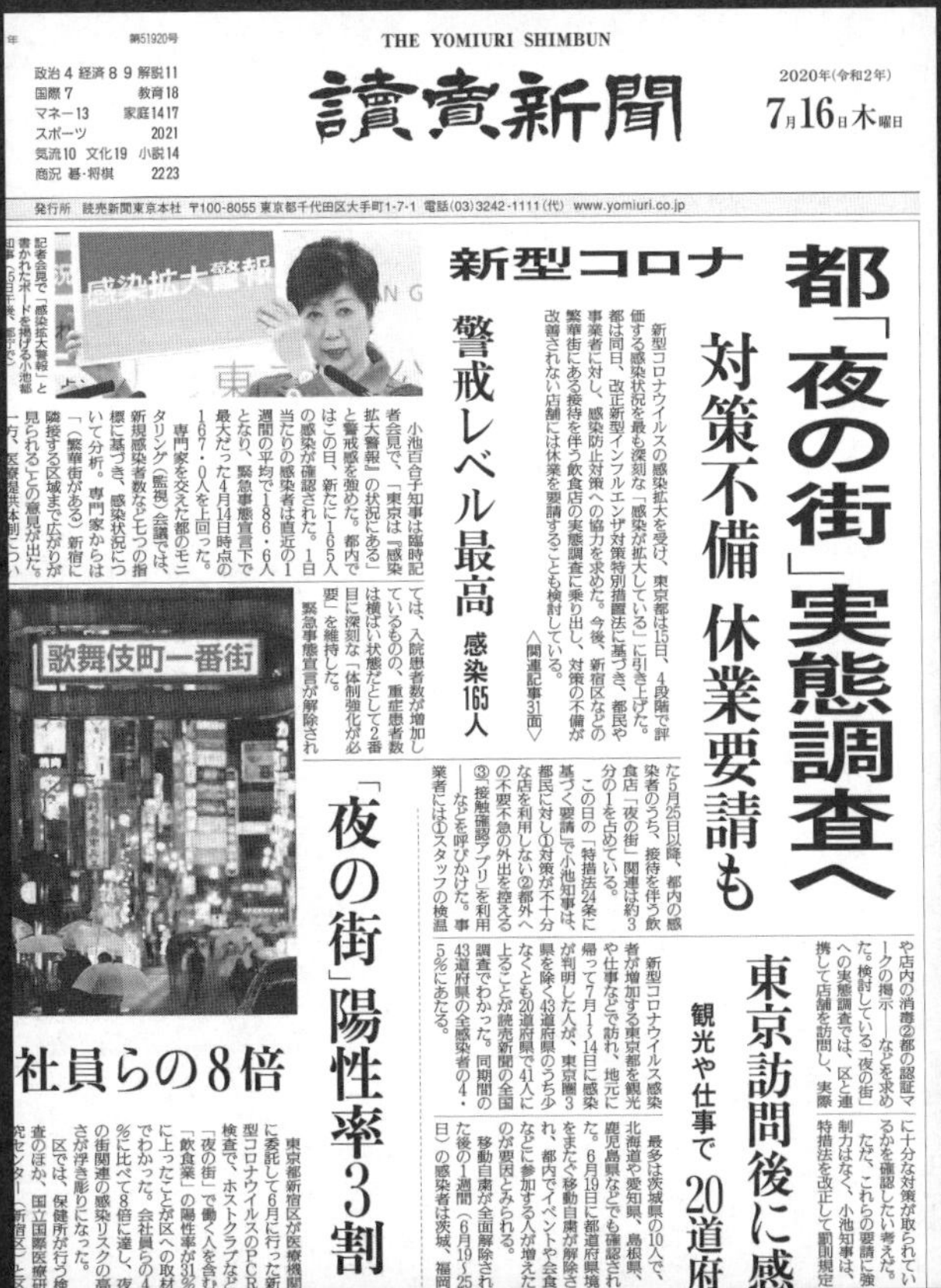

THE YOMIURI SHIMBUN

讀賣新聞

2020年(令和2年) 7月16日 木曜日

第51920号

政治 4 経済 8 9 解説11
国際 7 教育18
マネー13 家庭1417
スポーツ 2021
気流10 文化19 小説14
商況 碁・将棋 2223

発行所 読売新聞東京本社 〒100-8055 東京都千代田区大手町1-7-1 電話(03)3242-1111(代) www.yomiuri.co.jp

新型コロナ

都「夜の街」実態調査へ

対策不備 休業要請も

新型コロナウイルスの感染拡大を受け、東京都は15日、4段階で評価する感染状況を最も深刻な「感染が拡大している」に引き上げた。都は同日、改正新型インフルエンザ対策特別措置法に基づき、都民や事業者に対し、感染防止対策への協力を求めた。今後、新宿区などの繁華街にある接待を伴う飲食店の実態調査に乗り出し、対策の不備が改善されない店舗には休業を要請することも検討している。

〈関連記事31面〉

警戒レベル最高 感染165人

記者会見で「感染拡大警報」と書かれたボードを掲げる小池都知事(15日午後、都庁で)

小池百合子知事は臨時記者会見で、「東京は『感染拡大警報』の状況にある」と警戒感を強めた。都内ではこの日、新たに165人の感染が確認された。1日当たりの感染者は直近の1週間の平均で186・6人となり、緊急事態宣言下で最大だった4月14日時点の167・0人を上回った。

専門家を交えた都のモニタリング(監視)会議では、新規感染者数など七つの指標に基づき、感染状況について分析。専門家からは「(繁華街がある)新宿に隣接する区域まで広がりが見られる」との意見が出た。一方、医療提供体制については、入院患者数が増加しているものの、重症患者数は横ばい状態だとして2番目に深刻な「体制強化が必要」を維持した。

緊急事態宣言が解除された5月25日以降、都内の感染者のうち、接待を伴う飲食店「夜の街」関連は約3分の1を占めている。

この日の「特措法24条に基づく要請」で小池知事は、都民に対し①対策が不十分な店を利用しない②都外への不要不急の外出を控える③「接触確認アプリ」を利用——などを呼びかけた。事業者には①スタッフの検温や店内の消毒②都の認証マークの掲示——などを求めた。検討している「夜の街」への実態調査では、区と連携して店舗を訪問し、実際に十分な対策が取られているかを確認したい考えだ。

ただ、これらの要請に強制力はなく、小池知事は、特措法を改正して罰則規定

東京訪問後に感染 20道府

観光や仕事で

新型コロナウイルス感染者が増加する東京都を観光や仕事などで訪れ、地元に帰って7月1〜14日に感染が判明した人が、東京圏3県を除く43道府県のうち少なくとも20道府県で41人に上ることが読売新聞の全国調査でわかった。同期間の43道府県の全感染者の4・5%にあたる。

最多は茨城県の10人で、北海道や愛知県、島根県、鹿児島県などでも確認された。6月19日に都道府県境をまたぐ移動自粛が解除され、都内でイベントや会食などに参加する人が増えたのが要因とみられる。

移動自粛が全面解除された後の1週間(6月19〜25日)の感染者は茨城、福岡

「夜の街」陽性率3割

社員らの8倍

東京都新宿区が医療機関に委託して6月に行った新型コロナウイルスのPCR検査で、ホストクラブなど「夜の街」で働く人を含む「飲食業」の陽性率が31%に上ったことが区への取材でわかった。会社員らの4%に比べて8倍に達し、夜の街関連の感染リスクの高さが浮き彫りになった。

区では、保健所が行う検査のほか、国立国際医療研究センター(新宿区)と区

感染再拡大始まる

7月2日　都内の1日の感染者が100人以上になるのは2か月ぶり

都内100人以上　新たに感染（2020年7月2日夕刊一面、抜粋）東京都内で2日、新型コロナウイルスの感染者が新たに100人以上確認されたことがわかった。都内の1日当たりの感染者が100人以上になるのは、政府の緊急事態宣言が発令中だった5月2日（154人）以来、2か月ぶりとなる。

都内では5月25日に緊急事態宣言が解除されて以降、感染者の増加傾向が続いており、6月26日から7月1日までは6日連続で新規感染者が50人以上確認されていた。

都は6月30日に、感染拡大の第2波に備え、感染状況などのモニタリング（監視）のための七つの指標を新たに策定。再度の休業要請を出すための数値基準などは設けられておらず、具体的な対応は、感染状況や医療提供体制などを判断して決めることになっている。

都内107人新規感染　都知事「夜の繁華街控えて」（7月3日朝刊一面、抜粋）東京都は2日、都内で新型コロナウイルスの感染者が新たに107人確認されたと発表した。都はこの日、緊急の対策本部会議を開いて感染状況を分析。小池百合子知事は記者会見で、「『感染拡大要警戒』の状況だ」と述べた上で、感染防止対策を徹底していない接待を伴う飲食店など、夜間の繁華街への外出を控えるよう呼びかけた。

107人のうち、ホストクラブなど接待を伴う「夜の街」関連の飲食店の従業員や客らの感染者が3割弱の29人を占めた。30歳代以下の若年層も7割超の76人に上った。

1日の感染者が50人以上となるのは6月26日から7日間連続となる。この間の感染者計457人のうち、夜の街関連は約4割に達している。累計感染者数は6399

人となった。

都は今月から、感染状況と医療提供体制を分析するため七つのモニタリング（監視）指標の運用を開始。感染症の専門家らも参加した2日の対策本部会議では、医療体制について、現在確保している1000病床で対応できているものの、体制強化の準備が必要だと分析した。都はすでに、病床を3000床まで増やす準備をするよう医療機関に求めている。


緊急事態宣言「該当せず」政府　政府は、東京都内の感染者増に警戒感を強めている。再度の緊急事態宣言の発令については「ただちに該当するとは考えていない」（菅官房長官）として、引き続き慎重な姿勢だ。

安倍首相は2日、首相官邸で記者団に「高い緊張感を持って自治体とも緊密に連携しながら対応する」と述べた。西村経済再生相は記者会見で「（感染拡大の）小さな波がやや大きくなってきた。宣言になるような大きな波ではないが警戒すべきだ」と強調し、負担が増えている保健所への支援が必要との認識を示した。

政府は、感染者数の増加はPCR検査を積極的に実施した結果だとみている。多くは30歳代以下と若く、重症患者も多くないため、医療提供体制には余裕がある。西村氏は、検査で陽性者が出る割合も低い水準で、「市中で感染は広がっていない」と分析した。

政府は現状では対策本部を開催しない考えだが、専門家会議を廃止した上で新設する分科会の初会合を7日にも開く方向で調整している。専門家会議の尾身茂・副座長らが加わる見通しだ。

尾身氏は2日の参院厚生労働委員会で、再度の宣言発令について「国民的なコンセンサス（合意）は得られないと思う」と述べた。

経緯

第2波の到来

2020年7月に入ると、東京の感染者は次第に増えていく。「第2波」と呼ばれて懸念されていた感染の再拡大が始まった。冒頭の記事から1週間後の9日には、新規感染者数が224人になり、緊急事態宣言中の4月17日（206人）を上回って過去最多を記録。22日には都内の累計感染者が1万人を超えた。8月1日に、第2波では最多となる472人を記録するまで、数字は日を追って増えていった。

7月初旬の時点で、感染者の7～8割は20～30歳代の若年層が占めた。特に懸念材料だったのが「夜の街」だった。

東京都は、ホストクラブやキャバクラなど接待を伴う夜間の飲食店で感染した人を「夜の街での感染者」と定義している。都では、緊急事態宣言が全面解除された5月25日から7月1日までの都内の感染者1145人中、「夜の街」関連の感染者は計446人に上る。このうち全国有数の歓楽街・歌舞伎町を抱える新宿区が全体の7割を占めた。5月25日からの1か月余りで「夜の街」に関係して感染した人は、東京など5都県で少なくとも計514人に上ることが、読売新聞のまとめでわかった。（7月2日朝刊一面）

政府は、ホストクラブなどへの対策を強化、全国の警察が風俗営業法に基づき、各地の「夜の街」に積極的な立ち入り調査を行い、感染防止策を含む営業実態を確認する方針を打ち出した。政府関係者によると、第1弾の立ち入り調査は17日夜、札幌市のキャバクラ店3店、大阪市のホストクラブ8店とキャバクラ店1店で行われた。（7月20日朝刊一面）

ただ、7月中旬以降は、夜の街以外の感染者も数を増やしていった。

40～50歳代や会食などでの感染も目立ち始めており、都は「感染者の年代や地域に広がりが見られる」と警戒感を強めていた（7月10日朝刊一面）。

7月中旬には、新宿区の劇場での出演者や客の集団感染が明らかになり、都と区保健所が実態調査に乗り出した（7月14日朝刊第2社会面）。観客や出演者らで感染した人は21日時点で、少なくとも11都府県の115人に上ることが読売新聞のまとめでわかった（7月22日夕刊一面）。

7月5日は都知事選挙だった。選挙戦の最終盤に感染者数が拡大し始め、第2波対策は選挙戦の重大な争点となった。

7月6日　政府が新設した分科会の初会合が開かれた

イベント入場数緩和　一致　コロナ分科会　初会合（7月7日朝刊一面）　政府が新型インフルエンザ等対策有識者会議の下に新設した「新型コロナウイルス感染症対策分科会」の初会合が6日、東京都内で開かれ、10日に予定されているイベントの入場制限の緩和を予定通り実施することについて了解した。発言者を明記して議事概要を公表することも決めた。

プロスポーツを含めたイベントの入場制限について、政府は10日から、上限5000人または収容率50％のどちらか少ない方を限度とする方針を示している。東京都内で新規の感染者が連日100人を超えているが、分科会では「感染者と接触した人を早期に発見できている」「働いている人の生活を守ることが大事だ」として、政府方針に異論は出なかったという。

制限緩和に合わせ、政府はイベントの主催者らに、参加者名簿の作成や、参加者のマスク着用や手指消毒などを求める構えだ。

初会合では、検査体制の拡充に向けて戦略を立てることや、熱中症対策の対応などを求める意見も出されたという。

無症状者への検査　課題　コロナ分科会　体制拡充へ3分類（7月7日朝刊二面、抜粋）　分科会の6日の初会合では、検査体制の拡充の方策が議題の柱の一つとなった。感染予防と社会経済活動との両立に欠かせないためだ。検査対象を①有症状者②無症状で感染しているリスクが高い人③無症状で感染リスクが低い人――の三つに分け、それぞれにふさわしい検査体制を今後、提案する方針だ。

①の有症状者は「速やかに相談、受診、検査ができる体制ができつつある」と評価し、無症状の②、③が今後の課題だと位置付けた。

②の高リスクの無症状者として、感染者が1人でも出た病院や高齢者施設、「夜の街」に関係する人などを例示した。PCR検査を徹底的に行うことを基本に、唾液を使った検査なども可能かを議論する。

③の感染リスクの低い無症状者は、「安心のために、検査を通じ社会・経済・文化活動を行いたい人」を挙げ、簡便で低コストな検査を勧めている。検査は万能ではなく、一定数の見落としがあることなどにも留意が必要だとした。

新型コロナウイルス感染症対策分科会には、感染症の専門家に加え、経済学者や自治体の首長など幅広い分野の有識者が顔をそろえた。* 前身の専門家会議ではあいまいだった法的根拠も明確化し、メンバーの専門的な知見を政府の対応に生かす体制を整えた。

政府対策本部の決定で2月14日に設けられた専門家会議は、医療系の専門家が大半を占め、国民の暮らしの維持や経済立て直しなど、流行当初と比べて多岐にわたる課題に対応が難しいと指摘されていた。

また、法的根拠が不明確なため、「政府と会議のどちらに責任があるのか分かりにくい」（政府高官）との声も上がっていた。

このため、分科会はメンバーの専門分野を大幅に拡充し、緊急事態宣言や休業要請などの根拠法である改正新型インフルエンザ対策特別措置法に基づく組織に位置付けられた。

＊新型コロナウイルス感染症対策分科会のメンバー（50音順）　石川晴巳・ヘルスケアコミュニケーションプランナー▽石田昭浩・連合副事務局長▽今村顕史・東京都立駒込病院感染症センター長▽太田圭洋・日本医療法人協会副会長▽大竹文雄・大阪大教授▽岡部信彦・川崎市健康安全研究所長▽押谷仁・東北大教授▽尾身茂・地域医療機能推進機構理事長＝会長▽釜萢（かまやち）敏・日本医師会常任理事▽河本宏子・ANA総合研究所会長▽小林慶一郎・東京財団政策研究所研究主幹▽清古愛弓・全国保健所長会副会長▽舘田一博・東邦大教授▽中山ひとみ・弁護士▽平井伸治・鳥取県知事▽南砂・読売新聞東京本社常務取締役調査研究本部長▽武藤香織・東大教授▽脇田隆字・国立感染症研究所長＝会長代理

7月6日　トランプ政権はWHOから脱退すると国連に正式に通知した

WHO脱退　米が正式通知　「来年7月」国連に（7月8日夕刊一面）【ワシントン＝海谷道隆】米国のトランプ政権は6日付で、世界保健機関（WHO）から2021年7月6日に脱退すると国連に正式に通知した。米政府高官が7日、明らかにした。「米国第一」を掲げるトランプ政権は、新型コロナウイルスの感染対策で求められる国際協調とは一線を画す方針を鮮明にした。

米議会は1948年のWHO加盟に際し、決議で脱退手順を規定し、WHO側の承認を得た。決議は、米国が義務的な拠出金の支払いをすれば、通知から1年後に脱退できると定めている。国連によると、WHOが今回の通知を受け、脱退条件を満たしているかどうか確認している。

トランプ大統領は、WHOが中国寄りの運営で感染拡大を招いたと繰り返し批判してきた。4月に資金拠出の停止を表明し、5月29日には脱退の意向を示したが、具体的な手続きについては説明していなかった。トランプ政権が、拠出金の支払いに応じなければ、WHOや米議会との間で火種になる可能性がある。

米国は最大の資金拠出国としてWHOを支えてきた。米国が脱退すれば、WHOは活動縮小を余儀なくされる恐れがある。中国が拠出金の拡大などを通じて影響力を増す可能性もある。

大統領選で民主党の指名獲得を確実にしているジョー・バイデン前副大統領はツイッターで「米国が国際公衆衛生の強化に関与することで米国民はより安全になる」と述べ、大統領に当選すれば就任初日にWHO残留に転じる考えを示した。

7月7日　ブラジル大統領はコロナ感染を調べる検査で陽性だったと明かした

ブラジル大統領　コロナ陽性（7月8日朝刊二面）【リオデジャネイロ＝淵上隆悠】ブラジルのジャイル・ボルソナロ大統領は7日、地元テレビCNNブラジルなどのインタビューに応じ、新型コロナウイルスの感染の有無を調べる検査で陽性だったと明かした。

ボルソナロ氏は6日に38度の熱や体の痛みがあったとされ、大統領府が「大統領はウイルス検査を受けた。健康状態は良好で、住まいで過ごしている」との声明を出していた。

首都ブラジリアの大統領公邸でマスク姿でインタビューに応じたボルソナロ氏は「ビデオ会議などで休まずに仕事を続ける」と語った。効果が定かでないとされる抗マラリア薬「ヒドロキシクロロキン」を使用し、熱も下がっているという。

ボルソナロ氏は、「私は感染しても何も感じない。ただの風邪だ」と豪語してきた。これまでも検査を複数回受け、いずれも陰性だったと主張している。

7月10日　政府はイベント開催制限を緩和し、5000人の入場を認めた

イベント客5000人　容認　政府（7月11日朝刊一面）政府は10日、新型コロナウイルス対策で行ってきたイベント開催制限を緩和し、5000人の観客入場を認めた。22日から始める旅行などの需要喚起策「Go To キャンペーン」と合わせ、社会経済活動の再開をさらに進める方針だ。
今回の緩和では、コンサートやプロスポーツなどは屋

内、屋外とも入場者数が５０００人以内、もしくは収容人数の50%以内のいずれか厳しい方の条件で開催できるようになった。政府は、おおむね３週間ごとに緩和を行っており、８月以降は５０００人の人数制限の撤廃を想定している。

菅官房長官は10日の記者会見で、東京都内などで感染者が増えていることに関し、「感染リスクをコントロールしながら、段階的に社会経済活動のレベルを引き上げていくことを基本的な考え方としている」と述べ、制限の緩和方針を維持する考えを示した。

7月15日　都は警戒レベルを最も深刻な「感染が拡大している」に引き上げた

都、警戒レベル最高に　コロナ（7月15日夕刊一面）

東京都内で新型コロナウイルスの感染が拡大していることを受け、都は15日午後、専門家らを交えたモニタリング（監視）会議を開いた。警戒レベルを4段階で評価している感染状況について、これまでの「感染が拡大しつつある」から、最も深刻な「感染が拡大している」に引き上げた。

前回の会議が開催された9日以降、都内の1日当たりの感染者は6日連続で１００人を超えている。10日には過去最多の２４３人に上り、14日までの週平均の新規感染者は１７３・７人。緊急事態宣言下の最大値だった4月14日時点の１６７・０人を上回っている。感染経路不明者も大きく増えている。

一方、現時点では重症患者の増加傾向が見られないことなどから、医療提供体制は2番目に深刻な「体制強化が必要」を維持。小池百合子知事は15日午前、報道陣に「感染状況は拡大しており、厳しい状況にある」との認識を示した。

新型コロナ　都「夜の街」実態調査へ　対策不備　休業要請も　警戒レベル最高（7月16日朝刊一面、抜粋）

新型コロナウイルスの感染拡大を受け、東京都は15日、4段階で評価する感染状況を最も深刻な「感染が拡大している」に引き上げた。都は同日、改正新型インフルエンザ対策特別措置法に基づき、都民や事業者に対し、感染防止対策への協力を求めた。今後、新宿区などの繁華街にある接待を伴う飲食店の実態調査に乗り出し、対策の不備が改善されない店舗には休業を要請することも検討している。

都内ではこの日、新たに165人の感染が確認された。1日当たりの感染者は直近の1週間の平均で186・6人となり、緊急事態宣言下で最大だった4月14日時点の167・0人を上回った。

専門家を交えた都のモニタリング（監視）会議では、新規感染者数など七つの指標に基づき、感染状況について分析。専門家からは「（繁華街がある）新宿に隣接する区域まで広がりが見られる」との意見が出た。一方、医療提供体制については、入院患者数が増加しているものの、重症患者数は横ばい状態だとして2番目に深刻な「体制強化が必要」を維持した。

緊急事態宣言が解除された5月25日以降、都内の感染者のうち、接待を伴う飲食店「夜の街」関連は約3分の1を占めている。

この日の「特措法24条に基づく要請」で小池知事は、都民に対し①対策が不十分な店を利用しない②都外への不要不急の外出を控える③「接触確認アプリ」を利用──などを呼びかけた。事業者には①スタッフの検温や店内の消毒②都の認証マークの掲示──などを求めた。

検討している「夜の街」への実態調査では、区と連携して店舗を訪問し、実際に十分な対策が取られているかを確認したい考えだ。

ただ、これらの要請に強制力はなく、小池知事は、特措法を改正して罰則規定などを盛り込むよう政府に求める考えを示した。

東京訪問後に感染　次々　観光や仕事で　20道府県で確認

新型コロナウイルス感染者が増加する東京都を観光や仕事などで訪れ、地元に帰って7月1～14日に感染が判明した人が、東京圏3県を除く43道府県のうち少なくとも20道府県で41人に上ることが読売新聞の全国調査でわかった。同期間の43道府県の全感染者の4・5%にあ

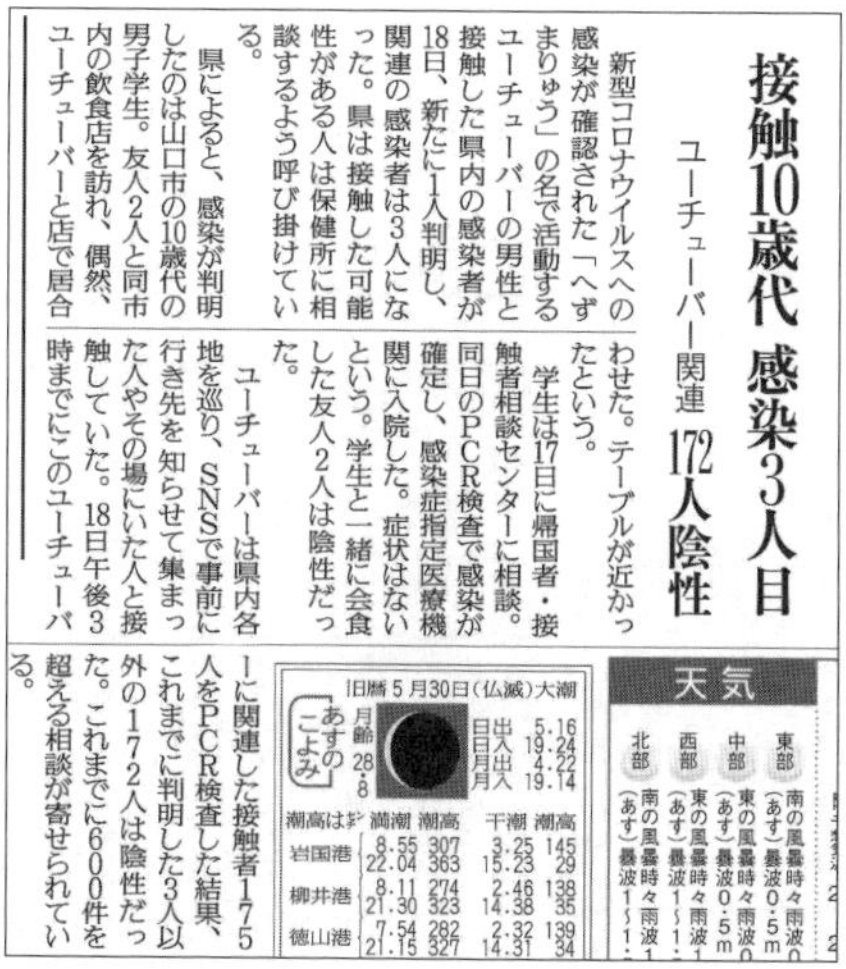

接触10歳代 感染3人目

ユーチューバー関連 172人陰性

新型コロナウイルスへの感染が確認された「へずまりゅう」の名で活動するユーチューバーの男性と接触した県内の感染者が18日、新たに1人判明し、関連の感染者は3人になった。県は接触した可能性がある人は保健所に相談するよう呼び掛けている。

県によると、感染が判明したのは山口市の10歳代の男子学生。友人2人と同市内の飲食店を訪れ、偶然、ユーチューバーと店で居合わせた。テーブルが近かったという。

学生は17日に帰国者・接触者相談センターに相談。同日のPCR検査で感染が確定し、感染症指定医療機関に入院した。症状はないという。学生と一緒に会食した友人2人は陰性だった。

ユーチューバーは県内各地を巡り、SNSで事前に行き先を知らせて集まった人やその場にいた人と接触していた。18日午後3時までにこのユーチューバーに関連した接触者175人をPCR検査した結果、これまでに判明した3人以外の172人は陰性だった。これまでに600件を超える相談が寄せられている。

あすのこよみ　旧暦5月30日（仏滅）大潮　月齢28・8

日出 5.16　日入 19.24　月出 4.22　月入 19.14

潮高は糎	満潮	潮高	干潮	潮高
岩国港	8.55 22.04	307 363	3.25 15.23	145 29
柳井港	8.11 21.30	274 323	2.46 14.38	138 35
徳山港	7.54 21.15	282 327	2.32 14.31	139 34

天気

山口県では、県内を訪れたユーチューバーとの接触による感染者が出て、騒動となった（7月19日朝刊山口県版）

たる。

最多は茨城県の10人で、北海道や愛知県、島根県、鹿児島県などでも確認された。6月19日に都道府県境をまたぐ移動自粛が解除され、都内でイベントや会食などに参加する人が増えたのが要因とみられる。

移動自粛が全面解除された後の1週間（6月19～25日）の感染者は茨城、福岡両県で計3人だったが、都内の感染者が100人を超えた7月以降急増し、直近1週間（7月8～14日）は13道府県で計28人と約9倍になった。

感染者の意向で感染経路など詳細を公表していない自治体もあり、数はさらに多いとみられる。

経緯

感染者情報の公表を巡る葛藤

山口県ではユーチューバー経由の感染が大きな騒動になり、感染者情報の公表という点でも関心を集めた。この件に関連し、8月19日朝刊一面で次のように伝えている。

《山口県の村岡嗣政《つぐまさ》知事は1人の男性ユーチューバーの活動名を明かした上で、ボードで行動歴を示した。錦帯橋に防府天満宮、地元の居酒屋……。

感染症法は、国や都道府県に対し、感染症に関する積極的な情報公開を求めている。だが同時に、「個人情報の保護に留意しなければならない」とも定める。

山口県は悩んだ。本名ではないものの、男性の活動名だ。その名を挙げ、人物を特定した上で感染の事実や詳細な行動歴を明かせば、個人の情報を世間に知らせることになってしまう――。》

男性は事前に行き先をSNSで公表しており、それぞれの場所には不特定多数の人が集まっていた。県の条例は「生命や財産を保護するため、緊急でやむを得ない必要があるとき」は、例外的に本人の同意なく個人情報を第三者に提供できると定めている。

「感染封じ込めのためにはやむを得ない事態」として、県は公表に踏み切った。7月21日までの5日間で938件の相談が寄せられ（7月23日西部朝刊社会面）、新たに1人の陽性が判明した。

後日の記者会見で村岡知事は「極めて異例ではあるが、これしか方法がなかった」と強調した。プライバシー問題に詳しい岡村久道弁護士は「二次感染を食い止めるためには、情報公開は不可欠で県の判断は妥当だった」との見方を示した。（8月19日朝刊一面）

7月20日　国内の死者数は1001人となった

国内死者1000人超す　コロナ（7月21日朝刊一面）

新型コロナウイルスに感染して亡くなった人は20日、東京都と埼玉県で各1人増え、国内の死者数はクルーズ船「ダイヤモンド・プリンセス」を含めて計1001人となった。7月に入ってから新規感染者は急増しているが、比較的症状が軽い若年層への感染が目立ち、重症化して死に至るケースは少なくなっている。

●新型コロナウイルスによる死者と感染者数の推移

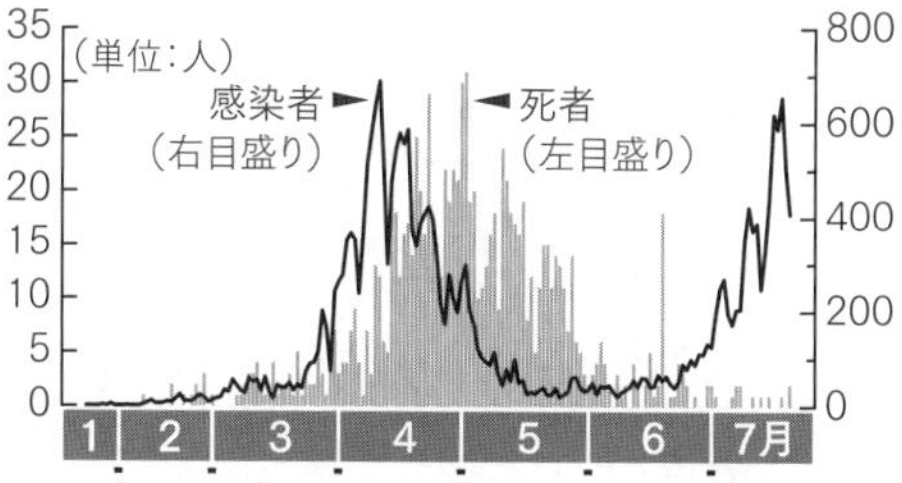

※感染者は自治体の発表に基づく。空港検疫など除く

国内で最初の死者が発表されたのは2月13日。各自治体の発表などによると、1日あたりの死者数が最も多かったのは5月2日の31人で、この日に合計500人に達した。6月以降は、一部の県が死者数を修正した日（6月19日）以外はゼロか1ケタの日が続いている。死者の8割近くは70歳以上だった。

死者が確認されるペースは鈍化しているが、7月に入り、首都圏などで新規感染者は急増。現在の感染者は若者が多く、厚生労働省によると重症者は20日午前0時で47人と、医療機関が逼迫《ひっぱく》する事態ではない。

ただ、若年層から重症化しやすい高齢者らへの感染も懸念される。専門家からは、重症者が増えた時に備えて軽症者向けの宿泊施設の確保を急ぐように求める声が上がっている。

7月22日　世界の累計感染者数が1500万人を超えた

世界感染者　1500万人超す（7月24日朝刊国際面）

【ワシントン＝船越翔、リオデジャネイロ＝淵上隆悠】新型コロナウイルスの世界の累計感染者数が22日（日本時間23日）、米ジョンズ・ホプキンス大の集計で1500万人を超えた。死者は62万人に達した。この1週間は感染者が1日当たり20万人超のペースで増えており、事態の収束は依然として見通せない。

　集計によると、6月28日に世界の感染者数が1000万人を超えてから、24日間で500万人増えた。500万人から1000万人に達するまでには38日間かかっており、感染者の増加ペースは加速している。

8月1日　東京、埼玉や千葉などで1日当たりの感染者が過去最多を更新

都内472人感染　埼玉、千葉も最多更新（8月2日朝刊社会面）　国内では1日、新型コロナウイルスの感染者が、37都道府県と空港検疫で新たに計1536人確認された。東京都のほか、埼玉県や千葉県などで1日当たりの感染者が過去最多を更新した。死者は確認されなかった。

　東京都では新たに472人の新規感染者が確認された*が、都によると、この日の感染者の中には、7月23～26日の4連休の間にバーベキューや旅行、飲み会に行った人が複数含まれているという。

　472人のうち、20～30歳代の若年層が約7割の324人を占める一方、60歳代以上の感染者も1割弱の35人に上る。中でも、80歳代以上の高齢者は、前日の2人から7人まで増えた。

　入院患者数は1220人と、7月1日時点（280人）の4倍超となった。重症者は前日比1人減の15人と横ばい状態が続くが、都幹部は「高齢者層に感染が広がれば一気に増える恐れもある」と警戒している。

　都内のある病院では、都の要請を受けて約40床の専用

●主な国・地域での新型コロナウイルスの感染状況
（日本時間7月24日午前0時現在、累計）（　）は死者数

米国	397万1537人(14万3193)	フィリピン	7万4390(1871)
ブラジル	222万7514(8万2771)	ベルギー	6万4627(9808)
インド	123万8798(2万9861)	イスラエル	5万6748(433)
ロシア	79万3720(1万2873)	オランダ	5万2640(6158)
南アフリカ	39万4948(5940)	ポルトガル	4万9150(1702)
英国	29万7952(4万5586)	シンガポール	4万9098(27)
イラン	28万4034(1万5074)	スイス	3万4000(1972)
スペイン	26万7551(2万8426)	オーストリア	1万9929(711)
イタリア	24万5032(3万5082)	韓国	1万3938(297)
トルコ	22万2402(5545)	オーストラリア	1万3306(133)
ドイツ	20万4484(9109)	マレーシア	8840(123)
フランス	17万8336(3万172)	タイ	3269(58)
カナダ	11万3790(8913)	香港	2250(14)
インドネシア	9万3657(4576)	台湾	455(7)
エジプト	8万9745(4440)	ベトナム	412(0)
中国本土	8万3731(4634)	日本	2万8248(992)
スウェーデン	7万8763(5676)	ダイヤモンド・プリンセス	712(13)

※米ジョンズ・ホプキンス大の集計などに基づく。同大の集計は当局の公式発表と異なる場合がある。フランスは仏政府の発表による

病床を設置。現在は重症者も含め、およそ半数が埋まっているという。病院長は「対応の長期化で医師や看護師は疲弊している」とした上で、「一般患者の治療にも支障が出かねない状態だ」と危機感を抱く。

このほか、▽埼玉（74人）▽千葉（73人）▽奈良（19人）▽長崎（15人）▽和歌山（13人）▽三重（11人）――の各県でも、1日当たりの新規感染者数が過去最多を更新した。

＊第2波での東京の新規感染者としては最多。

8月7日　国内で感染者が1606人確認され、1日当たりの過去最多を更新

感染最多全国1606人　沖縄100人（8月8日社会面）国内では7日、新型コロナウイルスの感染者が40都道府県と空港検疫で新たに計1606人＊確認され、7月31日（1579人）を上回り、1日当たりの感染者数の過去最多を更新した。

死者は神奈川県や大阪府などの7人だった。

この日は、大阪府255人、沖縄県100人、滋賀県

●新型コロナウイルスの感染者
（8月8日午前0時現在）

都道府県別の発表数	4万5086人(+1600)	1042			
北海道	1528(+14)	103	三重	212(+23)	1
青森	32	1	滋賀	273(+31)	1
岩手	7(+1)		京都	942(+19)	21
宮城	181(+1)	1	大阪	5396(+255)	95
秋田	32(+14)		兵庫	1533(+49)	47
山形	76	1	奈良	294(+9)	2
福島	95(+2)		和歌山	173	3
茨城	368(+12)	10	鳥取	21	
栃木	238(+8)		島根	29	
群馬	214(+6)	19	岡山	107(+4)	
埼玉	2738(+50)	79	広島	397(+3)	3
千葉	2065(+65)	52	山口	64	
東京	1万5107(+462)	333	徳島	55(+1)	1
			香川	58(+1)	
神奈川	3061(+107)	103	愛媛	100	5
新潟	125(+4)		高知	83(+1)	3
富山	271(+5)	22	福岡	2754(+140)	36
石川	331(+1)	27	佐賀	141(+8)	
福井	153(+1)	8	長崎	149(+4)	3
山梨	127(+3)	1	熊本	341(+9)	5
長野	127(+1)		大分	78(+2)	1
岐阜	435(+15)	7	宮崎	235(+7)	
静岡	345(+2)	1	鹿児島	275(+2)	3
愛知	2836(+158)	37	沖縄	884(+100)	7

その他（空港検疫など）	818(+6)	1
国内合計	4万5895(+1606)	1043
ダイヤモンド・プリンセス（横浜）乗船者	712	13

全体合計	感染者	4万6607(+1606)	
	死者	1056	(+7)

※（　）は増加数、白抜きは累計の死者数。都道府県別の人数は、自治体の発表に基づく。
「その他」は空港検疫、コスタ・アトランチカ（長崎）乗船者、チャーター機で帰国の合計で、都道府県別の感染者数と一部重複している

●入退院の状況（8月7日午前0時現在）

入院・療養中（うち重症者）	1万2568(131)
退院・療養終了	3万153

※集計時点が異なるため、入院・療養中と退院・療養終了の合計人数は、感染者合計と異なる

31人のほか、秋田県で初めてクラスター（感染集団）が発生して14人の感染が判明し、いずれも1日当たりの感染者が過去最多となった。

沖縄県によると、人口10万人当たりの直近1週間の感染者数は、6日時点で31・57人。東京の17・29人を上回り、7日連続で全国最多となった。

＊集計時点の違いなどで1日あたりの合計数には誤差があり、後の掲載記事では、この日に記録した第2波の最多感染者数として1605人の数字が用いられている。

8月7日　政府の分科会は、感染状況の移行を判断する指標を決めた

感染状況　4ステージ　病床逼迫・療養数　6指標　目安　コロナ分科会（8月8日朝刊一面）政府の有識者による「新型コロナウイルス感染症対策分科会」は7日、東京都内で会合を開き、感染状況の移行を判断する指標を決めた。病床の逼迫《ひっぱく》状況や療養者数など6項目を示し、具体的な数値も挙げた。国や都道府県に感染状況を把握してもらい、機動的な対応を促す考えだ。

分科会は感染状況について、①感染ゼロ散発②感染漸増③感染急増④感染爆発——の4段階に分けていたが、改めて四つのステージに整理した。ステージ3は「感染者の急増を避ける対応が必要な段階」とし、ステージ4は「爆発的な感染拡大を避ける対応が必要な段階」と定義した。

指標は、ステージ3や4への移行が差し迫っていることを判断する目安となる。都道府県が現時点で重症者用に確保した病床のうち4分の1以上が埋まればステージ3、最大確保病床のうち2分の1以上ならステージ4になる。

当初案にあった8項目のうち、「救急搬送が困難な件数」と「発症から報告（診断）までの日数」は外し、参考指標とした。

感染状況の最終的な判断については、指標をもとに一律に判断せず、国や都道府県が総合的に判断すべきだとの見解を示した。

現在の感染状況では、例えば、東京都は「療養者数（自宅や施設での療養者数と入院患者らの合計）」は人口10万人あたり23・4人、「感染経路が不明な感染者の割合」も59％で、ステージ3への移行を判断する指標を上回っている。ただ、PCR検査の陽性率や重症者向けの

病床使用率は、ステージ2に当たる。

西村経済再生相は会合後の記者会見で、「（東京都は）一部の数値はステージ3に当たるが、全部ではない。ステージ3になりそうな段階だ」と分析した。

指標では、緊急事態宣言を発令する明確な目安は示されなかった。分科会の尾身茂会長は会合後の記者会見で「ステージ4のボタンを押すときは、緊急事態宣言を出すときだというのは理論的に言える」と語った。

一方、西村氏は「緊急事態宣言を発出するかどうかは国の判断だ」と述べるにとどめた。

●分科会が決定した感染状況を判断する指標

	ステージ1 感染者が散発的に発生	ステージ2 感染者が漸増	ステージ3 「感染急増」回避の対応が必要	ステージ4 「感染爆発」回避の対応が必要
①病床の逼迫《ひっぱく》具合 病床全体・重症者用病床			最大確保病床の占有率5分の1以上 現時点の確保病床数の占有率4分の1以上	最大確保病床の占有率2分の1以上
②療養者数			人口10万人当たりの全療養者数 15人以上	25人以上
③PCR検査の陽性率			10%	
④新規感染者の報告数			人口10万人当たり 15人以上（1週間）	25人以上（同）
⑤直近1週間と前週の感染者数の比較			直近1週間の方が多い	
⑥感染経路が不明な感染者の割合			50%	

経緯

4段階のステージ分けが決まった

夏季の第2波がピークを迎え、後々まで使われる4段階の「ステージ」区分がここで登場した。

8月7日の分科会で示された資料*によると、人口10万人あたりの1週間の新規感染者数は、沖縄がステージ4の指標（25人）を超え、東京、福岡がステージ3の指標（15人）を上回っている（8月8日朝刊三面）。

こうしたステージに基づく議論は、2021年になっても続いた。分科会のメンバーが使い続けたためでもあるが、一定の浸透はしたと言える。21年3月に緊急事態宣言を解除する際、菅義偉首相は「ステージ4」の水準から脱したことを理由に挙げた。

ただ、当初はステージがどれだけ受け入れられるか未知数で、政権側には数字だけに基づく判断を不安視する声もあった。

8月8日朝刊三面は指標導入の背景と、政権と分科会との微妙な関係について次のように報じている。

《「数を示さないと一般の人にイメージが湧かない」。尾身茂・分科会長は7日の会合後の記者会見で、指標に数値を盛り込んだ背景を説明した。

指標を六つ設けたのは、感染拡大で様々な場面に課題が生まれる中で、「複数の視点から状況を見る必要がある」（委員の一人）ためだ。東京都の分析では、感染者の平均入院期間が、5月25日の緊急事態宣言の全面解除の前と比べ、解除後は4割以下まで短くなっている。重症化リスクが低い若者の感染者の増加も影響しているとみられ、平均入院期間は病床の確保に影響する。6指標以外のデータも有用な場面はある。

東京都の小池百合子知事は6日の記者会見で、お盆と夏休み期間中の帰省や都外への旅行を控えるよう都民に呼びかけた。政府高官は「政府の方針と異なり、やり過ぎだ」と不満を漏らす。分科会の指標では、県境を越えた移動の自粛要請はステージ4の措置に位置付けられている。

分科会はステージ3に位置付けられる地域に対し、飲食店や観光地の施設での入場制限などを感染拡大の防御策に勧めている。この場合でも、委員の一人は「数値にこだわり対策を打てば、社会や経済に無用な打撃を与える場合もある。各自治体は地域の実情に合わせて対応してほしい」と話す。》

《安倍首相や菅氏は経済へのこれ以上の打撃を避けたい考えで、宣言再発令には慎重だ。このため、首相周辺は指標が政府の判断を制約しないよう、策定を主導した西村経済再生相にくぎを刺してきた。

結果的に分科会の提言では、指標は「あくまで目安」と明記され、「機械的に判断するのではなく、国や都道府県は『総合的に判断』」とも盛り込まれた。政府高官は「指標だけで判断したら見誤る。これなら問題ない」と胸をなで下ろした。

政府が重視するのは重症者数だ。全国の重症者数は4日時点で117人となっており、4月末の328人と比べれば大幅に少ない。首相は6日の記者会見で、「4月の緊急事態宣言の時の状況とは大きく異なっている」と述べ、再発令の状況にはないと強調した。

ただ、夏休みで人の移動が増え、医療提供体制の脆《ぜい》弱《じゃく》な地方で感染が拡大する恐れもある。病床占有率などの数値が軒並み指標を超えれば、国民の不安が高まるのは避けられない。首相官邸内では「結局は指標に縛られかねない」との見方も出ている。》

導入当初には、これほどの反発と抵抗が政権側にあったにもかかわらず、6指標に基づくステージ分けは、その後も使われ続けたのである。

＊新型コロナウイルス感染症対策分科会（2020年8月7日）「配布資料1」 https://www.cas.go.jp/jp/seisaku/ful/bunkakai/corona5.pdf

8月10日　世界の感染者数が累計で2000万人を超えた

コロナ世界感染2000万人（8月11日夕刊一面）【ワシントン＝船越翔】米ジョンズ・ホプキンス大の集計によると、新型コロナウイルスの世界の感染者数が10日（日本時間11日）、累計で2000万人を超えた。米国やブラジル、インドを中心に感染が広がり、増加ペースが加速している。死者数は約73万人に上る。

累計感染者数が6月下旬に1000万人を超えてから約1か月半で2000万人に達した。中国政府が今年1月に国内で新型コロナの感染を確認したと発表してから1000万人に達するまでは約半年かかっていた。1日あたりの新規感染者数は現在、世界で25万人前後に上っている。

国別の感染者数は米国が約509万人と最も多い。ブラジル約306万人、インド約222万人と続き、この上位3か国で世界の感染者の半分を超える。

アフリカ大陸でも南アフリカなどを中心に流行し、累計感染者数は100万人を超えた。一部の国ではウイルスの検査態勢が整っておらず、実際の感染者数はもっと多いとの見方もある。

コロナ世界2000万人　経済配慮　再規制に慎重（8月12日朝刊三面、抜粋）トランプ米大統領は10日、コロナの流行について「順調に縮小している」との見方を示した。だが、米国の感染者は500万人超、死者は16万人超といずれも世界最多で、感染拡大に歯止めがかかっていない。

3〜4月はニューヨーク州の低所得者層が多く住む地区に感染者が集中していたが、現在は早期に経済再開に踏み切った南部などの州に感染の中心が移っている。営業を再開したバーなどに若者が押し寄せ、多くの店で入場者数の制限やマスク着用のルールが守られず、感染集団(クラスター)が発生した。無症状の人らが生活を続け、市中感染が拡大したとみられる。

感染者数が米国に次ぐ300万人超のブラジルでも、6月から経済活動の再開が本格化したのに伴い、感染者が増加している。都市部に加え、当初は感染が広がっていなかった南部の州などで感染拡大が目立つ。

感染者数が220万人超で世界3位のインドでは今月に入り、1日あたりの新規感染者数で米国を上回る日があるなど、増加ペースが速まっている。政府が6月に全土封鎖を解除し、大勢の国民がバス通勤を再開したことなどが感染者の急増につながったとみられる。大都市から帰郷した出稼ぎ労働者らを介し、地方で感染が深刻化している。

6月までの3か月で890万人が職を失ったブラジルでは、景気後退を恐れ、規制強化には消極論が根強い。ボルソナロ大統領も7月に自身が感染から回復したことを逆手に取り、ウイルスを軽視する言動を続けるとみられ、予防対策などにはマイナスの影響を与えそうだ。

インドでは一部の州が、公共交通機関の運行や宗教集会を禁止する独自の措置を取っている。だが、モディ首相の経済優先の方針を大半の国民が支持しており、政府としてどこまで対策を強化できるかは不透明だ。

WHO「100年に1度の危機」 新型コロナウイルスについて、世界保健機関(WHO)のテドロス・アダノム事務局長は「100年に1度の公衆衛生上の危機だ」との表現で、1918年に発生したスペイン風邪に次ぐ世界的脅威になっているとの見方を示し、国を挙げた対策を求めている。

日本や欧州など新型コロナウイルスの感染拡大を抑え込んでいた国々でも夏場に入り、感染者数の増加が報告されている。WHOで緊急事態対応を統括するマイク・ライアン氏は10日のオンライン記者会見で「ウイルスには、今のところ季節性は見られない」とした上で、「対策を緩めれば感染が再び増えるのははっきりしている」と強調した。

WHOが求めるのは、迅速な検査や感染者の隔離、接触者の追跡などの封じ込め策に加え、人々の密集回避や

●世界に感染が拡大した主な感染症

発生年	名称	感染者数	死者数
1918	スペイン風邪	推定6億人	推定4000万人
1968	香港風邪	－	約100万人
2002	重症急性呼吸器症候群（SARS）	8096人	774人
2009	新型インフルエンザ	約50万人	約1万8000人
2019	新型コロナウイルス感染症	約2000万人	約73万人

※世界保健機関などの資料を基に作成

マスク着用など地道な予防策の徹底だ。テドロス氏は10日の記者会見で「感染が拡大しても、政府と社会の一体的な取り組みで感染を制御できる」と指摘した。

アフリカでは6日に大陸全体で感染者が100万人を突破し、新たな感染の中心地になるとの懸念が強まっている。医療体制が脆弱《ぜいじゃく》な貧困国が大半で、感染がさらに広がれば、世界の他地域以上に事態が深刻化する恐れがある。

経緯

コロナ禍の深刻度を巡る表現

テドロス氏が「100年に1度（once-in-a-century）」の保健危機と発言したのは7月31日の緊急委員会での冒頭演説だ。[*1] 緊急委員会は1月30日に宣言された「国際的な公衆衛生上の緊急事態」を判断する組織で、宣言後も定期的にリモート会合を開いている。ここでの演説でテドロス氏はさらに、「その影響は数十年にわたる」と続け、深刻さを強調した。日本でもコロナ禍を「100年に1度」と例えることが多い。しかも、テドロス氏の演説以前から使われている。5月29日の専門家会議後の記者会見で、尾身茂副座長が使っている（6月5日朝刊第2社会面）。

一つには、スペイン風邪がおよそ100年前の1918～19年に流行したことから、それ以来という意味合いもあるだろう。今回のコロナについて、モリソン豪首相が3月18日にonce-in-a-centuryを使っている。[*2] 広く報道された公人の発言としてはこれが最初とみられる。このほか、国連のグテレス事務総長が3月31日の記者会見で「戦後最悪の厳しい危機」と発言している。[*3]

*1 WHO (1 August 2020) COVID-19 Emergency Committee highlights need for response efforts over long term. https://www.who.int/news/item/01-08-2020-

covid-19-emergency-committee-highlights-need-for-response-efforts-over-long-term

＊2 Ben Westcott and Hilary Whiteman (18 March 2020) Australian leader warns coronavirus outbreak is a 'once-in-100 year' crisis. CNN. https://edition.cnn.com/2020/03/18/australia/coronavirus-covid-19-update-australia-intl-hnk/index.html

＊3 United Nations (31 March 2020) Transcript of UN Secretary-General's virtual press encounter to launch the Report on the Socio-Economic Impacts of COVID-19. https://www.un.org/sg/en/content/sg/press-encounter/2020-03-31/transcript-of-un-secretary-general's-virtual-press-encounter-launch-the-report-the-socio-economic-impacts-of-covid-19

8月19日　日本感染症学会理事長「まさに今、『第2波』のまっただ中にいる」

コロナ「第2波のただ中」　感染症学会理事長が見解（8月20日朝刊一面）　日本感染症学会の舘田一博理事長は19日、東京都内で開かれた同学会の学術講演会の冒頭あいさつで、新型コロナウイルスの感染状況について、「まさに今、『第2波』のまっただ中にいる」との見解を示した。

舘田氏は、第2波の感染者数は第1波を超えているが、死者は少ないと指摘。全国と東京の新規感染者数を踏まえ、「ピークを越えたかのように見える」とする一方、「再上昇しないのか注意して見ていかなければいけない」と述べた。「学会として、重症者の命を守り、医療現場の混乱を回避し、感染者らの差別を防ぐことが目標だ」と語った。

西村経済再生相は19日の記者会見で「第2波について政府として定義を決めているわけではない」としたうえで、「新規陽性者数だけ見れば緊急事態宣言の時よりも多いので、大きな波であることは間違いない」と述べた。

8月21日　分科会は、ワクチンが実用化された場合の優先接種について提言

コロナ分科会提言　ワクチン　高齢者・医師優先　救急隊・妊婦は検討（8月22日朝刊一面）　新型コロナウイルスの感染症対策を検討する政府の分科会は21日、ワクチンが実用化された場合の優先接種の対象について、重症化のリスクが高い高齢者や生活習慣病などの持病のある人、治療で感染リスクが高い医療従事者とする提言をまとめた。政府は近く、ワクチン接種の実施体制に関す

る考え方をとりまとめる方針だ。

政府は国民への早期接種を目指しているが、ワクチンを確保できても供給量や接種体制を考えると、段階的な実施にならざるをえないため、優先接種の対象を事前に決めて混乱を避けたい考えだ。この日の分科会では、高齢者のほか、糖尿病や心臓病、呼吸器疾患などの持病がある人、感染者の治療に直接関わる医師や看護師などの医療従事者を優先することが了承された。

感染者と接触する可能性がある救急隊員や保健所職員のほか、介護施設職員、妊婦などを対象に含めるかどうかについては、引き続き検討することになった。

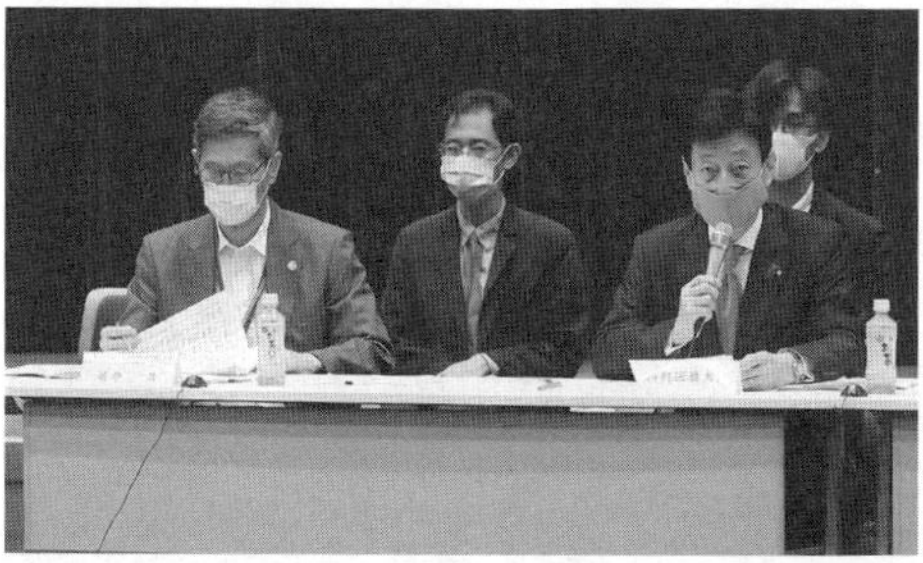

新型コロナウイルス感染症対策分科会であいさつする西村経済再生相（前列右、前列左は尾身茂分科会長）。8月21日撮影

世界保健機関（WHO）によると、20日現在、世界で30のワクチンの臨床試験が行われている。欧米など各国のワクチン獲得の動きも激しさを増している。日本政府は来年以降、英アストラゼネカと米ファイザーが開発に成功した場合、少なくとも1億2000万人分のワクチン供給を受ける基本合意を両社から取り付けている。

一方、ワクチン接種では健康被害が起きる場合がある。分科会では、民事訴訟などで生じるワクチンメーカーの損失を政府が補償する仕組みを作る案が、政府側から示された。委員から異論は出なかったという。

政府は2009年の新型インフルエンザ流行時、海外から輸入したワクチンを対象に、損失補償の契約をメーカーと結べる特別措置法を整備した。今回の新型コロナウイルスでも、法整備を含めた対応を検討している。

◆提言のポイント

▽国として、必要な量の確保を目指すべきだ

▽高齢者や持病のある人、新型コロナの患者を診療する医療従事者を優先接種の対象として考えるべきだ

▽ほかの医療従事者や救急隊員、保健所職員、介護施設職員、妊婦を対象に含めるかは検討課題になる

▽接種した人に健康被害が出た場合の救済措置を検討する必要がある

▽開発されるワクチンの安全性と効果は不明な点が多

く、継続的な情報収集を進める必要がある

8月28日　政府がコロナ対策をまとめた「政策パッケージ」の全容が判明した

インフル同時流行警戒　ワクチン全国民分確保へ　政府コロナ対策　来年前半に（8月28日朝刊一面）　政府が新型コロナウイルス対策をまとめた「政策パッケージ」の全容が判明した。来年前半までに全国民分のワクチンを確保することに加え、新型コロナと季節性インフルエンザの同時流行に備え、検査体制を拡充する方針などを盛り込んだ。安倍首相が28日の新型コロナ対策本部で表明し、その後の記者会見で説明する予定だ。

政府は対策本部の事務方トップである杉田和博官房副長官の下に、テーマごとに特別作業班（タスクフォース）を設置し、省庁横断的な取り組みを進める。

ワクチンについては、迅速な供給を図ることに加え、接種で健康被害が起きた場合には、訴訟などで生じるメーカーの損失を国が補償する仕組みを整備する。早ければ次の国会に関連法案を提出する方向だ。

今後予想されるインフルエンザの流行期には、医療機関で新型コロナとインフルエンザの検査を両方行わなければならないケースが急増するとみられる。このため、政府は9月初旬にも都道府県に対し、検査体制の整備計画を策定するように要請するとともに、抗原検査やPCR検査による新型コロナの検査能力を1日あたり20万件程度まで引き上げることを検討している。

新型コロナを感染症法上の指定感染症に位置づけていることに関しては、政令改正などを行い、入院勧告や就業制限などに関する運用を柔軟に見直す方針だ。軽症者や無症状者への対応が医療機関や保健所の負担増大につながっているとの指摘があることに配慮した。

病床や宿泊療養施設を今後も維持するため、都道府県向けの「緊急包括支援交付金」を積み増す方針も打ち出す。新型コロナ患者の受け入れで経営が悪化する医療機関への財政支援も進める。また、他の自治体や関係学会から保健師などを派遣する仕組みも作る。資格を持ちながら保健師として勤務していない「潜在保健師」を活用するため、都道府県単位での人材バンクを創設する。

新型コロナ　無症状の宿泊療養　徹底　政府、政策パッケージ決定（8月29日朝刊二面、抜粋）　政府は28日、新型コロナウイルスに関する対策本部で、軽症者や無症状者は宿泊療養を徹底し、医療資源を重症者に重点化する方針などを盛り込んだ「政策パッケージ」を決定した。安倍首相は「感染症法に基づく権限について見直しを行う」と述べ、入院勧告などに関する運用をより柔軟に行う考えを示した。

　政府は、新型コロナを感染症法上の「指定感染症」と位置づけている。同法の基準で危険度が2番目に高い「2類」と同等の取り扱いを基本としつつ、無症状者への入院勧告など、より強い措置も可能としてきた。

　こうした国の姿勢を受け、一部の自治体では、無症状者らを入院させ、医療現場の負担が増えているとの指摘があった。政府はこのため、指定感染症の位置づけは維持しつつ、これまでも認めてきた無症状者や軽症者を宿泊施設で療養させる措置をより普及させる方向で、政令などを見直す方針だ。

　一方、在留資格を持つ外国人約260万人の再入国を9月以降、全面的に認めることも正式決定した。発給済みの査証（ビザ）の効力停止などの水際対策は、当分の間、継続する。

◆政策パッケージのポイント

▽軽症者・無症状者は宿泊療養を徹底し、医療資源を重症者に重点化

▽2021年前半までに全国民に提供できる量のワクチンを確保

▽季節性インフルエンザの流行に備え、検査能力を1日20万件程度に拡充

▽感染拡大地域では、医療機関や高齢者施設の職員、利用者に一斉検査を実施

▽自治体間で保健師などを応援派遣する仕組みを構築

8月28日　世界的コロナ禍で先進国の首脳が退陣するのは初めて

安倍首相辞任表明　コロナ下　持病悪化　最長政権7年8か月（8月29日朝刊一面、抜粋）安倍晋三首相（65）は28日午後5時から首相官邸で記者会見し、持病の潰瘍性大腸炎の悪化を理由に辞任する意向を明らかにした。体調に不安を抱えたままでは、安定した政権運営は困難だと判断した。自民党は9月15日までに後継総裁を選出する見通し。*党内では菅官房長官を推す声があり、岸田政調会長や石破茂・元幹事長も意欲を示している。

　首相は記者会見で、8月上旬に潰瘍性大腸炎の症状が再発したとして、「国民の負託に自信をもって応えられ

る状態でなくなった以上、首相の地位にあり続けるべきでない」と説明した。「病気と治療を抱え、体力が万全でない中、大切な政治判断を誤ることがあってはならない」とも述べた。

首相は7月中旬から体調に異変が生じたという。第1次内閣の2007年9月に退陣したのも潰瘍性大腸炎の悪化が原因だった。

任期途中の辞任となることには「様々な政策が実現途上にある中、コロナ禍の中、職を辞することについて国民の皆様に心よりおわび申し上げる」と陳謝した。

会見に先立ち、首相官邸で麻生副総理兼財務相と約35分会談したほか、自民党の二階幹事長、公明党の山口代表と相次いで会談し、辞意を伝えた。

首相は臨時代理を置かず、後継選出まで執務にあたる考えだ。自民党総裁任期は来年9月まで。

党は後継総裁について、党大会に代わる両院議員総会で選ぶ方向だ。総会は9月14日か15日に開かれる見通し。具体的な選出方法は二階幹事長に一任しており、1日の党総務会で正式決定する。二階氏は記者団に「時間の問題もある。できるだけ早く」と述べ、後継選出を急ぐ考えを示した。

昨年11月には第1次内閣と合わせ、戦前の桂太郎元首相（2886日）を抜いて憲政史上最長の在職期間を達成した。連続在職は7年8か月で、今年8月24日に歴代最長の2798日を抜いた。世界的なコロナ禍で、先進国の首脳が退陣するのは初めてとなる。

＊自民党総裁選は9月14日に投開票が行われ、菅義偉官房長官が第26代総裁に選出された（9月15日朝刊一面）。菅氏は16日に国会で指名を受け、第99代の首相に就任した（304ページ参照）。

8月31日　経済再生相「下降傾向が見えてきている」と述べた

感染　減少傾向続く　新型コロナ「ピーク　7月末」厚労省助言機関（9月1日朝刊一面）　新型コロナウイルスの8月の感染状況について、西村経済再生相は31日の記者会見で、「（新規感染者数の）下降傾向が見えてきている」と述べた。専門家らで構成する厚生労働省の助言機関は、6月からの感染拡大について、「7月末にピークとなったとみられる」との見解を示しており、その傾向が続いている。ただ、重症者数は依然多く、専門家は感染防止策を続ける大切さを訴える。

助言機関は8月24日、全国の新規感染者数を発症日別にみた研究者の分析を踏まえ、「7月27～29日以降、緩やかな下降がみられる」と指摘した。接客を伴う飲食店など感染が広がりやすい場所で行った自治体の検査や、要請を受けた飲食店による営業時間の短縮、他人と距離をとる行動の浸透などにより、下降に転じた可能性があるという。8月23～29日の新規感染者数は平均で777人と、前週の979人から約2割減った。

内閣官房の資料によると、1人の感染者が実質的に何人にうつすかを示す「実効再生産数」も8月3日現在で、

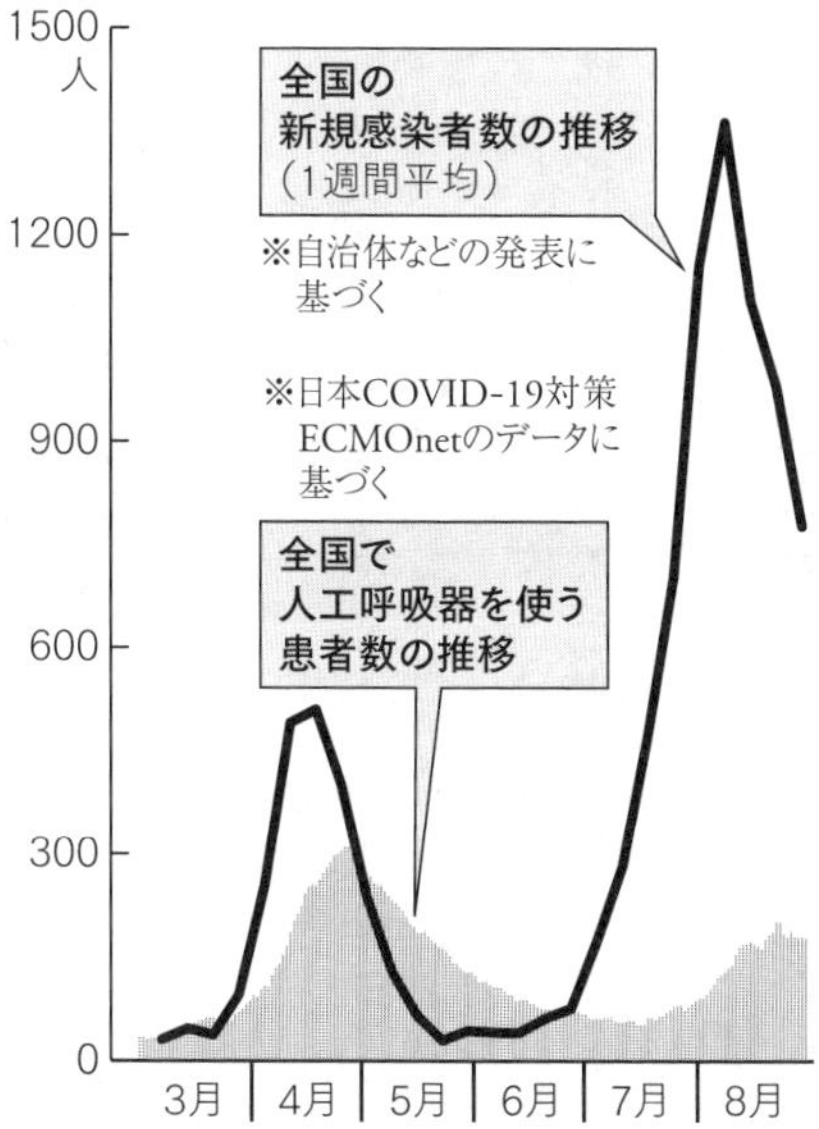

感染者が多かった東京、大阪、愛知、沖縄で、収束に向かう目安となる1未満に下がった。ただ、どの地域も現状維持を表す1に近い数値で、新規感染者が急速に減るわけではない。

助言機関で座長を務める脇田隆字・国立感染症研究所長は「（収束に向かう）ピークアウトとは言えない。大きなクラスター（感染集団）が発生すると、再び増えることもあり得る」と警鐘を鳴らす。

厚労省によると、集中治療室（ICU）での治療中を含む重症者数は7月から増加傾向が続き、8月26日時点で331人となった。うつると重症化の恐れがある高齢者の感染が増えていることが背景にある。病床の使用率は同日時点で全国平均24％だが、沖縄は63％、福岡は56％など、地域によっては高水準になっている。

［連載］ 検証コロナ　次への備え

本連載は2020年7月17日から8月5日にかけての5回にわたり、朝刊の一面、社会・第2社会面、特集面の複数面に掲載された。ここでは一面、社会・第2社会面の記事を収録した。

第1回　クルーズ船で何が起きていたのか

クルーズ船　陽性3割の衝撃（7月17日朝刊一面）　国内の新型コロナウイルス感染者がまだ20人ほどしか確認されていなかった2月4日の深夜。菅官房長官をはじめ関係閣僚や官僚ら約20人が、東京・紀尾井町の「ホテルニューオータニ」に集まった。

「どれぐらいのペースで検査できるのか」「すぐに全員は無理です」……。海外周遊を終えて横浜に戻ってきたクルーズ船「ダイヤモンド・プリンセス」で、〈検査した31人中10人が陽性だった〉という事実が判明したのは、この日の夜10時。急きょ押さえた広めの客室では、緊迫したやりとりが続いた。

船内には約3700人が乗船している。厚生労働政務官で医師でもある自見英子氏は、「10人陽性」の一報に、「船内パンデミック（大流行）だ」と直感した。陽性率3割となれば、1000人規模の感染者が出る可能性がある。感染の有無を調べるPCR検査は、当時は全国で1日に数百件しか対応できなかった。感染しているかどうか分からないまま、下船・帰宅させるわけにはいかない。

閣僚らの極秘協議から数時間後。5日未明、かつて新型インフルエンザ対策に携わった経験を買われ、出向中の環境省から厚労省に呼び戻されていた正林督章審議官は船に乗り込み、船長に「全員の船内隔離」を告げた。

◇

新型コロナウイルスの感染者が国内で初めて判明してから、16日で半年となった。この間、日本が直面した感染症危機管理の教訓と課題を探る。

豪華客船　一転「病棟」に（7月17日朝刊第2社会面）

クルーズ船「ダイヤモンド・プリンセス」の最上階客室、海が見渡せるバルコニー付きの部屋に滞在した70歳代の日本人女性は、夫と優雅な船旅を満喫していた。終盤を飾るのは2月2日の船長主催お別れパーティー。3日はダンスに合唱。思い切り歌って迎えた夜、のどが痛くなった。

その頃、船は予定前に目的地の横浜に到着した。乗客がイベントを楽しむ間、船はいつの間にか、コロナ禍のただ中に――。

5日早朝、コーヒーを飲みにビュッフェに行こうとしたこの女性は、乗員に制止された。「お部屋で待機です」。それが、1か月以上続く隔離生活の始まりとは思いもしなかった。

◇

この日、感染者の下船が始まった。乗客は世界各国から約2700人。8割が高齢者だ。横浜労災病院から駆けつけた災害派遣医療チーム（DMAT）の中森知毅医師（56）が7日に乗船した時、80歳代の米国人夫婦が、妻の感染と入院を告げられていた。

「一緒に行きたい」。夫の希望に沿うのは難しかった。受け入れ病床は限られている。感染症病棟に家族を入れるわけにもいかない。2人は何度もキスした。「うつってしまう」。中森医師は慌てたが、止められなかった。「今生の別れになるかもしれない」。とっさにそう考えたからだ。

検査には何日もかかり、日を追うごとに結果が判明していく。陽性の人や体調を崩した人から下船が決まる。数百人を一手に収容できる病院はない。入院先は、北は宮城から南は大阪まで計150か所。離ればなれになる家族が少なくなかった。泣き崩れる妻、はだしで娘に追いすがる母親――。別離の悲しみと不安が現場を包んだ。

◇

その間も、乗員は働き続けていた。船内にいる乗客の生活を支えねばならない。階級の高いほうからオフィサー、スタッフ、クルーと呼び分けられる船乗りたちは多くが20～30歳代で、ここは働きながら外国に行ける「憧れの職場」。それが一転、船上の「隔離病棟」になった。

乗員も約70人が発熱していた。神奈川県技監の阿南英明医師（54）が船底の部屋に赴いたのは13日。そこで目の当たりにしたのは、豪華客船の舞台裏。顔を真っ赤に

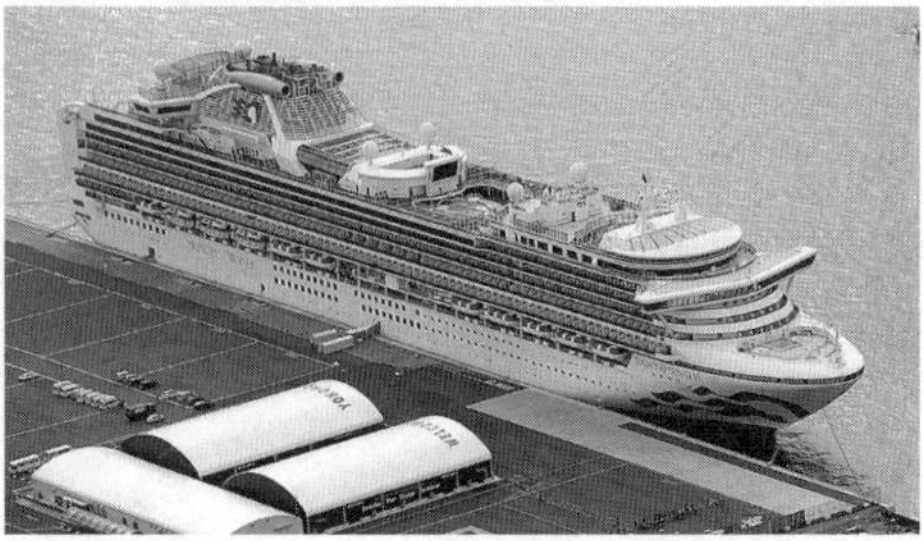

大黒ふ頭に停泊するダイヤモンド・プリンセス（2月7日撮影）

したフィリピン人女性クルーが、窓のない部屋で荒い息をしていた。

2段ベッド脇の空間は幅1メートル程度。「苦しい。国に帰りたい」。涙ながらに訴えられた。「必ず助ける」。そう言うのが精いっぱいだった。「現代の『蟹工船』だ」。過酷な漁船労働者の日々を描いた昭和初期の小説を思い出した。

南米出身の女性スタッフは、熱が下がって検査で陰性となっても、隔離が続いているのに不安を募らせていた。「日光が浴びたい」。昼夜もわからない部屋に一人、何日も陽光を見ていなかった。

乗員への往診が本格的に始まったのは14日、人手不足の船内支援に日本医師会のチームが加勢した。「乗員の方々を診察します」。それを聞いた日本人男性スタッフは、緊張の糸が切れたように号泣した。往診の医師に意識不明で発見されたクルーもいた。

◇

最上階客室に滞在し、合唱に参加した日本人女性は16日、陽性と告げられた。「奥さんは入院です。30分後に下りてください」。ほとんど症状はなかった。だが夫は一時、高熱を出し、糖尿の持病もある。「主人を置いていけません」。なりふり構わず強く主張した。運よく愛知県内の病院が一緒に受け入れてくれた。

入院先で検査すると、夫はひどい肺炎を起こしていることがわかった。船内で受けたPCR検査は陰性だったと聞いたが、病院では陽性の結果が出た。「一人にしていたら危なかった」。医師にそう言われた。

市中感染が広がり始めた3月から、神奈川県の対策本部で中核を担う阿南医師は振り返った。「多くの高齢の乗客と、若い乗員、高齢化社会の縮図のような船で、未知の感染症の経過や入院先の振り分け方を学んだ。この経験が、後の対策に生きている」

第2回　医療の逼迫はなぜ起きたのか

発熱患者　80病院受け入れず（7月18日朝刊一面）　都心から車で1時間、東京西部にある八王子市の南多摩病院に異変が起きたのは4月初め。地域医療の中核であるこの民間病院に、50キロ離れた23区から救急受け入れ要請が相次いだ。

4月10日は世田谷区から。午後9時24分、40歳代男性。「すでに80回以上断られている」。救急隊は困惑していた。発熱と息苦しさがあり、新型コロナウイルス感染症が疑われた。

「こんなことは初めて。病院がひしめく23区に病床がないはずはないのに」。益子邦洋院長はいぶかしがった。病床がいっぱいで断らざるを得なかった。

同じ日の午後10時22分、八王子から遠く離れた板橋区にある日大板橋病院にも世田谷から要請があった。通常は担当外の地域だ。

感染が広がっていた春頃、要請は増えていたが、4月は半分断っている状態だった。その多くがコロナ疑い患者で、この日は6件ほどあったが、受け入れ準備ができておらず断った。「世田谷のケースの30分前にも、別の要請を受けたばかりでした」。同病院総合科の高山忠輝教授は話す。

都内には、いわゆる「たらい回し」を5回程度に抑える「東京ルール」があるが、それは破綻していた。

患者増　救急ルール崩壊（7月18日朝刊第2社会面）

救急の受け入れを何十回も断られるという事態は、「東京ルール」が守られれば起きないはずだった。5回以上断られたか、20分以上搬送先が決まらない場合、地区ごとにあらかじめ決めた病院が受け入れ先を探し、見つからなければ自ら引き受ける――本来はそういう決まりだからだ。

新型コロナウイルスの感染が拡大し、発熱した「コロナ疑い」患者が80回以上断られた4月10日、東京の感染者は、その3日前に比べ倍増していた。

「当時、何十回も断られるケースには、実は軽症が少なくなかった。結局、自宅に戻った例もある」。杏林大病院（東京都三鷹市）の山口芳裕・高度救命救急センター長は明かす。

急患といっても命にかかわる重症者ばかりではない。重症でなければ病院は、どこかが受け入れるだろうと考えがちになるという。当時、防護具も感染症対策の知識も乏しい中、コロナに似た風邪のような症状の患者は、近くの開業医で診てもらえないことも多かった。

東京だけにとどまらない。同9日には、全国の救急医からなる日本救急医学会などが声明を発した。

「救急医療の崩壊をすでに実感している」

大阪でも中小の救急病院がコロナ疑い患者を避ける傾向があった。府の救急医療対策審議会で会長を務める嶋津岳士・大阪大教授は病院側の事情を説明した。

「コロナだった場合、十分な対応ができずに院内感染が起こったり、医療従事者が感染したりするリスクがあるためだ」

感染が拡大するなか、多くの人が不安から診療を求め、医療側は未知のウイルスに警戒感を抱く。開業医、地域の病院、大病院の役割分担は崩れ、患者は行き場を失い「難民」に——。

◇

4月10日夜、東京・西新宿の都庁。厚生労働省と東京都の医療担当幹部が顔を合わせた。都内の主な保健所長も加わり、場の空気は張り詰めていた。

都内の入院患者数と感染の届け出人数が合わない。入院していない感染者は、どこにいるのか——。厚労省側が都側を問い詰めるような雰囲気だったという。

保健所長らが口々に実情を話した。「入院先がないので、自宅待機になっています」。軽症者のホテル療養は、この3日前に始まったばかり。それ以前に、自宅待機を余儀なくされる感染者、感染疑いの患者が続出していた。

「都は把握していなかったようだ」。ある出席者はそう話した。

予想を超えたスピードの感染拡大は、準備不足に乗じてシステムを疲弊させ、現状把握すら難しい状況に関係者を追い込んだ。

◇

感染の波が、都市部を中心に広がっている。「たらい回し」や自宅で待機する患者が続出した4月とは異なり、都内では今、軽症者が病院のベッドを埋める事態が起きている。

感染者の7割が20~30歳代で、患者は軽症の人が多い。軽症者の療養場所となるホテルは6月末まで1150人分確保されていたが、現在は5分の1に縮小。そんな中での軽症者急増に、対応が追いつけていない。

都の対策本部にも携わる山口センター長によると、現在、すぐに使える病床は1500床程度で、すでに836床は埋まっている。

「このままでは、重症者や、重症化しやすい高齢の感染者など、本当に入院が必要な患者が増えてきたときに受け入れられない」。山口センター長は危機感を募らせている。

第３回　ＰＣＲ検査はなぜ広がらなかったか

ＰＣＲ　乱れた厚労省方針（７月29日朝刊一面）「ボトルネック（目詰まり）を探し出して解消してくれ」

３月上旬、加藤厚生労働相は省内の打ち合わせのたびに声を荒らげていた。厚労省には「ＰＣＲ検査が受けられない」との苦情や批判が殺到。３月２日の参院予算委員会でも集中砲火を浴びていた。

新型コロナウイルスの感染の有無を調べるＰＣＲ検査の検査能力は当時、１日約４０００件にまで増強していたが、実際の検査件数は半数以下にとどまっていた。検査機関の処理能力、保健所のマンパワー、病床数など複合的な要因が絡んでおり、一つ改善しても新たな目詰まりが起きた。「問題が起きると反射的にたたくのが精いっぱいで、考えをまとめる余裕がなかった。まるでモグラたたきのようだった」と厚労省幹部は振り返る。

厚労省は、検査を巡って新たな仕組みを作ったり、要件を緩和したりと次々にルールを変更し、自治体に通知した。今月21日までに発出した新型コロナ関係の通知は、参考資料の別添も含めて６５９件に上る。文書は膨大な量になり、過重な業務に追われる自治体からは「目を通す暇もない」との悲鳴が上がった。

国内では２００９年の新型インフルエンザ流行後、有識者会議がＰＣＲ検査体制の拡充を提言したが、10年間放置された。このため新型コロナでは当初、重症化の恐れのある人の検査を優先せざるを得なかった。

「37・５度４日」ＰＣＲの壁（７月29日朝刊社会面、抜粋）「新型コロナの可能性を考慮できなかったことは反省しなければいけない」。今月９日、群馬県の山本一太知事は大規模クラスター（感染集団）が発生した高齢者施設に対する初動の遅れを認め、こう陳謝した。

「入所者５人が発熱している」。県伊勢崎保健所に伊勢崎市の有料老人ホーム「藤和の苑《その》」から電話があったのは４月６日のことだった。翌７日、施設側から「熱が37度台に下がった」との連絡を受けた保健所は、新型コロナウイルス感染症を疑わず、詳細な調査も行わなかった。しかし、８日に発熱者は10人に増加。９日にＰＣＲ検査で陽性が確認されるまで４日かかった。

県は今月９日に公表した検証報告書で、この初動の遅れが感染拡大の一因と認定。施設では入所者ら68人が感染、うち16人が死亡した。その後の調査では、4月6日までに入所者と職員計15人に発熱などの症状があったことが判明した。父親を亡くした遺族の男性は「なぜ保健所と施設がもっと協力できなかったのか」と不信感を募らせている。

◇

保健所がコロナの感染を疑わなかった要因の一つが、厚生労働省が当時示していた「37・5度以上の発熱が4日以上続く」などとした相談・受診の目安だった。この目安に当てはまらないとし、速やかに対応すべき事案ではないと判断していた。

保健所側も、PCR検査をすぐには広げられない事情があった。1日当たりのPCR検査可能件数は当初、全国で数百件どまりで、保健所や検査機関の人員も不足していた。

厚労省によると、検査可能件数は今月26日現在、約3万3300件に増え、検査実施件数は多い日で約2万件に上る。唾液での検査も認められたほか、感染の有無を短時間で判定する「抗原検査」も保険適用になるなど検査方法も増えている。

●PCR検査数と検査可能件数の推移

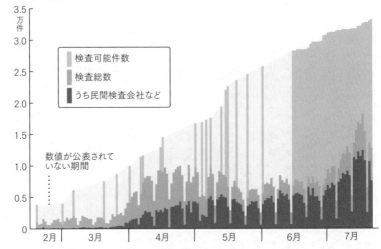

※厚生労働省への取材などによる。「民間検査会社など」は国や自治体の公的検査機関を除いた件数

しかし、7月に入り、感染者が急増した東京都などでは「再び検査が受けづらくなっている」との声があがる。

都内で2番目に感染者が多い世田谷区では7月の感染者が28日現在で380人となり、最多だった4月（313人）を超えた。区保健所では、住民からの相談や濃厚接触者の調査などの業務が急増。辻佳織所長は「他部署の応援を受けて何とか持ちこたえているが、これ以上感染者が増えれば対応が困難になる恐れもある」と危ぶむ。

一方、医師会などが運営する「PCR検査センター」も第1波の収束後、閉鎖した所もある。厚労省は検査できる民間の医療機関をさらに増やす必要があると判断し、今月17日、自治体に「更なる検査体制の確保」を求めた。都医師会の角田徹副会長（64）は「診療所などにもさらに協力を求めて検査数を増やしていきたい」と話す。

第4回　もの言う専門家会議の功罪

専門家会議「前のめり」（7月30日朝刊一面）政府の専門家会議で副座長を務めた尾身茂氏は、腕組みして目をそらした。

新型コロナウイルス対策を検討してきたこの会議の委員が6月24日に東京都内で開いた最後の記者会見。隣で脇田隆字《たかじ》座長がこう発言した時だ。

「前のめりになってしまった」

政府とは別に自発的に記者会見を開き、警告してきた専門家会議。その姿勢を総括した言葉だった。

発端はこの4か月前、2月24日に遡る。委員は焦燥感を覚えていた。感染経路を追えない感染者が相次ぎ、市中感染の広がりが察せられた。だが政府は、集団感染が起きたクルーズ船「ダイヤモンド・プリンセス」の対応に追われるばかり。「このままでは大変なことになる」

夜9時過ぎ、急きょ呼び集めた記者たちを前に、尾身氏が訴えた。

「これから1～2週間が、急速な拡大に進むか、収束できるかの瀬戸際だ」

専門家会議が初めて、社会に向けて独自に発信した瞬間だった。

「飲み会自粛」警告　波紋（7月30日第2社会面）「飲み会にはなるべく行かないで」。専門家会議が2月24日の緊急記者会見で発したのは、日常生活の制限さえ求める強い警告。危機感が薄かった当時、国民にとって意外なものだ。

副座長だった尾身茂氏は、世界保健機関（WHO）で、SARS（重症急性呼吸器症候群）制圧の経験がある。

SARSは症状が出てから数日はほとんど他人にうつらないが、新型コロナは発症前でもうつる。知らぬ間に感染が広がる恐れがあると考えた。

専門家会議の予定外の行動に、首相官邸の視線は冷ややかだった。責任も権限もない助言組織の〝暴走〟とも受けとめられた。

翌25日午後、安倍首相も交えて官邸で開かれた政府の勉強会では、出席者からいらだちの声が上がった。「瀬戸際を過ぎた後も『自粛を要請したい』と言ったら、『方針転換だ』と叩《たた》かれるのは政府のほうだ」

以後、政府との歯車は徐々にずれていく。経済への影響を念頭に制限を緩めたい政府と、科学的に感染拡大を抑えたい専門家会議。意見は時にぶつかった。

3月半ば、近々発表する専門家会議の提言を巡り、政府と水面下の応酬があった。大規模イベントの中止を求めるか、容認するか。

専門家会議は「当面は中止」と明記したい考えだったがそれは見送り、「大規模イベントは爆発的な感染のリスクを高める」との記述を盛り込んだ。それでも政府側と合意できず、最終的には「主催者がリスクを判断して慎重な対応が求められる」となった。

4月の「緊急事態宣言」発令に当たり、安倍首相が国民に送ったメッセージは、後に専門家会議への批判を増幅することになる。

「最低7割、極力8割、人との接触を減らして」

この言葉は専門家会議の知恵袋である西浦博・北海道大教授の試算をもとにしている。それは経済に打撃を与えた元凶とさえ見られ、批判の矛先は専門家会議に向いた。「SNSで中傷されることもあった」。委員の一人はそう漏らした。

「専門家が直接説明したことは、政策が客観的な根拠に基づいていると国民に理解してもらう効果があった」。ある政府関係者はそう話す。だが、「経済を度外視し、感染症のリスクを減らすことを過度に求めすぎる」とも。その見方は、専門家会議の存続を左右するまでに広がった。

「今後もう1回、7割8割削減という要請が出ても、協力することはありえない」。中小企業団体からは悲鳴に似た声が上がっている。

政府は、専門家会議の委員に経済の専門家らも加えた対策分科会を新設。今月6日の初会合で、分科会長となった尾身氏は、かつてと違う言葉であいさつした。「経済活動と感染症対策の両立は、国民的な課題だ」

最終回　見えてきた感染者情報の課題

感染者数　発表までに3日（8月5日朝刊一面）東京都内で4日、新たに309人の新型コロナウイルス感染者が確認された――。新聞各紙のニュースサイトやテレビで連日、速報が流れる。こんな疑問を抱く読者もいるかもしれない。「感染者数が日によって大きく増減するのは、なぜ?」

月曜日は169人、木曜日310人、土曜日315人――。過去4週分（7月8日～8月4日）の都内の感染者数を曜日ごとに平均すれば、傾向は鮮明になる。週の前半に少なく、後半は多い。

実は、都が発表するデータは2～3日前に行われたPCR検査などの結果という。具合が悪くても週末は自宅で静養し、週明けに検査を受ける人が増す。だから、木曜から週末にかけて発表人数は膨らんでいく。

感染症対策では、行政機関による迅速、正確な情報発信が欠かせない。それを支えるのは、関係機関による感染者データの共有である。「早期の情報共有が要《かなめ》の要、『一丁目一番地』です」。7月6日、政府の対策分科会の尾身茂会長は、記者会見で力を込めた。

だが、理想と現実の隔たりは大きい。データは行政機関のはざまで滞り、情報発信との時間にズレをもたらしてきた。そのからくりを解き明かしてみれば――。

調査のため　店名公表　遠のく客足　苦渋の協力（8月5日第2社会面）感染者の出た店の名前をどのような場合に国民に公表するべきなのか。新型コロナウイルス感染症の店名公表を巡り、感染拡大を防ぐための情報発信のあり方が新たな局面に入っている。

「大丈夫なの?」。東日本で飲食店を営む女性は、海外の知人からの電話にゾッとしたという。6月中旬に店でクラスター（感染集団）が発生し、保健所の要請に応じて店名が公表された後のことだった。「うちの店の名前が外国にまで広まっているなんて……」

女性は緊急事態宣言の解除後に店を再開し、客の感染が判明した。直近の時期の客は約50人いたが、半数以上の客の連絡先が分からない状況だったという。

お客さんに感染が広まったら大変。そんな思いから店名公表に同意した結果、保健所に客から連絡が寄せられ、約50人全員にたどり着いた。PCR検査を受けると、女

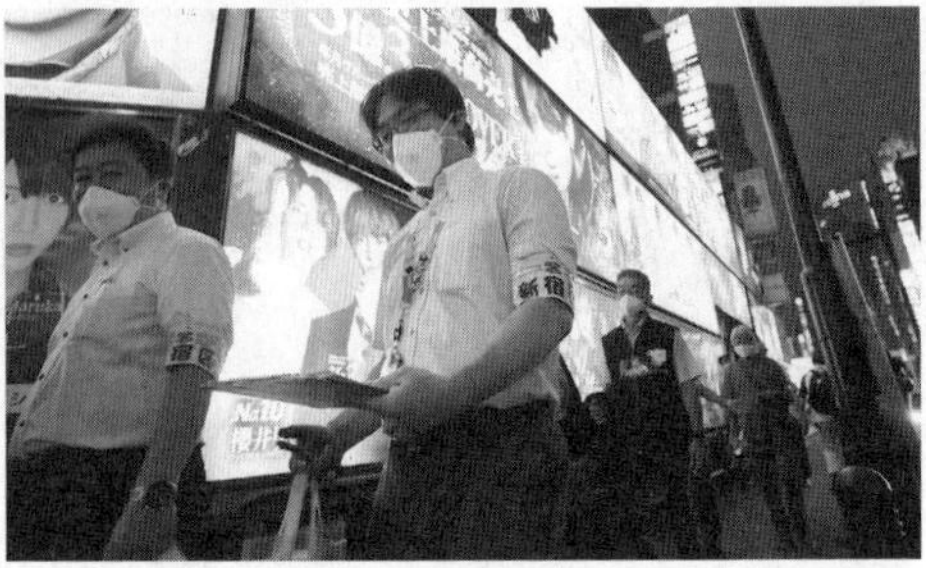

東京・歌舞伎町のホストクラブなどを訪問し、対策を呼びかける新宿区の職員ら。感染者の出た店の名前をどのような場合に国民に公表するべきなのか。新型コロナウイルス感染症の店名公表を巡り、感染拡大を防ぐための情報発信のあり方が新たな局面に入っている。７月20日撮影

性を含む10人が感染していた。「私もとても苦しい入院生活を送り、客の特定や迅速な検査・治療の必要性を切実に感じた。店名を公表して良かった」

とはいえ、女性は今後への不安を拭えない。問い合わせが殺到し、いろんな中傷も受けたから。「店名公表に伴う影響は大きすぎた。再開しても客が来るか分からず、もうあきらめようかな」と迷う。

厚生労働省は今年2月、エボラ出血熱などの国内発生に備え、「不特定多数の人が利用した施設で、感染者への接触者を把握できない場合などに施設名を公表する」との指針を都道府県に通知した。自治体側は今回、これを参考に原則、同意した店のみを公表してきた。

ただ、公表された店は客足が遠のく。同意する店は一部にとどまり、客の特定などの調査は難航した。危機感を抱いた厚労省は7月28日、「同意なく施設名を公表できる」と改めて全国に通知した。今、これが各地に波紋を広げている。

同意なく店名を公表すれば客の情報は集まる。が、店は反発して検査やウイルス経路の調査に手を貸さないかもしれない。そんな自治体側のジレンマがある。

繁華街・歌舞伎町を抱える東京都新宿区は、今後も店の同意の有無にかかわらず、店名を公表しないという。区保健所の担当者は「事業者は、店名公表をしない約束で従業員の検査や調査に協力してくれる」と明かす。

岐阜市のナイトクラブでは4月、感染者が40人を超す事態に。市は同意を得て店名を公表した。市保健所地域保健課の山崎勲課長は「感染拡大を防ぐため、どうしても店名の公表が必要だということを、信頼関係を築きながら店や客に丁寧に伝えたのが奏功した」と話す。

自治体側が店との対立を回避しつつ、協力体制を構築できる道を探る動きも出始めた。大阪府と千葉市は、店名公表に応じた施設に１００万円を、広島県は5万円を支給する制度を作っている。

第七章

危機下の政権発足

（9～10月）

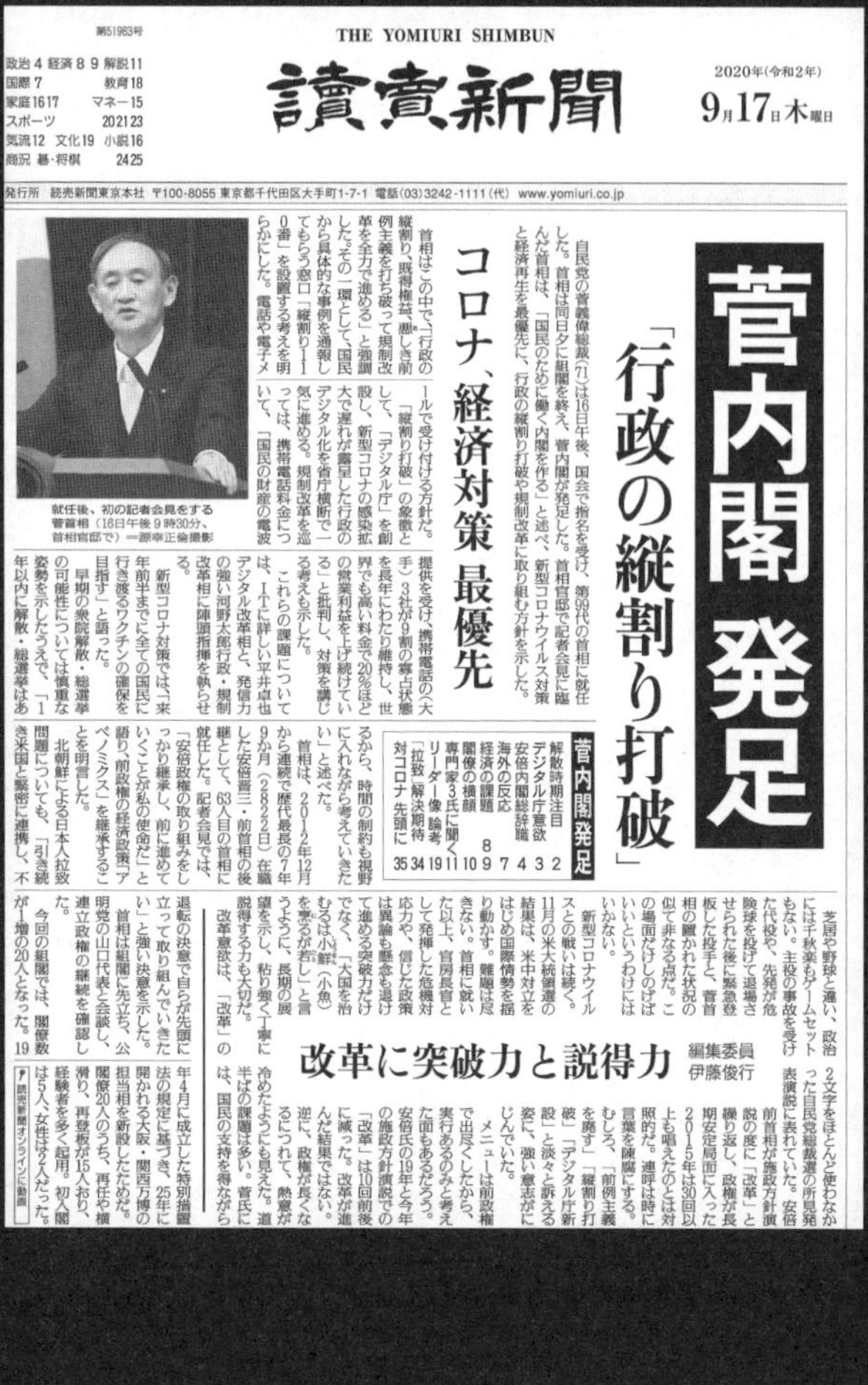

第51983号

THE YOMIURI SHIMBUN

讀賣新聞

政治4 経済8 9 解説11
国際7 教育18
家庭16 17 マネー15
スポーツ 20 21 23
気流12 文化19 小説16
商況 碁・将棋 24 25

2020年（令和2年）
9月17日 木曜日

発行所 読売新聞東京本社 〒100-8055 東京都千代田区大手町1-7-1 電話(03)3242-1111(代) www.yomiuri.co.jp

菅内閣 発足

「行政の縦割り打破」

自民党の菅義偉総裁(71)は16日午後、国会で指名を受け、第99代の首相に就任した。首相は同日夕に組閣を終え、菅内閣が発足した。首相官邸で記者会見に臨んだ首相は、「国民のために働く内閣を作る」と述べ、新型コロナウイルス対策と経済再生を最優先に、行政の縦割り打破や規制改革に取り組む方針を示した。

コロナ、経済対策 最優先

首相はこの中で、「行政の縦割り、既得権益、悪《あ》しき前例主義を打ち破って規制改革を全力で進める」と強調した。その一環として、国民から具体的な事例を通報してもらう窓口「縦割り110番」を設置する考えを明らかにした。電話や電子メールで受け付ける方針だ。

「縦割り打破」の象徴として、「デジタル庁」を創設し、新型コロナの感染拡大で遅れが露呈した行政のデジタル化を省庁横断で一気に進める。規制改革を巡っては、携帯電話料金について、「国民の財産の電波の提供を受け、携帯電話の（大手）3社が9割の寡占状態を長年にわたり維持し、世界でも高い料金で20%ほどの営業利益を上げ続けている」と批判し、対策を講じる考えも示した。

これらの課題については、ITに詳しい平井卓也デジタル改革相と、発信力の強い河野太郎行政・規制改革相に陣頭指揮を執らせる。

新型コロナ対策では、「来年前半までに全ての国民に行き渡るワクチンの確保を目指す」と語った。

早期の衆院解散・総選挙の可能性については慎重な姿勢を示したうえで、「1年以内に解散・総選挙はあるから、時間の制約も視野に入れながら考えていきたい」と述べた。

首相は、2012年12月から連続で歴代最長の7年9か月（2822日）在職した安倍晋三・前首相の後継として、63人目の首相に就任した。記者会見では、「安倍政権の取り組みをしっかり継承し、前に進めていくことが私の使命だ」と語り、前政権の経済政策「アベノミクス」を継承することを明言した。

北朝鮮による日本人拉致問題についても、「引き続き米国と緊密に連携し、不退転の決意で自らが先頭に立って取り組んでいきたい」と強い決意を示した。

首相は組閣に先立ち、公明党の山口代表と会談し、連立政権の継続を確認した。

今回の組閣では、閣僚数が1増の20人となった。19年4月に成立した特別措置法の規定に基づき、25年に開かれる大阪・関西万博の担当相を新設したためだ。閣僚20人のうち、再任や横滑り、再登板が15人おり、経験者を多く起用。初入閣は5人、女性は2人だった。

就任後、初の記者会見をする菅首相（16日午後9時30分、首相官邸で）＝源幸正倫撮影

読売新聞オンラインに動画

改革に突破力と説得力

編集委員 伊藤俊行

芝居や野球と違い、政治には千秋楽もゲームセットもない。主役の事故を受けた代役や、先発が危険球を投げて退場させられた後に緊急登板した投手と、菅首相の置かれた状況の似て非なる点だ。この場面だけしのげばいいというわけにはいかない。

新型コロナウイルスとの戦いは続く。11月の米大統領選の結果は、米中対立をはじめ国際情勢を揺り動かす。難題は尽きない。首相に就いた以上、官房長官として発揮した危機対応力や、信じた政策は異論も懸念も退けて進める突破力だけでなく、「大国を治むるは小鮮《しょうせん》（小魚）を烹《に》るが若《ごと》し」と言うように、長期の展望を示し、粘り強く丁寧に説得する力も大切だ。

改革意欲は、「改革」の2文字をほとんど使わなかった自民党総裁選の所見発表演説に表れていた。安倍前首相が施政方針演説の度に「改革」と繰り返し、政権が長期安定局面に入った2015年は30回以上も唱えたのとは対照的だ。連呼は時に言葉を陳腐にする。むしろ、「前例主義を廃す」「縦割り打破」「デジタル庁新設」と淡々と訴える姿に、強い意志がにじんでいた。

メニューは前政権で出尽くしたから、実行あるのみと考えた面もあるだろう。安倍氏の19年と今年の施政方針演説での「改革」は10回前後に減った。改革が進んだ結果ではない。逆に、政権が長くなるにつれて、熱意が冷めたようにも見えた。道半ばの課題は多い。菅氏には、国民の支持を得ながら

接種に向けて動き出す世界

9月1日　厚労相はワクチンの国際枠組みCOVAXに参加する意向を表明

コロナワクチン　共同購入を表明　厚労相（2020年9月2日朝刊二面）　加藤厚生労働相は1日の記者会見で、新型コロナウイルス感染症のワクチンを複数国で共同購入するための国際枠組み「COVAX」に参加する意向を表明した。

COVAXは、世界保健機関（WHO）や、途上国でのワクチン接種を支援する国際機関「Gavi」などが主導し、ワクチンを共同購入して分配する枠組み。日本など先進国による資金拠出を元に、途上国でもワクチンを購入できるようにするもので、来年末までに20億回分の確保を目指す。

加藤氏は、COVAXに参加する意義について「ワクチン確保のための一つの手段となり、国際的に公平なワクチン普及に向けた貢献でもある」と説明した。

政府は、来年前半までの国民全員分のワクチン確保を目標としており、英製薬大手アストラゼネカなど海外の製薬会社から独自に供給の合意を得ている。ただ、ワクチン開発には不透明な部分もあり、調達手段を多様化する必要があると判断した。

米、ワクチン共同購入不参加　国際枠組み「WHO・中国の影響下」（9月3日朝刊二面）【ワシントン＝船越翔】米紙ワシントン・ポスト（電子版）によると、米政府は1日、世界保健機関（WHO）などの主導で新型コロナウイルスのワクチンを各国が共同購入する国際的な枠組みに参加しない方針を決めた。

この枠組みは「COVAX」と呼ばれる。参加国が互いに資金を出し、途上国などにもワクチンを確保する構想で、来年末までに20億回分の供給を目指す。米ホワイトハウスのジャッド・ディア副報道官は不参加の理由について「堕落したWHOや中国の影響を受ける多国間組織の制約は受けない」と述べた。

WHOによると、170か国以上がCOVAXへの参加に関心を示した。日本も既に参加の意向を表明した。トランプ米大統領は再三にわたって、感染が最初に広がった中国に対するWHOの対応が世界的な流行を招いたと主張している。

経緯

米国は政権交代後に参加に転じる

第2波を過ぎたあたりから、分配の国際枠組みや臨床試験を巡る問題などワクチン関連のニュースが紙面で目立つようになる。

COVAXは、財源の乏しい低中所得国にも新型コロナワクチンを公平に分配することを目指している。2020年4月にWHOやEUなどの主導で設立したコロナに対する治療薬・診断・ワクチンの支援制度(ACTアクセラレーター)のワクチン部分を担う。

日本のような財力のある国は、ワクチンを開発した製薬会社と1対1の契約を結んで自国民用の大量のワクチンを確保できるが、途上国にはできない。こうした格差を補うための制度がCOVAXだ。共同購入に参加することで、すべての参加国が価格を抑えたワクチンを調達できる利点がある。

ワクチンメーカーとの契約や資金調達といった実務は、WHOや途上国でのワクチン接種を支援する国際機関「Gavi」などが主導する。日本や欧州など64の高所得国からの拠出金を製造などに充て、92の低中所得国が調達で支援を受ける(9月23日朝刊二面)。

COVAXには20年末時点で190か国が参加した。当初、米中露は参加の意思を示していなかったが、この後、中国は参加を発表した(10月10日朝刊国際面)。WHOからの脱退を表明した米トランプ政権に対抗し、ワクチン提供で国際貢献していると訴える狙いがあったとみられている。米国は結局、バイデン政権に交代した21年1月にCOVAXへの参加に転じた。

こうした国際枠組みとは別に、経済力のある国が自国優先で独自にワクチンを囲い込むことで供給不安も度々生じた。こうした動きは「ワクチン・ナショナリズム」とも呼ばれ、国連のグテレス事務総長やWHOのテドロス事務局長らが批判した。

WHOによると、9月初めの時点で、臨床試験中のワクチン候補は30以上あり、うち9候補が最終の第3段階にあった（9月5日夕刊三面）。

自国優先の動きに押され、確保が危ぶまれたが、12月18日には目標の20億回を超すワクチンの調達合意にこぎ着けたとの発表があった。* その後、21年2月24日にCOVAX経由で最初のワクチンが西アフリカ、ガーナに到着。同26日にはコートジボワールにも到着し、接種が始まった。

*WHO (18 December 2020) COVAX Announces additional deals to access promising COVID-19 vaccine candidates; plans global rollout starting Q1 2021. https://www.who.int/news/item/18-12-2020-covax-announces-additional-deals-to-access-promising-covid-19-vaccine-candidates-plans-global-rollout-starting-q1-2021

9月2日　助言機関は、感染者数は全国的に減少傾向との見解をまとめた

コロナ感染　減少続く　8月末　重症者数は横ばい　厚労省助言機関（9月3日朝刊一面）　新型コロナウイルスの感染対策を検討する厚生労働省の助言機関は2日、新たな感染者数は全国的に減少傾向が続き、入院者数もやや減少傾向になったとの見解をまとめた。増えていた重症者数は前週と同水準になった。ただ、福岡や沖縄など、感染が拡大している地域もあり、専門家は引き続き警戒を訴えている。

最新のデータでは、新規感染者数は9月1日までの1週間の累積で5125人で、8月上旬の1週間の9454人から半数近くに減少。入院者数は8月26日に5581人で、12日の6009人をピークに2週連続で減った。重症者数は、一部の高度治療室などで治療中の人を除く集計法で、19日の277人から、26日は274人と横ばいだった。

1人の感染者が何人にうつすかを示す「実効再生産数」も、8月14日頃で東京が0・9、大阪が0・6、愛知が0・8と、流行が収束に向かうとされる1未満となった。一方、沖縄は1・1、福岡は1・3と1を上回り、感染者が緩やかに増えている様子がみられた。

感染した人が、その後死亡する割合を推計した「調整致命率」も新たに報告された。5月は1か月間で7・2%、70歳以上に限ると25・5%だったのに対し、8月は0・9%、70歳以上で8・1%に大きく低下した。座

長の脇田隆字・国立感染症研究所長は「検査で軽症の感染者が多く見つかるようになったほか、治療法が増えたことが背景にあるだろう。ただ、別の研究では、高齢者が亡くなる割合は変わっていないとの結果もあり、引き続き分析が必要だ」と話している。

入院措置緩和へ　作業部会を設置　厚生労働省の助言機関は2日、新型コロナウイルス感染症の患者に対する入院措置などの対応について、感染症法上の指定感染症の運用のあり方を議論する作業部会の設置を決めた。医療機関が重症者を中心に治療できるよう、軽症者や無症状者への入院措置を緩和する方向で検討する。

作業部会は保健所長や医療関係者らで構成。座長には助言機関のメンバーでもある岡部信彦・川崎市健康安全研究所長が就任した。

厚労省は、無症状者らについてホテルなどでの宿泊療養を基本とするよう通知している。しかし、現在は政令に基づいて入院措置が取れるため、一部の自治体が厳格に運用し、現場の負担を高めているとの指摘が出ている。

9月3日　文科省、感染が一定程度抑えられているとしてマニュアルを更新

新型コロナ　教室内　距離1メートルに緩和　8月感染924人（9月4日朝刊一面）　文部科学省は3日、学校が本格再開した6月1日から8月31日までに、新型コロナウイルスの感染が確認された小中高校生は計１１６人に上ると発表した。重症者はいなかった。家庭内での感染が半数以上を占め、学校内での感染は15％だった。

内訳は、小学校４２８人、中学校２６６人、高校４６３人、特別支援学校９人。前回公表した7月末時点は計２４２人で、8月だけで９２４人増えたことになる。

感染経路は、「家庭内感染」が６５５人で全体の56％（前回57％）となり、小学生では75％を占めた。「学校内感染」は１８０人で15％（同５％）、高校生では33％だった。文科省は「児童生徒の全体数から見れば感染率は低い。親から子供にうつるケースが多いようだ」と分析している。

文科省はこの日、感染が一定程度抑えられているとして、「感染症対策マニュアル」を更新した。

マニュアルでは、感染状況に応じて、これまでは教室などでの身体的距離を「できるだけ2メートル程度」としていたものを、「1メートルを目安」に変更。これで、感染が拡大しつつある地域でも、分散登校せず、40人で

の授業が可能となる。フェースシールドのみで活動する場合、距離を取ることも新たに加えた。

　また、感染増の一因には寮生活を送る高校生らの集団感染があるとして、症状が治まっても2日間は個室で過ごすことや部活動に参加しないことなども盛り込み、クラスター（感染集団）対策を講じることを全国の教育委員会や大学にも通知した。

9月4日　厚労省は受診の相談先について、かかりつけ医が担う新体制を公表

コロナ疑い　かかりつけ医が相談先　来月から　保健所負担　軽減（9月5日朝刊一面）　厚生労働省は4日、新型コロナウイルスに感染したと疑われる人が受診する際の相談先について、10月以降はかかりつけ医など身近な医療機関が担うという新たな医療体制を公表した。インフルエンザとの同時流行に備えた外来や検査の体制強化の一環で、発熱患者らが地域の医療機関で迅速に検査を受けられるようにする。同日、都道府県などに体制整備を求める文書を通知した。
　これまで、主な相談先となっていた、保健所などに設置された帰国者・接触者相談センターは、機能を基本的

●10月以降の新型コロナウイルスの検査を受けるまでの流れ

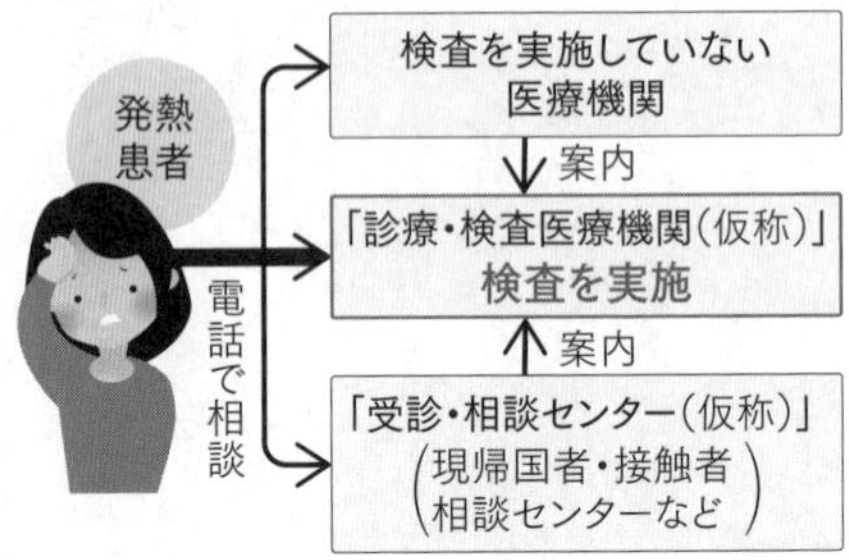

に縮小し、「受診・相談センター（仮称）」として主に医療機関の案内を担う。第1波では保健所で目詰まりが起き、検査にたどりつけない患者が出た反省を踏まえ、保健所の負担を軽減する狙いもある。
　新体制では、検査ができる診療所などを「診療・検査医療機関（仮称）」として自治体が指定する。感染が疑われる人は、身近な医療機関に電話で相談するのが基本となる。相談先が検査可能な場合、そのまま予約して検査を受ける。
　相談先が検査を行っていない場合は、検査可能な医療機関を案内してもらう。地域の医療機関は、検査できる医療機関の場所や開所時間を把握しておく。地域によっては、検査できる医療機関名を自治体のホームページで見られるようになる。地域の医師会などが設ける地域外来・検査センターでも引き続き検査を受けられる。

検査はこれまで主に、入院患者を受け入れる病院で実施されてきた。新体制では、地域の診療所を中心に検査するため、大きい病院は重症や中等症の患者の治療に軸足を置くという役割分担が進むと期待される。

9月4日　ワクチン骨子案　重症化リスクが高い高齢者らに優先して接種

接種開始後もデータ分析　コロナワクチン政府骨子案（9月5日朝刊二面）　政府は4日、新型コロナウイルス感染症対策分科会で、ワクチン接種に向けた中間とりまとめの骨子案を示した。効果や安全性を十分確認し、重症化リスクが高い高齢者らに優先して接種することなどが盛り込まれた。今月中に正式に決定する。

ワクチンは、新型コロナによる重症化のリスクを抑えると期待されるが、効果や安全性に不透明な面が多い。そこで骨子案では、接種開始前に厚生労働省の審議会などで適切に議論し、接種開始後もメーカーなどと連携しデータの収集や分析をする、とした。

当面確保できるワクチンは量に限りがある見通しのため、優先接種の対象も定められた。対象には、感染者と接触する可能性がある医師や看護師ら医療従事者、高齢者、持病がある人に加え、救急隊員や保健所職員が並んだ。妊婦は重症化のリスクが高いのか明確でないため、今後検討する。

◆新型コロナのワクチン接種に関する中間とりまとめ骨子案のポイント

▽医療従事者や高齢者、持病がある人の接種を優先。妊婦や介護施設職員などは科学的知見を踏まえ検討
▽接種開始後もデータを収集、分析し、ワクチンの有効性や安全性を確保
▽国は健康被害が生じた場合の救済措置や、メーカーの損失補償を実施

9月8日　欧米製薬9社声明「接種した人の安全と健康が最優先だ」

ワクチン9社　異例の声明　「安全確認後に使用申請」米政権けん制（9月9日夕刊一面）【ワシントン＝船越翔】新型コロナウイルスのワクチンを開発する欧米の製薬企業9社は8日、共同声明を出し、臨床試験で安全性や効果が確認されるまで、ワクチンの使用許可を当局に申請しない方針を示した。トランプ米大統領が検証が不十分なまま実用化を急いでいるとの見方が出ており、ワ

クチンを政治利用する動きをけん制した形だ。

参加したのは、ファイザー、ビオンテック、モデルナ、アストラゼネカ、ジョンソン・エンド・ジョンソン、ノババックス、サノフィ、グラクソ・スミスクライン、メルクの欧米9社。声明で「臨床試験や製造を進める際には、科学や倫理の高い基準を順守する。接種した人の安全と健康が最優先だ」と強調した。ライバル関係にある製薬企業が共同で声明を出すのは異例だ。

トランプ氏は11月の大統領選を前にした支持者へのアピールとして、ワクチンが「間もなく完成する」との主張を繰り返している。だが、米CBSニュースの世論調査では、ワクチンが完成した場合に「すぐ接種する」と答えた人は約2割にとどまり、安全性に疑念を持つ人が多い現状が明らかになっている。

8ワクチン　最終試験　新型コロナ　臨床試験34　臨床前142（9月9日夕刊二面）

世界保健機関（WHO）によると3日現在、世界で新型コロナウイルスに対する34のワクチンが臨床試験に入っている。臨床試験前の研究中のワクチンも142ある。

最終段階なのは米ファイザー社、米モデルナ社、英アストラゼネカ社、ロシアのガマレヤ国立疫学・微生物学研究所、中国4グループの計8グループだ。

ロシアはガマレヤ研が開発中のワクチンを先行承認し、10月にも医療関係者らに接種を始める方針を示した。米国でも、接種が今秋に始まるかどうかが焦点になっている。

ただ有効性や安全性が不明な部分もあり、WHOの科学者が4日、各国で一般市民に接種できるのは「来年半ば以降」と見通しを語っている。

臨床試験中の34ワクチンのうち16ワクチンが、人工合成したウイルスの遺伝子を体内に投与する方式だ。「RNAワクチン」「DNAワクチン」「ウイルスベクターワクチン」がある。

人に接種すると遺伝子が細胞に入り、体内にウイルスの突起（たんぱく質）を大量に作る。その突起の特徴を免疫細胞が記憶し、本物の新型コロナウイルスが侵入した時、速やかに攻撃を始める仕組みだ。これらのワクチンは製造工程や接種で新型コロナに感染するリスクが低く、短期間で大量生産できる長所がある。

「不活化ワクチン」「たんぱく質ワクチン」は、新型コロナの本体や突起そのものを使う。従来の技術で作れる

●ワクチンと免疫反応

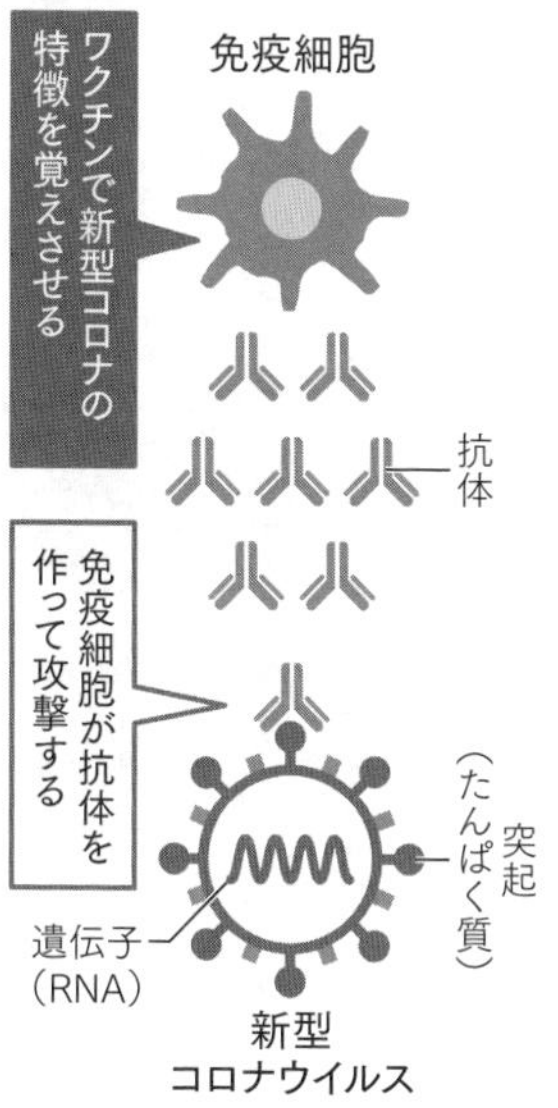

●ワクチンの主な種類

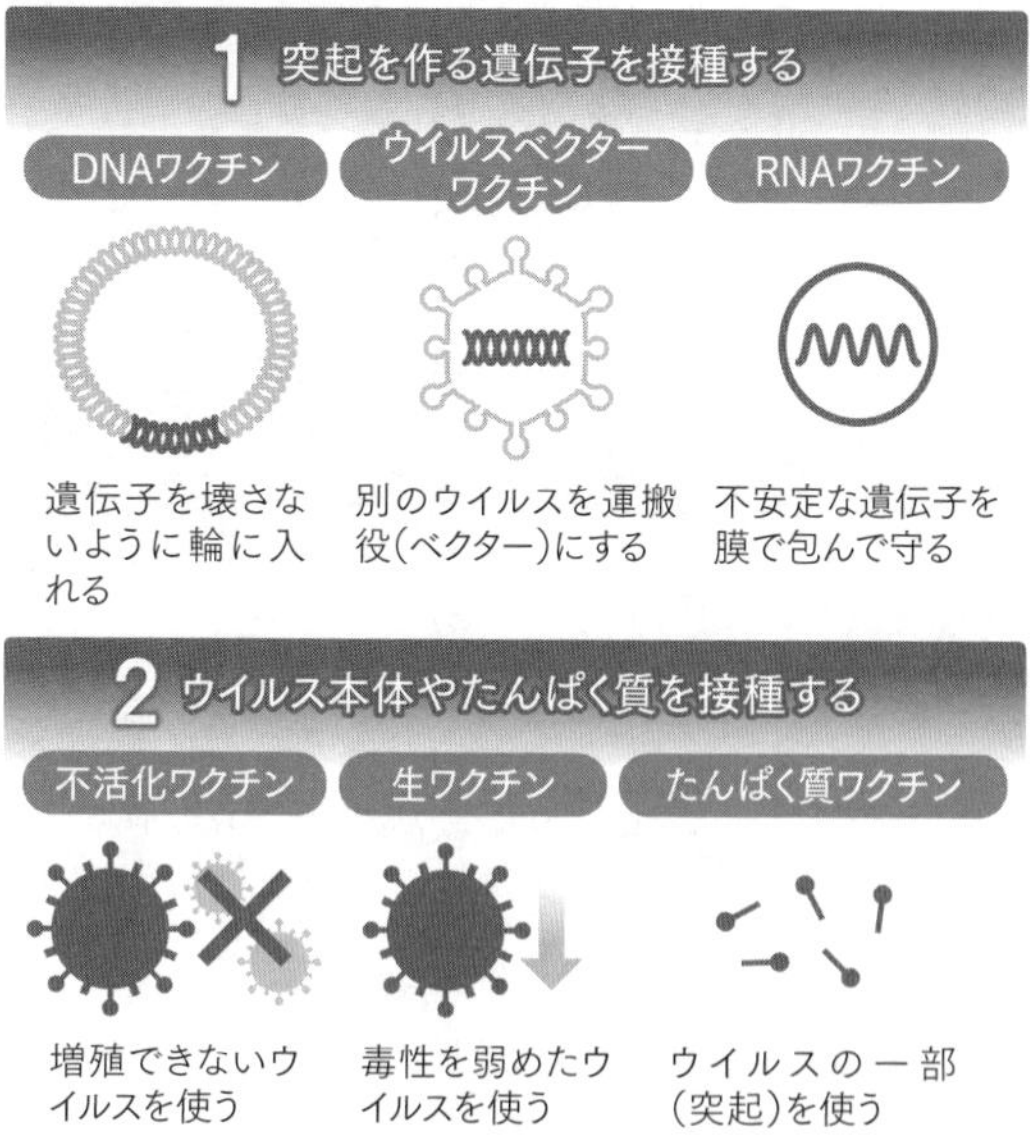

利点があるが、製造にウイルスが必要で、感染するリスクがある。毒性を弱めたウイルスを使う生ワクチンは、一般に免疫をつける効果が高いが、まだ臨床試験に進んでいない。

日本は来年前半までに、全国民に行き渡る1億2000万人分のワクチンを確保することを目標に、臨床試験が最終段階に入っている企業を中心に、供給量などを協議している。このほか、ワクチンを世界各国で共同で購入し分配する国際的枠組み「COVAX」にも参加する方針だ。接種費用は、全額公費負担とする方向で調整している。

国内でも臨床試験は始まっている。医療新興企業アンジェス（大阪府）など日本のグループが開発するDNAワクチンは、今年6月から臨床試験に入った。米ジョンソン・エンド・ジョンソン傘下のヤンセンファーマ（東京都）など複数の外資企業も着手している。

これまでの臨床試験で、接種した人に新型コロナに対する免疫がついたとする有望な報告が出てきた。一方で、ワクチンでつけた免疫がいつまで持つのか、発病や重症化をどれだけ予防できるか、日本で大多数の国民に接種した時に重い副作用が出ないかなど、不明な点も多い。

厚生労働省の専門家会議では「(数の確保を優先する)政府の方針には賛同するが、安全性が高くよいワクチンかどうかは検証が必要」という慎重な意見も出ている。

1796年　種痘発見が始まり　25以上の病気　予防可能に　ワクチンはラテン語で「牛由来の物質」を意味する。英国の医師ジェンナーが1796年、天然痘に近い感染症である牛痘患者のうみで、天然痘を予防する種痘を発見した。1885年、フランスの学者パスツールが狂犬病の生ワクチンを開発した。

20世紀、人類はワクチンと抗生物質の両輪で感染症との闘いを進めた。天然痘は種痘の普及で患者がゼロになり、WHOが1980年に根絶を宣言した。一方で集団接種による副作用で、死亡したり障害が残ったりする事例が国内で相次ぎ、国の責任が厳しく問われるなど、負の歴史もある。

WHOによると、現在はB型肝炎など25以上の病気がワクチンで予防可能とされ、ポリオやはしかは根絶が期待されている。

経緯

先端技術を駆使、開発期間を短縮

新型コロナウイルスは、流行初期の2020年1月には早くも全遺伝子配列が公表された。米バイオ企業モデルナが公表5日以内に試験用ワクチンの生産に着手し、3月には臨床試験を開始。米製薬大手ファイザーと英製薬大手アストラゼネカも4月に開始した。米国は5月、ワクチン関連に100億ドル(約1兆400億円)規模の予算を投入し、年内の実用化をめざす「ワープ・スピード(ものすごい速さ)作戦」を発表し、豊富な資金力で研究を後押しした。(21年1月15日朝刊特集面)

ワクチン開発には本来、年単位の時間がかかる。モデルナとファイザーのワクチンはいずれも開発期間を短縮するため、大量に人工合成できるウイルスの遺伝物質「メッセンジャーRNA」(mRNA)を主成分に使っている。mRNAを薬として投与する研究は1990年に発表されたが、技術的な課題を克服して急速に発展しだしたのは2010年代に入ってからで、ヒト用ワクチンで実用化した例はなかった。

●新型コロナウイルスのワクチンの開発状況

主な開発・製造者	種類	接種回数（予定）
ファイザー／**ビオンテック**／**上海復星医薬**	RNA	2
モデルナ／**国立アレルギー・感染症研究所**	RNA	2
アストラゼネカ／**オックスフォード大**	ウイルスベクター	1
シノバック・バイオテック	不活化	2
武漢生物製品研究所／シノファーム	不活化	2
北京生物製品研究所／シノファーム	不活化	2
カンシノ・バイオロジクス／北京バイオテクノロジー研究所	ウイルスベクター	1
ガマレヤ国立疫学・微生物学研究所	ウイルスベクター	2
安徽智飛竜科馬生物製薬／中国科学院微生物研究所	たんぱく質	2か3
キュアバック	RNA	2
中国医学科学院・北京協和医学院	不活化	2
イノビオファーマ／国際ワクチン研究所	DNA	2
アンジェス／**タカラバイオ**／**大阪大学**	DNA	2
カディラ・ヘルスケア	DNA	3
ジェネキシン・コンソーシアム	DNA	2
バーラト・バイオテック	不活化	2
ジョンソン・エンド・ジョンソン	ウイルスベクター	2
ノババックス	たんぱく質	2
ケンタッキー・バイオプロセッシング	たんぱく質	2
アークトゥルス／デュークNUS医科大学院	RNA	—
生物安全問題研究所	不活化	2
サノフィ・パスツール／グラクソ・スミスクライン	たんぱく質	2
レイテーラ／ロイコケア／ユニバーセルズ	ウイルスベクター	1
クローバー生物製薬／グラクソ・スミスクライン／ダイナバクス・テクノロジーズ	たんぱく質	2
バクシーン／メディトックス	たんぱく質	1
クイーンズランド大／シー・エス・エル／セキュアリス	たんぱく質	2
（台湾）メディジェン・ワクチン・バイオロジックス／国立アレルギー・感染症研究所／ダイナバクス・テクノロジーズ	たんぱく質	2
フィンレイワクチン研究所	たんぱく質	2
パスツール研究所／ピッツバーグ大／メルク	ウイルスベクター	1か2
インペリアル・カレッジ・ロンドン	RNA	2
人民解放軍／人民解放軍軍事科学院／雲南沃森生物技術	RNA	2
メディカゴ（田辺三菱製薬の子会社）	ウイルス様粒子＊	2
国立ウイルス学・生物工学研究センター	たんぱく質	2
四川大学華西医院	たんぱく質	2

イタリア
インド
英国
カザフスタン
カナダ
韓国
キューバ
豪州
シンガポール
中国
ドイツ
日本
フランス
米国
ベルギー
ロシア

太字は日本関連の企業や、日本への供給を協議中のグループ

＊ウイルスに似た粒子を人工的に合成する

※９月３日現在。WHOの資料などから作成（９月９日夕刊二面）

モデルナとファイザーのワクチンはｍＲＮＡを脂質の膜に包み、注射で体内に送り込む。ｍＲＮＡによって体内にウイルスが人間に感染する時に使う突起部分（スパイクたんぱく質）ができ、これを攻撃して免疫がつく仕組みだ。モデルナは10年設立の若い企業で、ｍＲＮＡを使う先端医療の開発に取り組んできた。ファイザーはｍＲＮＡに強いドイツのバイオ企業ビオンテックと協力した。一方、アストラゼネカが英オックスフォード大と共同開発したワクチンは、スパイクたんぱく質を作らせるためにｍＲＮＡではなくＤＮＡを使い、それを病原性の弱いアデノウイルスに入れて体内に注射するのが特徴だ。いずれのワクチンも原則、２回接種する。

ｍＲＮＡは壊れやすく、当初は効果を疑問視する声もあった。しかし、３万～４万人が参加した大規模な臨床試験の結果では、ファイザーは95％、モデルナは94％とする高い有効性が示されたと発表した。英国が12月２日にファイザーのワクチンを承認し、米食品医薬品局（ＦＤＡ）も11日に緊急使用許可を出した。その後米国でモデルナ、英国でアストラゼネカのワクチンも承認され、欧州連合（ＥＵ）などでも大規模な接種が始まった。

米疾病対策センター（ＣＤＣ）の研究チームによると21年１月18日までに急性の重いアレルギー症状「アナフィラキシー反応」が表れたのは、ファイザー製で約20万回に１回、モデルナ製で約36万回に１回の割合で、約９割の人が30分以内に発症した。他のワクチンでは平均１００万回に１回とされる割合より高い傾向にあった。（21年１月29日夕刊三面）

このほか、中国のシノファームやシノバック・バイオテック、ロシアのガマレヤ国立疫学・微生物学研究所や国立ウイルス学・生物工学研究センター、インドのバーラト・バイオテックのワクチンが実用化され、各国や第三国で接種が始まった。

日本ではファイザーのワクチンによる予防接種が21年２月17日に始まった。日本はファイザー、モデルナ、アストラゼネカの３社から計３億１４００万回分（１億５７００万人分）のワクチンを購入する契約を結んだ。接種費用は無料で、医療従事者、65歳以上の高齢者、基礎疾患のある人、高齢者施設の従事者などに対して順に接種が行われる予定だ。

9月9日　英製薬大手、最終段階の臨床試験を中断したことを明らかに

臨床最終試験　中断　アストラゼネカ　安全性問題か（9月9日夕刊一面）　英製薬大手アストラゼネカは、開発中の新型コロナウイルスのワクチンについて、安全性に関する問題が生じたため、最終段階の臨床試験を中断したことを明らかにした。同社が9日、本紙の取材に答えた。

英国の臨床試験の参加者が原因不明の病気を発症したことから、試験を停止して調査を進めているという。アストラゼネカは「臨床試験の信頼性の確保に向けた手続きの一環で、開発の工程への影響を最小限にするよう努める」と説明している。

アストラゼネカは現在、米国やブラジルなどで最終の第3段階の臨床試験を行っている。開発に成功した場合、日本政府も来年初めから1億2000万回分の供給を受けることで基本合意している。

「情報収集中」　菅長官　菅官房長官は9日の記者会見で、英製薬大手アストラゼネカが開発中の新型コロナウイルスワクチンに安全性の問題が指摘されていることについて、「厚生労働省で企業から詳細な情報を収集している」と述べた。

その上で「我が国で承認申請があった場合、治験などのデータと最新の科学的知見に基づき、有効性と安全性の確保の観点から、承認の可否については適切に判断していく」と語った。

新型コロナ　英ワクチン臨床中断　アストラゼネカ　安全性を調査（9月10日朝刊一面、抜粋）　厚生労働省は9日、英製薬大手アストラゼネカが日本などで行っている新型コロナウイルスのワクチンの臨床試験について、同社から一時的に中断したという報告を受けたと発表した。

厚労省によると、アストラゼネカが海外で進めている臨床試験で、安全性の調査が必要な問題が発生したという。同社は世界で臨床試験を中断しており、ワクチンが原因かどうかは「調査中」としている。臨床試験を再開する時期は未定で、厚労省は詳しい状況について、同社に確認を求めている。

同社のワクチンは、英オックスフォード大と共同で開発している。米国やブラジルでは承認前の最終段階とな

る臨床試験を行っており、今秋にも実用化が期待されている。

日本では8月下旬から18歳以上の約250人を対象に、安全性や有効性を確認する臨床試験が始まっている。日本で安全性の確認が必要な事例が発生したかどうかは、わかっていない。

ワクチン開発に慎重さ求める声　専門家（9月10日朝刊二面）　英製薬大手アストラゼネカが、開発中の新型コロナウイルスワクチンの臨床試験を一時中断した。専門家からは、新しいワクチンの開発や承認に慎重さを求める声が出ている。

今回のワクチンは、新型コロナの遺伝子の一部を毒性の弱いアデノウイルスに入れて製造する。アデノウイルスを使うワクチンは日本で実用化されておらず、安全性は国内で未確認だ。

政府はアストラゼネカ以外に米ファイザー社と米モデルナ社からワクチンを確保する交渉を進め、ワクチンを共同購入する国際的枠組みにも参加する方針だ。ワクチンの供給元を分散し、一部の開発が遅れても十分な量を確保する狙いがある。

浜田篤郎・東京医科大教授（渡航医学）は「重大な副作用が起きれば臨床試験を中断するのが普通で、現段階でいたずらに心配する必要はない。製薬企業や政府は、副作用について国民に十分説明してほしい」と話している。

経緯

米英大手が臨床試験を中断、再開

欧米の製薬大手が性急な実用化を憂慮する中、アストラゼネカがワクチンの臨床試験を中断したが、12日には再開が同社から発表された。

発表によると、英国の医薬品規制当局が、試験を再開しても問題はないとの判断を下したという（9月13日朝刊二面）。

10月2日には、日本での臨床試験の再開が発表された。

医薬品の承認審査などを行う医薬品医療機器総合機構にデータを提出して協議し、再開することを決めたという（10月3日朝刊第2社会面）。

10月23日には、米国でも臨床試験の再開が発表された。これにより、一時中断した6か国のすべてで再開された。

10月12日には、米製薬大手ジョンソン・エンド・ジョンソン（J&J）が、新型コロナワクチンの臨床試験を一時的に停止したと発表した。臨床試験の参加者が原因不明の病気になったためという（10月13日夕刊三面）。こちらも23日に再開が発表された。J&Jは同日の声明で、「ワクチンが問題を引き起こしたとの証拠は見つからなかった」とした（10月24日夕刊三面）。

9月10日　助言機関、重症者数が8月下旬から減少傾向に転じたとする見解

新型コロナ　重症　8月末から減少　厚労省助言機関（9月11日朝刊二面）新型コロナウイルス対策を検討する厚生労働省の助言機関は10日、感染状況について、重症者数が8月下旬から減少傾向に転じたとする見解をまとめた。7月中旬以降初めて。発症時点でみた感染者数は、7月末から続く減少の傾向がお盆を挟んでも維持されているとした。

感染者数については、感染から報告まで7～14日程度の遅れが出るとされる。厚労省のまとめによると、新規感染者数は、お盆の影響が表れたとみられる8月28日までの1週間の累積で5560人で、前週の7082人から1522人減った。直近の9月9日までは3593人だった。重症者数は、8月26日時点で前週から横ばいの333人だったが、9月2日時点は324人に減少した。

1人の感染者がうつす平均人数を示す「実効再生産数」の推計も研究者から示された。8月22日頃で愛知、福岡、沖縄が0・7～0・8と、流行が収束に向かうとされる1未満だった。東京と大阪は0・9で現状維持を表す1に近く、再拡大への警戒が必要だとした。入院患者約6100人の分析結果（暫定値）も報告された。入院時に重症の場合、今年初めから6月5日までの死亡割合は19%だったのに対し、同6日以降は10%に下がった。年代別にみても、いずれも低下傾向だった。

9月11日　政府が検討している新たな対策案の概要がわかった

「夜の街」にコロナ検査所　政府案　演劇は満席容認　GoTo「東京」来月追加（9月11日朝刊一面）政府

が、新型コロナウイルスの感染拡大防止と経済活動の両立に向けて検討している新たな対策案の概要がわかった。「夜の街」への対策を強化する一方、イベントの参加人数制限を一部緩和し、クラシックコンサートや演劇などは基本的に満席での開催を認める方針だ。11日の政府分科会を踏まえて正式決定したい考えだ。

「夜の街」対策の強化では、クラスター（感染集団）が起きやすい東京、大阪、名古屋、札幌、福岡などの歓楽街に検査センターの設置を検討し、キャバクラやホストクラブといった接待を伴う飲食店などの従業員や客らが、迅速に検査を受けられる体制を整備する。店への感染防止策の助言や従業員研修なども進める。

7月以降の感染再拡大では、東京・歌舞伎町での感染拡大を抑え込めず、感染が全国に広がる発端になったとされる。こうした教訓を踏まえ、政府は夜の街の感染対策を集中的に行い、歓楽街から感染を広げないように努める方針だ。

政府は、秋冬に想定されている全国的な流行を防ぐため、分科会の下に作業部会を設け、具体化を急ぐ。

イベントの参加人数制限について、政府案では、感染状況が改善したことを踏まえ、19日にイベントの規模、態様に応じて緩和する。

会場の収容人数が5000人以下の場合、クラシックコンサートや、ミュージカルを含む演劇、歌舞伎などの古典芸能といった客が大声を出すことが少ないイベントでは「100%」での開催を認める。ただ、収容人数が5000人超から1万人以下の会場では、5000人が上限となる。

一方、観客の発声を伴うライブハウスなどでのイベントは、「50%以内」の制限を維持する。

収容人数が1万人を超えるプロ野球やJリーグなどの大規模イベントは、感染対策の徹底を条件に、「5000人以内」の要件を撤廃し、収容人数の50%までの入場を可能とする方針だ。

現在は、「入場者数が5000人以内」もしくは「収容人数の50%以内」のいずれか厳しい条件が適用され、プロ野球などは観客を5000人以内に抑えている。今後は会場によっては、観客を2万人以上入れることも可能になる。政府内では一時、1万~2万人を上限とする案が出ていた。

現在の制限は9月末が期限とされているが、政府は11日の分科会で認められれば、4連休に合わせて前倒しで緩和し、11月まで継続する。

政府は、観光支援事業「Ｇｏ Ｔｏ トラベル」でも、除外されている東京都を10月1日から補助対象に追加する方針だ。

◆「夜の街」感染対策の強化案

▽歓楽街に相談や検査を受け付けるセンターの設置
▽店への感染防止策の助言や、従業員への研修を行う
▽検査後の保健所の負担軽減のため、感染者の支援や接触者調査などで、民間の協力を得る

イベント5000人超 19日解禁 コロナ分科会 収容50％上限（9月12日朝刊一面）政府は11日、「新型コロナウイルス感染症対策分科会」の会合で、感染対策として行っているイベントの参加人数制限の緩和案を示し、おおむね了承された。プロ野球やJリーグなどの試合の観客については、19日から会場の収容人数の50％を上限とし、5000人の人数制限を撤廃する。

イベントの参加人数制限は現在、「入場者数が5000人以内」か「収容人数の50％以内」のいずれか厳しい条件が適用され、プロ野球などは観客を5000人以内に抑えている。

政府案では、収容人数が1万人を超える大規模イベントは、感染対策の徹底を条件に「5000人以内」の要件を撤廃する。実現すれば、会場の規模によっては数万人が参加するイベントが可能になる見込みだ。

収容人数1万人以下では、客が声を出さないイベントに限って「50％以内」の制限をなくし、5000人以内で満席を認める。クラシックコンサートやミュージカルを含む演劇、歌舞伎などの古典芸能が対象となる。観客が声を出すライブハウスやロックコンサートは「50％以内」の制限を続ける。

これらの制限緩和は19日以降の4連休からスタートする。11月末までを期限とし、12月以降は感染状況などを踏まえて再検討する。

●イベント入場制限の緩和内容

収容人数	1万人超	1万人以下	
種別	プロ野球、Jリーグなどの大規模イベント	歓声や声援を伴うもの ロック、ポップコンサートなど	客の発声を伴わないもの クラシックや演劇、映画、歌舞伎、落語など
現状	「5000人以内」か「収容人数の50％以内」のいずれか厳しい方		
9月19日～11月末	収容人数の50％以内	収容人数の50％以内	収容人数の100％以内（上限は5000人）

※12月以降は改めて検討

西村経済再生相は会合後の記者会見で「踏んできたブレーキをゆっくりと慎重に上げ、感染防止策と経済社会活動の両立を図っていく」と語った。

9月16日　菅内閣発足。新型コロナ対策と経済再生を最優先

菅内閣　発足　「行政の縦割り打破」　コロナ、経済対策最優先（9月17日朝刊一面、抜粋）　自民党の菅義偉総裁（71）は16日午後、国会で指名を受け、第99代の首相に就任した。首相は同日夕に組閣を終え、菅内閣が発足した。首相官邸で記者会見に臨んだ首相は、「国民のために働く内閣を作る」と述べ、新型コロナウイルス対策と経済再生を最優先に、行政の縦割り打破や規制改革に取り組む方針を示した。

首相はこの中で、「行政の縦割り、既得権益、悪《あ》しき前例主義を打ち破って規制改革を全力で進める」と強調した。その一環として、国民から具体的な事例を通報してもらう窓口「縦割り１１０番」を設置する考えを明らかにした。電話や電子メールで受け付ける方針だ。

「縦割り打破」の象徴として、「デジタル庁」を創設し、新型コロナの感染拡大で遅れが露呈した行政のデジタル化を省庁横断で一気に進める。規制改革を巡っては、携帯電話料金について、「国民の財産の電波提供を受け、携帯電話の（大手）３社が9割の寡占状態を長年にわたり維持し、世界でも高い料金で20％ほどの営業利益を上げ続けている」と批判し、対策を講じる考えも示した。

これらの課題については、ＩＴに詳しい平井卓也デジタル改革相と、発信力の強い河野太郎行政・規制改革相に陣頭指揮を執らせる。

新型コロナ対策では、「来年前半までに全ての国民に行き渡るワクチンの確保を目指す」と語った。

経緯　コロナ対策最優先　内閣の布陣手堅く

菅新首相は、重要政策に対しては、「手堅い守りの布陣」（財務省幹部）を敷いた（9月17日朝刊三面）。最優先課題と位置づける新型コロナ対応では、司令塔の西村康稔経済再生相を再任した。感染拡大の防止に全力を挙げるとともに、観光支援事業「Ｇｏ　Ｔｏ　トラベル」などを通じ、経済社会活動の着実な再開を目指した。

官房長官に就任した加藤氏の後任の厚生労働相には、党のコロナ対策本部長を務めた田村憲久氏を再登板させた。

田村氏は石破派事務総長の立場にあり、「政権に批判的な石破茂・元幹事長が新型コロナの政府対応を批判するのを封じる思惑がある」（自民党中堅）との見方もあった（同前）。

コロナ対策に関連し、菅首相は21年1月18日になって、河野行政・規制改革相に新型コロナワクチンの接種に向けた調整を担当させることを決めた（21年1月19日朝刊一面）。ワクチンの運搬や保管、自治体との協議など関係省庁にまたがる調整を円滑に進め、接種を混乱なく実施するのが役目だ。

首相は20年10月26日の所信表明演説でも、「国難のさなか」にあるとして、政策を総動員してコロナ対応に取り組む意欲を示したが、効果的な手がなかなか打てず、政権への批判は強まっていった。

今回のワクチン接種は、政府や自治体にとって経験がない「空前の大プロジェクト」（政府関係者）で、課題は少なくない。河野氏の起用には、迅速な接種を進めて苦境からの脱却を図る狙いがあった。（21年1月20日朝刊政治面）

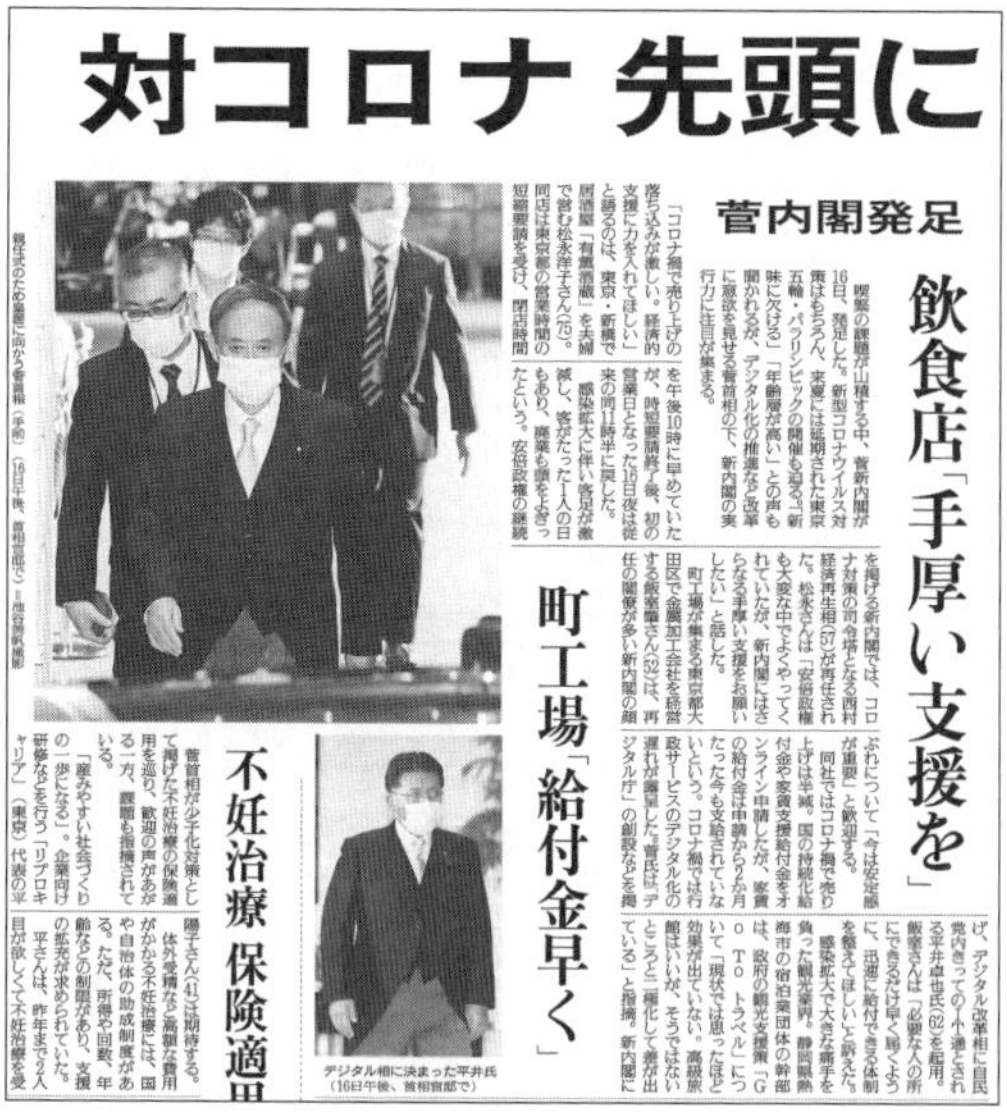

対コロナ 先頭に

菅内閣発足

飲食店「手厚い支援を」

喫緊の課題が山積する中、菅新内閣が16日、発足した。新型コロナウイルス対策はもちろん、来夏には延期された東京五輪・パラリンピックの開催も迫る。「新味に欠ける」「年齢層が高い」との声も聞かれるが、デジタル化の推進など改革に意欲を見せる菅首相の下、新内閣の実行力に注目が集まる。

「コロナ禍で売り上げの落ち込みが激しい。経済的支援に力を入れてほしい」と語るのは、東京・新橋で居酒屋「有薫酒蔵」を夫婦で営む松永洋子さん(75)。同店は東京都の営業時間の短縮要請を受け、閉店時間を午後10時に早めていたが、時短要請終了後、初の営業日となった16日夜は従来の同11時半に戻した。

感染拡大に伴い客足が激減し、客がたった1人の日もあり、廃業も頭をよぎったという。安倍政権の継続を掲げる新内閣では、コロナ対策の司令塔となる西村経済再生相(57)が再任された。松永さんは「安倍政権も大変な中でよくやってくれていたが、新内閣にはさらなる手厚い支援をお願いしたい」と話した。

町工場「給付金早く」

町工場が集まる東京都大田区で金属加工会社を経営する飯室肇さん(52)は、再任の閣僚が多い新内閣の顔ぶれについて「今は安定感が重要」と歓迎する。

同社ではコロナ禍で売り上げは半減。国の持続化給付金や家賃支援給付金をオンライン申請したが、家賃の給付金は申請から2か月たった今も支給されていないという。コロナ禍では行政サービスのデジタル化の遅れが露呈した。菅氏は「デジタル庁」の創設などを掲げ、デジタル改革相に自民党内きってのIT通とされる平井卓也氏(62)を起用。飯室さんは「必要な人の所にできるだけ早く届くように、迅速に給付できる体制を整えてほしい」と訴えた。

感染拡大で大きな痛手を負った観光業界。静岡県熱海市の宿泊業団体の幹部は、政府の観光支援策「Go To トラベル」について「現状では思ったほど効果が出ていない。高級旅館はいいが、そうではないところと二極化して差が出ている」と指摘。新内閣に

不妊治療 保険適用

菅首相が少子化対策として掲げた不妊治療の保険適用を巡り、歓迎の声があがる一方、課題も指摘されている。

「産みやすい社会づくりの一歩になる」。企業向け研修などを行う「リプロキャリア」（東京）代表の平陽子さん(41)は期待する。

体外受精など高額な費用がかかる不妊治療には、国や自治体の助成制度がある。ただ、所得や回数、年齢などの制限があり、支援の拡充が求められていた。

平さんは、昨年まで2人目が欲しくて不妊治療を受

親任式のため皇居に向かう菅首相（手前）（16日午後、首相官邸で）＝池谷美帆撮影

デジタル相に決まった平井氏（16日午後、首相官邸で）

新政権に対する市民の声を取り上げた記事（９月17日朝刊社会面）。主要な見出し三つがコロナ対策関連だった

9月17日 指定感染症の運用のあり方を見直す 厚労省の原案が分かった

入院対象「高齢・持病」 新型コロナ 厚労省、政令に規定方針（9月18日朝刊二面） 新型コロナウイルスについて、感染症法上の「指定感染症」の運用のあり方を

見直す厚生労働省の原案が17日、分かった。入院措置の対象を原則として高齢者や持病のある人などにすると、政令などで規定する方針だ。18日に開く厚労省の助言機関の作業部会に提示し、10月中の施行を目指す。

見直し案では、新型コロナの感染者を一律に入院措置の対象とはせず、重症化しやすい65歳以上の高齢者や持病がある人、年齢にかかわらず入院が必要な人などを対象とすることを明確化する。ただし、地域の実情に応じた対応が可能になるよう、自治体が柔軟に判断できることも明記する。

現在は病床が逼迫《ひっぱく》しないように、感染者のうち無症状者と軽症者はホテルなどでの宿泊療養を基本とするように通知している。しかし、政令では、全ての感染者を入院措置できると規定しているため、一部の自治体が厳格に政令を運用し、現場の負担を高めているとの指摘が出ていた。

また、保健所への届け出に伴う医療機関の負担も軽減する。現在は、新型コロナへの感染を疑って検査を受けた人を全員報告している。

だが、秋以降にインフルエンザが同時流行すれば、新型コロナとの判別がつかない患者が増える恐れがあるため、検査時点で入院する人に限り届け出ることとする。陽性が確定した場合は、これまで通り全員報告する。

厚労省が2月に、新型コロナを指定感染症に定めた際は、結核やSARS（重症急性呼吸器症候群）と同じ感染症法上の2類相当に位置づけた。その後、感染拡大を防ぐため、無症状者も入院措置の対象にするなど、最も厳しい1類並みの対策も取れるようにした。

厚労省は現場の声を踏まえた見直しで、医療機関や保健所の負担を軽減し、重症者を重点的に治療できる体制を整えたい考えだ。

新型コロナ　重症者治療に重点　政令規定へ　入院「高齢」「持病」（9月19日朝刊一面、抜粋）新型コロナウイルスについて、感染症法上の「指定感染症」の運用見

●新型コロナウイルスを巡る対応の変更点

現状

入院措置
無症状者の宿泊療養も認めているが、入院となることもある

届け出
感染を疑って検査を受けた人全員を報告

↓

今後

入院措置
65歳以上や持病がある人など、必要な人のみを入院の対象とする

届け出
検査時点で入院する人と、感染が確認された人

直しを議論する厚生労働省の助言機関の作業部会は18日、厚労省案をおおむね了承した。入院措置の対象を高齢者や持病のある人らと明確化するほか、医療機関から保健所への届け出作業を簡素化することを、政令などで規定する。重症者を重点的に治療する体制を整える。

現在、新型コロナの感染者について、厚労省は、無症状や軽症の場合はホテルなどでの宿泊療養を基本とするよう通知している。しかし、政令では全ての感染者を入院措置の対象としているため、厳格に運用する自治体も多く、現場の負担を高めているとの指摘が出ていた。

9月17日　世界の累計感染者数が３０００万人を超えた

コロナ勢い衰えず　感染３０００万人（９月19日朝刊二面）【ジュネーブ＝杉野謙太郎】米ジョンズ・ホプキンス大の集計によると、新型コロナウイルスの世界全体の累計感染者数が17日（日本時間18日）、３０００万人を超え、累計の死者数も94万人に達した。１日あたりの感染者数が30万人に迫る日が相次ぎ、死者数も４０００～６０００人の日が続いており、感染拡大の勢いは衰えていない。

インドは連日、９万人前後の新たな感染者がおり、世界最速で増えている。国別の累計感染者数は日本時間18日午後の時点で最多の米国が約６７０万人、インド約５２０万人、ブラジル約４５０万人で、３か国で世界全体の半分以上を占める。

欧州も春の感染拡大時と比べて死者数は大幅に減っているものの、スペインやフランスを中心に感染者が再び

●主な国・地域での新型コロナウイルスの感染状況
（日本時間９月19日午前０時現在、累計）（　）は死者数

米国	667万7516人(19万7682)	ベルギー	9万7976(9936)
インド	521万4677(8万4372)	オランダ	9万4236(6317)
ブラジル	445万5386(13万4935)	スウェーデン	8万8237(5865)
ロシア	108万6955(1万9128)	中国本土	8万5255(4634)
南アフリカ	65万5572(1万5772)	ポルトガル	6万6396(1888)
スペイン	62万5651(3万405)	シンガポール	5万7543(27)
イラン	41万6198(2万3952)	スイス	4万9283(2044)
フランス	41万5481(3万1095)	オーストリア	3万6661(763)
英国	38万4090(4万1794)	オーストラリア	2万6861(837)
トルコ	29万8039(7315)	韓国	2万2783(377)
イタリア	29万3025(3万5658)	マレーシア	1万147(129)
フィリピン	27万9526(4830)	香港	4996(103)
ドイツ	27万29(9384)	タイ	3497(58)
インドネシア	23万6519(9336)	ベトナム	1068(35)
イスラエル	17万6933(1169)	台湾	503(7)
カナダ	14万2879(9249)	日本	7万8169(1500)
エジプト	10万1641(5715)	ダイヤモンド・プリンセス	712(13)

※米ジョンズ・ホプキンス大の集計などに基づく。同大の集計は当局の公式発表と異なる場合がある。フランスは仏政府の発表による

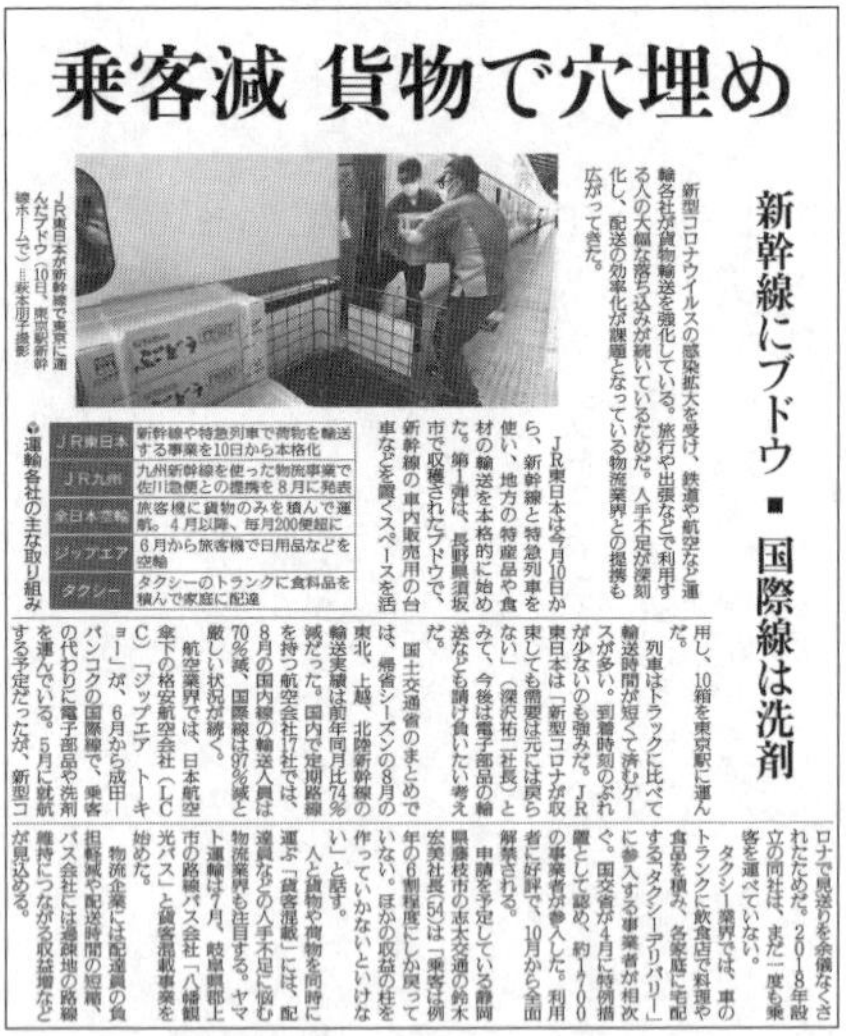
乗客減 貨物で穴埋め
新幹線にブドウ■国際線は洗剤

新型コロナウイルスの感染拡大を受け、鉄道や航空など運輸各社が貨物輸送を強化している。旅行や出張などで利用する人の大幅な落ち込みが続いているためだ。人手不足が深刻化し、配送の効率化が課題となっている物流業界との提携も広がってきた。

JR東日本が新幹線で東京に運んだブドウ（10日、東京駅新幹線ホームで）＝秋本朋子撮影

JR東日本は今月10日から、新幹線と特急列車を使い、地方の特産品や食材の輸送を本格的に始めた。第1弾は、長野県須坂市で収穫されたブドウで、新幹線の車内販売用の台車などを置くスペースを活用し、10箱を東京駅に運んだ。

列車はトラックに比べて輸送時間が短くて済むケースが多い。到着時刻のぶれが少ないのも強みだ。JR東日本は「新型コロナが収束しても需要は元には戻らない」（深沢祐二社長）とみて、今後は電子部品の輸送なども請け負いたい考えだ。

国土交通省のまとめでは、帰省シーズンの8月の東北、上越、北陸新幹線の輸送実績は前年同月比74%減だった。国内で定期路線を持つ航空会社17社では、8月の国内線の輸送人員は70%減、国際線は97%減と厳しい状況が続く。

航空業界では、日本航空傘下の格安航空会社（LCC）「ジップエア トーキョー」が、6月から成田―バンコクの国際線で、乗客の代わりに電子部品や洗剤を運んでいる。5月に就航する予定だったが、新型コロナで見送りを余儀なくされたためだ。2018年設立の同社は、まだ一度も乗客を運べていない。

タクシー業界では、車のトランクに飲食店で料理や食品を積み、各家庭に宅配する「タクシーデリバリー」に参入する事業者が相次ぐ。国交省が4月に特例措置として認め、約1700の事業者が参入した。利用者に好評で、10月から全面解禁される。

申請を予定している静岡県藤枝市の志太交通の鈴木宏美社長(54)は「乗客は例年の6割程度にしか戻っていない。ほかの収益の柱を作っていかないといけない」と話す。

人と貨物や荷物を同時に運ぶ「貨客混載」には、配達員などの人手不足に悩む物流業界も注目する。ヤマト運輸は7月、岐阜県郡上市の路線バス会社「八幡観光バス」と貨客混載事業を始めた。

物流企業には配達員の負担軽減や配送時間の短縮、バス会社には過疎地の路線維持につながる収益増などが見込める。

JR東日本	新幹線や特急列車で荷物を輸送する事業を10日から本格化
JR九州	九州新幹線を使った物流事業で佐川急便との提携を8月に発表
全日本空輸	旅客機に貨物のみを積んで運航。4月以降、毎月200便超に
ジップエア	6月から旅客機で日用品などを空輸
タクシー	タクシーのトランクに食料品を積んで家庭に配達

運輸各社の主な取り組み

コロナ禍で乗客の大幅な落ち込みが続く中、運輸各社は「貨物で穴埋め」という策を講じた（9月20日朝刊二面）

増えている。各国は人と会う時の人数を制限したり、店舗の営業時間を短縮したりなどの対策に取り組んでいる。

9月22日　国連総会でトランプ大統領と習国家主席が互いに批判

コロナ拡大「中国に責任」　国連演説　トランプ氏が批判（9月23日朝刊一面）【ワシントン＝蒔田一彦、北京＝中川孝之】国連総会で世界各国の首脳らが演説する一般討論演説が22日午前（日本時間22日夜）、米ニューヨークの国連本部で始まった。米国のトランプ大統領と中国の習近平《シージンピン》国家主席がそれぞれビデオ映像を通じて演説し、新型コロナウイルスへの対応などを巡り、互いに批判を展開する形になった。

演説でトランプ氏は、新型ウイルスに関し、中国を「疫病を世界に解き放った国」だと表現した。その上で、「感染の初期、中国は国内で都市封鎖を行う一方、国外への航空便を認めて世界中に感染を広げた」と述べ、世界的な感染拡大の責任は中国にあると批判した。「国連は中国に対し、自らの行動の責任を負わせなければならない」とも訴えた。

世界保健機関（WHO）については「事実上、中国にコントロールされている」と指摘した。当初は国境を越えた移動制限などに慎重だったWHOについて、「ヒトからヒトへの感染の証拠はないという誤った宣言をした」と非難した。

トランプ氏は「米国第一」を改めて主張し、「あなたたちも自国を第一にするべきだ」と述べ、国連が象徴する多国間主義を軽視する発言もあった。

これに対し、習氏は演説で、新型ウイルス対応を巡る問題について「政治問題化したり、（特定の国に）汚名を着せたりすることに反対する」と述べた。名指しは避

けながらも、感染拡大の責任は中国にあるとする米国の姿勢を批判したものだ。

さらに、新型ウイルスに関連する国連の人道主義的な活動を支援するためとして、５０００万ドル（約52億円）の提供を表明。ワクチンの開発に成功した場合、アフリカを中心とする発展途上国に優先的に提供することも改めて約束した。

単独行動主義の傾向を強めるトランプ政権を念頭に、習氏は「中国は断固として多国間主義の道を行き、国連を核心とする国際システムを守る」と強調した。

国連本部の総会議場は今回、新型コロナウイルス対策のため、入場が国連大使など各国１人ずつに制限された。首脳らの演説は、事前録画の映像が議場内の大型スクリーンで上映される異例の形式となった。

一般討論演説は29日までで、菅首相は25日（日本時間26日）に登場する予定だ。

異例　国連ビデオ総会　米中露首脳そろい踏み　最多110か国元首が演説（9月23日夕刊一面、抜粋）【ニューヨーク＝村山誠、テヘラン＝水野翔太】米ニューヨークの国連本部で22日午前（日本時間22日夜）に始まった国連総会の一般討論演説は、新型コロナウイルスの感染拡大防止のため、総会議場で首脳らのビデオ演説が上映される異例の形式となった。事前収録とはいえ、米国と中国、イランなど対立を抱える国の演説は、互いを批判する内容となった。

国家元首による演説は過去最多の１１０か国超となる見込みで、米中露の首脳が5年ぶりにそろった。

例年は、首脳や閣僚らが総会議場の演壇に上がり、各国代表団の前で実際に演説する。それぞれの国が重視する課題について問題提起し、立場を表明する場となってきた。中国とロシアは２０１６年以降、外相らが出席していた。

今年は感染対策のために議場への入場を国連大使ら各国1人ずつに限定し、演説映像は各国政府が個別に収録してあらかじめ国連に提出していた。

初日の2番目に登場した米国のトランプ大統領と、４番目の中国の習近平《シージンピン》国家主席は、新型ウイルス対策や気候変動問題を巡って激突した。

トランプ氏は米国が昨年11月に離脱を通告した温暖化対策の国際的枠組み「パリ協定」を「不公平なパリ協定」と呼び、「米国は昨年、どの協定締約国よりも二酸化炭素排出量を削減した」と主張した。その上で「中国の排出量は米国の2倍近くに上り、急速に増えている」と批判した。

一方、習氏は世界で最も多い中国の二酸化炭素排出量について「2030年までにピークを迎え、60年までに実質ゼロを実現するよう目指す」との目標を表明し、米国をけん制した。「パリ協定」は今世紀後半に世界の温室効果ガス排出量を実質ゼロにする目標を掲げている。

トランプ氏はまた、核開発疑惑などを巡り対立するイランを「世界最大のテロ支援国家」と呼び、独自制裁を科す正当性を強調した。

イランのハッサン・ロハニ大統領は、圧力を強める米国について「交渉も戦争も押しつけることはできない」と述べ、対抗姿勢を強調した。

ロシアのプーチン大統領は、新型ウイルスの露産ワクチンを国連職員に無償提供することを提案した。感染対策を巡る主導権を握る狙いがあるとみられる。

国連総会期間中のニューヨークには例年、各国政府高官らが集結し、2国間の首脳会談や、気候変動問題など地球規模の課題を巡る多国間会議も開かれてきた。

しかし、今年は対面の首脳外交はできず、多国間会議もオンライン形式で行われる予定で、国連では「多国間の課題であふれているのに多国間の解決策が不足している」（アントニオ・グテレス事務総長）と懸念の声も上がっている。

ノーベル賞 授賞式中止

ノーベル財団は22日、今年のノーベル物理学、化学、生理学・医学、文学、経済学賞について、12月10日にストックホルム市内のコンサートホールで予定していた授賞式を中止すると発表した。新型コロナウイルスの感染拡大を受けた措置だ。

オスロで式典を開く平和賞を除き、ノーベル各賞の受賞者は、授賞式でスウェーデン国王からメダルや賞状を受け取るのが恒例となっている。だが、今年は感染拡大防止のため、受賞者が住む各国の大使館や大学などを通じて手渡すことにした。授賞式後の晩さん会は、既に中止が決まっている。

今年の受賞者は、来年の授賞式や晩さん会に招待する方針という。一方、平和賞の授賞式は規模を縮小して開催する。

毎年12月10日にストックホルム市内で開催されるノーベル賞の授賞式も中止に（9月23日朝刊第2社会面）

9月24日　厚労省　後遺症の研究を始めたことを報告

コロナ後遺症　国が調査　助言機関　感染減少傾向「鈍化」（9月25日朝刊二面）　厚生労働省は24日、新型コロナウイルス対策を検討する助言機関の会合で、ウイルスが検出されなくなった後も続く後遺症の研究を始めたことを報告した。世界的にみられる呼吸障害や味覚障害などの発生割合や症状が続く期間を調べる内容で、治療法開発につながると期待される。

後遺症を巡っては、イタリアの感染者143人を対象にした調査で、87%が発症から平均2か月後もだるさや呼吸障害、関節痛などを訴えているという結果が出た。米国の調査では270人のうち、35%が検査の2~3週後も普段の健康状態に戻っていないと答えた。

厚労省の研究は、呼吸障害や、味覚と嗅覚の障害に着目し、胸部CT（コンピューター断層撮影法）検査やアンケート調査を通じて症状の重さや症状の変化を調べる。患者の遺伝子などの働きを分析し、発症の仕組みを探る研究もある。

助言機関は同日、全国の感染状況に関し、7月末からの減少傾向に鈍化がみられる、との見解をまとめた。

会合で、各地の発症日別にみた感染者数の推計値が研究者から示された。8月下旬になり東京で減少から横ばいに転じ、9月に入り宮城、千葉、京都、大阪で増加がみられた。会食や職場などで感染が広がっているとみられた。行事や旅行の参加者の増加などを見込み、助言機関はマスク着用や換気の大切さを訴えた。感染症法上の指定感染症の運用見直しに関連し、入院措置の対象を高齢者や持病のある人らと政令で明確化することなども議論した。

9月25日　ワクチン接種に関する政府の中間とりまとめ案が判明した

ワクチン接種へ　役割分担　政府案　国が購入、市町村は通知（9月25日朝刊二面）　新型コロナウイルスのワクチン接種に関する政府の中間とりまとめ案が判明した。政府と都道府県、市町村の役割分担を明確化し、接種体制の整備を進めることが柱となっている。25日に開く政府の分科会に示し、決定する予定だ。

案では、政府がワクチンや注射器を購入し、健康被害が生じた場合の救済制度を整備することを明記した。都道府県は国と連携し、市町村への流通について責任を持つ。市町村は接種を行う医療機関と委託契約を結び、住民に接種を勧めたり、個別に通知をしたりするなどの役割を担う。

政府は当面、新型コロナ患者の対応にあたる医師や看護師、救急隊員などの医療従事者、高齢者、基礎疾患のある人を優先接種の対象とする。

副作用の疑いのある症状については、政府が医療機関や製造企業から情報収集し、安全対策を講じる。

健康被害を救済する場合は、市町村が申請を受け付け、政府が被害の認定を行う仕組みとする。

9月25日　政府分科会　小規模分散型旅行の推進を提言

旅行は少人数・時期分散　分科会提言（9月26日朝刊一面）　政府の新型コロナウイルス対策分科会は25日、観光支援事業「Ｇｏ Ｔｏ トラベル」で東京発着の旅行が追加されるのを前に、混雑期をずらして少人数で楽しむ「小規模分散型旅行」の推進を提言した。今後、感染者が急増していると判断した地域については、同事業の対象からの除外や、イベントの中止などの対応を求めた。

分科会は、観光地などが混雑すると感染リスクが高まるとして、家族や友人との少人数での旅行が望ましいと強調した。旅行時期が分散するよう、従業員らが平日に休みを取りやすくする対策の必要性を訴えた。

また、これまでに感染が広がった場面として、7項目を示した。①飲酒を伴う懇親会②マスクを外しての会話③仕事後や休憩時間④屋外での活動の前後の車での移動や食事――などで、十分な注意喚起を政府に求めた。

東京Ｇｏ Ｔｏ　準備加速　来月から追加（9月26日朝刊二面、抜粋）　政府は25日の新型コロナウイルス感染症対策分科会で、観光支援策「Ｇｏ Ｔｏ トラベル」事業で補助対象から除外されていた東京都を、10月1日に追加することを確認した。鉄道や道路会社は誘客に向けた準備を加速させており、観光の底上げに対する期待は大きい。人の移動が増えるため、十分な感染防止策が課題となる。
今後は観光推進と感染防止の両立が重要となる。国土交通省は政府の分科会の提言を踏まえ、各業界と連携し、交通機関や宿泊、飲食などの場面ごとに分けた旅行者向け感染対策のガイドライン（指針）を策定する。

◆分科会が示した「感染が広がった場面」
▽飲酒を伴う懇親会
▽大人数や深夜に及ぶ飲食
▽マスクを外しての会話
▽仕事後や休憩時間
▽寮などでの集団生活

▽閉鎖空間での激しい呼吸を伴う運動
▽屋外活動の前後の車での移動や食事

9月25日　外国人の新規入国を10月から本格的に再開すると発表

新規入国　来月再開　滞在3か月以上　観光客は見送り（9月26日朝刊二面）　政府は25日、外国人の新規入国を10月から本格的に再開すると発表した。日本で3か月以上、過ごす人が主な対象となる。新型コロナウイルスの感染拡大を防ぐため、感染の有無の検査が可能な1日1000人程度を上限とする。

この日、開かれた国家安全保障会議で決定した。

政府は今月から、外国人の再入国を一部解禁した。ただ、新規入国はタイやベトナムなど8か国・地域のビジネス関係者の一部に限っていた。

10月以降は、これらの国・地域以外からの新規入国も認める。留学生の入国は全面再開する。観光客の解禁は今回、見送った。

入国者には原則、①感染の有無の検査②ホテルなどでの2週間待機③受け入れ企業・団体――などを義務づける。入国者が待機期間を守らない場合、受け入れ先の企業・団体名の公表も検討している。

政府は成田、関空の2空港に絞っている中国と韓国の航空機受け入れを羽田、中部空港などにも順次広げていく方針だ。

菅首相は25日の新型コロナウイルス感染症対策本部で、「経済再生のためには国際的な人の往来の再開が不可欠。来月以降、（PCRなどの）検査をしっかり行った上で、できる限り往来を再開していく方針で臨む」と述べた。

●入国制限緩和のイメージ

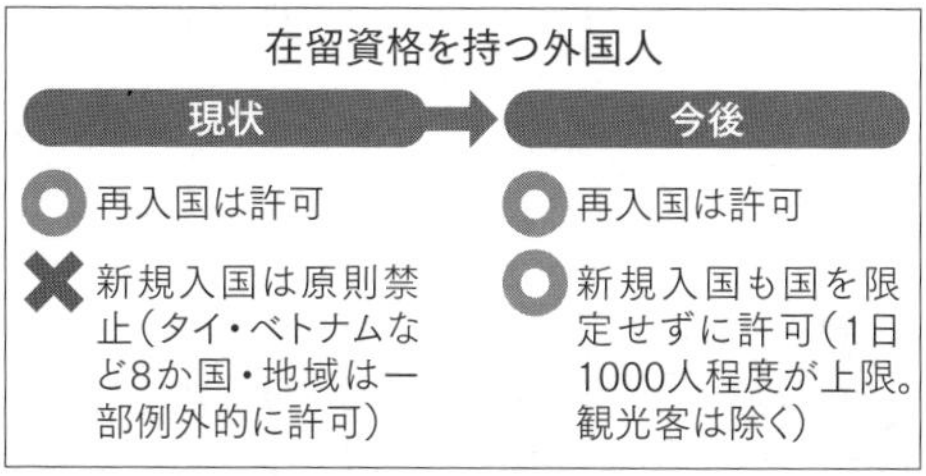

在留資格を持つ外国人	
現状	今後
〇 再入国は許可	〇 再入国は許可
✕ 新規入国は原則禁止（タイ・ベトナムなど8か国・地域は一部例外的に許可）	〇 新規入国も国を限定せずに許可（1日1000人程度が上限。観光客は除く）

9月28日　世界の死者数が累計で100万人を突破した

コロナ死　100万人超す　3か月で倍増　感染3300万人（9月29日夕刊一面）【ワシントン＝船越翔】米ジョンズ・ホプキンス大の集計によると、新型コロナウイルスによる世界の死者数が28日（日本時間29日）、累計で100万人を突破した。6月末に50万人を超えてから3か月で倍増した。世界の累計感染者数は約3300万人に上る。

集計によると、世界の1日ごとの死者数は9月以降、5000人〜6000人で推移している。国別の死者数は米国が最多の約20万5000人で、ブラジル約14万2000人、インド約9万6000人と続く。この3か国で世界の死者数の4割以上を占める。日本の死者数は1500人を超えた。

米国とブラジルは7月下旬から感染者の増加ペースが鈍化しているが、インドは9月以降も感染が広がっている。米ワシントン大の研究グループはこのままの状況が続けば、インドの死者数が今年末までに米国を上回り、約52万人になるとの試算を公表している。

各国でワクチン開発が進んでいるが、一般市民への普及には時間がかかるとみられている。世界保健機関（WHO）はワクチン完成までに「世界の死者数は200万人に達する可能性がある」とし、各国に対策の強化を求めている。

コロナ死者100万人　1日5000人増（9月30日朝刊二面、抜粋）**【ワシントン＝船越翔】**新型コロナウイルスによる世界の死者数が28日（日本時間29日）、累計で100万人を超えた。減少傾向はみられない。事態の収束が見通せない状況が続いている。

●新型コロナウイルスによる世界の死者数の推移

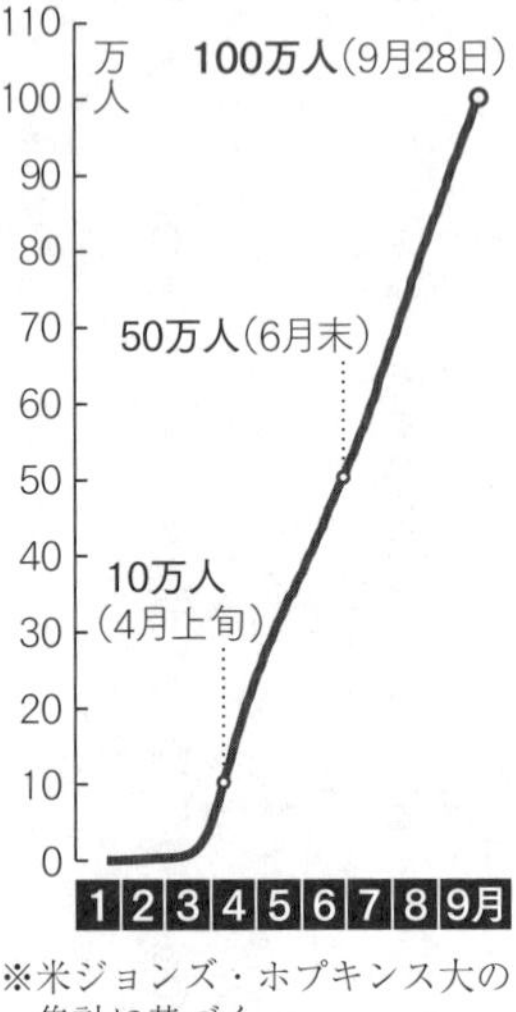

※米ジョンズ・ホプキンス大の集計に基づく

インドでは1日の新規感染者数が9万人を超える日があるなど、依然として感染が急速に広がっている。米国は7月下旬から感染者の増加ペースが鈍化しているが、授業を再開した一部の大学で感染集団（クラスター）が発生するなど、感染の再拡大に対する警戒感が強まっている。

9月28日　ハーシス 医療機関の4割しか使っていないことがわかった

コロナ情報共有　利用低調　ハーシス　医療機関入力4割（9月29日朝刊一面）新型コロナウイルスの感染者

データの一元管理を目指して国が導入した情報システム「HER―SYS（ハーシス）」の利用状況を厚生労働省が調査したところ、回答した医療機関のうち４割しか使っていないことが28日、わかった。同システムは国内の感染状況を即時に共有・分析するために５月下旬から保健所や医療機関で順次導入されたが、十分に機能していない実態が浮き彫りとなった。

この日開かれた同省の専門家による作業部会で公表された。同省によると、現在、保健所を設置する１５５自治体と、約４７００の医療機関にハーシス入力の権限が与えられている。８月24日～９月２日に実施した同省の調査に対し、１１３自治体と３１８医療機関が回答した。

●HER-SYS（ハーシス）による情報共有の仕組み

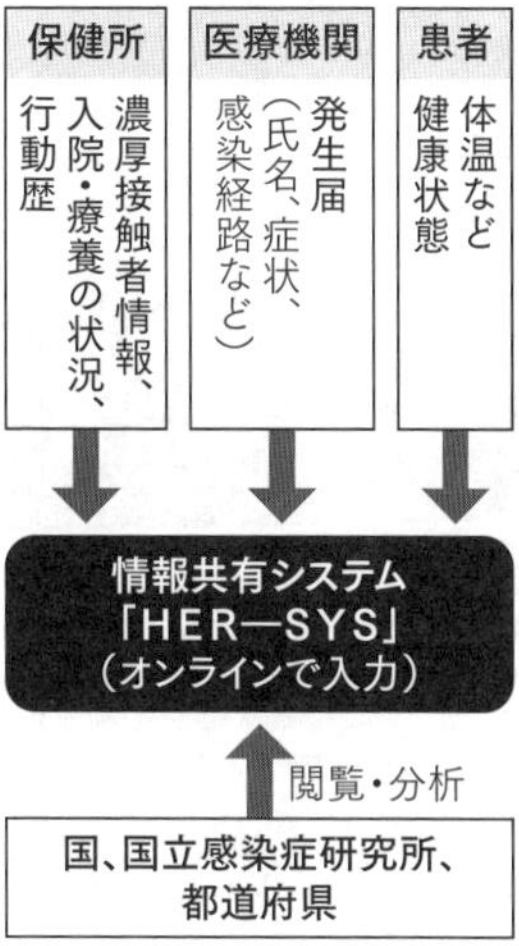

感染症法では、医療機関に対し、患者氏名、発熱などの症状、検査結果を記した「発生届」を報告するよう義務づけている。従来はファクスで医療機関から保健所に送信し、保健所が国に報告していたが、３～４月の「第１波」で保健所の業務が逼迫《ひっぱく》して情報集約に大きな遅れが出たことなどから、国は医療機関や患者にも直接必要な情報を入力してもらうハーシスを新たに導入した。

しかし、調査の結果、ハーシスを利用している医療機関は回答数の４割にあたる１２９か所にとどまることが判明。現在も発生届をファクスなどで提出する医療機関は約半数の１６０か所あり、医療機関から届いた発生届を保健所がハーシスに代行入力している自治体数は１０８に上った。

ハーシスを利用しない理由について、医療機関からは「紙での届け出に不便を感じない」「利用方法が分からない」といった声が上がっている。同省は約１２０の入力項目のうち、症状や感染経路、発症日といった約30の優先項目を定めるなどの運用見直しを進めている。

〈HER―SYS（ハーシス）〉「新型コロナウイルス感染者等情報把握・管理支援システム」（Health Center Real-time Information-sharing System on COVID-19）の略。ウイルス検査を受ける一人ひとりにID番号をつけ、医療機関は「発生届」で報告するべき患者情報を、自治体は患者の入退院状況や濃厚接触者の情報などをオンラインで入力。患者にもスマートフォンで体温などを入力してもらう。入力時には通常のパスワードに加え、ワンタイムパスワードを発行し、二重のセキュリティーを講じている。

コロナ感染者情報　医療機関「入力が煩雑」　共有システム　項目多く負担（9月29日朝刊社会面、抜粋）　新型コロナウイルスの感染状況を把握するのに切り札となることが期待される「HER－SYS（ハーシス）」の利用が低調なことが、厚生労働省の調査でわかった。利用する医療機関や自治体からは、使い勝手の悪さを指摘する声が相次ぐ。

端末限定　「患者が少ない時には人的にも時間的にも余裕があるが、患者が増えれば煩雑になる」。ハーシスにデータを入力しているという兵庫県内の公立病院の担当者はこう打ち明けた。

千葉県内の病院の男性医師も、6月頃から、感染者が見つかった場合に、ハーシスに情報を入力している。氏名、連絡先のほか、かかりつけ医の名称や生活保護などの公的支援を受けているかどうかなど、入力項目は全部で約120に上るが、「そのデータをどう使うかがよく分からない」と指摘する。現在は保健所と相談し、項目を絞って入力することで対応しているという。

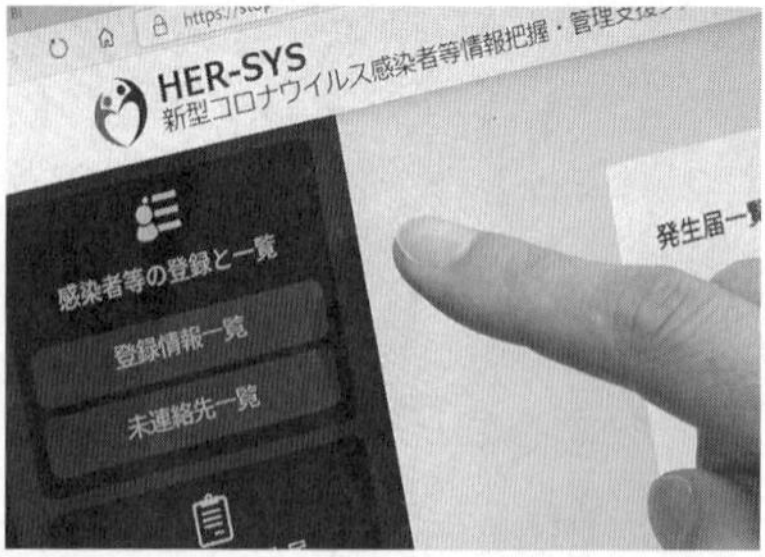

新型コロナウイルス患者の情報共有システム「HER-SYS（ハーシス）」の入力画面

手書きの発生届をファクスで保健所に送信していた従来の方法だと、個人情報の記載された用紙の管理にも気を使う。「ウェブ上で入力できるようになったのは前進だ」と、この医師は感じているが、セキュリティー確保のため、入力には特定の端末しか使えないなど、不便さも多い。

保健所が代行　ハーシスには保健所の負担を軽減する狙いもあったが、医療機関に代わって保健所がハーシスへの入力を続けている自治体は多い。

福岡県では、保健所が医療機関から受け取った発生届を代わりに入力している。県の担当者は「医療機関に使い方を説明するのに時間がかかるからだ」と説明する。

東京都も、現状では医療機関にハーシスを使って感染者の発生を報告しないよう求めている。都立8病院を含む都内の全医療機関は原則としてファクスで発生を届け出ることとしており、必要なIDも取得していない。都の担当者は「まず保健所職員が入力に習熟し、指導できるようにならなければ混乱を招く」と話す。

実際、厚労省によれば、医療機関がハーシスに入力したデータにはミスも散見され、保健所が改めてデータの確認を行っているケースも多いという。

経緯

使い勝手の悪さから利用は進まなかった

感染者データの一元管理を目指して国が2020年5月に導入したハーシスの利用が可能な病院や診療所は、21年3月時点で2万か所を超える。ただ、使い勝手の悪さから利用はなかなか進まなかった。

新システムの導入には、これまでファクスなどを通じて行われてきた情報共有を迅速化する狙いがあった。しかし、入力項目の多さなどが敬遠され、従来通りにファクスを利用して保健所に届け出る医療機関が多く、保健所がその情報をハーシスに「代行入力」するケースもみられた。

自治体側でも、個人情報保護条例に基づく審査を経るまで利用できないというケースが相次ぎ、すべての保健所が利用を始めたのは、20年9月になってからだった。

10月8日付社説は次のように主張した。

《厚労省は、扱いやすいシステムへの改善を続けねばならない。

ハーシス導入に伴い、医療機関や自治体が人員配置や業務の流れを見直す場合は、国が要員派遣や助言な

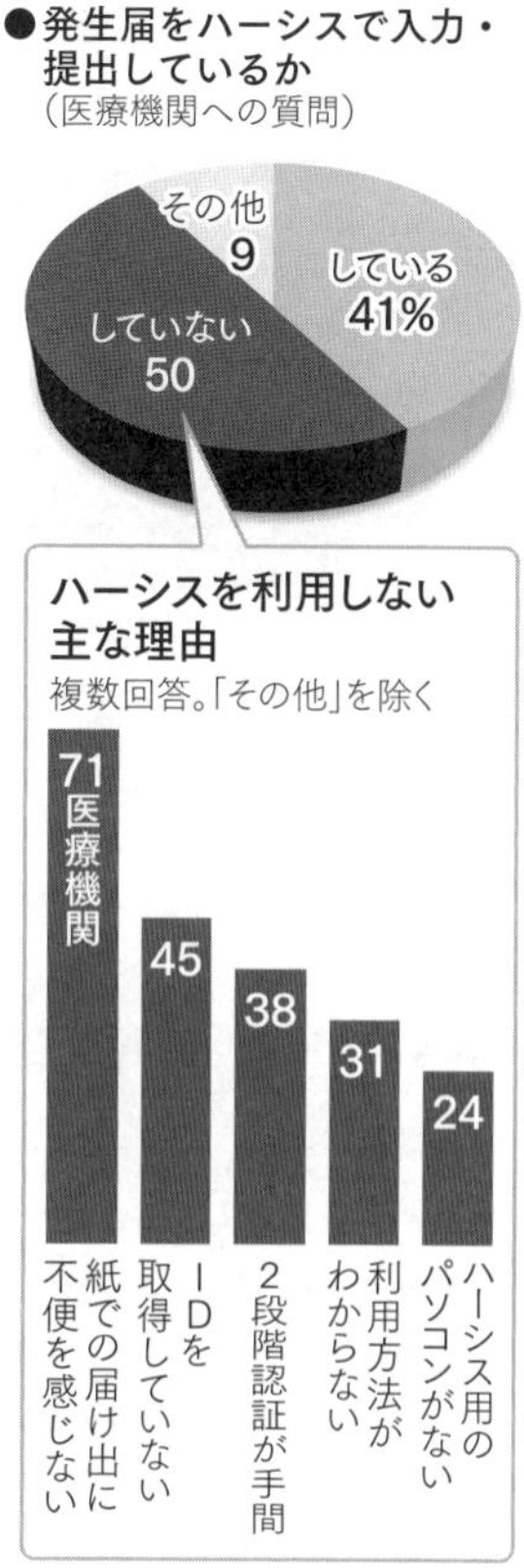

※厚生労働省の発表を基に作成

どを通じた支援を強化していくことも必要だろう。
東京や大阪など大都市の自治体は、独自のシステムを持つ。ハーシス入力と二度手間とならない仕組みの構築も重要だ。》

10月2日　国民全員が無料で接種できるようにする案を示し、了承された

コロナワクチン　全員無料　分科会了承　接種努力義務に　健康被害　救済制度（10月2日夕刊一面）厚生労働省は2日、新型コロナウイルスのワクチンについて、国民全員が無料で接種できるようにする案を、厚生科学審議会の分科会に示し、了承された。新型コロナが社会や経済に与える大きな影響を考慮し、国民への接種を呼びかけ、接種の努力義務を課す方針も盛り込んだ。今月下旬に召集される予定の臨時国会に予防接種法改正案を提出する考えだ。

新型コロナワクチンは、重症化を防ぐ効果が期待されている。２００９年の新型インフルエンザの流行では、低所得者を除いて、自己負担があったが、厚労省は今回、費用は国が全額負担し、国民が接種を受けやすくする必要があると判断した。接種の対象は、国内に住む外国人も含まれる。

国がワクチンを確保し、予防接種の実施主体は市町村とする。緊急的な感染拡大を防ぐ「臨時接種」の枠組みで行う。原則として、接種の呼びかけを行い、国民には接種の努力義務を課すことにした。

政府は、ワクチン接種で健康被害が起きた国民への救

●主な国・地域での新型コロナウイルスの感染状況
（日本時間10月４日午前０時現在、累計）（　）は死者数

米国	733万5946人(20万8739)	ベルギー	12万4234(1万37)
インド	647万3544(10万842)	エジプト	10万3466(5956)
ブラジル	488万523(14万5388)	スウェーデン	9万4283(5895)
ロシア	119万8663(2万1153)	中国本土	8万5434(4634)
スペイン	78万9932(3万2086)	ポルトガル	7万7284(1983)
南アフリカ	67万7833(1万6909)	シンガポール	5万7800(27)
フランス	58万9653(3万2155)	スイス	5万4384(2076)
英国	46万9781(4万2358)	オーストリア	4万7432(809)
イラン	46万8119(2万6746)	オーストラリア	2万7121(893)
トルコ	32万1512(8325)	韓国	2万4027(420)
イタリア	31万9908(3万5941)	マレーシア	1万2088(137)
フィリピン	31万9330(5678)	香港	5108(105)
インドネシア	29万9506(1万1055)	タイ	3583(59)
ドイツ	29万8668(9531)	ベトナム	1096(35)
イスラエル	25万8920(1633)	台湾	517(7)
カナダ	16万5054(9466)	日本	8万5442(1599)
オランダ	13万7136(6503)	ダイヤモンド・プリンセス	712(13)

※米ジョンズ・ホプキンス大の集計などに基づく。同大の集計は当局の公式発表と異なる場合がある。フランスは仏政府の発表による

日本の感染者数が発生国である中国本土を超えた。香港も合わせた合計数でも10月16日に超えた

済制度も整備する。救済額は、現行の制度で最も高水準に設定する。

現在、市町村が日常的に行う定期接種には2種類ある。麻疹やポリオなど症状の重い感染症は、拡大予防に主眼を置き、接種を呼びかけ、国民に努力義務を課す。インフルエンザなどは、個人の重症化予防に比重を置いた枠組みで、接種の呼びかけも努力義務もない。

高齢者や持病のある人が新型コロナに感染すると重症化するリスクが高い。政府は、新型コロナの患者の対応にあたる医療従事者や、高齢者、持病のある人を優先接種の対象とする方針を決めている。厚労省は今後、内閣官房と連携し、医療従事者や高齢者らの具体的な範囲について議論を進める。

政府は、来年前半までに国民全員分のワクチンを確保するため、予備費6700億円の活用を決定した。英製薬大手アストラゼネカ、米製薬大手ファイザー、米バイオ企業モデルナが開発を進めるワクチンの供給を受ける調整を進めている。健康被害が起きた場合、民事訴訟などで生じた損失を、ワクチンメーカーに代わり、国が補償する仕組みを講ずることとしている。

10月2日　大統領は陽性と判定されたとツイッターで明らかにした

▼トランプ氏感染（321ページ）で詳述

10月5日　WHO「世界の人口の10%が感染した可能性がある」

コロナ感染「世界人口の10%」　WHO推計（10月6日夕刊一面）【ジュネーブ＝杉野謙太郎】世界保健機関（WHO）で緊急事態対応を統括するマイク・ライアン氏は5日、スイス・ジュネーブで開かれた執行理事会で、新型コロナウイルスについて「推計によれば、世界の人口の10%が感染した可能性がある」と述べた。

国連によると、世界の人口は約77億人。WHOの集計では、世界全体の感染者数は約3500万人で、確認されているよりもはるかに感染が広がっているとの見方を示した形だ。

ライアン氏は、感染の広がりは「国によって、また都市か地方かなどによって異なる」と指摘しつつ、推計について「世界の大部分が依然として危機にさらされていることを意味している」と述べ、各国に警戒を呼びかけた。

平和賞に世界食糧計画

ノーベル賞　飢餓救う活動　評価

【ローマ＝笹子美奈子】ノルウェーのノーベル賞委員会は9日、2020年のノーベル平和賞を国連の世界食糧計画（ＷＦＰ、本部・ローマ）に授与すると発表した。世界の紛争地などで飢餓に苦しむ人々を支援し続け、平和と安定に貢献してきた活動を評価した。

ノーベル賞委員会のベリット・ライスアンデシェン委員長は記者会見で、「今年は紛争に加えて新型コロナウイルスの大流行により世界中で飢餓の瀬戸際に立つ人々が急増した。ＷＦＰは大きな貢献をしている」と授賞理由を説明した。

ＷＦＰは1961年、貧困国などへの食料援助や開発支援を目的に設立された国連機関だ。2019年は、アフリカや中東などの88か国で約9700万人に援助を行った。支援した食料は420万トンに上る。50か国の1730万人以上の子供に学校給食を提供した。

世界各地に約1万7000人の職員がおり、1000超の民間活動団体（ＮＧＯ）とも連携している。受賞決定を受け、ＷＦＰのデイビッド・ビーズリー事務局長は「世界中で命を懸けて食糧を届けている職員の仕事が認められた。受賞は食料安全保障と平和は一体であることを思い出させるものだ」との声明を出した。

平和賞候補として今年、ノーベル賞委員会に推薦されたのは318個人・団体だった。授賞式は12月10日、ノルウェー・オスロ市郊外のオスロ大学講堂で行う。新型コロナウイルス対策のために規模は縮小し、晩さん会は中止する。

〈関連記事8面〉

2020年のノーベル平和賞は「世界食糧計画（WFP)」。ノルウェーのノーベル賞委員会は「コロナ流行により飢餓の瀬戸際に立つ人が急増した。WFP は多大な貢献をしている」と評価した（10月10日朝刊一面）

10月13日　富岳を使い、飛沫の拡散状況などを予測した結果を公表

飛沫　斜め前なら1ー4　理研など「富岳」で分析（10月14日朝刊二面）　新型コロナウイルスの感染対策を研究する理化学研究所や神戸大などのチームは13日、計算速度世界一を誇るスーパーコンピューター「富岳」を使い、飲食店での会話による唾液の飛沫《ひまつ》の拡散状況などを予測した結果を公表した。4人がけのテーブルでは、斜め前に座った人にかかる飛沫が最も少なかった。

チームは、マスクを着けずに1分ほど会話した場面を想定。顔を向けた相手にかかる飛沫の数を、正面を1として計算したところ、隣席に向けた場合は5倍で、斜め前は4分の1だった。換気しながら、仕切りなどを使う対策が有効という。一方、オフィス内の湿度の影響も調べた。マスクを着けずにせきをした場合、湿度30％では飛沫の粒子が小さくなり、机の向かい側に多量に届いたのに対し、湿度60％では半数程度に減った。

▼トランプ氏感染

10月2日　大統領は陽性と判定されたとツイッターで明らかにした

トランプ氏　コロナ陽性　来月大統領選　影響は必至当面隔離で公務（２０２０年10月3日朝刊一面）【ワシントン＝蒔田一彦】米国のトランプ大統領（74）は2日未明（日本時間2日午後）、新型コロナウイルス検査の結果、陽性と判定されたとツイッターで明らかにした。当面はホワイトハウス内で隔離措置をとりながら公務を続ける。大統領選投票日が1か月後に迫っており、選挙戦への影響は避けられない。

トランプ氏はツイッターに「直ちに隔離と回復プロセスに入る」と投稿した。メラニア夫人（50）も陽性だったという。

トランプ氏の主治医は声明を出し、トランプ氏の体調について「現時点では良好」との判断を示した。入院はせず、ホワイトハウスにとどまって療養するという。主治医はまた、「大統領は回復するまでの間も執務を続けることになる」とし、継続して職務を遂行できるとの判断を示した。マーク・メドウズ大統領首席補佐官は2日、記者団に対し、トランプ氏について「（新型コロナ感染症の）軽い症状がある」と語った。

ホワイトハウスが2日未明に発表した日程によると、トランプ氏は2日、フロリダ州への遊説やワシントン市内での支持者との会合を予定していたが、いずれも中止し、終日ホワイトハウス内で公務を行う。

11月3日の投票日まで、全米の接戦州で支持者集会が予定されていたが、いったん白紙に戻るとみられる。15日には民主党のジョー・バイデン候補（77）との第2回討論会が予定されており、開催の可否が検討されることになる。

重症化するなどして職務遂行ができなくなった場合、米憲法の定めに従い、マイク・ペンス副大統領が大統領代行として大統領職の権限を行使する。副大統領報道官は2日朝、ペンス氏が同日のウイルス検査で陰性だったと明らかにした。

トランプ氏は1日夜、側近のホープ・ヒックス元広報部長が検査で陽性だったことを明らかにしていた。ヒックス氏は前日の9月30日、トランプ氏と共に大統領専用機に乗り、ミネソタ州で開かれた支持者集会に随行した。米ブルームバーグ通信によると、現地で体調を崩し、ワシントンに戻る専用機内では隔離されていたという。

トランプ氏はマスク着用に消極的で、側近らも公の場でマスクを着けないことが多かった。大規模な支持者集会を開いていることにも批判が出ていた。

バイデン氏は2日朝、「大統領と家族の健康と安全を祈り続ける」とツイッターに投稿した。

経緯

相次いだ首脳の感染

トランプ氏に限らず、各国首脳が新型コロナに感染し国政に著しく影響する例が相次いだ。

3月の英ジョンソン首相、7月のブラジルのボルソナロ大統領のほか、中南米ではホンジュラス、ボリビア、グアテマラの各首脳も感染した。カリブ海のドミニカ共和国では、8月に就任したルイス・アビナデル大統領が選挙前に感染し、選挙活動に支障が出た。反政権デモが続くベラルーシのアレクサンドル・ルカシエンコ大統領、アゼルバイジャンとの戦闘が続くアルメニアのニコル・パシニャン首相も感染した。（10月3日朝刊二面）

この報道の後、12月17日にフランス大統領府はマクロン大統領（42）が検査で陽性と診断されたと発表した（12月18日朝刊二面）。

トランプ氏周辺で相次いだ感染

トランプ氏の周辺では新型コロナの感染が相次いだ。トランプ氏の感染が判明する前に、ヒックス元広報部長やロバート・オブライエン国家安全保障担当大統領補佐官、トランプ氏の身の回りの世話をするスタッフ、ペンス副大統領の報道官らの感染が確認されている。

トランプ氏の感染がわかった後、最側近のケリーアン・コンウェイ前大統領顧問や、共和党の上院議員2人の感染が判明した。コンウェイ氏ら3人は9月26日、トランプ氏が新たな最高裁判事を指名したホワイトハウスでのイベントに参加していた。ホワイトハウス担当の記者3人も感染が判明した。また、米政治専門紙ポリティコによると、トランプ陣営の選挙対策本部長のビル・ステピエン氏の感染も10月2日、明らかになった。（10月3日夕刊一面）

ホワイトハウス内ではさらに、5日にケイリー・マクナニー大統領報道官の感染が新たに判明した。米CNNによると、トランプ氏周辺で少なくとも13人が感染しており、集団感染が起きた可能性が高まっている。（10月7日朝刊一面）

各国首脳がお見舞い

菅首相は3日、新型コロナウイルスに感染した米国のトランプ大統領とメラニア夫人に対し、ツイッターを通じて「お二人が速やかにコロナを克服し、日常を取り戻すことを祈っている」とお見舞いの言葉を送った。トランプ氏が感染を報告したツイッターに返信する形で、英語と日本語でメッセージを投稿した。（10月3日夕刊一面）

安倍前首相も3日に「一日も早く全快される事を友人として心から祈念している」とツイートした（10月4日朝刊二面）。

16年大統領選で敗れたヒラリー・クリントン元国務長官もツイッターに2日、「大統領夫妻の早期の回復を祈ります。ホワイトハウスのスタッフや大統領警護隊も無事であるよう願います」と投稿。オバマ前大統領も2日、民主党の副大統領候補カマラ・ハリス上院議員と開いたオンライン会合で、「早期回復に向かうことを願う」と語った。中国の習近平《シージンピン》国家主席も3日、お見舞いの電報を送った。中国国営新華社通信が報じた。習氏は電報で「大統領夫妻の感染の知らせを聞き、私と妻の彭麗媛《ポンリーユエン》から謹んでお見舞い申し上げるとともに、一日も早い回復をお祈りしている」と伝えた。（10月4日朝刊国際面）

●新型コロナウイルスに感染した主な首脳

感染判明	首脳	年齢	国
3月	ジョンソン首相	56歳	（英国）
4月	ミシュスチン首相	54歳	（ロシア）
6月	パシニャン首相	45歳	（アルメニア）
	エルナンデス大統領	51歳	（ホンジュラス）
7月	ボルソナロ大統領	65歳	（ブラジル）
	アニェス暫定大統領	53歳	（ボリビア）
	ルカシェンコ大統領	66歳	（ベラルーシ）
8月	ホティ首相	44歳	（コソボ）
9月	ジャマテイ大統領	64歳	（グアテマラ）
10月	トランプ大統領	74歳	（米国）
12月	マクロン大統領	42歳	（フランス）

（10月3日朝刊二面の図に加筆）

10月2日　専用ヘリコプターでワシントン郊外にある軍医療センターに移った

トランプ氏　数日入院　コロナ感染　院内で執務継続　未承認抗体を投与（10月3日夕刊一面）【ワシントン＝蒔田一彦】新型コロナウイルスに感染した米国のトランプ大統領（74）は2日午後、大統領専用ヘリコプターで、ホワイトハウスからワシントン郊外にあるウォルター・リード軍医療センターに移った。ホワイトハウスによると、トランプ氏は新型コロナ感染症の「軽い症状」があり、慎重を期すために数日間入院し、施設内で執務を続けるという。

トランプ氏は2日午後6時（日本時間3日午前7時）過ぎ、ホワイトハウスの庭にスーツ姿でマスクを着用して現れ、歩いて専用ヘリ「マリーン・ワン」に乗り込んだ。トランプ氏は、出発前に撮影したビデオメッセージをツイッターで公開し、「私はとても元気にしているが、問題がないかどうか確認してもらう」と語った。メラニア夫人の体調も現時点で問題はないと説明した。

主治医は2日、トランプ氏に予防的な措置として未承認の抗体を投与したと発表した。抗体は体内で新型コロナウイルスを攻撃するもので、投与されたのは、2種類の抗体を用いた医薬品として臨床試験の段階にあるものだという。その後、抗ウイルス薬のレムデシビルも投与したという。主治医は2日夜、トランプ氏の体調は「良好」で、酸素吸入は必要ない状態だと発表した。

米紙ニューヨーク・タイムズ（電子版）によると、トランプ氏は微熱が続いており、鼻づまりやせきの症状が出ているという。

11月3日投票の大統領選の選挙運動にも影響が出ている。トランプ陣営は2日、自陣営の選挙集会などは当面延期するか、オンライン開催に変更すると発表した。

大統領選の民主党候補ジョー・バイデン前副大統領（77）は2日、ウイルス検査で「陰性」だったと公表した。9月29日にトランプ氏と大統領選テレビ討論会に臨んでいたことから、検査を受けていた。

経緯

健康状態は一時悪化　先端医療を投入

2日未明のツイートから午後の病院への移送を経て、

トランプ氏に対する本格的な治療が始まった。

入院先のウォルター・リード軍医療センターは、負傷兵の治療などを手がける国内最大級の軍医療施設で、国立海軍医療センターとウォルター・リード陸軍医療センターを統合し、2011年に開設された。[*] 大統領専用の病室や集中治療室（ＩＣＵ）があるほか、執務室や会議室も備えている。

トランプ氏に投与されたのは、抗ウイルス薬「レムデシビル」と、新型コロナを攻撃する2種類の抗体を組み合わせた「抗体カクテル」と呼ばれる医薬品だ。レムデシビルは米食品医薬品局（ＦＤＡ）が5月に「緊急使用許可」を出した。一方、抗体医薬は米製薬企業リジェネロンが開発し、臨床試験の段階にある。ロイター通信によると、臨床試験の予備的な結果で、患者の症状が緩和し、体内のウイルス量が減るなど一定の効果が確認されたことから、例外的措置としてトランプ氏に投与された。米メディアは一部の専門家が慎重論を唱えていると伝えた。（10月4日朝刊二面）

トランプ氏の容体は一時悪化していた。3日夜、自身のツイッターに投稿した動画で、「ここに来た時は、あまり体調が良くなかった」「体調は良くなってきているが、今後、数日間が本当の試練になる」と語った（10月5日朝刊一面）。

4日午前の記者会見で、主治医のショーン・コンリー氏は、トランプ氏が入院前の2日朝に高熱を出し、血中酸素濃度が低下したため、酸素吸入を行ったと初めて明らかにした。当時の様子について、「急速な病気の進行を懸念した」と述べた。医師団によると、トランプ氏は3日にも一時的に血中酸素濃度が低くなった。（10月5日夕刊一面）

4日夕には突然、車に乗って医療センターを取り囲む支持者の前に姿を見せ、後部座席から手を振った。発表よりも病状が重いのではないかとの見方があり、一時外出して回復ぶりをアピールした（10月5日夕刊一面）。

＊Walter Reed National Military Medical Center. https://walterreed.tricare.mil/About-Us

10月5日　大統領は退院した。当面は治療を続けながら執務を行う

トランプ氏　3日で退院　コロナ完治前　治療継続し執

務（10月7日朝刊一面、抜粋）【ワシントン＝蒔田一彦】新型コロナウイルス感染で入院していた米国のトランプ大統領（74）は5日夕（日本時間6日朝）、退院した。完治はしておらず、当面はホワイトハウスで治療を続けながら執務を行う。再選を目指す11月の大統領選に向け、選挙活動の早期再開にも強い意欲を見せた。

トランプ氏はワシントン郊外の「ウォルター・リード軍医療センター」を退院した直後、ツイッターに動画を投稿し、「（新型コロナを）恐れるな。あなた方には最高の医療設備と薬がある。すぐにワクチンも実用化される」と呼び掛けた。

大統領専用ヘリコプターでホワイトハウスに戻るやいなやマスクを外し、バルコニーで写真撮影に応じた。強い指導者像を印象付ける狙いとみられるが、「ウイルスの危険性を過小評価している」（米紙ニューヨーク・タイムズ）などと批判の声が上がっている。

退院直前にはツイッターに「すぐに選挙遊説に戻る！」と書き込み、6日も「15日夜の（大統領選テレビ）討論会が楽しみだ」と投稿した。ただ、しばらくは各地で選挙集会を行うことは難しそうだ。

主治医のショーン・コンリー氏は5日午後の記者会見で、症状は改善が続いているとした上で、「完全に危機を脱してはいないかもしれない」との認識を示した。抗ウイルス薬「レムデシビル」の投与を6日まで継続するなど24時間態勢で治療を続けるという。

「インフルより致死率低い」コロナ退院　トランプ氏投稿（10月7日夕刊一面、抜粋）【ワシントン＝横堀裕也】米国のトランプ大統領は6日、新型コロナウイルスについて、「大半の人にとってはインフルエンザよりも致死率がはるかに低い」とツイッターに書き込んだ。自身も感染した新型コロナの脅威を軽んじるような発信に対し、米メディアは専門家の話を引用するなどし、「道徳的な観点からも非難されるべきだ」（NBCニュース）と批判している。

トランプ氏はこの投稿で、新型コロナを巡る経済活動の制限などに異議を唱えた。これに対し、米ツイッター社は6日、「不正確かつ危険を招きかねない情報だ」として投稿に警告を付ける措置を取った。米CNNは、トランプ氏が同様の投稿を行ったフェイスブックは削除措置を取ったと伝えた。

10月8日　主治医はトランプ氏の治療を終えたと発表した

コロナ治療終了　トランプ氏主治医（10月9日夕刊一面）

【ワシントン＝船越翔】米国のトランプ大統領の主治医ショーン・コンリー氏は8日の声明で、新型コロナウイルスに感染したトランプ氏の治療を終えたと発表した。

トランプ氏　再び選挙戦へ　大統領選　集会に意欲　コロナ治療　主治医「完了」（10月10日朝刊二面、抜粋）

【ワシントン＝蒔田一彦】米国のトランプ大統領は8日夜、新型コロナウイルスへの感染で中断していた大統領選の選挙集会を10日にも再開したい意向を示した。これに先立ち、トランプ氏の主治医は8日、治療を完了し、10日から「大統領が人々との交流活動を安全に再開すると見込んでいる」との声明を発表した。

選挙集会再開の意向は米FOXニュースの電話インタビューで示した。トランプ氏は「体調はとても良い。土曜（10日）夜にフロリダ州で、翌日夜にペンシルベニア州で選挙集会をやりたいと思っている」と述べた。陰性になったことを示すため、ウイルス検査を9日に受けることも明らかにした。

主治医のショーン・コンリー氏は8日の声明でトランプ氏について「退院後から安定し、病状の進行を示す兆候はない。経過は極めて良く、副作用もない」とし、感染判明から10日目にあたる10日に活動を再開できるとの見通しを示した。発症から10日間、他人との接触を控えるよう求める米疾病対策センター（CDC）の方針を踏まえた形だ。

［社説］トランプ氏感染　米政権の危機管理が甘すぎる（10月6日朝刊三面）

トランプ米大統領が新型コロナウイルスに感染した。体調不良が続き、政権運営に支障が生じれば、国内外に与える影響は計り知れない。一日も早い回復が望まれる。

新型ウイルスには、誰もがかかりうる。感染したこと自体は、非難されるべきではない。だが、トランプ氏を始めとする政権中枢の認識の甘さと危機管理のまずさは指摘せざるを得ない。

トランプ氏は国民に模範を示す立場にありながら、マスクを軽視する発言を繰り返していた。ホワイトハウスでは5月以降、職員らの感染が続いたにもかかわらず、社会的距離の確保やマスク着用などの規範が徹底されなかった。

先月26日にホワイトハウスで行われた式典では、参加者の多くがマスクなしで密集している光景が見られた。感染対策のずさんさの象徴と言える。トランプ氏ら陽性確認者が相次ぎ、クラスター（感染集団）化が指摘されている。

政権高官や上院議員、11月の大統領選を指揮するトランプ陣営の幹部ら各層に感染が広がっているのは、極めて深刻な状況だ。

米国は感染者、死者共に世界最多を記録している。トランプ氏はウイルスが最初に蔓延《まんえん》した中国の責任を強調してきた。一方で、根拠なしに「米国での流行は終息する」とも述べていた。対中批判の説得力は弱まるのではないか。

政権が優先すべきは、中枢での感染拡大の経緯を精査し、再発防止策を徹底することである。科学的根拠と専門家の助言に基づき、体制を立て直さねばならない。

トランプ氏の病状が悪化し、大統領の職務を遂行できなくなった場合は、ペンス副大統領が代行を務めることになる。トランプ氏の容体について、医師団と政権幹部の説明が食い違い、情報が錯綜《さくそう》しているのは気がかりだ。

政権は、トランプ氏が治療に専念する環境を整え、病状に関する説明を丁寧かつ迅速に行う必要がある。ペンス氏に権限を委譲する場合は、内政や外交に混乱が生じないよう、万全を期すべきだ。

今回の事態は、大統領選の行方を左右しかねない。

大規模集会で熱狂的な支持を誇示するトランプ氏の手法は、見直しを迫られる。民主党候補のバイデン前副大統領は、感染症対策を最大の争点に位置付け、政権の責任追及に一段と力を入れよう。

トランプ支持者と反対派の感情的対立の激化が懸念される。平静さを保ち、選挙を円滑に実施することが何よりも大切である。

第八章

第3波

（10月～）

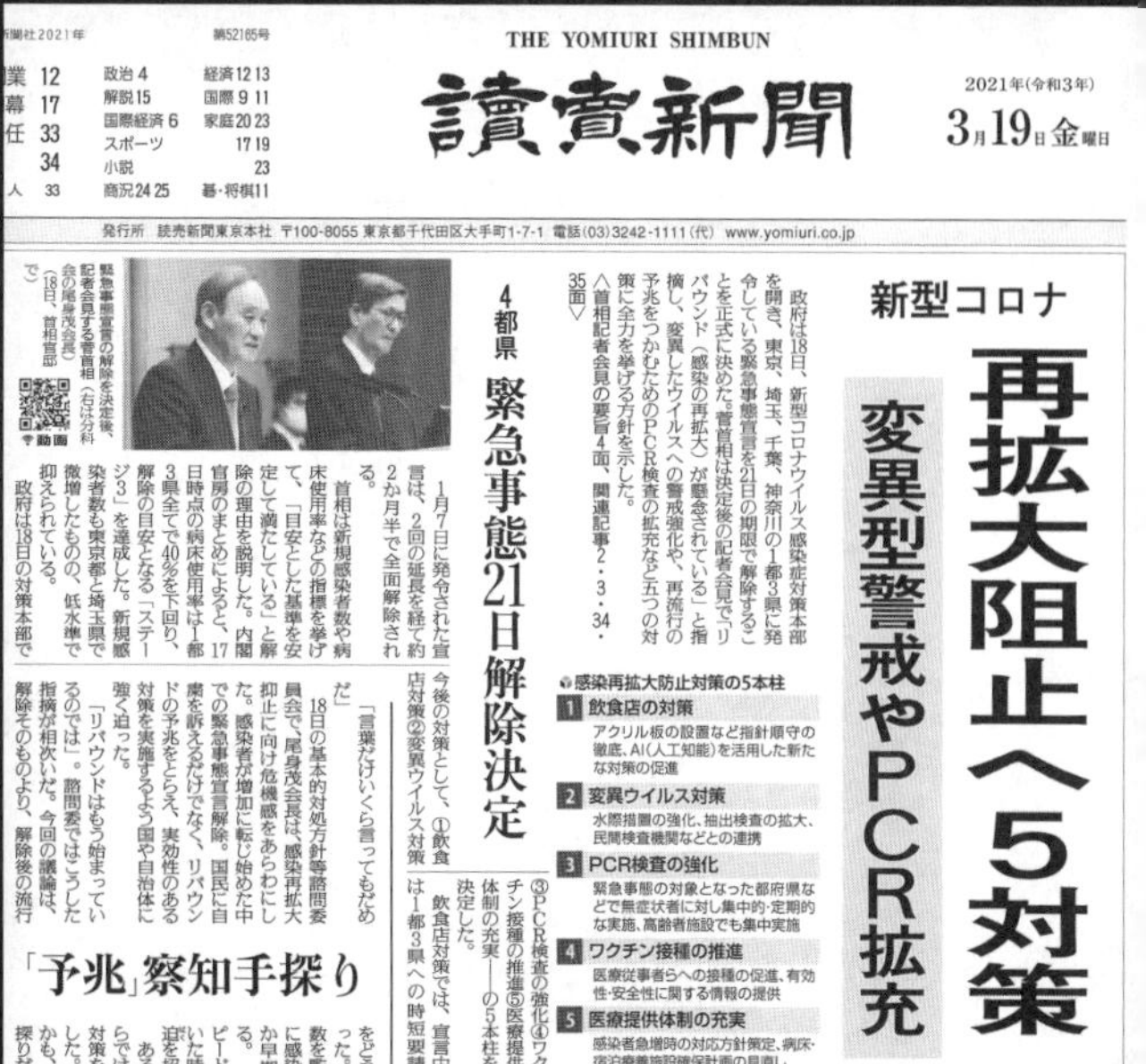

新聞社2021年　第52165号

業	12	政治4	経済12 13
幕	17	解説15	国際9 11
任	33	国際経済6	家庭20 23
	33	スポーツ	17 19
	34	小説	23
人	33	商況24 25	碁・将棋11

THE YOMIURI SHIMBUN

讀賣新聞

2021年（令和3年）3月19日金曜日

発行所　読売新聞東京本社　〒100-8055 東京都千代田区大手町1-7-1 電話(03)3242-1111(代)　www.yomiuri.co.jp

新型コロナ

再拡大阻止へ5対策

変異型警戒やPCR拡充

政府は18日、新型コロナウイルス感染症対策本部を開き、東京、埼玉、千葉、神奈川の1都3県に発令している緊急事態宣言を21日の期限で解除することを正式に決めた。菅首相は決定後の記者会見で「リバウンド（感染の再拡大）が懸念されている」と指摘し、変異したウイルスへの警戒強化や、再流行の予兆をつかむためのPCR検査の拡充など五つの対策に全力を挙げる方針を示した。〈首相記者会見の要旨4面、関連記事2・3・34・35面〉

感染再拡大防止対策の5本柱

1 飲食店の対策
アクリル板の設置など指針順守の徹底、AI（人工知能）を活用した新たな対策の促進

2 変異ウイルス対策
水際措置の強化、抽出検査の拡大、民間検査機関などとの連携

3 PCR検査の強化
緊急事態の対象となった都府県などで無症状者に対し集中的・定期的な実施、高齢者施設でも集中実施

4 ワクチン接種の推進
医療従事者らへの接種の促進、有効性・安全性に関する情報の提供

5 医療提供体制の充実
感染者急増時の対応方針策定、病床・宿泊療養施設確保計画の見直し

4都県 緊急事態21日解除決定

緊急事態宣言の解除を決定後、記者会見する菅首相（右は分科会の尾身茂会長）（18日、首相官邸で）

動画

1月7日に発令された宣言は、2回の延長を経て約2か月半で全面解除される。

首相は新規感染者数や病床使用率などの指標を挙げて、「目安とした基準を安定して満たしている」と解除の理由を説明した。内閣官房のまとめによると、17日時点の病床使用率は1都3県全てで40％を下回り、解除の目安となる「ステージ3」を達成した。新規感染者数も東京都と埼玉県で微増したものの、低水準で抑えられている。

政府は18日の対策本部で今後の対策として、①飲食店対策②変異ウイルス対策③PCR検査の強化④ワクチン接種の推進⑤医療提供体制の充実——の5本柱を決定した。

飲食店対策では、宣言中は1都3県への時短要請を「午後8時まで」としてきたが、「午後9時まで」に緩和する。時短には1店舗あたり1日4万円の支援を行う。事業継続に向けた金融支援策も早急にまとめる方針だ。年度末は行事に伴う会食が想定されるが、4人以内にとどめるようSNSなどで呼びかける。

変異ウイルス対策では、陽性者の10％程度が対象だった抽出検査の割合を40％程度に引き上げる。全世界からの新規入国の停止措置など現行の水際対策を当面継続する方針も決めた。日本人の帰国や外国人の再入国などは1日2000人程度に絞る。

PCR検査の強化に関しては、自治体と連携して主要都市で無症状者への検査を集中し、4月には1日5000件規模に増やす。

首相は「再び宣言を出すことがないように五つの対策をしっかりやることが私の責務だ」と強調した。

感染状況を示す各指標
（緊急事態宣言下の4都県）

	病床使用率 全入院者	病床使用率 重症患者	新規感染者数 直近1週間	新規感染者数 前週比
ステージ3	20%	20%	15人	1倍
ステージ4	50%	50%	25人	1倍
東京	25	25	15	1.13
埼玉	38	21	11	1.11
千葉	36	11	11	0.97
神奈川	24	12	7	0.86

内閣官房の資料を基に作成。3月17日時点。病床使用率は感染ピーク時に確保を想定した病床に対する使用率。新規感染者数は人口10万人あたり

「予兆」察知手探り

「言葉だけいくら言ってもだめだ」

18日の基本的対処方針等諮問委員会で、尾身茂会長は、感染再拡大抑止に向け危機感をあらわにした。感染者が増加に転じ始めた中での緊急事態宣言解除。国民に自粛を訴えるだけでなく、リバウンドの予兆をとらえ、実効性のある対策を実施するよう国や自治体に強く迫った。

「リバウンドはもう始まっているのでは」。諮問委ではこうした指摘が相次いだ。今回の議論は、解除そのものより、解除後の流行をどう抑えるかが大きな焦点になった。都道府県ごとの新規感染者数を監視するだけでなく、どこかに感染拡大の起点が生じていないか早期にキャッチする必要がある。「第3波」では感染拡大のスピードに対策が追いつかず、気づいた時には病床が不足し医療の逼迫を招いたためだ。

ある委員は「病床が不足してからでは遅い。相当な覚悟を持って対策をしないといけない」と強調した。ただ、感染拡大の予兆が何かも、それを捉える方法もまだ手探りだ。

〈3面に続く〉

宣言効果限界 新たな対策を

約2か月半に及んだ4都県への2度目の緊急事態宣言が終わる。この間、感染者を十分に抑え込んだとは言い難い。楽観することなく、感染状況に注意深く対処する必要がある。

東京では年初、1日当たりの新規感染者が2520人に達した。都民の危機意識は高まり、1月7日の宣言発令後、1か月余りは1週間の平均新規感染者が前週を下回った。だが3月に入り、首都圏では下げ止まりどころか、上向き傾向も表れた。

なぜ減少ペースが止まっ

押し寄せる流行

10月14日　マクロン大統領、午後9時から午前6時までの外出を禁止

欧州　再びコロナ厳戒　パリ夜間外出禁止　マドリード非常事態（2020年10月15日夕刊一面）【パリ＝山田真也】新型コロナウイルス感染の第2波が押し寄せる欧州で、各国が外出や経済活動の制限に踏み出した。感染防止と経済活動の両立を目指す各国政府は、全国的なロックダウン（都市封鎖）は避け、地域単位で制限を強化する方針だ。

世界保健機関（WHO）によると、ロシアを含む欧州地域では、11日までの1週間に約69万4200人が新たに感染し、この間に6172人が死亡した。

感染者が最も増えたのは英国（11万8227人）で、フランス（11万6665人）、ロシア（8万3717人）、スペイン（5万246人）が続いた。欧州地域の累計の感染者数は11日現在で約692万人に上り、世界全体の19％を占める。

そうした事態を受け、フランスのマクロン大統領は14日、パリを含むイル・ド・フランス地域圏や南部のマルセイユ、トゥールーズなど九つの都市圏で、午後9時から翌日の午前6時までの外出を禁止すると発表した。17日から少なくとも4週間続け、違反者には135ユーロ（約1万7000円）などの罰金も科す。

フランスでは1日あたりの新規感染者が2万人超、死者が100人超に上る日もある。マクロン氏は地元テレビのインタビューで、夜間の外出禁止などにより、「1日あたりの感染者数を3000人から5000人程度に抑える」と強調した。

また、スペイン紙エル・パイスによると、東部カタルーニャ自治州は14日、飲食店の営業を16日から約2週間停止することに決めた。スペイン政府も、9日に首都マドリードと周辺の市に非常事態を宣言し、市外への移動を15日間にわたって制限している。

今回の宣言は、通勤や通学などを除いて市をまたぐ移動を制限するが、商店や飲食店の営業などは時間などの条件付きで認めており、春の全面的なロックダウンよりは要件が緩い。

英国では14日、ロンドンを含むイングランドで感染状況によって3段階に分ける規制が始まった。最も厳しく規制する「非常に高い」に指定された中部リバプールと周辺では、パブが事実上、営業停止となった。

欧州では今年3～5月に起こった第1波の際、飲食店の営業停止や外出制限など、全国的なロックダウンを行い感染を抑えた。しかし、夏休み期間中に人の移動が活発化し、9月から再びウイルスの流行が始まった。

経緯

「第2波」が猛威を振るう欧州

欧州では秋季に第2波が訪れた。欧州で新規感染者が再び増え始めたのは、7月下旬頃だ。9月以降は1日ごとの新規感染者がフランスやスペインで1万人、英国でも6000人を超える日が多く、第1波を上回るようになった。（10月6日朝刊三面）

それでも英仏などの感染防止策は、大都市での経済活動の規制や、地域を限定した外出制限にとどまった。現時点で、第1波の際のような全国的なロックダウン（都市封鎖）は発動しない方針だ。都市封鎖の結果、英国で4～6月期の国内総生産（GDP）が年率換算で60％近く減少するなど、経済が大打撃を受けたためだ。（同前）
10月下旬には、スペイン、イタリア、フランス、ド

●英仏独の主な新型コロナウイルス感染対策と支援策

	感染拡大地域での感染防止策	経済的な支援策
英国	▷英国の大半の地域で飲食店の営業時間を規制 ▷家族以外との面会を制限	▷飲食業などを対象とする付加価値税率引き下げの期間を来年３月末まで延長
フランス	▷６日からパリのバーを完全閉鎖	▷バーなどが従業員を一時休業させる場合に政府が給与の約７割を負担
ドイツ	▷公共の場所などでの集会人数を最大50人に制限。さらに悪化した地域は25人に制限	▷小規模事業者に３か月最大１万5000ユーロ（約186万円）を支給

（10月６日朝刊三面）

イツなどで「非常事態」宣言や外出禁止などの再発令が相次いだ。

10月15日　レムデシビルについて「効果がゼロかほとんどない」との結果公表

レムデシビル「効果ほぼない」　死亡率　WHO臨床試験を公表（10月17日朝刊第2社会面、抜粋）【ジュネーブ＝杉野謙太郎】世界保健機関（WHO）は15日、新型コロナウイルス感染症への治療薬として抗ウイルス薬「レムデシビル」を利用することについて、入院患者の死亡率改善に「効果がゼロかほとんどない」との臨床試験の暫定結果を公表した。ただし、専門家による検証は経ておらず、WHO自身が「臨床現場での指針にはならない」として、投与取りやめなどは求めていない。

レムデシビルは元々、エボラ出血熱の治療のため開発され、新型コロナウイルスでは重症患者向けに、ウイルス増殖を抑える効果があるとされる。日本では今年5月に国内初の新型コロナウイルス治療薬として厚生労働省が特例承認した。今月、新型コロナウイルスに感染したトランプ米大統領にも投与された。

WHOは30か国の約400の病院で、1万1000人以上の成人を対象に臨床試験を行い、投与の有無で比較したという。

レムデシビルの開発元の米製薬会社ギリアド・サイエンシズは声明を出し、WHOの臨床試験について、患者への投与方法にばらつきがある可能性があるとし、「何らかの結論を導き出せるかは不透明だ」と反論した。

経緯　WHO指針に掲載後も国内承認は見直さず

第四章（経緯　既存薬の転用　認められたのはごくわずか）で触れたように、WHOはこの日の記者会見で、これまでの国際的な臨床試験結果に基づく見解を総括的に発表し、レムデシビルを含む複数の既存薬に十分な効果が認められず、使用を勧めないとした。11月20日には、コロナ治療薬に関する指針[*1]を公表し、ここでレムデシビルについては「標準的な治療にレムデシビルを追加することを推奨しない」と明記した。

これに対し、加藤官房長官は、国内で治療に使われている現状を踏まえ、「承認を見直す必要はない」との考えを示した（11月21日朝刊二面）。

WHOはこの後、12月17日付で指針を更新し、[*2] 推奨しない治療薬に、トランプ氏やブラジルのボルソナロ大統領が自ら服用したヒドロキシクロロキン（クロロキン）と、ロピナビル・リトナビル合剤を加えた。

＊1 WHO (20 November 2020) Therapeutics and COVID-19: living guideline. https://apps.who.int/iris/bitstream/handle/10665/336729/WHO-2019-nCov-remdesivir-2020.1-eng.pdf

＊2 WHO (17 December 2020) Therapeutics and COVID-19: living guideline. https://apps.who.int/iris/bitstream/handle/10665/337876/WHO-2019-nCoV-therapeutics-2020.1-eng.pdf

10月19日　世界全体の累計感染者が4000万人を超えた

コロナ　世界4000万人感染（10月20日朝刊二面）

米ジョンズ・ホプキンス大の集計によると、新型コロナウイルスの世界全体の累計感染者が19日、4000万人を超えた。9月18日に3000万人に達してから、約1か月で1000万人増えており、感染拡大のペースは衰えていない。新型コロナによる死者数は110万人を超えている。

日本時間19日夜時点で、国別の感染者数は、米国が約815万人、インド約755万人、ブラジル約523万人と上位3か国で世界全体の半数以上を占める。

フランスやスペイン、英国など欧州各国では新たな感染拡大を受け、一部で夜間の外出禁止などの規制が始ま

●主な国・地域での新型コロナウイルスの感染状況
（日本時間10月20日午前0時現在、累計）（　）は死者数

米国	815万6970人(21万9681)	カナダ	20万804(9816)
インド	755万273(11万4610)	エジプト	10万5424(6120)
ブラジル	523万5344(15万3905)	スウェーデン	10万3200(5918)
ロシア	140万6504(2万4212)	ポルトガル	9万9911(2181)
スペイン	93万6560(3万3775)	中国本土	8万5687(4634)
フランス	89万7034(3万3477)	スイス	8万3159(2132)
英国	72万5298(4万3736)	オーストリア	6万5927(904)
南アフリカ	70万3793(1万8471)	シンガポール	5万7915(28)
イラン	53万4631(3万712)	オーストラリア	2万7399(905)
イタリア	41万4241(3万6543)	韓国	2万5275(444)
ドイツ	36万9051(9797)	マレーシア	2万1363(190)
インドネシア	36万5240(1万2617)	香港	5256(105)
フィリピン	35万9169(6675)	タイ	3691(59)
トルコ	34万7493(9296)	ベトナム	1140(35)
イスラエル	30万3846(2209)	台湾	535(7)
オランダ	24万2195(6828)	日本	9万3520(1677)
ベルギー	22万2253(1万413)	ダイヤモンド・プリンセス	712(13)

※米ジョンズ・ホプキンス大の集計などに基づく。同大の集計は当局の公式発表と異なる場合がある。フランスは仏政府の発表による

っている。一方、インドやブラジルでは、感染増加に鈍化の兆しが出ている。

10月23日　分科会が休暇の延長や分散化などを提言した

年始休み「11日まで」　政府コロナ対策　帰省・初詣分散（10月24日朝刊一面）　政府は23日、新型コロナウイルス感染症対策分科会を開き、年末年始の帰省や旅行、初詣などの人出を分散するため、年始の休暇を来年1月11日まで取ることができるよう呼びかける方針を決めた。政府が率先して取り組み、企業や業界団体、地方自治体などに促す考えだ。

来年の正月は三が日が週末と重なり、4日に仕事始めとなるところが多いとみられる。短い期間に人出が集中する可能性があるため、分科会の専門家が、休暇の延長や分散化などを提言した。この日の会合では、12月25日頃から来年1月11日まで休暇期間を延ばし、その間に休みを柔軟に取得する案も出された。

新型コロナ対策を担当する西村経済再生相は分科会後の記者会見で、「政府としてもしっかり対応する。経済団体、各種団体にも協力を呼びかけていく」と語った。同席した分科会の尾身茂会長は「新たな働き方を創造する意味からも実現してもらいたい」と述べた。

政府は、混雑期をずらして少人数で楽しむ「小規模分散型」の旅行も推奨する。初詣や年末年始の屋外イベントでの感染防止策や注意点についても、11月上旬までにまとめる方針だ。

分科会では10月末のハロウィーンも議題となった。街頭での飲酒について自粛を呼びかけるほか、オンラインイベントへの参加を推奨する。

一方、この日の分科会では、東京ドームで開催されるプロ野球・読売巨人軍の公式戦で、人の流れや混み具合をデータ化して把握する新技術を試行することが了承された。11月7、8両日に収容人数の8割程度まで観客を入れて実施する。

分科会は最近の感染状況について、「ほぼ横ばいから、微増傾向となっている」と評価。乾燥する冬場は感染が広がりやすいことから、いつ感染拡大が起きてもおかしくないと注意を呼びかけた。

◇

年末年始の休暇を延長するよう求める政府の呼びかけについて、経団連の担当者は、「会員企業に対し、有給休暇を取得しやすい環境作りなどを呼びかけていく」との考えを示した。ただ、具体的な対応は各企業に任され、どこまで浸透するかは不透明だ。

一方、全国30都府県の神社庁は感染防止指針（ガイドライン）を作成し、初詣で参拝者が集中することを避けるため、三が日にこだわらない「分散参拝」などを呼びかけている。

指針では、多数の人が触れる手水舎の柄杓《ひしゃく》の撤去や、さい銭箱前につり下げられている「鈴緒」の使用中止などの対策を例示した。おみくじを引く際の手指消毒も参拝者に求めるとしている。


感染高リスク「5場面」　分科会公表　「七つ」から内容整理（10月24日朝刊二面）政府の新型コロナウイルス感染症対策分科会は23日、感染リスクが高まる「五つの場面」を公表した。飲酒を伴う懇親会のほか、休憩室や喫煙所などでの行動にも注意を呼びかけている。

年末年始は会食の機会が増える。分科会は9月に同様の「七つの場面」を発表したが、クラスター（感染集団）が発生した自治体からの聞き取りなどを踏まえ、内容をさらに整理した。


まず強調したのは、「飲酒を伴う懇親会など」。酒の影響で気持ちが高揚すると、注意力が低下する上、大きな声を出しやすい。特に区切られた狭い空間に長い間、大勢で滞在すると、感染リスクを高める。

「居場所の切り替わり」を新たに加えた。仕事の休憩時間などに休憩室や喫煙所、更衣室で感染した可能性も指摘されている。場所や環境が変わることで気が緩み、基本的な感染対策がおろそかになってしまう。

「マスクなしでの会話」も項目として挙げた。近距離では、唾液の飛沫《ひまつ》を浴びて感染する恐れがある。昼のカラオケなどが注目されてきたが、車やバスで移動する際に感染したとみられるケースもある。

ほかに、「大人数や長時間におよぶ飲食」「狭い空間での共同生活」を示した。

●感染リスクが高まる５つの場面

1. 飲酒を伴う懇親会など
2. 大人数や長時間におよぶ飲食
3. マスクなしでの会話
4. 狭い空間での共同生活
5. 居場所の切り替わり
休憩時間に入るなど、気の緩みや環境の変化でリスクが高まる

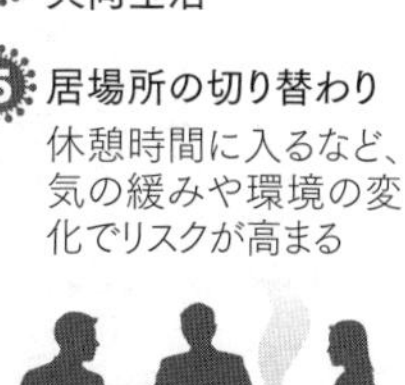

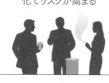

尾身茂分科会長は「これまでの分析から、感染リスクが高い場面が明確になってきた。年末年始に向けて、国民がリスクを下げる行動をとることが大事だ」と呼びかけた。

10月25日 スペイン政府はほぼ全土に再び非常事態を宣言した

スペイン 再び「非常事態」 コロナ第2波 夜間外出禁止（10月26日夕刊一面）【パリ＝山田真也】新型コロナウイルスの感染第2波に見舞われているスペイン政府は25日、感染拡大を食い止めるため、ほぼ全土に再び非常事態を宣言した。午後11時から翌日午前6時までの夜間外出を禁止する。

スペインでは最近、1日当たりの新規感染者が1万人を超える日が続き、21日には累計感染者数が100万人を超えた。

スペイン政府が3～6月に出した非常事態宣言では、通院などを除いて全面的に外出を制限した。今回の非常事態宣言の期間は約2週間だが、政府は、来年5月まで延長することも検討している。

欧州「夜間外出禁止」拡大 新型コロナ スペイン「非常事態」再び（10月27日朝刊二面、抜粋）【パリ＝山田真也、ローマ＝笹子美奈子】欧米で新型コロナウイルスの感染が再び拡大している。スペインやイタリアは夜間の外出禁止や飲食店の営業短縮要請などの措置を取り始めた。世界保健機関（WHO）によると、24日の世界の新規感染者数は約47万人に上り、22日以降、3日連続で過去最多を更新している。

イタリア政府も24日付の首相令で飲食店の営業時間を午前5時～午後6時に短縮し、通勤、通学以外の移動の自粛を強く促した。映画館やジムなども営業休止となる。政府は首相令を11月24日までとし、クリスマス前の沈静化を目指すとして国民に理解を求めた。首都ローマを含む一部の州では夜間外出禁止などに抗議するデモも起きている。

フランス政府は25日、1日当たりの新規感染者が過去最多の約5万2000人だったと発表。17日からパリを含むイル・ド・フランス地域圏など9都市圏で導入した夜間外出禁止を、24日以降は38の県にも拡大した。これにより、対象者は約4600万人になった。

10月28日　仏大統領は30日から全土で再び外出制限を導入すると発表

新型コロナ　仏、再び外出制限　独、飲食店営業禁止　欧州　第2波拡大（10月29日夕刊一面）**【**パリ＝山田真也、ベルリン＝石崎伸生**】**フランスのマクロン大統領は28日、新型コロナウイルスの感染拡大を抑制するため、今月30日から全土で再び外出制限を導入すると発表した。ドイツも、全国で飲食店などの営業を禁止する。新型コロナの第2波に見舞われている欧州では、急速な感染拡大に歯止めがかからない状況が続いている。

マクロン氏はテレビ演説で「流行の加速に圧倒されている。ブレーキをかけなければ病院が飽和状態になる」などと理解を求めた。最短でも12月1日まで、証明書を持参した通院、通勤、食料品の買い出しなどを除く不要不急の外出、地域間の移動は終日禁止される。飲食店や生活必需品以外を扱う商店は営業を停止し、飲食店などに対しては、政府が休業補償を行う。

フランスでは17日以降、パリなどで夜間外出禁止を導入してきたが、25日の新規感染者は、1日当たりで最多となる約5万2000人に達した。マクロン氏はテレビ演説で、外出制限により、1日当たりの感染者を5000人まで減少させるとの目標を示した。

フランスは、今年春の第1波の際にも外出制限に踏み切ったが、今回は小、中学校などは閉鎖せず、深刻な打撃を受けた経済に配慮し、工場の操業や農業、公共事業などの継続も認める。

ドイツのメルケル首相は28日、全16州の政府との協議の上、11月2日から月末まで規制措置を取ることを決めた。持ち帰りや宅配を除くレストランやバー、映画館、劇場、スポーツジムなどの営業を禁止する。規制による減収を補償する措置も設ける。商店には衛生対策を条件に営業継続を認め、学校も休校しない。

ドイツでも、28日発表の新規感染者は過去最多を更新する約1万5000人に上った。メルケル氏は記者会見で「今すぐ行動しなければならない」と強調した。

世界保健機関（WHO）によると、欧州では25日までの7日間で133万5914人の新規感染者が確認され、全世界の46％を占めた。今月下旬からはスペインのほぼ全土で夜間の外出が禁止されており、イタリアでも飲食店の営業時間が短縮されるなどしている。

視点

第2波の感染拡大、深刻だったドイツ

何かにつけて比較されることの多い日本とドイツだが、新型コロナウイルス対策でもドイツを評価する見方が多かった。しかし、ドイツの人口当たり死者数は、3月の感染拡大初期と9月中旬～11月中旬を除けば、一貫して日本の10倍以上である（2021年3月10日現在）。他の欧州主要国と比較すると、確かにドイツは感染拡大第1波の抑え込みに成功したと言えるが、第2波ではほぼ同程度の拡大を招いた。

ドイツ国内で最初の感染者が確認されたのは、日本よりも10日余り遅い20年1月27日だが、2月中旬には西部の町のカーニバルで集団感染が起きた。ただ、イタリアを除く多くの欧州諸国と同様、3月上旬までは、コロナはアジアの感染症であり、感染拡大はどこか人ごとのような雰囲気だった。

シュパーン保健相は2月12日、「パンデミック（感染症の大流行）の危険は非現実的な考え」と述べ、国立ロベルト・コッホ研究所も「封じ込めは可能」との楽観論を示していた。メルケル首相が直接国民にコロナ対策を訴えたのは、3月11日の記者会見が初めてだった。このころからドイツでも感染者数が急増する。

3月16、22日には学校や保育園の閉鎖、飲食店の休業、社会的距離の確保、外出の自粛、他人との接触制限、国境管理導入などの対策を打ち出し、他欧州主要国よりは規制は緩いものの、ロックダウン（都市封鎖）に踏み切った。

ただ、対策は一貫していたわけではない。マスク着用についてはコッホ研究所が当初、その効果を疑問視し、ようやく4月になって他人への感染を減少させる効果があることを認めた。学校休校の効果についても議論が続いた。

公衆衛生は各州の管轄であり、連邦（国）首相であるメルケル氏と各州首相がしばしば協議し政策調整をしたが、合意に手間取ることが多かった。例えばマスク着用の義務化では4月に一致したものの、適用される場所、罰金の金額などは、各州でまちまちな状況が続いた。

PCR検査体制は1月初旬から実施し、3月中旬には16万人に達した。検査体制の立ち上がりの早さは評価されたが、検査の範囲については議論が続いた。ゼ

ーダー・バイエルン州首相は6月、希望する州民全員の無料検査実施を提起したが、シュパーン保健相が「検査は（対象を絞り）戦略的に進める必要がある」と異論を唱え、実施には至らなかった。

このように試行錯誤が続いたものの、人口当たりの集中治療室（ＩＣＵ）が他欧州諸国に比して多いなど医療水準が高いこともあり、欧州主要国の中では人口当たりの死者はかなり低く抑えられた。第1波が下火となった7月21日時点で、人口10万人当たりの死者は英国68・28人、イタリア58・01人、フランス45・05人に対し、ドイツは10・97人だった（日本は0・78人）。

独メディアの中には厳しい評価も散見された。ウェルト紙（日曜版）は「失われた数週間」という記事を掲げ、当初、政府はウイルスによる危険性を過小評価し、メルケル氏は危機管理の最高責任者としての役割を果たすまで時間がかかった、と批判した。ただ、メディアの大勢は、政府の対応を「成功」と評価した。

6、7月は1日当たりの感染者数はおおむね500人以下で推移し、弛緩《しかん》した雰囲気が支配的となった。観光地はバカンス客でにぎわい、政府のコロナ対策に反感を持つ人々が各都市で、マスク着用義務化などに反対する集会、デモを行った。中でもベルリンでは8月、2回にわたり数万人規模の人々がマスクをつけずに市内を練り歩いた。

こうした状況が10月下旬からの第2波襲来の下地を作ったとみられる。感染者、死者とも急増し、政府は再び都市封鎖に迫られた。11月2日に飲食店、娯楽施設の営業を禁止し、12月16日には食料品店などを除き商店も営業禁止となり、学校、保育園も原則的に閉鎖された。年末に向けて感染拡大に歯止めはかからず、12月中旬以降、1日の新規感染者数3万人超、死者数1200人超の日も現れた。都市封鎖は6度延長されて、部分的に制限解除を進めるものの、21年3月28日までとなった（21年3月10日現在）。

欧州を襲った第2波においてドイツの感染拡大は、第1波で被害が甚大だった英、仏などの国々と同程度の水準まで悪化した。その原因として独メディアには、①感染が落ち着いた夏季に、第1波で明らかになった保健当局の人員不足などの弱点に取り組まなかった②11月の都市封鎖は「部分的封鎖」で対策として不十分だった――といった分析が掲載された。

21年3月10日現在の人口10万人当たりの死者数は、

英国188・05人、イタリア166・27人、フランス133・54人、ドイツ87・47人である（日本は6・61人）。英、イタリア、仏とドイツとの差は縮まっている。

日本では第1波の状況から、ドイツの感染症に対する危機管理体制は盤石だったとの見方もあった。しかし、21年3月段階の結果からすれば、とても「成功」とは評価できないだろう。（編集委員　三好範英）

10月28日　厚労省の助言機関「10月以降、微増傾向が続いている」

コロナ　微増傾向続く　北海道、東北など　地方で集団感染　助言機関見解（10月29日朝刊一面）新型コロナウイルス対策を検討する厚生労働省の助言機関は28日、全国の感染者数について「10月以降、微増傾向が続いている」との見解をまとめた。これまで「ほぼ横ばいから微増傾向」としていたが、首都圏で感染者が減らず、北海道や東北など地方でクラスター（感染集団）が発生していることから評価を見直した。感染者増から病床の逼《ひっ》迫《ぱく》具合を示す指標が悪化している地域もあり、医療体制の準備も必要だとした。

厚労省の集計によると、全国の10万人あたりの新規感染者数が10月6日からの1週間は2・84人だったが、13日からは2・95人、20日からは3・21人と、徐々に増えている。発症日別の感染者数は10月に入り、東京で連日100人前後を記録し、北海道、青森、宮城、群馬、沖縄で増加がみられた。人の動きが活発化し、歓楽街や会食の場、職場などでクラスターが発生したことが影響した。

助言機関の会合では、20日時点の病床使用率も公表された。青森で20・4％、福島で22％、東京で25・2％、沖縄で45・2％と20％を超え、病床の逼迫具合が2番目に深刻な「ステージ3」の水準となった。

座長の脇田隆字・国立感染症研究所長は記者会見で「クラスターの大規模化や連鎖を防ぐ対策とともに、感染拡大に対応できる医療や療養の体制を備えておくことが大事」と語った。

10月29日　国内の感染者は9か月半で10万人を超えた

新型コロナ　クラスター1761か所　厚労省累計　国内感染10万人（10月30日朝刊一面）新型コロナウイル

スの感染拡大に伴い、全国各地で発生したクラスター（感染集団）とみられる事例が、今月26日までに計1761か所に上ることが、厚生労働省のまとめでわかった。国内の感染者は29日、クルーズ船「ダイヤモンド・プリンセス」の乗船者（712人）を含めて10万502人となり、依然として収束には至っていない状況だ。

厚労省の集計によると、クラスターの場所別で最も多かったのは「飲食店」の441か所。政府が緊急事態宣言を全面解除した5月25日までの「第1波」ではライブハウスなどで、解除後の「第2波」では都市部の「夜の街」やカラオケ店などで感染が広がった。

次いで、「企業や官公庁などの事業所」（379か所）、「福祉施設」（319か所）、「医療機関」（307か所）などが目立った。

国内の感染者は29日、新たに809人が確認され、1月16日に初めて感染者が発表されてから9か月半で10万人を超えた。1日当たりの感染者が最も多かったのは8月7日の1605人で、その後、減少傾向となったが、今月に入り微増に転じている。死者は累計で1761人となった。

全国の自治体が今月28日までに発表した感染者数に対する死者数の割合（死亡率）をみると、「第1波」では5・2％だったが、「第2波」では1・1％と、大きく低下。「第2波」では、若年層を中心に感染が広がっており、重症化するケースが少なくなっているとみられる。

昭和大の二木芳人客員教授（感染症学）の話「死亡率は低下したが、感染経路が分からない人も多い。無症状や軽症の人を介して市中感染が拡大する可能性もあり、引き続き医療提供体制の充実に取り組む必要がある」

「夜の街」に相談拠点　提言　政府分科会　早期の重点検査も（10月30日朝刊二面）　政府の新型コロナウイルス感染症対策分科会は29日、接待を伴う飲食店などの「夜の街」での感染拡大防止策をまとめた作業部会の報告書を了承した。感染の兆候を早期に検知し、感染者が出ても拡大させないため、気軽に相談・検査ができる拠点の設置や、対象を絞った重点的検査の実施などを提言した。

7月以降の全国的な感染拡大は、東京の歓楽街での感染者の増加が起点になったとされる。報告書では、「通常時」と、感染拡大の予兆がみられる「早期介入時」に分け、対策を示した。

「通常時」には、発熱やせきの症状がある飲食店の従業員らが気軽に相談し、必要に応じて検査を受けられる体制が必要と指摘。自治体に相談・検査拠点の新設や拡充を求め、国には設置の支援を促した。

感染対策の必要性について従業員らの理解を得るため、自治体が丁寧に対話する必要があるとし、歓楽街対策の特別作業班の設置を提案した。差別や風評被害に対し適切な情報発信を行うため、作業部会の下に、リスクコミュニケーションの専門家らで作るチームを置いて自治体を支援する。

「早期介入時」には、感染拡大の予兆が検知された時点で速やかに重点的な検査の実施を自治体に求めた。エリアや業種を絞った営業時間の短縮要請も感染者の減少に有効だとして、国に店側への資金面での支援を呼びかけた。

分科会は、クラスター（感染集団）が外国人コミュニティーでも発生していることから、感染症に関する情報を外国語に翻訳して提供するよう提言。また、これまでに実践されたクラスター対策のノウハウを他の自治体で活用できるような仕組み作り、保健所や医療機関への支援を政府に求めた。

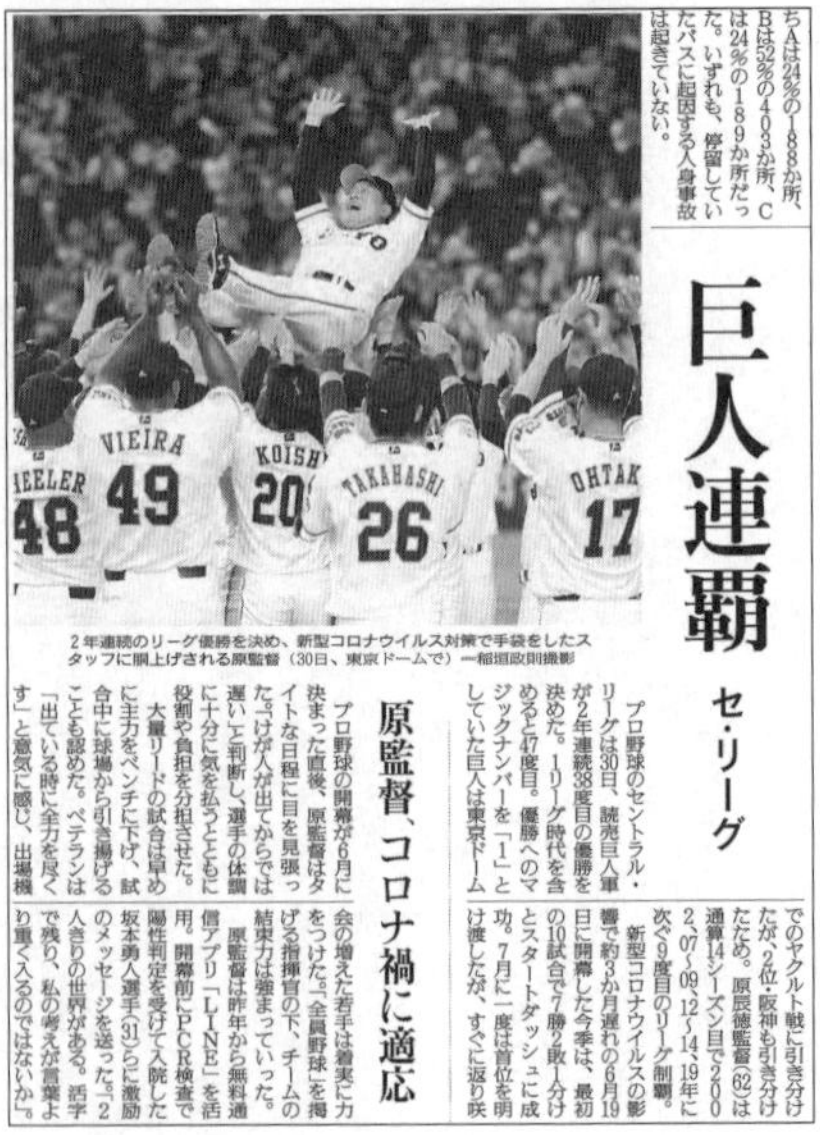
ちAは24％の188か所、Bは52％の403か所、Cは24％の189か所だった。いずれも、停留していたバスに起因する人身事故は起きていない。

巨人連覇　セ・リーグ

2年連続のリーグ優勝を決め、新型コロナウイルス対策で手袋をしたスタッフに胴上げされる原監督（30日、東京ドームで）＝稲垣政則撮影

プロ野球のセントラル・リーグは30日、読売巨人軍が2年連続38度目の優勝を決めた。1リーグ時代を含めると47度目。優勝へのマジックナンバーを「1」としていた巨人は東京ドームでのヤクルト戦に引き分けたが、2位・阪神も引き分けたため。原辰徳監督(62)は通算14シーズン目で2002、07～09、12～14、19年に次ぐ9度目のリーグ制覇。

新型コロナウイルスの影響で約3か月遅れの6月19日に開幕した今季は、最初の10試合で7勝2敗1分けとスタートダッシュに成功。7月に一度は首位を明け渡したが、すぐに返り咲

原監督、コロナ禍に適応

プロ野球の開幕が6月に決まった直後、原監督はタイトな日程に目を見張った。「けが人が出てからでは遅い」と判断し、選手の体調に十分に気を払うとともに役割や負担を分担させた。

大量リードの試合は早めに主力をベンチに下げ、試合中に球場から引き揚げることも認めた。ベテランは「出ている時に全力を尽くす」と意気に感じ、出場機会の増えた若手は着実に力をつけた。「全員野球」を掲げる指揮官の下、チームの結束力は強まっていった。

原監督は昨年から無料通信アプリ「LINE」を活用。開幕前にPCR検査で陽性判定を受けて入院した坂本勇人選手(31)らに激励のメッセージを送った。「2人きりの世界がある。活字で残り、私の考えが言葉より重く入るのではないか」。

巨人連覇の記事の見出しにも「コロナ禍」の文字が見える（10月31日朝刊一面）

11月1日　WHO事務局長は数日間の自主隔離を行うとツイッターに投稿

WHO事務局長　数日間自主隔離　感染者と接触（11月3日朝刊国際面）【ジュネーブ＝杉野謙太郎】世界保健機関（WHO）のテドロス・アダノム事務局長は1日、新型コロナウイルスの感染者と接触していたことが判明したため、数日間の自主隔離を行うとツイッターに投稿した。

「私自身は元気で症状はないが、WHOの決まりに従っ

て自主隔離し、自宅で勤務する」と説明したが、接触の詳しい状況は明らかにしなかった。

経緯

「自主隔離はしたが、検査の必要性はなかった」

テドロス氏は自主隔離の期間中に特段の症状がなかったため、ウイルス検査をしなかったことを11月16日の隔離終了後の記者会見で明らかにしている。* ＷＨＯは、感染者と接触があった場合の自主隔離を義務付けてはいるが、無条件に検査を行う規則になっていないという。隔離期間中の11月9〜14日に、ＷＨＯ年次総会が開催されたが、リモート形式だったこともあり、テドロス氏は隔離されたままで出席した。

*WHO (16 November 2020) COVID-19 Virtual Press conference transcript. https://www.who.int/publications/m/item/covid-19-virtual-press-conference-transcript---16-november-2020

11月8日　世界全体の感染者は5000万人を超えた

新型コロナ　感染　世界5000万人超す　20日間で1000万人増（11月9日夕刊二面）【ジュネーブ＝杉野謙太郎】新型コロナウイルスの世界全体の感染者は8日、米ジョンズ・ホプキンス大の集計で5000万人を超えた。9月17日に3000万人を上回ってから、10月19日に4000万人に達するまで32日間を要したが、その後、20日間でさらに1000万人増えた。欧州や米国を中心に感染拡大が加速しており、死者数も125万人以上となった。

●世界の感染者数の推移

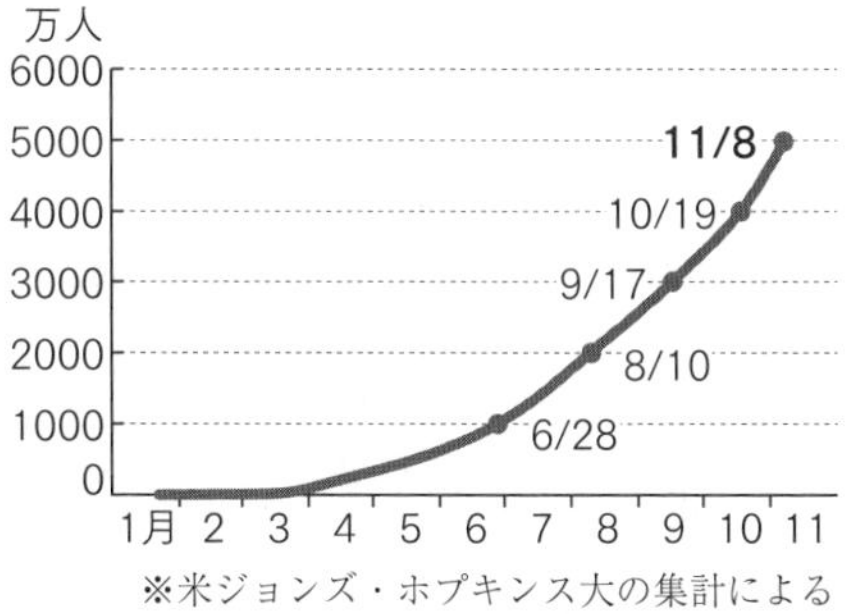

※米ジョンズ・ホプキンス大の集計による

フランスやイタリア、英国などでは、春の第1波を大きく上回る勢いで感染者が増えており、外出制限や生活必需品以外を扱う店の閉鎖な

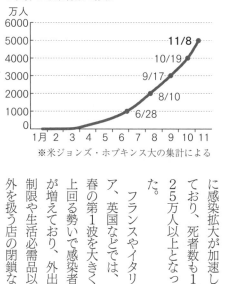

どの厳しい措置で抑え込みを図っている。米国も今月5日以降、1日の感染者数が12万人超の日が続いていた。

累計の感染者数は、国別では、最多の米国が約1000万人に迫り、インドが約850万人、ブラジルが約570万人で続く。感染者数のうち、約3290万人が回復したとしている。

11月9日 WHOは、台湾のオブザーバー参加を否定した

WHO年次総会 台湾の参加否定（11月10日朝刊国際面）【ジュネーブ＝杉野謙太郎】世界保健機関（WHO）は9日、年次総会をオンライン形式で再開し、台湾のオブザーバー参加の可否を議題としないことを決め、実質的に参加を否定した。パラオやグアテマラなど14か国が台湾の参加を提案していたが、中国などが反対した。

11月9日 クラスター対策など5つのアクションをまとめ、政府に緊急提言

「急拡大恐れ」緊急提言 コロナ分科会 5つの対策（11月10日朝刊第2社会面、抜粋）政府の新型コロナウイルス感染症対策分科会は9日、北海道など各地で感染者が増加していることを受け、踏み込んだクラスター（感染集団）対策など「5つのアクション」をまとめ、政府に緊急提言した。尾身茂・分科会長は記者会見で「適切な感染防止策が行われなければ、急速な感染拡大に至る可能性が高い」と強調した。政府は10日の対策本部で、対応策をまとめる。

緊急提言の理由について、尾身分科会長は北海道に加え、愛知、岐阜、大阪、兵庫の各府県で感染者が増加するなど、全国的に感染が広がりつつある点を挙げた。

提言で示した五つの対策は①今までよりも踏み込んだクラスター対応②対話のある情報発信③店舗や職場などでの感染防止策の確実な実践④国際的な人の往来の再開に伴う取り組みの強化⑤感染対策検証のための遺伝子解析の推進――など。

具体的には、各地で多発するクラスター対策として、歓楽街での検査体制の拡充や外国人コミュニティーの支援、大学や職場などでの感染防止の体制作りなどを求めた。飲食店などでの感染防止策では、換気の状況を把握する二酸化炭素濃度の計測や、忘年会などに参加する若者に情報を伝えるためのSNS活用なども訴えた。

また、海外との往来の活発化を見据え、自治体での外

国人の健康管理や、外国人を受け入れる医療機関の支援も盛り込んでいる。

分科会が感染状況ごとに分類した四つのステージのうち、感染が急増して社会経済活動に一定の制約が求められる「ステージ３相当」以上になるのを避けるため、速やかに対策を進める必要があると訴えた。

●感染状況を示す４段階

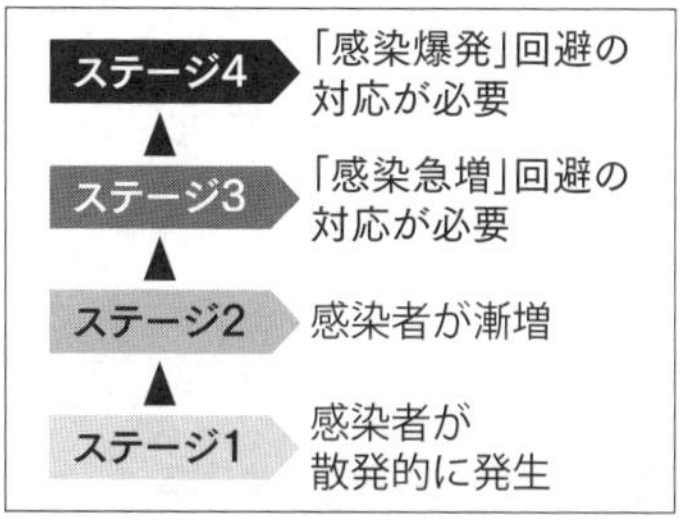

11月11日　厚労省助言機関「11月以降に増加傾向が強まっている」

「コロナ　増加傾向強まる」助言機関　重症者数は微増（11月12日朝刊一面）新型コロナウイルス対策を検討する厚生労働省の助言機関は11日、感染状況について、「11月以降に増加傾向が強まっている」との見解をまとめた。11日、東京都では３１７人、北海道では１９７人の感染者が確認され、大阪府では２５６人と過去最多となった。助言機関は、一部の地域では感染拡大のスピードが増しているとして、感染対策のさらなる強化を訴えた。

厚労省の集計によると、全国の10万人あたりの新規感染者数が10月20日からの1週間は3・21人だったが、27日からは3・89人、11月3日からは5・29人と増加した。助言機関は、北海道、愛知県、大阪府では特に感染者増がみられるとした。クラスター（感染集団）の発生場所が歓楽街から、一般の会食の場や職場、外国人コミュニティーなど多様化していることが感染拡大の要因だと分析した。

厚労省の基準による重症者数は、11月4日時点で３１９人と、1週間前の10月28日時点の２９０人から29人増。感染者数の増加に比べ、低い伸びにとどまった。

都道府県が確保している病床に対する入院者数を示す「病床使用率」は11月4日時点で13・4%と、前週の10月28日時点での11・6%から微増になったが、全国的には直ちに逼迫《ひっぱく》した状態にはない。ただし、東京では26・1%、大阪で26・6%、沖縄で43・1%と、病床の逼迫具合が2番目に深刻な「ステージ３」の水準となっている。

助言機関は、地域の医療提供体制への負荷を過大にしないために、早急な対策強化が必要だと指摘。歓楽街での検査体制の拡充や、大学や職場でのクラスター発生の早期検知などを進めるべきだとした。

座長の脇田隆字・国立感染症研究所長は記者会見で「感染拡大はイベントよりむしろ様々なクラスターの発生によるとみられる。個々の要因を分析し、対策につなげる必要がある」と語った。

◇

国内では11日、新型コロナウイルスの感染者が新たに1547人確認された。東京都では317人と、1日当たりの感染者としては339人だった8月20日以来、約3か月ぶりに300人を超えた。大阪府は256人で、8月7日の255人を超えて過去最多。北海道でも197人が確認され、最多だった今月9日の200人に次ぐ多さとなった。

また、埼玉県（116人）や兵庫県（70人）などでも感染者が過去最多となった。

全国的な感染者の増加を踏まえ、日本医師会の中川俊男会長は11日の記者会見で、「第3波と考えてもいいのではないか」との見方を示し、政府に対し「先手先手で感染防止のための手を打ってほしい」と述べた。

新型コロナウイルス対策を担当する西村経済再生相は11日の記者会見で、「今の段階は緊急事態宣言を出すような状況ではない」と指摘。「今の流れが爆発的な感染拡大にならないように対策を強化していきたい」と強調した。

11月12日　感染者が1660人。8月7日を上回り、過去最多を更新した

国内感染最多1660人　死亡率は低下（11月13日朝刊一面）　国内では12日、新型コロナウイルスの感染者が新たに1660人確認された。8月7日の1605人を上回り、過去最多を更新した。

急増の背景には検査拡充がある。厚生労働省によると、PCR検査の実施可能件数は4月1日は1日当たり約1万件だったが、11月10日は8万件超に増えた。感染者の「掘り起こし」が進んだ一方で、軽症や無症状の人も多く、重症化の事例が減っているのが特徴だ。

国内で最初に感染者が発表された1月16日から、感染拡大の「第1波」とされる5月末までの死亡率（発表感染者数に占める死者数の割合）は約5％に上ったが、夏場の感染拡大（6～9月）と、今回の感染拡大（10月以降）ではいずれも1％程度にとどまっている。ただ、高

●国内の新型コロナウイルス感染者数の推移

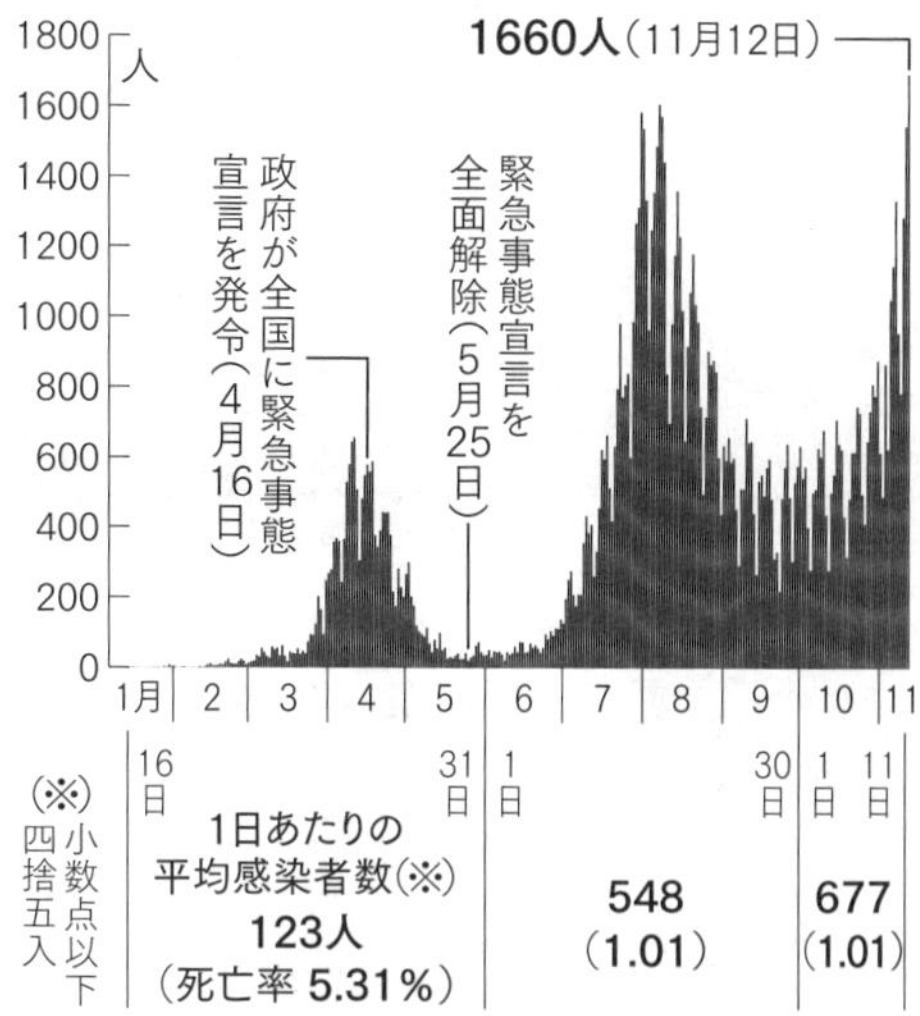

自治体と厚生労働省の発表に基づく。横浜のクルーズ船を除く

齢者らに感染が広がると重症化する恐れもあり、西村経済再生相は12日の記者会見で「大きな流行が来つつある」と述べた。

経緯

当初の見方とは裏腹に重症・死者増える

国内の感染者数は日を追って増えていた。

夏季の第2波では、感染者数が増えた割に重症者や死亡者は多くなかった。先の記事のように、今回も同様の傾向で推移するとの見方が各所にあった。

だが、感染者数はもとより、当初少ないとされた重症者数も増えてゆき、やがて、それまでになかった規模の医療逼迫《ひっぱく》が訪れることになる。

18日には全国の新規感染者が初めて2000人を超えた。

菅首相は18日夜、田村厚生労働相と西村経済再生相を首相官邸に呼び、爆発的な感染拡大とならないよう感染防止に全力を挙げて取り組むことを指示。田村氏に対しては、高齢者施設でのPCR検査の徹底など、都道府県知事と連携して対策を強化するよう求めた。政府は、会食や宴会に関する感染防止策の指針（ガイドライン）を強化する方針も決めた。（11月19日朝刊一面）

翌19日に厚生労働省の助言機関は、「新規の感染者が2週間で2倍を超える伸びとなり、過去最多の水準となっている」との見解をまとめた。このまま放置すれば、急速な感染拡大に至る可能性があるとした。

（11月20日朝刊一面）

しかし、こうした対策徹底の呼びかけや警告も抑制にはつながらず、感染者数、死者数、重症者数はともに上昇を続けた。大みそかの12月31日には、全国の新規感染者が4000人を突破した。

11月20日　新型コロナワクチンの申請は米国で初めて

米ファイザー　ワクチン使用を申請　緊急許可　年内にも接種開始か（11月21日夕刊一面）【ワシントン＝船越翔】米製薬大手ファイザーは20日、開発中の新型コロナウイルスのワクチンについて、米食品医薬品局（FDA）に緊急使用許可を申請したと発表した。ワクチンは最終段階の臨床試験で高い有効性が確認されていた。新型コロナワクチンの申請は米国内では初めてで、早ければ年内にも接種が始まる可能性がある。

ファイザーのアルバート・ブーラ最高経営責任者（CEO）は声明で、「今日は人々や科学にとって歴史的な日だ」と自信を示し、世界各国の規制当局にも数日以内に、使用に向けた申請手続きを始める方針を明らかにした。米メディアによると、FDAの承認には数週間かかる見通しだ。

ファイザーが独製薬企業ビオンテックと共同で開発したワクチンは、人工合成した新型コロナの遺伝子の一部を接種する。約4万3500人が参加した臨床試験では、95％の有効性が示され、深刻な副作用はみられなかったとしている。

年内に最大で5000万回分、来年に13億回分を生産する見通しで、日本政府も来年上半期に1億2000万回分の供給を受けることで合意している。

ワクチンが実用化された場合、米政府は医療従事者や高齢者らに優先的に接種する方針だ。一般の人々が接種を受けられるのは、「来年4月頃」（アンソニー・ファウチ国立アレルギー感染症研究所長）になりそうだ。

ファイザーのワクチンは氷点下約70度で保管する必要があり、解凍後の使用期限は冷蔵保存でも5日間と短い。米疾病対策センター（CDC）は各州に、ワクチンの輸送や保管などの計画を定めるよう求めている。

新型コロナワクチンを巡っては、米バイオ企業モデルナも臨床試験で参加者の94・5％に予防効果がみられたと説明しており、FDAに緊急使用許可を近く申請する意向を示している。

経緯

接種に向けた動きが活発化

11月に入ると、それまで研究開発の状況や臨床試験など途中経過が伝えられるだけだった海外のワクチンに、接種に向けた具体的な動きが出てきた。

30日には米バイオ企業モデルナも新型コロナワクチンの緊急使用許可をＦＤＡに申請した。約３万人が参加する最終段階の臨床試験で予防効果は94・１％だった。（12月１日夕刊一面）

12月２日には、英国が先進国では初めてファイザーのワクチンを承認したと発表（12月３日朝刊一面）。カナダ保健省も９日にファイザーのワクチンを承認したと発表した（12月10日夕刊一面）。11日には米国のＦＤＡもファイザーのワクチンについて16歳以上への接種を認める緊急使用許可を出したと発表した（12月12日夕刊一面）。

この後、ファイザーは日本の厚労省にも18日に承認申請を行い、21年２月14日にファイザーのワクチンの製造販売が新型コロナ用としては国内で初めて特例承認された（21年２月15日夕刊一面）。17日からは医療従事者らへの接種も始まった。

11月20日　政府　Ｇｏ Ｔｏは予防策を講じた上で継続する考え

３連休「会食もマスク」　コロナ対策（11月20日夕刊一面、抜粋）政府は新型コロナウイルスの感染拡大を受け、今週末の３連休は感染防止策を徹底して過ごすよう国民に呼びかけている。

政府は感染拡大防止と経済活動の両立を続けていく方針で、需要喚起策「Ｇｏ Ｔｏ キャンペーン」は予防策を講じた上で継続する考えだ。菅首相は20日の参院本会議で、同事業の見直しは現時点で検討しない考えを強調した。

11月20日　政府分科会がＧｏ Ｔｏ見直しを求める提言をまとめた

新型コロナ「Ｇｏ Ｔｏ」見直しへ　政府　運用　知事が判断（11月21日朝刊一面、抜粋）国内の新型コロナウイルスの感染者は20日、新たに２４２８人が確認され、３日連続で過去最多を更新した。政府の新型コロナウイルス感染症対策分科会がこの日、需要喚起策「Ｇｏ Ｔｏ キャンペーン」見直しを求める提言をまとめたことを受け、政府は21日の対策本部で事業の運用見直しを決める見通しだ。

都道府県別では、大阪府（３７０人）、北海道（３０４人）、山口県（23人）、岩手県（15人）、大分県（12人）の5道府県で1日あたりの感染者が過去最多となった。大阪府で３００人を超えるのは2日連続。

20日に開かれた政府の対策分科会は、観光支援事業「Ｇｏ Ｔｏ トラベル」の運用見直しや、感染拡大地域での飲食店の営業時間の短縮や休業要請に踏み込んだ。政府に経済・雇用への影響に対する財政支援も求めた。

提言では、より強い対策を行うため、この機を逃さず3週間程度に集中し、感染リスクが高い状況に焦点を絞ることが重要とした。

「Ｇｏ Ｔｏ トラベル」に対し、感染拡大地域では知事の意見を踏まえ、運用のあり方を見直すことを政府に求めた。早期に感染を抑えることが経済への悪影響を少なくするとした。

飲食店支援事業「Ｇｏ Ｔｏ イート」に対しても、プレミアム付き食事券の新規発行の一時停止などを、感染状況に応じて知事が行うよう要請した。アルコールを提供する飲食店に対しても、夜間の営業時間の短縮要請などを期間限定で行うよう自治体に求めた。

尾身茂・分科会長は記者会見で「札幌市は既に、感染急増回避の対応が必要な『ステージ3』に入っているとみられる」と訴えた。

西村経済再生相は分科会後の記者会見で、「Ｇｏ Ｔｏ キャンペーン」について「（21日の）政府対策本部で今後の対応について方向を出せるよう検討を急ぎたい」と述べた。首相周辺も「キャンペーンの運用を知事の判断で見直せるようにする」と語った。「Ｇｏ Ｔｏ トラベル」の見直しで生じたキャンセル料は国が負担する方向だ。

一方、政府は感染防止策を徹底して週末の3連休を過ごすよう求めている。菅首相は20日の全国都道府県知事会議で「連日、全国で（感染者数が）２０００人を超え、最大限警戒する状況にある」と述べ、マスク着用や手洗い、3密の回避などの徹底を呼びかけるよう各知事に要請した。政府は、全国の飲食店にアクリル板設置や換気チェック、利用者にフェースシールドの着用や斜め向かいの着席を呼びかけている。

11月21日　首相はＧｏ Ｔｏ キャンペーンの運用を見直す考えを表明

感染拡大地へ旅行　停止　首相表明「ＧｏＴｏ」見直し　判断は知事（11月22日朝刊一面）　菅首相は21日、新型コロナウイルス感染症対策本部の会合を首相官邸で開き、感染者の急増を受け、需要喚起策「Ｇｏ Ｔｏ キャンペーン」の運用を見直す考えを表明した。観光支援事業「Ｇｏ Ｔｏ トラベル」では、感染拡大地域を目的地とする旅行の新規予約を一時停止する。対象地域は、都道府県知事の判断をもとに選定する方針だ。

首相は会合で「感染拡大が一定レベルに達した地域では、都道府県知事と連携し、より強い措置を講じる」と強調した。飲食店支援事業「Ｇｏ Ｔｏ イート」に関しては、プレミアム付き食事券の新規発行やポイント利用の一時停止について、都道府県に検討を要請する考えを示した。

トラベル事業は今年7月22日、東京を除く46道府県で開始した。10月1日からは東京が加わり、イート事業も始まった。感染拡大で事業の停止措置が検討されるのは初めてだ。

一時停止にあたっては、まずは都道府県知事が判断し、政府が最終決定する。首相は実施時期や対象地域に言及しなかったが、政府は感染者が急増している札幌市などを念頭においており、北海道と調整を進めている。停止によって生じたキャンセル料は国が負担する方向だ。西村経済再生相は記者会見で、「キャンセル料で取りやめをちゅうちょすることがないように、観光庁でしっかりと制度設計する」と述べた。

有識者による新型コロナ対策分科会は20日、感染拡大地域では知事の意見を踏まえ、トラベルなどの運用を見直すよう提言した。

トラベルの新規予約やイートのポイント利用が停止となる「感染拡大地域」は、分科会が今年8月に示した感染状況の四つのステージのうち、2番目に深刻な「ステージ3」相当かどうかが判断材料となる。分科会はこれまでもステージ3であれば、除外を検討するように求めていた。

ステージは、①病床使用率②新規感染者の報告数③感染経路が不明な割合――など六つの指標から決める。ステージ3は病床使用率が25％以上となるなど、「感染者の急増を避ける対応が必要な段階」だ。北海道や東京都、大阪府は現時点で六つの指標の基準を複数満たしている。ただ、指標はあくまで目安で、どのステージに該当するかは国と都道府県が重症者の割合なども含め、総合的に判断することになっている。

◆首相発言のポイント

▽Ｇｏ Ｔｏ トラベルは感染拡大地域を目的地とする旅行の新規予約を一時停止する措置を導入

▽Ｇｏ Ｔｏ イートは食事券発行やポイント利用の一時停止について、自治体に検討を要請

▽医療施設や介護施設で感染者が出た場合、入所者、従事者の全員に国費で検査を実施

▽国民に会食時のマスク着用など感染対策の徹底を呼びかけ

11月26日　首相「この3週間が極めて重要。一緒に乗り越えていきたい」

首相「この3週間重要」　コロナ　時短協力店を支援

（11月27日朝刊一面）菅首相は26日、新型コロナウイルスの感染拡大を受け、田村厚生労働相ら関係閣僚に対策の強化を指示した。感染拡大地域の保健所が人手不足に陥っている場合、現地に派遣する保健師らを増やす方針だ。そのための要員をこれまでの600人から倍増し、1200人体制とする。

首相は指示後、首相官邸で「この3週間が極めて重要な時期だ。マスクの着用、手洗い、3密の回避と、感染拡大防止の基本的な対策にぜひ協力を頂きたい。みなさんと一緒に乗り越えていきたい」と国民に呼びかけた。

感染拡大で、飲食店に営業時間短縮を要請する自治体が相次いでいる。首相は「時間短縮に協力してくれた全ての店舗に対して、国としてしっかり支援をしていきたい」と強調した。

政府の新型コロナ対策分科会は観光支援策「Ｇｏ Ｔｏ トラベル」事業で、出発地も一時停止の対象に加えるよう提言している。西村経済再生相は26日の記者会見で「観光庁とも連携してどういった対応が取れるか検討したい」と述べた。

国内の新型コロナウイルスの感染者は26日、山梨、高知両県を除く45都道府県と空港検疫で計2504人が確認された。1日当たりの感染者が2000人を超えるのは4日ぶり。

死者は大阪府12人、北海道7人、東京都と神奈川県で各3人など計29人だった。厚生労働省によると、重症者

は前日比34人増の410人で、初めて400人を上回った。

12月2日　ワクチン接種関連法が参院本会議で全会一致で可決、成立した

ワクチン接種　国が全額負担　関連法成立（12月3日朝刊二面）新型コロナウイルスのワクチン接種関連法が2日、参院本会議で全会一致で可決、成立した。ワクチンの有効性や安全性が十分確認できる場合には、国民には原則として、接種する努力義務が生じる。市町村が実施する接種費用は国が全額負担し、国民は無料で接種を受けることが可能になる。

関連法には、副作用で健康被害が確認された場合、企業が支払う損害賠償を国が肩代わりする規定も盛り込まれた。また、新型コロナに感染している入国者を強制的に停留や医療機関に隔離入院させる措置について、来年2月までの期限を1年延長することも可能となる。

12月2日　フランスのジスカールデスタン元大統領が新型コロナで死去

ジスカールデスタン氏死去　94歳　元仏大統領、欧州統合推進（12月3日夕刊一面）【パリ＝山田真也】欧州統合の推進役として知られるフランスのバレリー・ジスカールデスタン元大統領（1974〜81年在任）が2日、仏西部トゥール近郊の自宅で死去した。94歳だった。仏メディアが一斉に報じた。ＡＦＰ通信によると、新型コロナウイルス感染症で死去した。最近数か月間は体調を崩して入退院を繰り返していた。

仏占領下のコブレンツ（現ドイツ）で生まれた。高級官僚養成校として知られる国立行政学院（ＥＮＡ）を卒業した。財務相などを経て、48歳で大統領に就任した。75年に日本を含む第1回先進国首脳会議（サミット）

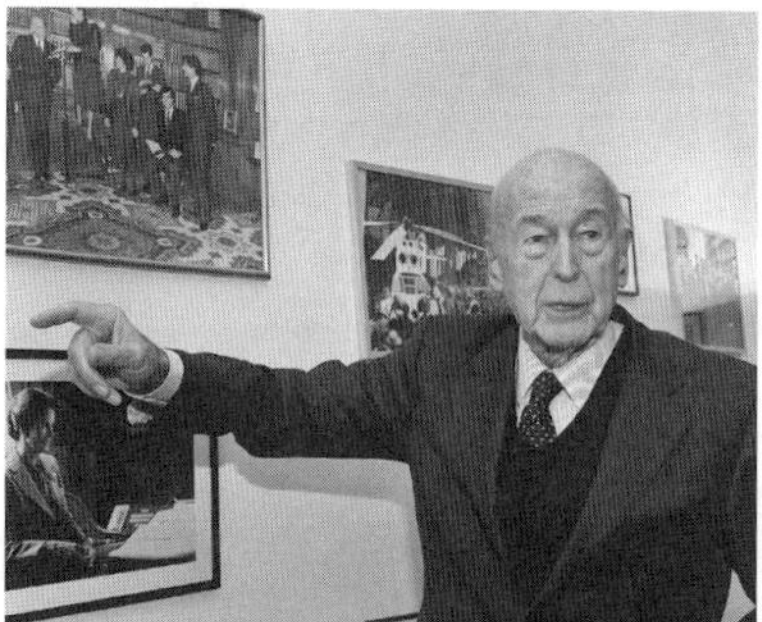

ジスカールデスタン元仏大統領（2008年12月10日撮影）

を仏ランブイエで開き、多極化外交を進めた。単一通貨ユーロの先駆けとなる為替システム「欧州通貨制度（EMS）」の設立も主導した。81年の大統領選で社会党のフランソワ・ミッテラン氏（95年まで在任）に敗れた。

退任後も欧州の重量級政治家として積極的な発言を続けた。2003年、欧州連合（EU）の政治統合を進める「EU憲法」条約案を起草した。

経緯

各国指導者や経験者らの死去はほかにも

国の指導者やその経験者が新型コロナで亡くなる事例も相次いだ。インドのプラナブ・ムカジー前大統領（84）が8月31日に死去（9月1日朝刊国際面）、アフリカ南部エスワティニのアンブロセ・ドラミニ首相（52）も12月13日に死去したと同国政府が発表した（12月15日朝刊国際面）。いずれも死の直前に新型コロナ感染が明らかになっている。

このほか、国のトップではないが、歴代米大統領ら話題の人物をゲストに招いたトーク番組で人気を集めたラリー・キング氏（87）が2021年1月23日に死去した。死因は明らかにされていないが、新型コロナに感染し、入院したと報じられていた（21年1月24日朝刊国際面）。

12月2日　英政府、コロナワクチンを承認したと発表。先進国では初

新型コロナ　英、ワクチン承認　ファイザー製　来週から接種（12月3日朝刊一面、抜粋）【ロンドン＝広瀬誠】英政府は2日、米製薬大手ファイザーと独製薬企業ビオンテックが共同開発した新型コロナウイルスのワクチンを承認したと発表した。来週から接種が始まる見通しだ。新型コロナのワクチンを承認したのは先進国では初めてで、ウイルスの世界的な流行の収束に向けて期待が集まりそうだ。

日本政府はこのワクチンについて、来年に1億2000万回分（2回接種で6000万人分）の供給を受けることで合意している。

ファイザーによると、約4万3500人が参加した最終段階の臨床試験でワクチンに95％の予防効果があり、深刻な副作用もなかった。英政府は、「英医薬品・医療

製品規制庁は、ワクチンが厳しい安全性と効果の基準を満たしたと結論づけた」と表明した。

　接種の対象者は介護施設の入居者や職員、80歳以上の高齢者、医療関係者が優先される見込みだ。

12月3日　新型コロナに関する国連の特別総会が開幕した

国連特別総会　コロナで連携（12月4日朝刊二面、抜粋）【ニューヨーク＝寺口亮一】新型コロナウイルス感染症に関する国連の特別総会が3日午前（日本時間3日深夜）、米ニューヨークの国連本部で開幕した。

国連総長　結束訴え（12月4日夕刊一面、抜粋）【ニューヨーク＝寺口亮一】国連のアントニオ・グテレス事務総長は3日、米ニューヨークの国連本部で開かれている新型コロナウイルス感染症に関する国連の特別総会で演説し、危機克服に向けて各国が結束するよう呼びかけた。
　グテレス氏は、「世界は（国連が創設された）1945年以降初めて、国籍や人種などにかかわらず、共通の脅威と直面している」と述べ、国際的な協調を求めた。欧米で近く始まる見通しの新型コロナのワクチン接種については、「誰もがワクチンを接種できるよう呼びかけてきた」と述べ、公平な分配の重要性を改めて強調した。

12月8日　英国で接種が始まった。大規模な接種は先進国で初めて

英　ワクチン接種開始（12月9日朝刊二面、抜粋）【ロンドン＝広瀬誠】英国で8日、米製薬大手ファイザーと独製薬企業ビオンテックが共同開発した新型コロナウイルスのワクチン接種が始まった。国民への大規模なワクチン接種は先進国で初めてで、社会の正常化に向けて期待が集まっている。

　接種は介護施設の入居者や職員、80歳以上の高齢者、医療関係者が優先される。英BBCによると、英中部コベントリーの大学病院で8日、マーガレット・キーナンさん（90）が国内初の接種を受けた。周囲から拍手で祝福されたキーナンさんは「今年はほとんど一人で過ごしたが、来年は家族や友人と過ごすことを期待できる」と喜んだ。

　英国はこのワクチンについて、来年末までに4000万回分（2回接種で2000万人分）の供給を契約しており、国民の3割が接種できる。年内は最大約500万

回分の供給を受ける見込みだ。

経緯

各国で接種始まる

英国で接種が始まると、ほかの国もこれに続いた。14日には全米各地でファイザーのワクチンの接種が始まった。カナダも14日に接種を開始した。（12月15日夕刊一面）

ＥＵの執行機関・欧州委員会は21日、ファイザーのワクチンについて、対象を16歳以上とするなどの条件付きで販売を承認したと発表した（12月22日夕刊三面）。

これを受け、ＥＵ主要国で接種が始まった。ドイツでは26日に一部の地域でこのワクチンの先行接種が始まり、27日から全国での実施となった。ファイザーのワクチンは独ビオンテックとの共同開発による。80歳以上の高齢者や医療関係者、救急隊員を最優先とした。フランスでも27日、高齢者らに優先的に接種する計画で一部地域での接種が始まった。イタリアやスペインでも27日に接種が始まった。（12月28日朝刊二面）

メキシコでは24日に女性看護師（59）が国内で初めてファイザーのワクチン接種を受けた。コスタリカとチリでも同日、高齢者や医療関係者への同じワクチンの接種が始まった。（12月26日夕刊三面）

英国は30日に、ファイザーの承認に続いて、英アストラゼネカとオックスフォード大が開発したコロナワクチンについて緊急使用許可を出した（12月31日朝刊二面）。

中国では19日、これまで医療従事者や外交官などに限っていたワクチンの緊急使用を、物流業者や公共交通機関の職員らにも拡大すると発表した。中国企業製のワクチンは未承認だが、中国政府は7月から緊急使用を始めており、この時点で１００万回を超えているという。（12月21日朝刊二面）

12月14日　政府はＧｏ Ｔｏ トラベルについて全国一斉停止を決めた

ＧｏＴｏ年末年始停止　全国で28日～来月11日　東京・名古屋　先行し除外（12月15日朝刊一面）政府は14日の新型コロナウイルス感染症対策本部で、国の観光支援策「Ｇｏ Ｔｏ トラベル」事業について、28日から来年1月11日まで全国一斉に停止することを決めた。27日までは、札幌、大阪両市に加え、東京都、名古屋市を目的地とする旅行を事業の対象から外す。

政府はこれまで、事業の全面停止に否定的な立場を取ってきた。全国で感染が収まらない状況を踏まえ、方針転換した。

菅首相は対策本部で「年末年始にかけて、これ以上の感染拡大を食い止め、医療機関の負担を軽減し、皆さんが落ち着いた年明けを迎えることができるよう、最大限の対策を講じる」と述べた。

有識者でつくる政府の新型コロナ対策分科会は11日、感染状況が2番目に深刻な「ステージ3」にあたる地域での事業の一時停止や、帰省の延期を提言していた。今回の政府対応はこれを踏まえたものだ。来年1月12日以降に事業を再開するかどうかは、「その時点での感染状況などを踏まえ、改めて判断する」（首相）。予約済みの旅行のキャンセル料は国が補償する方針だ。

年末年始に先立ち、政府は27日までの当面の対応として、感染者が急増している東京都と名古屋市を目的地とする旅行を新たに事業から除外する。東京、名古屋を出発する旅行では、事業の利用自粛を呼びかける考えだ。すでに除外・自粛の対象となっている大阪、札幌両市を発着する旅行についても、15日の期限を27日まで延長する。

赤羽国土交通相は、これら4地域を目的地とする旅行の新規予約を14日から停止する考えを示した。

東京都発着の旅行は、新型コロナの感染で重症化する可能性が高い65歳以上の高齢者や、糖尿病などの基礎疾患がある人への利用自粛要請にとどまっていた。しかし、都内の新規感染者は12日に６２１人と過去最多を更新して警戒感が高まっており、一歩踏み込むことにした。

一方、首相は14日の対策本部で、都道府県が営業時間の短縮に応じた飲食店に協力金を支払う場合、年末年始期間は国の支援額を1か月あたり最大１２０万円に倍増する考えを表明した。支援額を引き上げることで、店が時間短縮に応じやすくする狙いがある。

西村経済再生相は記者会見で、倍増する期間は12月16日からとする考えを明らかにした。現在、30日間までとしている補助日数の上限は撤廃する。

医療体制を守るため、医師や看護師らを感染拡大地域に派遣した医療機関への補助金の上限を倍増する。菅首相は対策本部で「医師は1時間約1万5000円、看護師1時間約5500円を補助する」と明らかにした。

視点

感染防止と観光支援のジレンマ

観光支援策「Go To トラベル」事業を巡る政府の対応は二転三転し、迷走ぶりが際立った。

準備段階では、経済産業省が「トラベル」のほか「イート」などを含む事業全体の事務局の委託費として3095億円を想定していたことについて、野党などから「高額すぎる」との批判が出て、委託先の公募が一時中断に追い込まれた。その後、国土交通省はトラベル事業の委託費を約1900億円に減額した上で、日本旅行業協会など複数の観光関連団体の共同組織を事業運営の委託先に決めた。

事業は8月上旬の予定を前倒しして、7月22日にスタートした。ただ、その直前の7月17日に、感染拡大の第2波で陽性者が増えた東京都を発着する旅行が、補助の対象から除外された。政府は当初、対象除外によって生じる予約のキャンセル料は補償しないとしていたが（7月17日夕刊一面）、損失を受ける観光事業者や野党が強く批判すると、事業が始まる前日の7月21日に一転して政府が補償する方針に転換するなど（7月22日朝刊一面）、混乱ぶりが目立った。

10月1日には東京発着の旅行も補助対象になり、事業開始から2か月以上遅れての全面実施となった。都民の所得は全国の2割弱を占めることから、野村総合研究所は、東京が対象に加わることで個人消費が年間7700億円も押し上げられるとの試算を示した。（10月2日朝刊二面）

トラベル事業の利用者が宿泊料の高額なホテルや旅館に偏っていて、小規模な旅館などからは「あまり恩恵がない」など、不満の声も聞かれたが、観光業界には全体として歓迎ムードが広がっていた。

11月に感染拡大の第3波が始まると、トラベル事業は暗雲に包まれた。感染症の専門家や医療関係者からは、感染抑止のためトラベル事業を停止するよう求める声が強まっていたが、官房長官時代から「Go To」事業の旗振り役だった菅首相は、一貫して事業を継続する考えを強調していた。

しかし、12月に入って一段と感染拡大が加速したことから、政府は年末年始のトラベル事業の全国一斉停止を決めた。

トラベル事業を停止するまでの菅首相の対応に関して、「判断が遅すぎた」といった厳しい見方が広がったこともあり、12月26～27日に読売新聞社が実施した全国世論調査で、菅内閣の支持率は前回調査の61％から45％へ急落した。新型コロナ対応で首相が指導力を発揮しているか、との質問には、77％の人が「そうは思わない」と答えた。（12月28日朝刊一面）

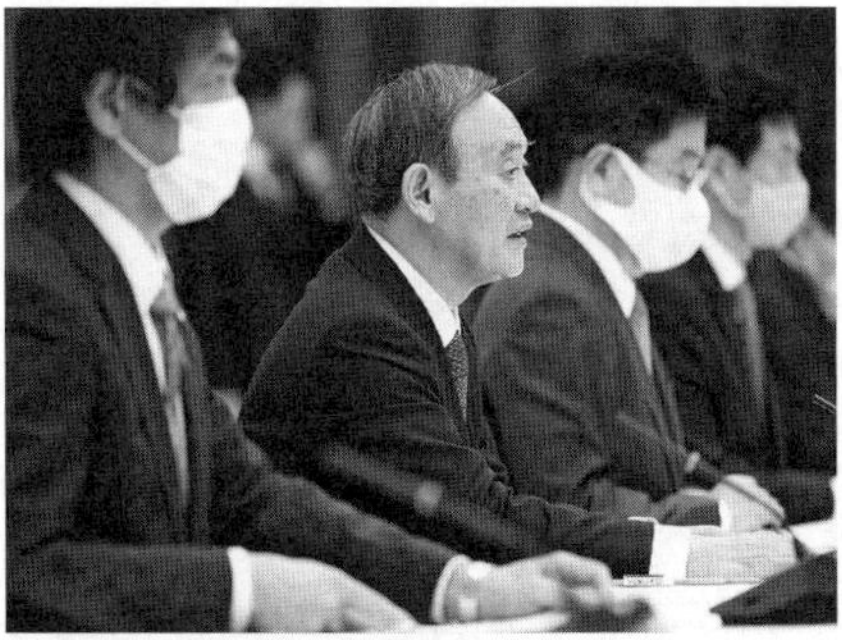
首相官邸で12月14日に開かれた新型コロナウイルス感染症対策本部で発言する菅首相（左から２人目）

内閣府が２０２１年1月12日に発表した景気ウォッチャー調査では、景気に敏感な小売店主らに聞く「街角景気」の指標は大幅に悪化した（21年1月13日朝刊経済面）。この結果を分析したアナリストの多くが、感染拡大に加えてトラベル事業の停止が響いたと指摘した。

トラベル事業はそれだけ景気下支えへの期待や貢献度が高かったことになる。ただ、感染が再拡大した際に国民の不安に寄り添い、なぜもっと早期に停止できなかったのか、首をかしげる向きも少なくない。感染防止と経済活動の再始動は必ずしも相反するわけではないが、人の移動が活発になればウイルスが拡散しやすくなるのは避けられない。そんなジレンマのはざまで政府が右往左往した苦い経験を、今後にどう生かせばいいのか。「ウィズコロナ」の時代を乗り切るための教訓としたい。

（調査研究本部主任研究員　林田晃雄）

12月18日　新型コロナワクチンの国内での承認申請は初めて

新型コロナ　ワクチン接種　2月にも　米ファイザー国内初申請（12月19日朝刊一面、抜粋）　米製薬大手ファイザーなどは18日、新型コロナウイルスワクチンの製造販売について、厚生労働省に承認申請を行った。新型コロナワクチンの国内での承認申請は初めて。厚労省は医薬品の審査期間を短縮する「特例承認」を適用する方針で、来年2月にも国内で接種が始まる可能性がある。

ワクチンは海外での臨床試験で、新型コロナの発症者を20分の1に減らす95％の有効性が示された。英国では8日、米国では14日から、医療関係者や高齢者らを対象に接種が始まっている。日本では20～85歳の160人に接種する臨床試験が行われている。

申請は、独立行政法人医薬品医療機器総合機構（PMDA）が審査した上で、厚労省が審議会を開いて有効性や安全性を議論し、承認の可否を決める。

通常の医薬品は承認まで1年ほどかかるが、政府は今年5月、新型コロナウイルス感染症の医薬品に特例承認を適用できるよう政令を改正した。同社は今回のワクチンについて特例承認の適用を求めており、海外での臨床試験などのデータを、厚労省に事前に提出している。

特例承認は過去に3例で適用された。2例は2009年以降の新型インフルエンザ流行時に申請された海外2社のワクチンで、2～3か月で承認された。1例は今年5月、新型コロナの治療薬として申請された抗ウイルス薬「レムデシビル」で、承認まで3日だった。

政府は、ファイザーのワクチンについて、来年6月までに6000万人分（1億2000万回分）の供給を受けることで、同社と基本合意している。

加藤官房長官は18日、同社のワクチンの申請について「迅速に審査を進めていきたい。承認され次第、接種順位の高い医療従事者から接種を始め、順次接種を拡大していけるようにしておく」と語った。


国内初申請　ワクチン　迅速審査　少ない臨床試験　海外例参考（12月19日朝刊三面、抜粋）　ワクチンの開発は通常10年以上かかる。ファイザーのワクチンは、短期間で大量に合成できる遺伝物質のメッセンジャーRNA（mRNA）を主成分に使う戦略が奏功し、開発から1年弱で英米などで接種にこぎつけた。

米バイオ企業モデルナも同様の戦略で、ワクチンは米食品医薬品局（FDA）の専門家グループが17日、「利益がリスクを上回る」と判断し、近く米国で2例目となる接種が始まる見通しだ。石井健・東京大教授（ワクチン科学）は「前例のない速度で、これだけ高い有効性は予想できなかった。歴史に残る成果になるのは間違いない」と驚く。

mRNAワクチンは、新型コロナ以前に実用化した例がない。ファイザー、モデルナの臨床試験では重い副作用の報告はなかったが、健康な市民を対象に数十万人、数百万人と接種するには、非常にまれな副作用でも無視できない。

ファイザーのワクチンでは、15日に接種した米国の女

●新型コロナウイルスの主なワクチン

主な開発・製造者	ファイザー(米)・ビオンテック(独)	モデルナ(米)	アストラゼネカ・オックスフォード大(ともに英)
タイプ	新型コロナのたんぱく質を作る遺伝物質を人工合成し、膜で包む「mRNAワクチン」		遺伝物質を別のウイルスに入れる「ウイルスベクターワクチン」
有効性	95%	94.1%	平均70%
保管温度	氷点下70度	氷点下20度	2〜8度
開発段階	米英などで接種開始	米国で17日に使用許可を勧告	最終段階の臨床試験中
日本での臨床試験	160人で実施中	未実施。武田薬品工業と提携	250人で実施中
日本への供給見通し	21年6月末までに6000万人分	21年1月以降に2500万人分	21年1月以降に6000万人分

※各社の発表などを基に作成

性が重いアレルギー反応を起こして入院した。英国でも医療従事者2人にアレルギー反応が出た。臨床試験では、比較的軽い副作用を含めると、16〜55歳では2回接種後、疲労感が59%、頭痛が52%、38度以上の発熱が16%で生じた。

冷凍庫確保　カギ　110万人接種に6週間　国は国民全員分のワクチンを確保するめどをつけたが、接種する主体は市区町村だ。国民に広く、集中して接種する体制が短期間で整うかは未知数だ。

mRNAワクチンは品質を保つため、欧米の製造工場から国内の接種会場まで冷凍のまま輸送することが必要だ。国の構想では、ワクチンの会場までの輸送はメーカー、会場での保管は自治体が責任を持つ。

冷凍庫は国が計1万500台を確保したが、各市区町村に届く数は未確定だ。ファイザー用の冷凍庫がない会場も想定され、解凍したワクチンを無駄なく使うには1日約100人を接種する体制が必要だ。だが多くの人を集めると、感染リスクが高まる心配もある。

人口約150万人の川崎市は2014年度に国の研究事業に参加し、市民にワクチンを接種することを想定した試算を行った。1人の接種に約2分、個人の医院を含

む約600医療機関が週10時間協力しても、市人口の7割に当たる110万人が1回接種するだけで6週間以上かかった。

同市で新型コロナワクチンを65歳以上に接種するなら約30万人が対象となる。それでも住民の会場の振り分けや予約の処理など、事務量は膨大と予想される。市の担当課は「職員は選挙のような動員が必要になる」と語る。

12月21日　10万人から20万人となる期間はわずか53日間だった

コロナ　20万人超す　53日間で倍増（12月22日朝刊第2社会面）　国内の新型コロナウイルスの新規感染者は21日、42都道府県と空港検疫で計1808人が確認され、クルーズ船「ダイヤモンド・プリンセス」の乗船者（712人）を含めた累計の感染者は20万1764人となった。国内の累計感染者が10万人に達するまで約9か月半かかったが、10万人から20万人となるまでの期間はわずか53日間だった。

厚生労働省によると、国内の新型コロナウイルスのクラスター（感染集団）は14日時点で、前週より247件

●新型コロナウイルスの感染者
（12月22日午前０時現在）

都道府県別の発表数	199119	+1780	2964				
北海道	12307	+110	394	滋賀	944	+20	11
青森	391	+1	6	京都	3829	+47	44
岩手	336	+1	18	大阪	27217	+180	490
宮城	1781	+6	12	兵庫	8248	+44	139
秋田	95		1	奈良	1647	+31	20
山形	324	+10	3	和歌山	582	+4	7
福島	756	+19	11	鳥取	70	+1	
茨城	2149	+16	34	島根	181		
栃木	1039	+17	5	岡山	1111	+29	12
群馬	1950	+17	33	広島	2379	+80	15
埼玉	11789	+117	180	山口	468	+4	2
千葉	9172	+117	106	徳島	192	+1	9
東京	51838	+392	567	香川	209	+1	3
神奈川	17041	+188	242	愛媛	375		11
新潟	443	+3	3	高知	518	+17	5
富山	503	+9	26	福岡	7459	+93	115
石川	967	+7	50	佐賀	411	+2	3
福井	337		11	長崎	419	+19	3
山梨	488		10	熊本	1471	+14	14
長野	1050	+4	11	大分	576	+2	5
岐阜	1748	+17	23	宮崎	668	+3	5
静岡	2383	+13	30	鹿児島	881	+4	13
愛知	14237	+92	168	沖縄	4989	+21	79
三重	1151	+7	15				

その他（空港検疫など）	1943	+28	1
国内合計	201052	+1808	2965

ダイヤモンド・プリンセス（横浜）乗船者	712	13

全体合計	感染者	201764	+1808
	死者	2978	+48

※アミ掛け太字は増加数、白抜きは累計の死者数。「その他」は空港検疫、チャーター機で帰国などの合計で、都道府県別の感染者数と一部重複している

●入院等の状況（12月21日午前０時現在）

入院・療養中（うち重症者）	26941（603）

増の計3009件に上る。特に飲食店（676件）、職場（624件）、高齢者、障害者など向けの福祉施設（612件）が多い。一方、感染経路が不明な人の割合は、11日までの1週間で44・7％だった。感染源となった場所を特定することで感染拡大を防ぐクラスター対策も難しくなりつつある。

21日の新規感染者は、東京都内で感染者の報告が少ない月曜日としては過去最多となる392人が確認された。都によると重症者は63人と前日から3人減ったが、入院患者は過去最多の2154人となり、4日連続で2000人を上回った。

死者は大阪府で11人、北海道で8人、愛知県で5人など計48人。重症者は21日午前0時時点で603人と前日から10人増えた。

12月21日　変異種対策として仏政府は英国からの渡航を2日間停止

▼拡散する変異種（370ページ）で詳述

12月23日　優先接種対象　医療従事者や高齢者など約5000万人

コロナワクチン　優先接種　3段階5000万人　政府方針　基礎疾患14種対象（12月24日朝刊一面）

新型コロナウイルスのワクチンについて、政府は優先的に接種する対象を3段階に分け、医療従事者や高齢者、基礎疾患がある人など約5000万人とする方針を固めた。基礎疾患は、心臓病など14種類の約820万人を対象とする方向だ。来年2月の接種開始を目指し、厚生労働省の部会などを経て正式決定する。23日に開かれた政府の対策分科会では、ワクチンの接種体制などについて議論が行われた。

厚労省はワクチンの接種順位について医療従事者を最優先し、新型コロナで重症化しやすい人を上位とする方針を示している。

このうち医療従事者は約400万人で、感染者と頻繁に接する医師や薬剤師、保健所職員、救急隊員や自衛隊職員らが対象となる。2番目の高齢者は65歳以上の約3600万人とした。

優先順位の3番目は基礎疾患がある人とし、20〜64歳の延べ約820万人となる見込み。呼吸器や心臓などの慢性疾患、糖尿病などの病気と、肥満度を示す体格指数（BMI）30以上を対象とする。病気の確認には、接種

●新型コロナワクチンの優先接種順位の想定（推計人数）

①	**医療従事者等**（約400万人）
②	**65歳以上の高齢者**（約3600万人）
③	**基礎疾患のある人**（約820万人） **高齢者施設等の従事者** （約200万人）

※ワクチン供給量によっては60～64歳（約750万人）を③に含めることも検討

対象となる基礎疾患等（案）

慢性の呼吸器病・心臓病（高血圧含む）・腎臓病・肝臓病、糖尿病、血液の病気、免疫が低下する病気（悪性腫瘍含む）、治療による免疫低下、免疫異常に伴う神経疾患、神経疾患による身体脆弱（ぜいじゃく）状態、染色体異常、重症心身障害、睡眠時無呼吸症候群、肥満（BMI30以上）

を希望する人が予診票に自分で記入する自己申告方式を採用する方向だ。

また、同じ3番目の優先順位には、高齢者施設などで利用者に接する職員約２００万人を想定している。

妊婦については、ワクチンの効果や安全性に関するデータが不足しているため、現時点では優先接種の対象に加えていない。ワクチンの供給量が十分な場合は、対象者に60~64歳の約７５０万人を加えることも検討している。厚労省はこうした案を、25日に開く厚労省の部会に示す。

23日の分科会では、新型インフルエンザ対策特別措置法の改正に向けた議論も行われた。休業や営業時間の短縮に応じた店舗への支援措置や、要請に応じない事業者への罰則規定の新設などの論点を確認した。分科会での議論を経て、来年の通常国会に提出する方針だ。

西村経済再生相は「事業者や個人の権利に十分配慮しつつ、感染拡大の防止にどのような法的措置が必要か、見直しを迅速に行っていきたい」と強調した。

基礎疾患14種　自己申告で　コロナワクチン優先接種

（12月25日夕刊一面、抜粋）新型コロナウイルスのワクチンに関する厚生労働省の部会が25日開かれ、優先的に接種する対象者の具体的な範囲を議論した。医療従事者、高齢者に続き順位の高い基礎疾患のある人について、慢性の心臓病など14種を対象とする案でおおむね了承された。医療機関などの負担を減らすため、基礎疾患の有無を示す「証明書」は求めず、自己申告とする。各自治体は来年2月下旬の接種体制確保を目指し、準備を進める。

厚労省は、今月18日に各自治体を対象に、接種の流れやワクチンの取り扱いについて説明会を行った。まずは医師や看護師ら医療従事者約1万人を最優先に接種する予定で、来年2月下旬にも体制を整える。その後段階的に接種を進め、全体で約５０００万人が優先接種の対象となる。

12月28日　全世界からの新規入国の原則停止、ＧｏＴｏも一斉停止

医療提供水準を堅持　首相、変異種「冷静に」　コロナ年末年始（12月29日朝刊一面）菅首相は28日、政府の新型コロナウイルス感染症対策本部で、年末年始も医療提供の水準を堅持する方針を示した。感染力の強い変異種の海外での流行を受け、政府は同日、全世界からの新規入国の原則停止に踏み切り、観光支援策「ＧｏＴｏトラベル」事業も全国一斉に停止した。

首相は会議の席上、「ウイルスに年末年始はない」と強調し、出席した閣僚らに対して「これまで以上に高い緊張感を持って年末年始の対策を徹底してもらいたい」と指示した。

政府は10月から、留学生や駐在員らは例外的に新規入国を認めていたが、変異種の拡大を受け、流行地の英国と南アフリカからの新規入国を停止した。これを28日から、全ての国に広げて入国者数を絞る。

ただ、中国や韓国など11か国・地域との合意で実施しているビジネス関係者の往来は継続する。海外からの日本人の帰国や在留資格を持つ外国人の再入国は、これまで免除していた短期出張からの帰国・再入国後の14日間の待機を再び課した上で、引き続き認める。

首相は変異種について「海外で接種が進むワクチンが効かないというエビデンス（根拠）はない」と述べ、国民に冷静な対応を求めた。「感染対策は基本的に従来のウイルスと同じだ。その上で、マスク、手洗いを徹底し、会合を控え、静かな年末年始を過ごしてほしい」と呼びかけた。

年末年始に必要な検査や医療が提供されるよう、保健所などに設置している受診・相談センターについては、「年末年始も24時間対応できる態勢を確保する」とも強調した。

トラベル事業の停止期間は来年1月11日までの15日間で、新規予約の受け付けや補助を使った旅行が全面的にストップした。

一斉停止は7月の事業開始以降初めてで、政府は来年1月上旬に再開の可否を検討する。専門家らで構成する新型コロナ対策分科会の議論や都道府県知事との協議を踏まえて決める予定だ。感染の拡大傾向が続いていれば、一斉停止の延長や一部解除にとどまる可能性もある。

入国者減　3割程度か　11月の新規入国者は5万994人（速報値）だった。往来を継続する11か国・地域の国籍を持つ入国者は計3万6647人。11か国・地域以外でも、日本人の配偶者らの入国は認められるため、「入国者の減少幅は3割程度」（政府関係者）になる見通しだ。

21年1月7日　1都3県に緊急事態宣言。発令は2度目

▼2度目の緊急事態宣言（375ページ）で詳述

21年1月26日　世界全体の累計感染者が1億人を突破した

コロナ感染　世界1億人　変異種拡大　2か月半で倍増（2021年1月27日夕刊一面、抜粋）【ジュネーブ＝杉野謙太郎】新型コロナウイルスの世界全体の累計感染者が26日（日本時間27日）、米ジョンズ・ホプキンス大の集計で1億人を突破した。約77億人の世界人口で換算すると、77人に1人が感染した計算だ。死者数は215万人を超えた。

感染者は11月7日に5000万人に達し、さらにこの約2か月半で倍増した。日本時間の27日午前11時時点で、1億21万人に上り、国別では米国が最多の2543万人で、インド1067万人、ブラジル893万人と続く。

新規の感染者は、南北アメリカや欧州で減少傾向にあるが、世界全体で見ると、1日あたり50万人を超える日が目立つ。各国は外出制限などで感染拡大抑止に取り組み、ワクチン接種を進めるが、収束は見通せない情勢だ。変異種も相次いで見つかり、感染力が強いとされる英国型は約60か国・地域で感染が確認された。

変異種が猛威を振るう英国では、1日あたりの感染者はピークだった今月上旬の6万人台から直近は2万人台に減ったが、死者は1000人を超える日が多い。累計死者数が10万人に達した26日、ジョンソン首相は記者会見で「苦しみと命の損失を最小限にするためにできることを続けていく」と強調した。

ワクチンは昨年12月以降に欧米などで接種が始まったが、供給態勢は追いついていない。ロイター通信などによると、米製薬大手ファイザーや英製薬大手アストラゼネカは工場の生産能力拡充などのため、欧州向け供給量を当面削減する。

世界保健機関（WHO）のテドロス・アダノム事務局長は26日の国際会議で、ワクチンは50か国で投与されたが、供給量の75％は高所得国10か国に集中していると説明した。その上で、「持てる者と持たざる者の分断は日々大きくなっている」と懸念を示した。

経緯

年初にピークを迎え、次の波に向かう

冬季の感染症シーズンに入り、世界全体も第3波に入った。世界の1日あたりの感染者数は日を追って増加した。

11月25日に6000万人（11月26日夕刊三面）、12月11日に7000万人（12月12日夕刊一面）、26日に8000万人（12月28日朝刊二面）、21年1月10日に9000万人（1月12日朝刊二面）をそれぞれ突破。1月26日には1億人を突破した（1月27日夕刊一面）。死者数は15日に200万人を超えた（1月17日朝刊二面）。

21年の年初の頃にピークに達した後、2月中頃まで減少傾向を見せていたが、増加に転じた。減少から増

●新型コロナウイルス感染症の新規感染・死者数の週ごとの推移

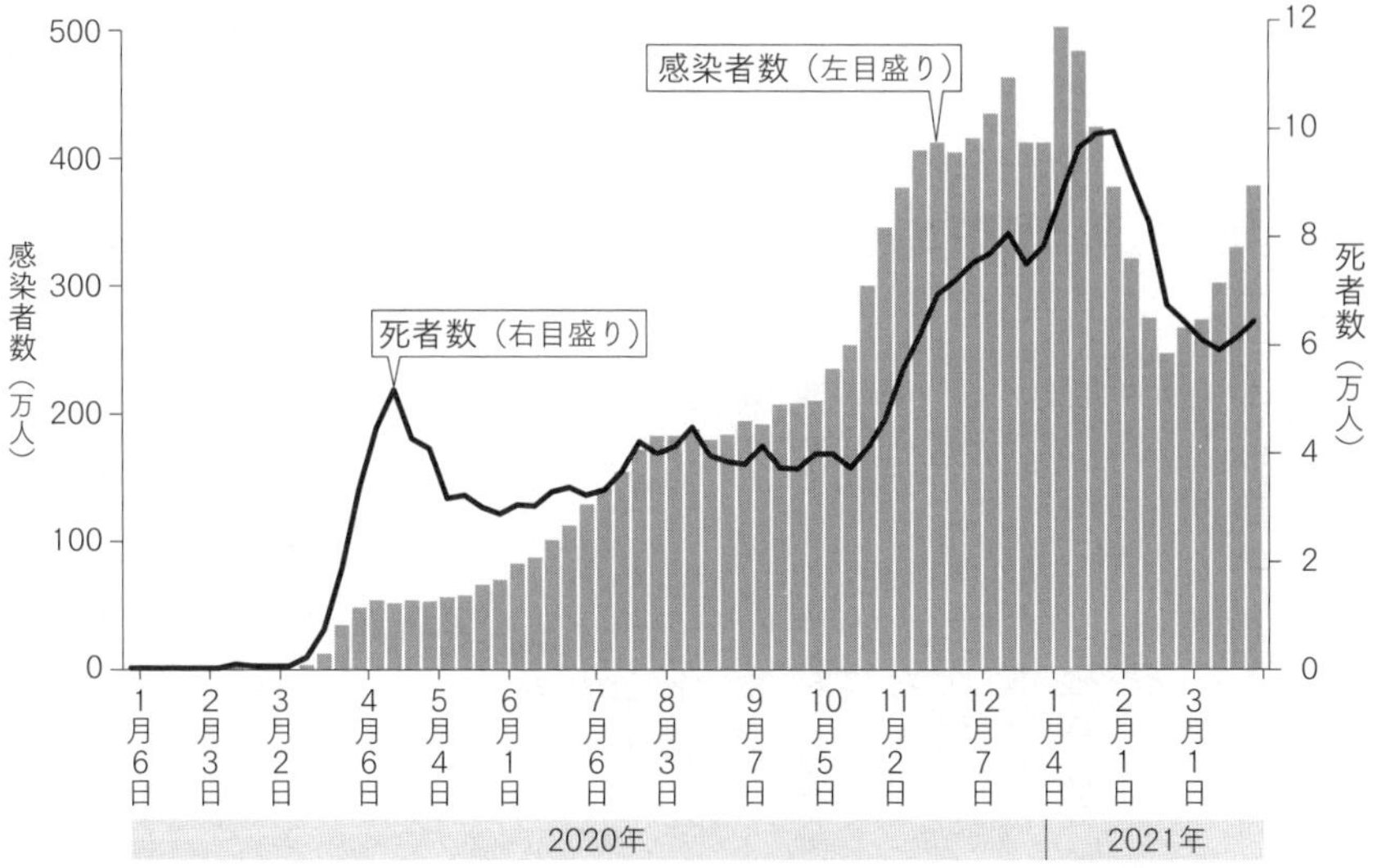

※ WHOの図を基に作成

加へとV字を描く変動は過去に例がないほど顕著で、世界全体では、秋から年初にかけての波に続く次の波が始まった。これが日本などでの第4波にあたる。

2月3日　改正特措法、改正感染症法、改正検疫法が参院本会議で可決、成立

コロナ改正特措法　成立　感染症法も　時短・入院　拒否に過料（2月4日朝刊一面）　新型コロナウイルス対策を強化するための改正新型インフルエンザ対策特別措置法、改正感染症法、改正検疫法が3日の参院本会議で、与党と立憲民主党、日本維新の会などの賛成多数で可決、成立した。休業や営業時間短縮に応じない事業者や入院を拒否した感染者に行政罰である過料を科す。周知期間をおいて、13日から施行される。

菅首相は成立を受け、首相官邸で記者団に「支援策と行政罰をセットにし、実効性を高めるものだ。感染者数は減少傾向にあるが、さらに減少させるために法律を生かし、効果をあげていきたい」と語った。

改正特措法は、緊急事態宣言の対象区域で、都道府県知事が飲食店などの事業者に休業や時短営業を命令できるようにした。応じない場合は30万円以下の過料を科す。要請などに応じた事業者に国や自治体が支援策を「効果的に講ずる」こともあわせて明記した。

宣言発令の前段階で知事が感染抑止策を講じる「まん延防止等重点措置」も新設する。この段階でも事業者に時短営業などを命令でき、応じない場合は20万円以下の過料を科す。

改正感染症法は、感染者が入院拒否したり、入院先から抜け出したりした場合の罰則として50万円以下の過料を科すことにした。保健所の調査への拒否には30万円以下の過料を科す。新たに、厚生労働相や知事が医療機関に病床の確保を勧告できるようにした。

改正検疫法は、国が感染者に自宅待機などを要請できるようにする。

法改正にあたっては、自民、立民両党が国会審議の前に政府案の罰則を緩和するなどの修正で合意した。2021年度予算案よりも審議を優先し、4日間の質疑でスピード成立した。

2月17日　新型コロナワクチンの国内での接種が始まった

ワクチン国内初接種　医師ら先行　高齢者　4月にも安定供給なお課題（2月18日朝刊一面、抜粋）新型コロナウイルスワクチンの国内での接種が17日始まった。1例目は、国立病院機構東京医療センター（東京都目黒区）の医師に米製薬大手ファイザー社製のワクチンが接種された。先行接種は、全国100の医療機関の約4万人が対象で、うち2万人は副反応などを調べる研究に参加する。4月には高齢者への接種が始まる予定で、新型コロナ収束への切り札として期待される。

厚生労働省によると、初日に先行接種が実施されたのは、首都圏の8病院の医師や看護師ら125人。

先行接種は、来週にかけて国立病院機構など全国100の医療機関全てで始まる見通し。その後、早ければ今月中にも他の医療従事者約370万人、4月からは高齢者約3600万人への優先接種が行われる予定で、一般の国民への接種は今夏以降になる見込みだ。

河野行政・規制改革相は16日の記者会見で、先週到着した1便目（約35万回分）に続き、15日に2便目が承認され、来週到着予定と発表した。だが、2便目の量や、3便目以降の見通しは公表していない。

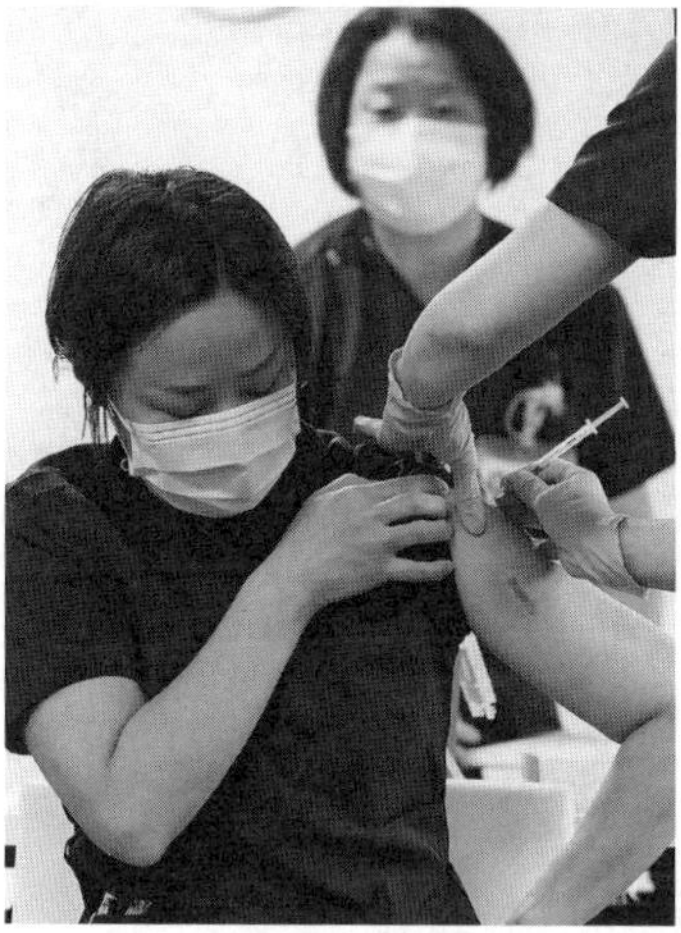

新型コロナのワクチン接種を受ける「千葉労災病院」の医療従事者（2月18日朝刊一面）

▼拡散する変異種

12月21日　変異種対策として仏政府は英国からの渡航を2日間停止

欧州、英からの入国制限　コロナ変異種　流入対策（2020年12月21日夕刊一面）【ロンドン＝広瀬誠、ベルリン＝石崎伸生】英国で流行が拡大する新型コロナウイルスの変異種の流入対策として、フランス政府は21日、英国からの陸、海、空路による渡航を2日間停止した。これを受け、英国当局は、貿易の玄関口・南東部ドーバー港からのカーフェリーの出航を原則中止した。ドイツも英国からの入国規制を発表しており、物流などの混乱が広がる恐れがある。

仏政府は21日午前0時以降、全ての交通手段による英国からの入国を48時間停止した。海底トンネルで英仏などをつなぐ高速鉄道「ユーロスター」は21～22日、ロンドン発パリ行きの便を停止する。貨物列車も仏行きは運行を取りやめる。

英ドーバー港からは、貨物トラックが仏側に渡れなくなった。英側へのトラック輸送は可能だが、運転手はすぐには仏側に戻れない。英仏間ではクリスマスに向けた食材の輸出入や、自由貿易協定などを巡る英国と欧州連合（EU）の交渉決裂に備えた備蓄の増加でトラックの往来が増えていた。フランスの受け入れ停止により、物流が滞る恐れが強まっている。

一方、独政府は「変異種の流入や拡大を防ぐため」として、貨物などを除き21日から英国からの航空便の入国を原則停止した。オランダやベルギーも空路や鉄路での入国を停止している。

英国では、ロンドンを含むイングランド南東部で従来のウイルスより感染力が最大で7割強いとされる変異種が流行し、20日から首都と南東部でロックダウン（都市封鎖）に踏み切った。

英紙フィナンシャル・タイムズ（電子版）などによると、イタリアで20日、英国からの帰国者が変異種に感染していることが確認された。オランダやデンマークでも変異種の感染者が出ている。

欧州連合（ＥＵ）は21日に専門家による会議を開き、対応を協議する見通しだ。

英からの入国　40か国制限　コロナ変異種　豪・伊でも確認（12月22日夕刊一面、抜粋）【ロンドン＝広瀬誠、ジュネーブ＝杉野謙太郎】英ＢＢＣなどによると、感染力が強まるとされる新型コロナウイルス変異種の流行を受け、英国からの入国停止などの措置に踏み切った国・地域は22日までに、フランスやドイツなど欧州主要国のほか、インドやカナダなども含めた40以上に達した。英仏間の渡航停止に伴う物流の混乱も続いている。

英国のジョンソン首相とフランスのマクロン大統領は21日に電話会談し、英側の貨物トラックが滞留するなど混乱する物流の回復に向けて協議した。ＢＢＣによると、ＥＵ加盟国は共通の対応として、英国からの入国を認める条件として、ウイルス検査を義務付けることを検討している。

英国では食料などの物品不足への懸念が高まり、買いだめをする動きも出ている。ジョンソン氏は21日の記者会見で、「大半の食料や薬など（の貿易）は通常通り行き来している」と述べて、冷静な対応を求めた。英国で21日に判明した1日の新規感染者数は約3万3000人だった。11月下旬から倍増となり、過去最悪の規模となっている。

●英国からの渡航を制限している主な国・地域

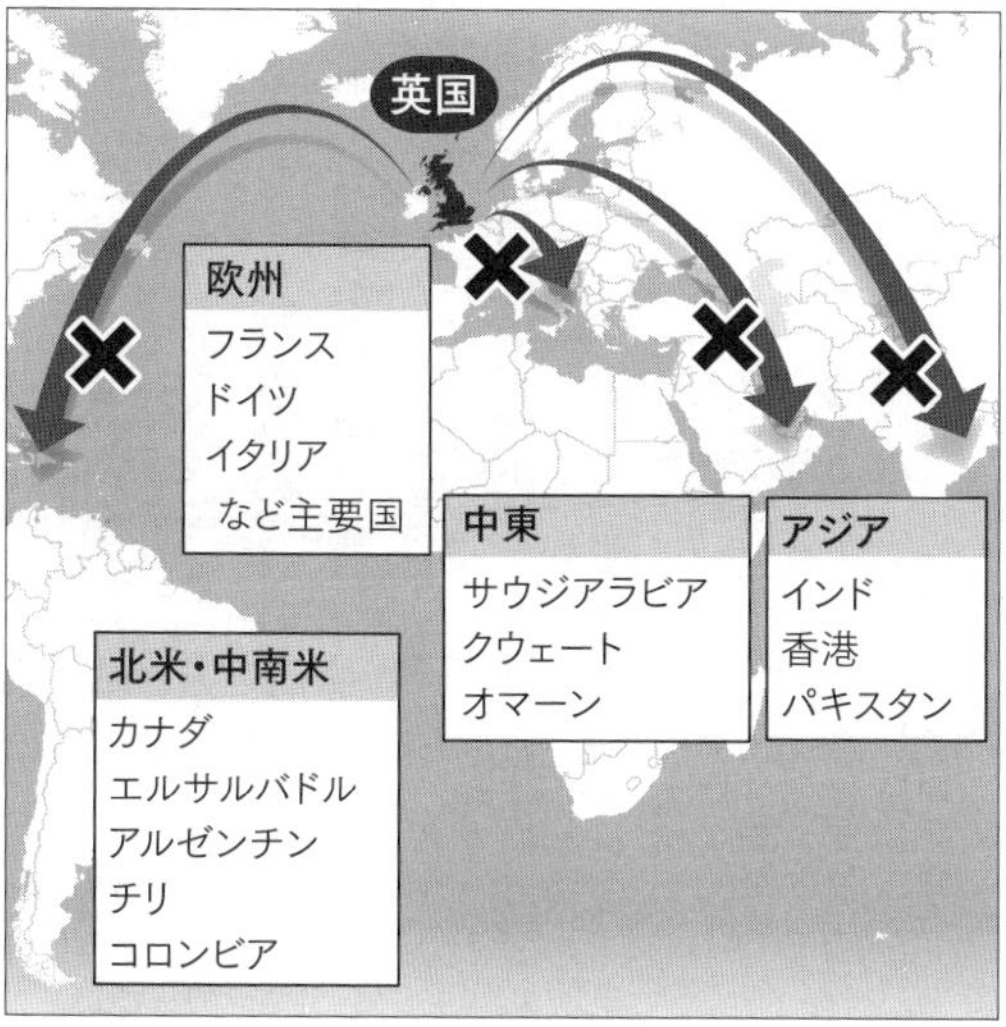
英国
欧州
フランス
ドイツ
イタリア
など主要国
中東
サウジアラビア
クウェート
オマーン
アジア
インド
香港
パキスタン
北米・中南米
カナダ
エルサルバドル
アルゼンチン
チリ
コロンビア

※英BBCなどの報道を基に作成

経緯

感染力の強い変異種　英国や南アで見つかる

この頃から急に国際的な関心が高まったのが変異種

（変異株）だ。

ウイルスは変異を重ねるものだが、ここで注目されたのが、英国や南アフリカで確認された感染力が強いタイプだった。12月21日のＷＨＯ本部での記者会見で、[*1]英国と南アの２系統の変異種が報告されたこともあり、国際的な警戒感がここで強まった。

英国型の変異種は同国内で９月20日に確認された。[*2]ロンドンでは12月半ばには感染の６割以上がこの変異種だったとされ、致死性や重症を引き起こす度合いに違いはみられなかった（12月22日朝刊一面）。

同様の変異種は、オーストラリアやアイスランド、イタリア、オランダ、デンマークで報告された。予備的な調査によると、この変異種は従来のものより感染力が40～70％高いとみられている。[*2]

南ア型の変異種は、感染力を左右する部分の変化が英国の変異種より大きいとされる。英国で拡大する変異種は、従来の新型コロナウイルスに比べて、表面のたんぱく質の先端の形が１か所変わったが、南ア型の変異種「５０１・Ｖ２」は、先端で同じ部分を含む計３か所の変化が起きていた。（12月23日朝刊二面）

＊1　WHO (21 December 2020) WHO Director-General's opening remarks at the media briefing on COVID-19. https://www.who.int/director-general/speeches/detail/who-director-general-s-opening-remarks-at-the-media-briefing-on-covid-19---21-december-2020

＊2　WHO (21 December 2020) SARS-CoV-2 Variant – United Kingdom of Great Britain and Northern Ireland, Disease Outbreak News. https://www.who.int/csr/don/21-december-2020-sars-cov2-variant-united-kingdom/en/

12月25日　国内で英国と同様の変異種が確認されたのは初めて

新型コロナ　変異種　国内初確認　英から到着の５人

（12月26日朝刊一面）　厚生労働省は25日、国内の空港で確認された新型コロナウイルスの感染者５人から、英国で感染が急拡大している**変異種**が見つかったと発表した。国内で英国と同様の変異種が確認されたのは初めて。

発表によると、変異種への感染が確認されたのは、18～21日に英国から羽田、関西両空港に到着した男性４人、女性１人。空港検疫で感染が判明した。５人の年代は10歳未満１人、10歳代１人、40歳代２人、60歳代１人。５人のうち１人が倦怠《けんたい》感を訴えているが、４人は無症状で、いずれも宿泊施設で療養している。

国立感染症研究所が検体を調べたところ、英国で見つかっている変異種と遺伝子配列が一致したという。

変異種の初確認を受け、厚労省は26日以降、変異種が見つかっている英国と南アフリカからの入国者については空港検疫で陰性であっても指定の宿泊施設で待機を求め、入国から3日後に改めてウイルス検査を実施。陰性と確認されれば、入国から2週間が経過するまで自宅などでの待機を要請する。25日夜に記者会見した田村厚労相は「感染拡大の可能性をなくすために万全を期す」と述べた。

〈変異種〉 増殖に伴って遺伝情報が変異したウイルス。大半の変異はウイルスの感染力や重症度に影響しない。英国で見つかった新型コロナウイルスの変異種は、表面にある突起の先端部の形が変わり、感染力が従来よりも最大70%増した可能性がある。ただ、重症化しやすいとの報告はなく、ワクチンの効果が減るとのデータはない。

変異種　国内で初感染　英帰国者家族　全世界　新規入国停止（12月27日朝刊一面、抜粋）　厚生労働省は26日、新型コロナウイルスに感染した東京都内の30歳代男性と、20歳代女性の計2人から、英国で流行している変異種が見つかったと発表した。男性は英国から帰国した航空機パイロットで、空港で検査は受けていなかった。女性は男性からうつったとみられ、国内で人から人への変異種の感染が確認されたのは初めて。政府は同日、全世界からの外国人の新規入国の停止を発表した。

厚労省によると、変異種への感染が確認された男性は16日に帰国。パイロットは帰国後の健康観察など一定の条件を守ることを前提に空港検疫での検査の対象外となっており、検査を受けずに帰宅していた。21日にせきや頭痛を訴えて都内の医療機関を受診し、陽性と判明。女性は男性の家族で、英国への渡航歴はなく、せきなどの症状があるという。いずれも24日から都内の医療機関に入院している。

国立感染症研究所が2人の検体を調べ、26日に英国で見つかったものと同様の変異種に感染していることが分かった。国内では25日、英国から入国し、空港検疫の検査で陽性と判明した男女5人から変異種のウイルスが見つかっている。

政府は26日、全世界からの外国人の新規入国を今月28日から来年1月末まで停止すると発表した。コロナ変異種が拡大する英国と南アフリカからの新規入国は既に止めていたが、対象を全ての国・地域に広げる。

政府は10月から、往来緩和策の一環として、海外からの留学生や駐在員などについては例外的に新規入国を認めていた。変異種の感染拡大を受け、英国と南アフリカは26日までに例外措置を停止したが、変異種が両国以外にも拡大していることから、全ての国・地域で止めることにした。

海外への短期出張から帰国した日本人や、日本在住の外国人の再入国については11月以降、帰国後14日間の待機措置を免除してきたが、これも一時停止し、ホテルや自宅での待機が必要となる。さらに、変異種の発見を公表している国から帰国する場合は、出国前72時間以内の陰性証明の取得を求める。

12月28日　南アの変異種が国内で確認されたのは初めて

南ア変異種　国内初確認　空港検疫（12月29日朝刊一面）　厚生労働省は28日、南アフリカから入国し、空港検疫で新型コロナウイルスの感染が判明していた30歳代女性のウイルスが同国で流行する変異種だったと発表した。南アの変異種が国内で確認されたのは初めて。

発表によると、女性は19日に成田空港に到着し、空港の検査で陽性と判明。28日、国立感染症研究所の遺伝子解析で南アの変異種と判明した。女性は無症状で宿泊施設で療養している。

南アの変異種は、英国で流行する変異種よりもさらに感染力が高いとの指摘もあるが、南ア政府は「証拠はない」と反論している。

一方、厚労省は28日、英国から到着し、空港検疫で陽性と判明した10～40歳代の男女6人から新たに英国の変異種が見つかったと発表。英国関係の変異種の国内感染者は14人となった。

政府は26日から英国と南アからの入国者に対する検疫を強化している。

南アの変異種は英国やスイス、フィンランドでも確認されている。

▼2度目の緊急事態宣言

21年1月7日　1都3県に緊急事態宣言。発令は2度目

緊急事態宣言　4都県に　新型コロナ　首相発令　来月7日まで（2021年1月8日朝刊一面）新型コロナウイルスの感染拡大を受け、菅首相は7日、東京、埼玉、千葉、神奈川の1都3県を対象に緊急事態宣言を発令した。期間は8日から2月7日までの1か月間。首相は記者会見で、不要不急の外出自粛などを国民に呼びかけた。

首相は7日夕、首相官邸で開いた政府対策本部で宣言を発令した。その後の記者会見で「（感染抑止に）効果のある対象に徹底的な対策を講じたい。1か月後に必ず事態を改善させる」と強調した。

宣言は、新型インフルエンザ対策特別措置法に基づき、7日夜、官報に公示されて発効した。宣言発令は昨年4月7日～5月25日以来、2度目となる。

宣言に伴って政府が改定した基本的対処方針に従い、1都3県は8日から飲食店やバー、カラオケ店などに午後8時までの営業時間短縮を要請する。応じた店舗には、自治体が払う協力金を現在の1日最大4万円から6万円に引き上げる。応じない場合は時短を指示し、店名などを公表する。宅配や持ち帰りは時短要請の対象外とする。

住民には、特に午後8時以降の不要不急の外出自粛を要請する。首相は会見で「若者への感染がさらなる感染拡大につながっている」として、30代以下の若年層に慎重な行動を求めた。

スポーツなどのイベントの人数制限は「上限5000人かつ収容人数の50％以下」とする。テレワークの推進などで「出勤者数の7割削減」を目指す。

大学入学共通テストや入試は予定通り実施する。小中高校は一斉休校を要請しない。

政府は、観光支援策「Ｇｏ Ｔｏ トラベル」について、宣言期間中は全国一斉の一時停止を続ける。

1都3県は、感染状況が最も深刻な「ステージ4」に当たる。政府は「ステージ3」相当に下がるのを宣言解除の目安とする。東京都については、1日当たりの新規

感染者が500人を下回ることが目安となる。

東京都の小池百合子知事は7日夜の記者会見で「状況は危機的で、極めて深刻だ。1都3県で連携し、国や市町村と協力を図りながら、実効性のある対策を講じていきたい」と述べた。

新型コロナ　国内感染　最多7883人　4日連続更新

（1月9日朝刊第2社会面、抜粋）国内の新型コロナウイルスの新規感染者は8日、47都道府県と空港検疫で計7883人確認され、4日連続で過去最多となった。緊急事態宣言の対象になった埼玉、千葉、神奈川の3県を含む17府県で最多を更新。鳥取県で初の死者が確認されるなど、全国で計78人が死亡し、これまでで最も多かった。厚生労働省によると、8日午前0時時点の重症者は前日より30人多い826人で最多だった。

経緯

1～3波を通してのピークを迎える

第3波による感染拡大は止まらず、年をまたいで2度目の緊急事態宣言が発令された。宣言期間初日の8日に報告された国内感染者数7883人は、第1～3波を通しての最多記録となった。過去にない水準にまで感染は達していた。集計時点の違いなどで1日あたりの合計数には誤差があり、厚労省の集計では、この日に記録した最多の感染者数は7844人となっている。[*1]

世界全体で見ても、ほぼ同じ時期に感染者数のピークを迎えている。[*2] 人口が多く集中する北半球が冬季の感染症シーズンを迎えたことで、流行が拡大したとみられている。

＊1　厚生労働省ホームページ「国内の発生状況」https://www.mhlw.go.jp/stf/covid-19/kokunainohasseijoukyou.html

＊2　WHO (23 March 2021) Weekly epidemiological update on COVID-19. https://www.who.int/docs/default-source/coronaviruse/situation-reports/20210323_weekly_epi_update_32.pdf

1月13日　緊急事態宣言　新たに7府県に発令

緊急事態　11都府県に　首相発令　時短「他地域も支援」（1月14日朝刊一面、抜粋）菅首相は13日、新型コロナウイルスの感染拡大に伴う緊急事態宣言について、新たに大阪、京都、兵庫、愛知、岐阜、福岡、栃木の7府県に発令した。3大都市圏を含む11都府県に対象区域を広げて拡大を抑えたい考えだ。政府は入国制限も強化し、中国や韓国など11か国・地域のビジネス関係者らに限って認めている新規入国を一時停止する。

首相は13日夜、首相官邸で開いた政府対策本部で7府県の追加を表明し、「大都市圏は、そこから全国に感染が広がる前に対策を講じる必要があるため、（追加を）判断した」と説明した。期間は14日から、発令済みの東京など4都県と同じ2月7日までとした。

首相は、この後の記者会見で、「厳しい（感染）状況を好転させるためには欠かせない措置であることをご理解いただきたい」と強調した。国と地方の連携を強化するため、政府と各都府県による連絡会議を新設する考えも明らかにした。

首相は当初、4都県以外への宣言には否定的だったが、感染が各地に広まったことに加え、各知事からの要請を受けて、最終的に宣言区域の拡大に踏み切った。

経緯

都市部の医療逼迫が追加、延長につながる

焦点となったのは、医療提供体制の逼迫《ひっぱく》だった。関西圏の追加は、大阪、京都、兵庫の3府県の知事が9日、医療の逼迫などを理由に政府側に要請していた。12日には愛知、岐阜、栃木の知事も西村経済再生相に追加を求めた。（1月13日朝刊一面）

欧米諸国に比べれば感染者が少なく、人口あたりの病床数が世界一多いはずの日本で、なぜこのような事態が起きるのか。1月9日朝刊三面は、日本特有の事情について次のように解説している。

《病床が逼迫する背景には、コロナ患者が一部の大病院に集中する日本特有の事情がある。6日現在、都道府県がコロナ患者用に確保する病床数は計2万7650床で、手術や救急に対応する急性期病床（約73万床）の4％にすぎない。

その要因の一つは、日本の病院は民間経営が7割と欧州各国に比べて多いことだ。院内でのクラスター（感染集団）発生や風評被害による経営への悪影響を

恐れ、患者の受け入れに慎重だ。厚生労働省が行った調査では、公立・公的病院は7～8割が「受け入れ可能」としたが、民間病院では18％にとどまった。また、200床未満の中小病院が、全病院の7割を占める。病床が少ないほど、患者を受け入れていないという調査結果もある。

もう一つは、病院数が多いため、医師や看護師などのスタッフが分散している問題だ。人口あたりでは、日本の医師や看護師の数はＯＥＣＤ加盟国の平均並みだが、病院ごとに見ると手薄な体制になりやすい。そのため、特にスタッフが少ない中小病院が、人手のかかるコロナ患者を受け入れるのは容易ではない。》

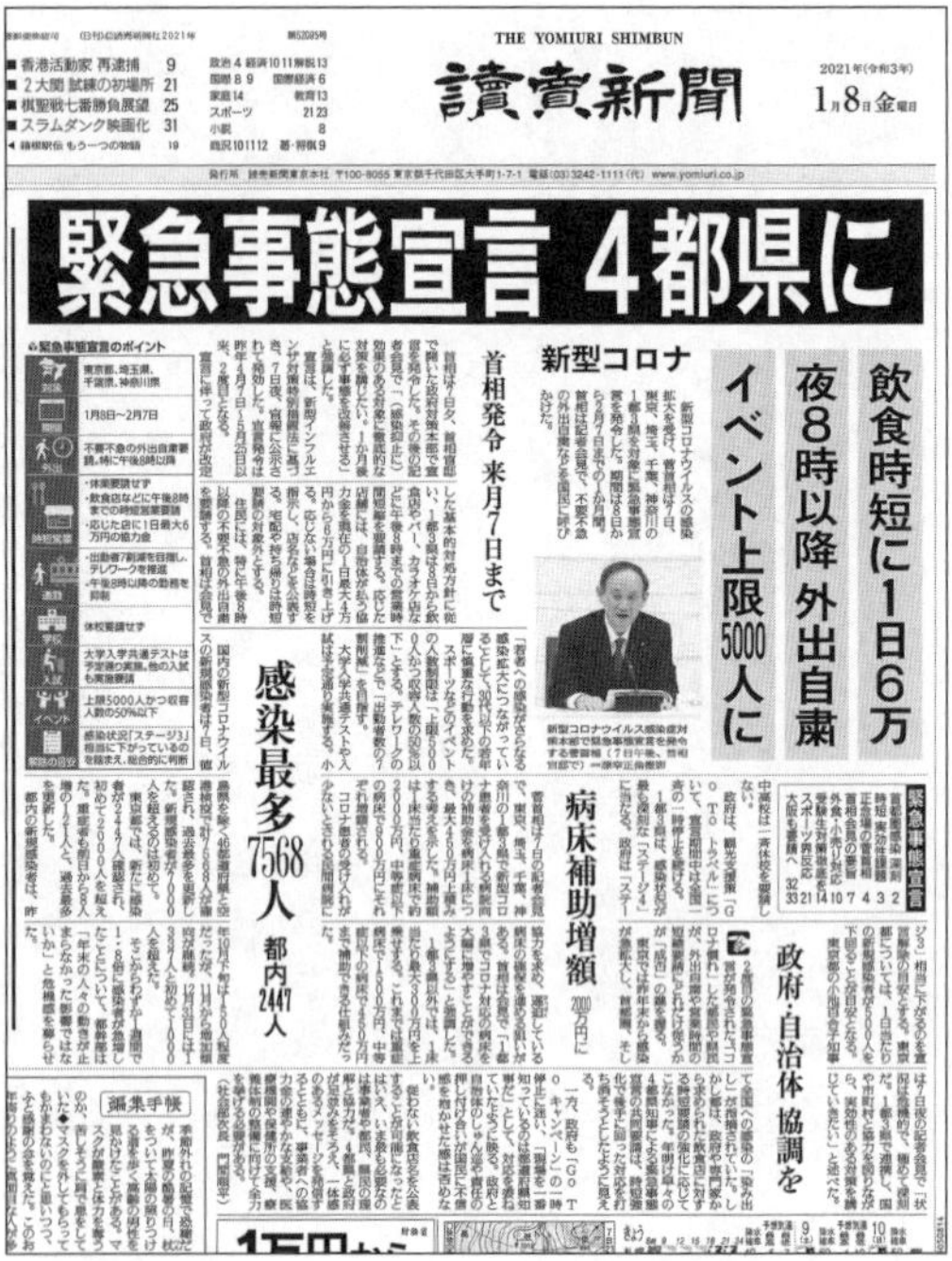
THE YOMIURI SHIMBUN
讀賣新聞
2021年(令和3年)1月8日金曜日
緊急事態宣言 4都県に
飲食時短に1日6万
夜8時以降 外出自粛
イベント上限5000人に
新型コロナ
首相発令 来月7日まで
感染最多7568人
都内2447人
病床補助増額
政府・自治体 協調を

1月8日朝刊一面

宣言の期間は当初2月7日までだったが、感染状況が改善しつつある栃木県を除く10都府県は3月7日まで1か月延長された（2月3日朝刊一面）。医療提供体制は大都市を中心に依然厳しい状況にあり、政府は夜間の外出自粛や会食制限などを継続する必要があると判断した。

その後、逼迫状況の改善した大阪、京都、兵庫、愛知、岐阜、福岡の6府県は2月末をもって前倒しで解除された。6府県は、いずれも感染状況が2番目に深刻な「ステージ3」相当まで改善し、「ステージ2」に近づいている府県もあった（2月27日朝刊一面）。残る1都3県は、病床使用率の高い「逼迫」状況の改善が依然として不十分なため、3月5日に2週間の再延長が決定された（3月6日朝刊一面）。

3月21日　2か月半にわたった宣言はすべて解除された

4都県　緊急事態解除　首相「感染再拡大防ぐ」（3月22日朝刊一面、抜粋）　新型コロナウイルス対策として東京、埼玉、千葉、神奈川の1都3県に発令されていた緊急事態宣言は、期限の21日をもって解除された。2か月半にわたった宣言はすべて解除された。政府は今後、感染の再拡大防止に全力を挙げる。

菅首相は21日、自民党大会で演説し、「決して気を緩めることなく、変異したウイルスを警戒し、リバウンド（再拡大）を防ぐ。一進一退はあっても、必ず先に明かりが見えてくる」と国民に協力を訴えた。

新規感染者数は横ばいか微増の傾向があり、これから歓送迎会や花見など人の流れが増えることが予想される。政府は、1都3県では飲食店の営業時間を午後9時までとするよう要請する。変異したウイルスの対策を強化するほか、主要都市で無症状者へのＰＣＲ検査を広く行って再拡大の予兆を捉えたい考えだ。

水際対策も強化する。田村厚生労働相は21日のＮＨＫ番組で、変異したウイルスが流行している国から入国する人たちに求めている待機や検査について「全ての国に広げていくことを考えている」と語った。

田村氏は、薬事承認が申請されたアストラゼネカとモデルナのワクチンに関し「5月中に承認ということもあるかもしれない」との見通しを示した。

第九章

経済

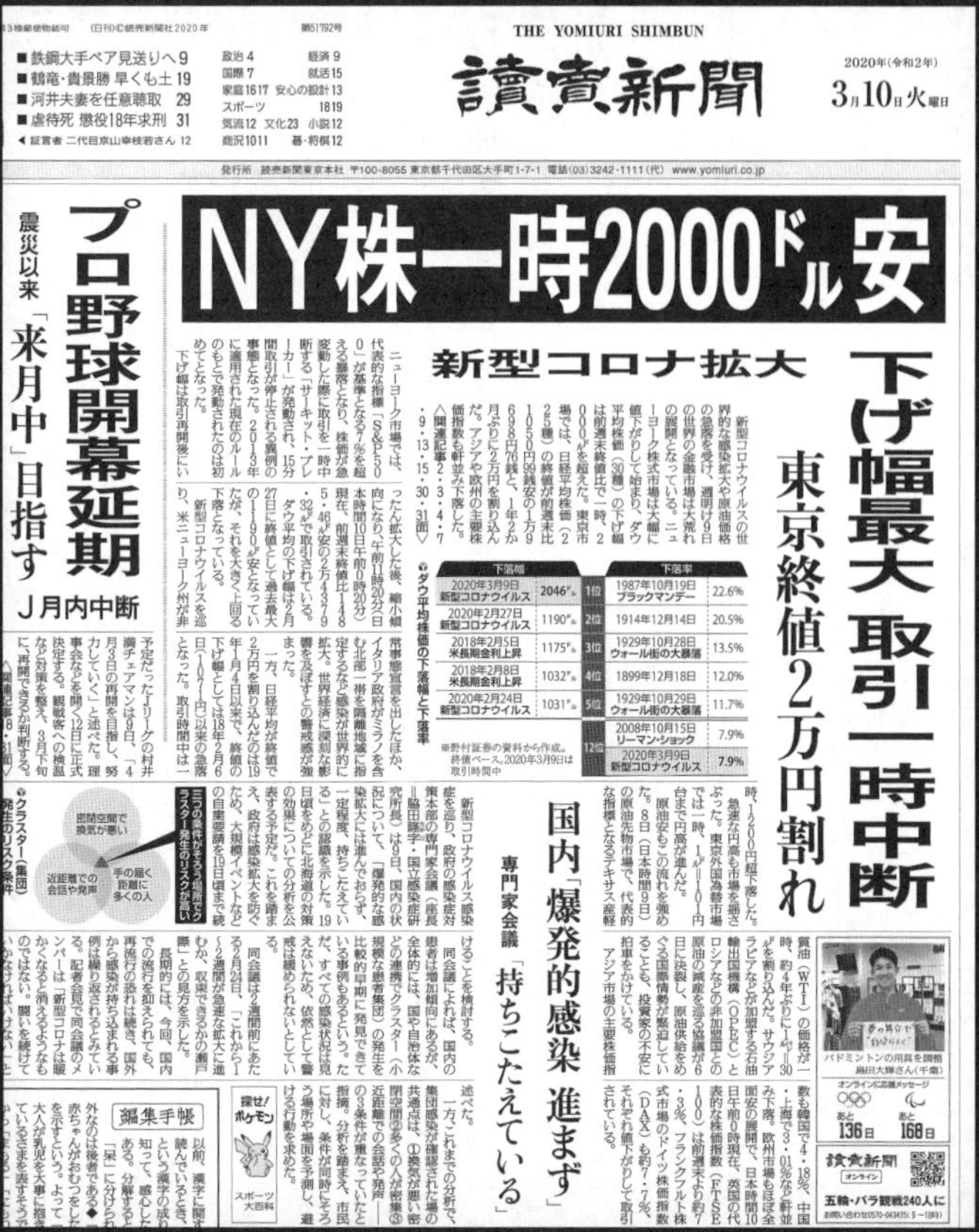

THE YOMIURI SHIMBUN
讀賣新聞
2020年（令和2年）3月10日火曜日

■ 鉄鋼大手ベア見送りへ 9
■ 鶴竜・貴景勝 早くも土 19
■ 河井夫妻を任意聴取 29
■ 虐待死 懲役18年求刑 31
◀ 証言者 二代目京山幸枝若さん 12

NY株一時2000ドル安

新型コロナ拡大

下げ幅最大 取引一時中断

東京終値2万円割れ

新型コロナウイルスの世界的な感染拡大や原油価格の急落を受け、週明け9日の世界の金融市場は大荒れの展開となっている。ニューヨーク株式市場は大幅に値下がりして始まり、ダウ平均株価（30種）の下げ幅は前週末終値比で一時、2000ドルを超えた。東京市場では、日経平均株価（225種）の終値が前週末比1050円99銭安の1万9698円76銭と、1年2か月ぶりに2万円を割り込んだ。アジアや欧州の主要株価指数も軒並み下落した。

△関連記事2・3・4・7・9・13・15・30・31面▽

ニューヨーク市場では、代表的な指標「S&P500」が基準となる7%を超える暴落となり、株価が急変動した際に取引を一時中断する「サーキット・ブレーカー」が発動され、15分間取引が停止される異例の事態となった。2013年に適用された現在のルールのもとで発動されたのは初めてとなった。

下げ幅は取引再開後にいったん拡大した後、縮小傾向になり、午前11時20分（日本時間10日午前0時20分）現在、前週末終値比1485・46ドル安の2万4379・32ドルで取引されている。

ダウ平均の下げ幅は2月27日に終値として過去最大の1190ドル安となっていたが、それを大きく上回る下落となっている。

新型コロナウイルスを巡り、米ニューヨーク州が非常事態宣言を出したほか、イタリア政府がミラノを含む北部一帯を隔離地域に指定するなど感染が世界的に拡大。世界経済に深刻な影響を及ぼすとの警戒感が強まった。

一方、日経平均が終値で2万円を割り込んだのは19年1月4日以来で、終値の下げ幅としては18年2月6日（1071円）以来の急落となった。取引時間中は一時、1200円超下落した。

急速な円高も市場を揺さぶった。東京外国為替市場では一時、1ドル=101円台まで円高が進んだ。

原油安もこの流れを強めた。8日（日本時間9日）の原油先物市場で、代表的な指標となるテキサス産軽質油（WTI）の価格が一時、約4年ぶりに1バレル=30ドルを割り込んだ。サウジアラビアなどが加盟する石油輸出国機構（OPEC）とロシアなどの非加盟国との原油の減産を巡る協議が6日に決裂し、原油供給をめぐる国際情勢が緊迫していることも、投資家の不安に拍車をかけている。

アジア市場の主要株価指数も韓国で4・18%、中国・上海で3・01%など軒並み下落。欧州市場もほぼ全面安の展開で、日本時間10日午前0時現在、英国の代表的な株価指数（FTSE100）は前週末より約7・3%、フランクフルト株式市場のドイツ株価指数（DAX）も約7・7%、それぞれ値下がりして取引されている。

ダウ平均株価の下落幅と下落率

下落幅		順位	下落率	
2020年3月9日 新型コロナウイルス	2046ドル	1位	1987年10月19日 ブラックマンデー	22.6%
2020年2月27日 新型コロナウイルス	1190ドル	2位	1914年12月14日	20.5%
2018年2月5日 米長期金利上昇	1175ドル	3位	1929年10月28日 ウォール街の大暴落	13.5%
2018年2月8日 米長期金利上昇	1032ドル	4位	1899年12月18日	12.0%
2020年2月24日 新型コロナウイルス	1031ドル	5位	1929年10月29日 ウォール街の大暴落	11.7%
		12位	2008年10月15日 リーマン・ショック	7.9%
		12位	2020年3月9日 新型コロナウイルス	7.9%

※野村証券の資料から作成。終値ベース。2020年3月9日は取引時間中

国内「爆発的感染 進まず」

専門家会議「持ちこたえている」

新型コロナウイルス感染症を巡り、政府の感染症対策本部の専門家会議（座長=脇田隆字《たかじ》・国立感染症研究所長）は9日、国内の状況について、「爆発的な感染拡大には進んでおらず、一定程度、持ちこたえている」との認識を示した。19日頃をめどに北海道の対策の効果についての分析を公表する予定だ。これを踏まえ、政府は感染拡大を防ぐため、大規模イベントなどの自粛要請を19日頃まで続けることを検討する。

同会議によれば、国内の患者は増加傾向にあるが、全体的には、国や自治体などの連携でクラスター（小規模な患者集団）の発生を比較的早期に発見できている事例もあるという。ただ、すべての感染状況は見えないため、依然として警戒は緩められないとしている。

同会議は2週間前にあたる2月24日、「これから1〜2週間が急速な拡大に進むか、収束できるかの瀬戸際」との見方を示した。

長期的には、今回、国内での流行を抑えられても、国外から感染が持ち込まれる事例は繰り返されるとみている。記者会見で同会議のメンバーは「新型コロナは暖かくなると消えるようなものではない。闘いを続けていかなければいけない」と述べた。

一方、これまでの分析で、集団感染が確認された場の共通点は、①換気が悪い密閉空間②多くの人が密集③近距離での会話や発声——の3条件が重なっていたと指摘。分析を踏まえ、市民に対し、条件が同時にそろう場所や場面を予測し、避ける行動を求めた。

クラスター（集団）発生のリスク条件

密閉空間で換気が悪い
手の届く距離に多くの人
近距離での会話や発声
三つの条件がそろう場所でクラスター発生のリスクが高い

プロ野球開幕延期

震災以来「来月中」目指す

J月内中断

予定だったJリーグの村井満チェアマンは9日、「4月3日の再開を目指し、努力していく」と述べた。理事会などを開く12日に正式決定する。観戦客への検温など対策を整え、3月下旬に、再開できるか判断する。

△関連記事18・31面▽

編集手帳

以前、漢字に関す…読んでいるとき、…という漢字の成り…知って、感心した…ある。分解すると…「呆」に分けられ…外なのは後者である◆…赤ちゃんがおむつをした…を示すという。よって…大人が乳児を大事に抱…ているさまを表すそうで…

探せ！ポケモン スポーツ大百科

市場

3月9日　平均株価は約1年2か月ぶりに2万円を割り込んだ

株2万円割れ　新型コロナ懸念　1200円超安　円は一時101円台（2020年3月9日夕刊一面、抜粋）

週明け9日の東京金融市場は、新型コロナウイルスの感染が世界的に広がっていることへの懸念から、急激な株安・円高が進んでいる。日経平均株価（225種）は一時、前週末終値から1200円超下落し、取引時間中としては2019年1月以来、約1年2か月ぶりに2万円を割り込んだ。円相場では一時、1ドル＝101円台まで円高・ドル安が進行した。

麻生財務相は9日、国会内で記者団の取材に応じ、「足元で神経質な動きがあるが、よく見ておかないと、一日で変わったりする。慎重に見極めたい」と述べた。為替介入については「コメントすることはない」とした。

市場では、新型コロナウイルスの感染者が世界で10万人を超えるなど感染拡大に歯止めがかからず、世界経済に深刻な影響を及ぼすとの懸念が強まった。前週末のニューヨーク株式市場でダウ平均株価（30種）が一時、900ドル近く下落したことも嫌気され、東京株式市場は取引開始直後から全面安の展開となった。

日経平均は午後1時現在、前週末終値比1131円82銭安の1万9617円93銭で取引されている。鉱業や鉄鋼など景気の動きに敏感な銘柄を中心に売り注文が膨らんでいるほか、円高が進んだことで自動車や電気機器といった輸出関連銘柄も大幅に値下がりした。

東京外国為替市場は、比較的安全な資産とされる円を買い、ドルを売る動きが膨らみ、円相場は一時、前週末（午後5時）に比べて約4円の円高・ドル安となる1ドル＝101円台後半をつけた。101円台は、トランプ米大統領が大統領選で勝利した16年11月以来、約3年4か月ぶりとなる。

NY株最大2997ドル安　新型コロナ　米緊急利下げ響かず（3月17日夕刊一面、抜粋）【ニューヨーク＝小林泰明、ロンドン＝池田晋一】週明け16日のニューヨーク株式市場で、ダウ平均株価（30種）の終値は前週末比2997・10ドル安の2万188・52ドルと暴落した。新型コロナウイルスの感染拡大懸念から、下げ幅は12日（2352ドル安）を超え、過去最大を更新した。下落率も約13％と1987年のブラックマンデー（22・6％下落）以来の水準だ。米連邦準備制度理事会（FRB）の緊急利下げや、先進7か国（G7）の首脳声明も、パニック売りを止められなかった。

16日のダウ平均は取引開始直後から急落し、株価が急変動した際に取引を一時中断する「サーキット・ブレーカー」が発動され、15分間取引が停止された。9日と12日に続き、3回目の発動となる。トランプ米大統領が午後の記者会見で、事態の収束には長期間かかるとの見方を示すと、投資家心理はさらに悪化した。

各国の移動制限で航空機の需要が減るとの見方から、ボーイング株は20％以上も値下がりした。外食自粛要請で打撃を受けるとの思惑で、マクドナルド株も約16％安と大きく売られた。

FRBはサプライズ効果も狙い、日曜日だった15日に1％の緊急利下げを決めたが、市場では、「金融政策で感染拡大を食い止められるわけではない」と受け止められ、投資家心理は改善しなかった。16日にはG7首脳がテレビ会議を開いて対応を協議したが、市場への影響は限定的だった。

16日の欧州株式市場も、前週末終値に比べ4～6％安と大幅に値下がりした。ドイツが国境封鎖を決めるなど、新型コロナウイルスの感染防止措置拡大に伴い、経済活動が妨げられるとの懸念から売りが膨らんだ。

経緯

波乱は商品市場にも

欧州を中心に感染者数の増加が加速した3月に入ると、経済活動の停滞などを心配して投資家の不安心理が強まり、世界の主要市場で株価が急落した。

3月9日に東京株式市場の日経平均株価（225種）が、2万円の大台を割り込んだのに続き（3月9日夕刊一面）、ニューヨーク株式市場でダウ平均株価（30種）は3月16日、2997ドル安と史上最大の下落を記録した（3月17日夕刊一面）。

日経平均は3月19日、年初より6652円安い1万6552円まで値下がりした。一方、ダウ平均も3月23日に1万8591ドルまで下落した。年初からの下落幅は1万2776ドルに達した。

市場の動揺は、商品市況にも波及した。4月20日のニューヨーク原油先物市場で、代表的な指標となるテキサス産軽質油（WTI）の5月渡し価格は前週末比55・90ドル安の1バレル＝マイナス37・63ドルと、史上初めて、マイナスを記録した（4月21日夕刊一面）。

異常事態が起きたのは、コロナ感染の拡大で各国が人の移動を制限したため、車や飛行機向けの燃料需要が大幅に減り、原油の在庫が積み上がったからだ。

米国内の原油の貯蔵能力が限界に近づいているとの見方から、「5月物」の取引が終了となる4月21日を控え、保管スペースがないなどの理由で原油を保有したくない売り手が売ろうとしても、「買い手が現れず、売り手がお金を払って原油を引き取ってもらわなければならない状況が生まれた」（市場関係者）という。

2008年のリーマン・ショックの時でさえ、原油価格は大きく下げたもののプラスは維持した。今回の異例の出来事は、コロナ・ショックがいかに市場と実体経済に大きなインパクトを与えたかを印象付けた。

3月15日　FRBは事実上の「ゼロ金利政策」を復活させると決めた

新型コロナ　米、ゼロ金利復活　4年ぶり　1%緊急利下げ（3月16日夕刊一面、抜粋）**【**ワシントン＝山内竜介**】** 米連邦準備制度理事会（FRB）は15日、臨時会合を開き、新型コロナウイルスの感染拡大で悪化懸念が強まっている米景気を下支えするため、2015年12月以来、約4年3か月ぶりに、事実上の「ゼロ金利政策」を復活させると決めた。3日に続く緊急利下げで、政策金利となるフェデラル・ファンド（FF）金利の誘導目標を年1〜1・25%から1%引き下げ、0〜0・25%とする。

米国債などを買い入れて市場に大量のお金が出回るようにする量的緩和の再開も決めた。今後数か月間、米国債を少なくとも5000億ドル（約53・5兆円）、住宅ローン担保証券（MBS）も2000億ドル（約21・5兆円）購入する。

2回連続の緊急利下げは極めて異例で、米政策金利は

2週間足らずの間に計1・5％引き下げられた。3日に緊急利下げに踏み切ってもなお、金融市場の動揺は収まらず株安が一段と進んだことや、3日時点では2桁台だった米国内の感染者が2000人超に急増したことなどを踏まえた。

定例の連邦公開市場委員会（FOMC）は17〜18日に予定されていたが、これを待たずに、現地の日曜日夕方に公表した。日本など主要市場での16日の取引が始まる前に、市場への「サプライズ」効果を狙ったとみられる。

FRBは声明文で、感染拡大について、「米国を含む多くの国で経済活動を混乱させている。金融環境にも重大な影響を与えている」と指摘。「米経済は試練の時期を迎えている」と強調し、当面、超低金利を継続する見通しを示した。

FRBのパウエル議長は15日に電話記者会見を開き、「あらゆる手段を活用する準備がある」と述べ、追加の金融緩和にも含みを持たせた。ただ、日本銀行などが導入するマイナス金利政策については「米国では適切な政策対応となる可能性は低い」と否定的な考えを示した。

日銀が追加金融緩和　新型コロナ　ETF購入枠倍増

（3月17日朝刊一面）　新型コロナウイルスの感染拡大が経済に深刻な打撃を与える恐れが強まり、日米の中央銀行は、それぞれ追加の金融緩和策を決めた。米連邦準備制度理事会（FRB）は事実上のゼロ金利政策を導入。日本銀行は約3年半ぶりの追加緩和策で、企業の資金繰り支援と市場安定化に万全を期す。安倍首相やトランプ米大統領ら先進7か国（G7）首脳は16日深夜（日本時間）、緊急のテレビ会議を開き、経済財政政策に協調して取り組むことを確認した。

日銀は18、19日に予定していた金融政策決定会合を前倒しして16日正午から開催し、新型コロナウイルス問題に対する包括的な対策を決めた。前倒しは初。

会合後に記者会見した黒田東彦《はるひこ》総裁は「世界経済の不透明感が急速に高まり、金融市場は不安定化している。必要な措置を早急に実施することが必要と判断した」と語った。

具体策として、上場投資信託（ETF）の購入枠を年約6兆円から年約12兆円へと倍増した。株価の下支えが期待できる。不動産投資信託（REIT）の購入枠も年900億円から年1800億円と2倍に増やした。

企業の資金繰り支援も強化する。大企業が資金調達のために発行する社債とコマーシャルペーパー（CP）の残高の上限をそれぞれ1兆円ずつ計2兆円分引き上げた。社債は4・2兆円、CPは3・2兆円の残高を維持して買い入れる。

主に中小企業の資金繰りを支えるため、融資を行う民間金融機関向けに金利ゼロで資金を貸し出す制度を新設する。

G7各国の中央銀行による利下げが相次いでいるが、マイナス金利の引き下げは見送った。金融機関の収益悪化という副作用に配慮したとみられる。短期金利をマイナス0・1％、長期金利を0％程度に操作する大規模な金融緩和の枠組みは維持する。

「緩やかに拡大」としてきた景気認識は「弱い動き」へと引き下げた。「拡大」の表現は約3年ぶりになくなった。

また、日銀とFRB、欧州中央銀行（ECB）など6中銀は金融機関へのドルの供給を強化することも決めた。

経緯

大量の資金供給の功罪は……

コロナ・ショックに直面し、日米の中央銀行は3月中旬、足並みをそろえて追加的な金融緩和策に踏み切った。

米連邦準備制度理事会（FRB）は3月15日、2015年12月以来、約4年3か月ぶりに、事実上の「ゼロ金利政策」を復活させ（3月16日夕刊一面）、日本銀行は3月16日、上場投資信託（ETF）と不動産投資信託（REIT）の購入枠をそれぞれ2倍に増やす追加の金融緩和を決めた（3月17日朝刊一面）。

また、欧州中央銀行（ECB）は3月12日、20年末にかけて量的緩和を拡大し、1200億ユーロの債券を追加で購入することを決めた（3月13日朝刊二面）。同18日には既存の量的緩和の枠組みとは別に、「パンデミック緊急購入プログラム」として、20年末までに7500億ユーロ分の国債や社債を購入することを決めた（3月19日夕刊一面）。

金融緩和を拡大した結果、日米欧の中央銀行が保有する国債や株式などの資産残高が急激に膨らみ、中央銀行の財務状況に対する懸念が強まるとの見方も広がった。

20年2月末～12月末の10か月で、日銀は118兆円増の703兆円に、FRBは307兆円増の765兆

●2020年６月にかけての日米欧の主な危機対応

	政府		中央銀行	
２月	13日	日本、緊急対応策（財政措置153億円）を決定		
３月	６日	米国で83億ドル規模の追加予算が成立	３日	FRB、利下げ決定
	10日	日本、緊急対応策第２弾（財政措置4308億円）を決定	12日	ECB、2020年末にかけて1200億ユーロの債券を追加で購入する量的緩和の拡大を決定
	11日	英国、1992年以来最大となる300億ポンド規模の景気刺激策を盛り込んだ予算案を公表	15日	FRB、事実上のゼロ金利復活と量的緩和の再開を決定
	18日	米国、1919億ドル規模の新型コロナ対策法が成立	16日	日銀、ETF と REIT の購入枠をそれぞれ２倍に拡大する金融緩和を決定
	23日	ドイツ、7560億ユーロの緊急対策パッケージを公表	18日	ECB、20年末までに7500億ユーロ分の国債や社債を購入する量的緩和の拡充を決定
	27日	米国、２兆2240億ドルの経済対策法が成立	23日	FRB、米国債と MBS を無制限で買い入れる方針を決定
４月	20日	日本、緊急経済対策を決定（事業規模117.1兆円）	９日	FRB、中小企業などの資金繰りを支援する緊急措置で、最大2.3兆ドルの資金を追加供給すると発表
	24日	米国で4834億ドル規模の追加策が成立	27日	日銀、金融緩和の強化を決定。「年間80兆円をめど」としていた長期国債の購入枠を撤廃
	30日	日本、第１次補正予算が成立		
５月	27日	日本、追加の経済対策を決定（事業規模117.1兆円）		
６月	12日	日本、第２次補正予算が成立	４日	ECB、量的緩和を拡大し、6000億ユーロ分の国債などを追加購入すると決定

※内閣府「世界経済の潮流　2020年Ⅰ」、各国の発表を基に作成

円に、ＥＣＢは３２２兆円増の８８５兆円に、それぞれ増加した。３中央銀行の増加額は計７４７兆円と、リーマン・ショック時の増加額の５・８倍に達した。

新興国の中央銀行も一斉に金融緩和に動いた。国際通貨基金（ＩＭＦ）の国際金融安定性報告書によると、コロナ危機への対応で、新興50か国の中央銀行の92％が利下げを実施した。

さらに、インド、インドネシア、フィリピン、南アフリカ、チリ、ハンガリーなど少なくとも18の新興国の中央銀行は、国債や社債を購入する「非伝統的」な金融緩和策を導入した。

国債購入を中心とする非伝統的な金融緩和策はこれまで、日米欧の先進国が採用してきた。ＩＭＦの報告書は、コロナ危機をきっかけに、新興国にも幅広く広まったことを示している。

政策金利がゼロに近づき、利下げの余地がなくなったことが主な理由だ。イン

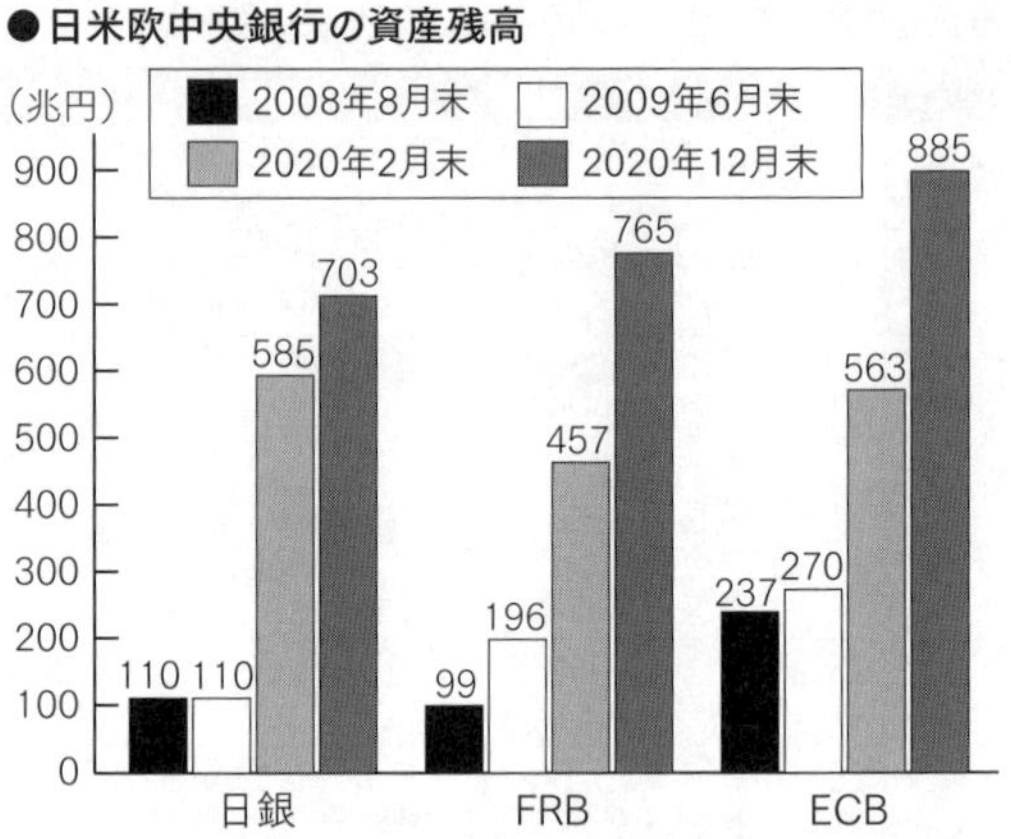

ドネシアやガーナなどは、コロナ対策に必要な財源を政府が低金利で調達しやすくすることを目的に、国債購入策を導入した。

インドネシアが導入した施策は、政府が発行する債券を中央銀行が直接引き受けできる仕組みだ。「財政ファイナンス」と呼ばれる手法で、放漫財政を招き、通貨の信認を損なう恐れがある。こうした異例の金融政策が長期化すれば、新興国の金融システムを不安定にする恐れもある。

6月4日　感染拡大前をうかがう水準にまで回復している

株回復「コロナ前」迫る　日米欧　経済活動再開期待
消費や雇用は悪化（6月4日夕刊一面、抜粋）　日米欧の株価が上昇し、新型コロナウイルスの感染拡大前をうかがう水準にまで回復している。経済活動が段階的に再開し、景気回復への期待が強まっているほか、中央銀行による金融緩和も支えとなっている。ただ、個人消費や雇用など足元の実体経済は悪化しており、上昇相場が続くかどうかに関心が高まっている。

3日のニューヨーク株式市場で、ダウ平均株価（30種）の終値は前日比527・24ドル高の2万6269・89ドルだった。値上がりは3日連続で、約3か月ぶりに2万6000ドル台を回復した。3日間の上げ幅は計900ドル近くに上った。

この日の値上がりは、米民間雇用サービス会社ADPが発表した5月の全米雇用報告で、非農業部門の民間雇用者数が前月比276万人減と、市場予想（900万人減）と比べて減少幅が小さかったことが要因だ。

日経平均株価（225種）も回復傾向だ。緊急事態宣言が全面解除されて経済が動き出すとの期待が強まり、今月1日、約3か月ぶりに2万2000円台を回復した。4日午後1時現在、前日終値比14円00銭高の2万262

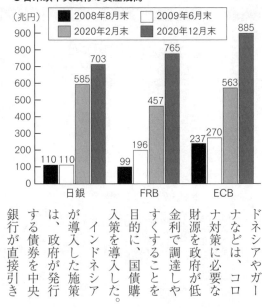

7円76銭で取引されている。

欧州でも、ドイツの株価指数（DAX）の3日の終値は、前日比466・08ポイント高の12487・36と、感染拡大が本格化する前の2月下旬以来、約3か月ぶりの高水準となった。英国の株価指数（FTSE100）の終値も162・27ポイント高の6382・41で、約3か月ぶりの高値だった。

ただ、日米欧の実体経済は、本格的な回復に至っていない。米国の失業率は戦後最悪水準で、米議会予算局（CBO）は4～6月期の実質国内総生産（GDP）が年率換算で前期比37・7％減と予測。日本でも消費が低迷しており、GDPは20％程度の落ち込みになるとの見方が強い。

一方、米連邦準備制度理事会（FRB）や日本銀行、欧州中央銀行（ECB）は相次いで金融緩和を強化しており、「緩和マネー」が相場を支えている。日本では、株価が低迷していた3～4月にはインターネット証券の口座開設が急増しており、在宅勤務の個人投資家が買い注文を増やしたとの見方もある。

NY株　初の3万ドル　ワクチン期待　米政権移行前進

東京一時500円超上げ（11月25日夕刊一面、抜粋）

【ニューヨーク＝小林泰明】24日のニューヨーク株式市場で、ダウ平均株価（30種）は大幅に値上がりし、史上初めて3万ドルの大台を突破した。新型コロナウイルスのワクチン開発の進展に加え、米大統領選後の政権交代をめぐる不透明感が和らいだことで、投資家は経済の先行きに楽観的な見方を強めている。25日の東京株式市場は買い注文が先行している。

ダウ平均株価の24日の終値は前日比454・97ドル高の3万46・24ドルだった。経済の回復でエネルギーや旅客の需要が持ち直すとの思惑から、石油大手シェブロンが約5％高となったほか、航空機大手ボーイングが3％を超える値上がりとなった。

米国のトランプ大統領がジョー・バイデン前副大統領の政権移行準備を容認する考えを示し、バイデン氏が新政権発足に向けた準備をさらに加速させるとの見方が株価を押し上げた。バイデン氏が新政権の財務長官に米連邦準備制度理事会（FRB）のジャネット・イエレン前議長を起用する見通しとなり、景気の下支えに向けて、大型の経済対策への期待が高まったこともプラス要因となった。

経緯

波乱含みの展開は続く

各国中央銀行の対応によって、金融市場の動揺は比較的早く収まった。

投資家の不安心理を表すとされる「ＶＩＸ」（恐怖指数）は２０２０年１月初めには12だったが、新型コロナの感染拡大で２月27日に30を超え、３月18日には85まで上昇した。

平時は10～20の間で推移するとされ、投資家が先行きに強い不安を抱くほど、数値は上昇する。

中央銀行が危機対応策を相次いで打ち出したのは、恐怖指数がピークをつけたのと前後するタイミングだ。この結果、30を超えてから50営業日後の５月８日に30を割り込む水準に低下した。リーマン・ショック時は、08年９月15日に30を超えた後、10月24日に89のピークをつけた。30を割り込んだのは、１７０営業日後の09年５月19日だった。

各国中央銀行の大規模金融緩和によって、株式市場に大量の資金が流れ込み、株価の上昇を後押しした。

●恐怖指数の推移

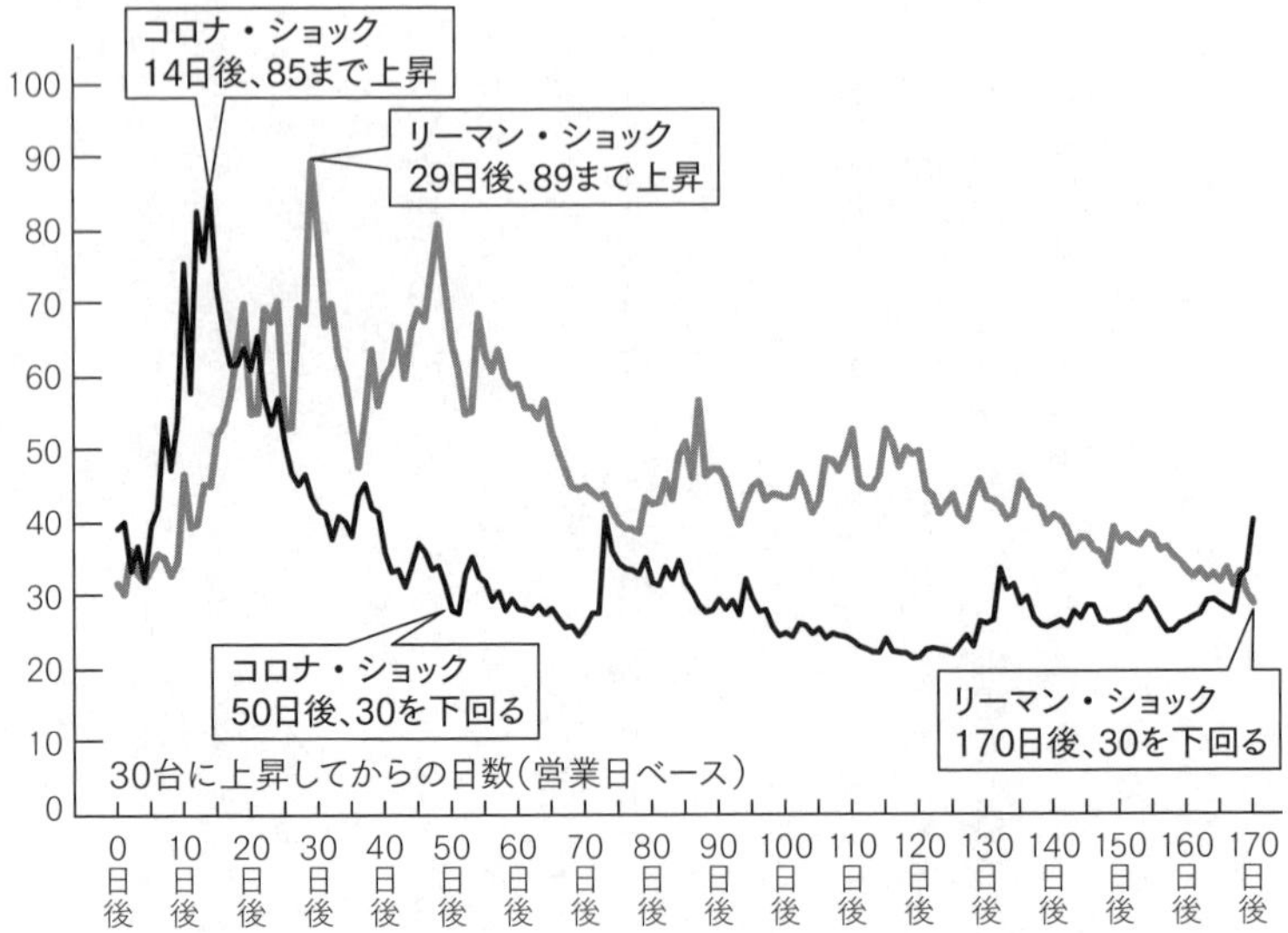

ニューヨーク市場ではダウ平均株価（30種）が11月24日、史上初めて３万ドルの大台に乗せ（11月25日夕

刊一面）、東京株式市場では日経平均株価（225種）が12月29日、1990年8月以来、30年4か月ぶりに2万7000円を回復した（12月30日朝刊二面）。翌2021年に入っても株価の上昇傾向は続き、21年2月15日には30年半ぶりに3万円の大台を回復した。

●ダウ平均株価の上昇幅記録（ドル）

1	2020年3月24日	2112.98
2	2020年3月13日	1985.00
3	2020年4月6日	1627.46
4	2020年3月26日	1351.62
5	2020年3月2日	1293.96
6	2020年3月4日	1173.45
7	2020年3月10日	1167.14
8	2018年12月26日	1086.25
9	2020年3月17日	1048.86
10	2008年10月13日	936.42

●ダウ平均株価の下落幅記録（ドル）

1	2020年3月16日	▼2997.10
2	2020年3月12日	▼2352.60
3	2020年3月9日	▼2013.76
4	2020年6月11日	▼1861.82
5	2020年3月11日	▼1464.94
6	2020年3月18日	▼1338.46
7	2020年2月27日	▼1190.95
8	2018年2月5日	▼1175.21
9	2018年2月8日	▼1032.89
10	2020年2月24日	▼1031.61

※経済産業省「2020年版通商白書」より

　日経平均の年間の値幅は1万1015円と、株式バブルが崩壊して急落した1990年（1万8491円）に次ぐ、史上2番目の大きさだった。ダウ平均の騰落幅ランキングの上位は、2020年の記録に塗り替えられた。いずれも、株価の乱高下が極めて激しかったことを物語っている。

　新型コロナの感染が収束して経済活動が正常化すれば、企業業績は改善が期待できる。有効なワクチンの開発・接種が順調に進むのではないか。政府・中央銀行がそれまでは、全力で景気を下支えするはずだ――。実体経済の回復がおぼつかない中での歴史的な株高は、こうした期待が先行する形でもたらされた。本当にワクチン接種などが効果を上げてコロナ感染が収束し、経済が持ち直すかどうかは不透明な状況で、つまり根拠薄弱なまま株は買われた。

　「株はウワサで買う」。コロナ禍の年の後半は、そんな相場格言を地で行くような株式市場の動きだったと言えよう。この相場格言には「事実で売る」という続きがある。新型コロナの感染拡大が想定以上に長期化した場合、投資家には「不都合な事実」が突きつけられる。その時、金融緩和で株式市場に流れ込んだ大量の「緩和マネー」が行き場を失い、一転して大荒れになるリスクはないのか。先行きはなお波乱含みだ。

コロナ不況

4月1日　業況判断指数（DI）は「大企業・製造業」でマイナス8

日銀短観　景況感7年ぶりマイナス　製造業　新型コロナ影響（2020年4月1日夕刊一面、抜粋）　日本銀行は1日、3月の全国企業短期経済観測調査（短観）を発表した。企業の景況感を示す業況判断指数（DI）は「大企業・製造業」でマイナス8となり、前回12月調査の0から8ポイント悪化した。大企業・製造業がマイナスとなるのは、日銀が大規模金融緩和を始める直前の2013年3月以来7年ぶりとなる。新型コロナウイルスの感染拡大で、企業心理が急速に冷え込み、特に訪日客の減少などの影響で「宿泊・飲食サービス」は過去最悪の数値となった。

大企業・製造業の悪化は5期連続となる。米中貿易摩擦などの影響で悪化が続いていたが、新型コロナウイルスの感染拡大でさらに落ち込んだ。悪化幅は12年12月調査（マイナス9ポイント）以来の大きさとなった。中国での感染拡大などに伴うサプライチェーン（部品供給網）の寸断や製品需要の落ち込みが響き、「造船・重機等」が22ポイント悪化してマイナス29となり、自動車も6ポイント悪化のマイナス17だった。

これまで比較的堅調だった非製造業の景況感も大幅に悪化した。「大企業・非製造業」のDIは12ポイント悪化して8となった。悪化幅はリーマン・ショックの影響で落ち込んだ09年3月調査（22ポイント）以来、11年ぶりの大きさとなった。

訪日客の減少や外出の自粛により、「宿泊・飲食サービス」は70ポイント悪化してマイナス59となった。04年にこの業種の調査が始まって以降、最悪の水準となった。

中小企業の景況感はさらに厳しい。製造業のDIは6ポイント悪化のマイナス15となった。非製造業も8ポイント悪化のマイナス1となった。

百貨店の売上高65％減　4月前半　大都市圏70％減（4月25日朝刊経済面、抜粋）日本百貨店協会は24日、4月前半の主要百貨店の売上高（1～16日）が、前年同期に比べて65％程度減少したことを明らかにした。新型コロナウイルスの感染拡大が、深刻な影響を及ぼしている。

百貨店協会が、全国の41店舗を対象に集計した。首都圏など大都市圏が約70％減、地方都市圏が約40％減で、都市部の落ち込みが大きい。東京都などの7都府県では7日に緊急事態宣言が発令され、臨時休業する店舗が相次いだ。地方でも人出が減っている。

緊急事態宣言は16日に全国に拡大し、地方の百貨店も臨時休業したり、営業を食品売り場に限ったりしている。百貨店協会は「売上高の減少幅はさらに広がる可能性がある。影響が長期化することを懸念している」とした。

4月訪日客99・9％減　過去最少わずか2900人　初の1万人割れ（5月21日朝刊二面、抜粋）日本政府観光局が20日発表した4月の訪日外国人旅行者数は、新型コロナウイルスの感染拡大による渡航制限などの影響で、前年同月比99・9％減の2900人だった。統計を取り始めた1964年以降、単月で1万人を下回るのは初めて。7か月連続の減少で、減少幅は3月（93・0％減）を上回り、過去最大だった。

政府は2月以降、入国拒否の対象を広げている。4月2日時点では26か国だったが、同29日時点では87か国・地域と、3倍強に拡大した。

経緯

外出・営業自粛が企業業績に打撃

2020年4月7日に発令された最初の緊急事態宣言中の5月15日、産業界に「レナウンショック」が走った。創業118年の名門アパレル大手が民事再生法の適用を申請し、新型コロナウイルス感染拡大の影響による初の上場企業の破綻となった（5月16日朝刊一面）。事業を継承するスポンサー企業は現れず、破産手続きに移行した。

折からの業績不振に、アパレル各社の主要販路となる百貨店の販売低迷が追い打ちをかけた。

不要不急の外出自粛が呼びかけられたほか、緊急事態宣言に伴い、日常生活に不可欠な業態を除く多くの店舗や施設が営業を自粛したことで、サービス関連を中心に苦境に立たされる企業や商店が相次いだ。

コロナ禍は、内需型で不況に強いはずの外食産業ものみ込んだ。民間信用調査会社「東京商工リサーチ」の集計では、20年に飲食業の倒産は８４２件に上り、東日本大震災が発生した11年（８００件）を上回り、過去最多になった。集計の対象外の小規模企業や個人経営の店も含めれば、倒産件数がさらに膨らむことは間違いない。

航空業界ではさらに深刻な需要の蒸発が続いた。特に、19年に３１８８万人に達した訪日外国人客が、20年は入国規制の影響で約９割減の４１１万５９００人に落ち込んだことが響いた（21年1月21日朝刊経済面）。

20年４～６月、中部国際空港（愛知県）は国際線の就航数がほぼゼロとなり、第2ターミナルは閉鎖に追い込まれた。10月に中部国際空港を主な拠点とする格安航空会社（ＬＣＣ）のエアアジア・ジャパンが事業継続を断念した（20年10月６日朝刊一面）。

海外では再編や国有化による生き残りの動きが相次ぐ。韓国は政府主導で最大手の大韓航空が2位のアシアナ航空の買収を発表し、独政府はルフトハンザ・グループに1兆円規模の公的資金を注入する。日本でも与党内では日本航空とＡＮＡホールディングス（ＨＤ）の国際線を統合させる構想が浮上した。

県境をまたぐ移動の自粛を受け、大手企業を中心に在宅勤務やリモート会議が広がり、鉄道業界も乗客の減少に苦しんだ。ＪＲ６社の20年9月中間連結決算はいずれも最終利益が赤字となり、その総額は約５４００億円に上った（11月７日朝刊経済面）。東日本、東

●百貨店売上高の増減率推移

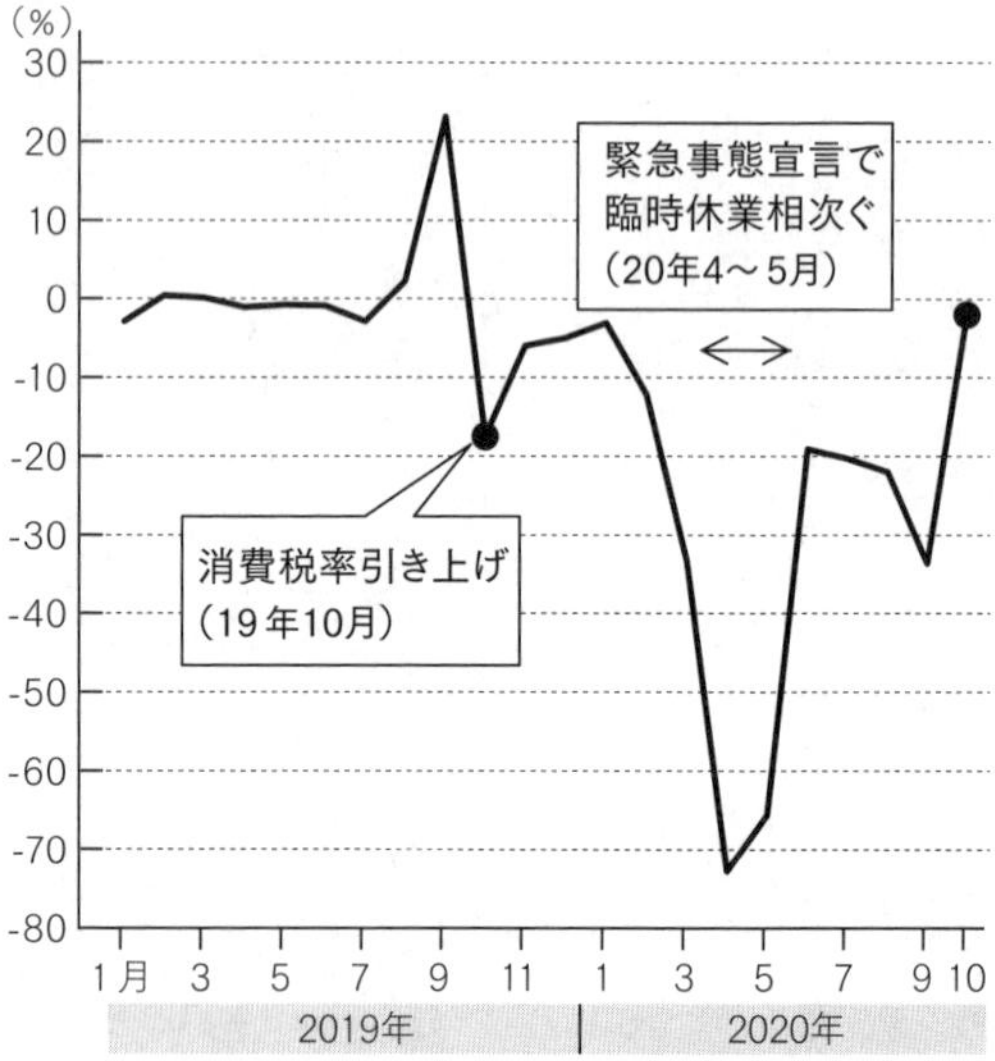

※日本百貨店協会調べ。前年同月比

●JR６社の2020年９月中間連結決算

	営業収益	最終利益	21年３月期の見通し
JR東日本	7872（1兆5188）	▼2643（1885）	▼4180
JR西日本	3899（7620）	▼1281（804）	▼2400
JR東海	3378（9556）	▼1135（2575）	▼1920
JR九州	1245（2128）	▼102（230）	▼284
JR北海道	519（855）	▼149（▼3）	未公表
JR四国	115（253）	▼53（12）	未公表

※単位・億円。億円未満は切り捨て。▼は赤字。カッコ内は19年９月中間（2020年11月７日朝刊経済面）

海、西日本の３社は21年３月期、売上高が３～５割減る見通しで、１９８７年の分割民営化以降で最大の赤字額となる。航空や鉄道といった運輸業界は、売り上げに関係なく車両や航空機、駅の維持費や人件費といった固定費が、経費全体の６～８割に達するため、固定費が２～３割の製造業よりも売上高の減少が業績の悪化につながりやすい。各社は、終電時刻の繰り上げや運行本数の削減といったコスト削減にも着手した。新型コロナ感染が収束しても、出張からリモート会議への切り替えなどの動きが定着するとの見方が多い。人口減少による鉄道利用客の低迷も予想され、需要がコロナ前には戻らないことを前提に事業規模を縮小し、どう生き残りを図るかが問われている。

4月23日　政府月例経済報告「急速に悪化しており、極めて厳しい状況」

国内景気「急速に悪化」　4月月例報告　10年11か月ぶり（4月24日朝刊一面）　政府は23日に公表した4月の月例経済報告で、国内景気は新型コロナウイルス感染拡大で「急速に悪化しており、極めて厳しい状況にある」との総括判断を示した。総括判断で「悪化」の表現を使うのはリーマン・ショックの影響が世界経済を動揺させた２００９年5月以来、10年11か月ぶりだ。

総括判断の下方修正は2か月連続。2月には「緩やかに回復している」との認識を示していたが、わずか2か月で政府の景気認識は一変した。先行きについても「感染症が内外経済をさらに下振れさせるリスクに十分注意する必要がある」と警戒感を示した。

項目別では、「個人消費」や「企業収益」、「雇用情勢」などを2か月連続で下方修正した。さらに、世界経済の収縮を受け、輸出は1年3か月ぶりに、生産は4か月ぶりに、それぞれ引き下げた。海外経済も2か月連続で下方修正した。

GDP年27・8%減　戦後最悪　コロナ直撃　4～6月消費・輸出落ち込み（8月17日夕刊一面）　内閣府が17日発表した2020年4～6月期の国内総生産（GDP）速報値によると、物価変動の影響を除いた実質GDP（季節調整値）は1～3月期に比べて7・8%減、このペースが1年間続くと仮定した年率換算は27・8%減だった。新型コロナウイルスの感染拡大で経済活動が大きく落ち込み、リーマン・ショック後の09年1～3月期（年率17・8%減）を超える戦後最大のマイナスとなった。

西村経済再生相は17日午前の記者会見で「緊急事態宣言のもとで意図的に経済を止めたため、厳しい結果となった」と説明した。先行きについては「消費、輸出は上向いており、経済が成長軌道に乗るように全力を挙げたい」と語った。

4～5月の緊急事態宣言に伴って外出自粛や店舗の営業休止が広がり、個人消費や設備投資、輸出が落ち込んだ。実質GDPは、消費税率が10%に引き上げられた影響を受けた19年10～12月期から3四半期連続のマイナス成長となった。

個人消費は前期比8・2%減で、3四半期連続で減少した。旅行や宿泊、外食といったサービス消費が激減した。政府による現金10万円の一律給付などの効果で6月以降は持ち直しの動きが出ているが、4～5月の大幅な落ち込みをカバーしきれなかった。

輸出は18・5%減で、2四半期連続のマイナスだった。欧米などで都市封鎖（ロックダウン）が行われ、経済活動が停滞したため、自動車や関連部品などの輸出が大幅に減少した。海外からの渡航が制限され、輸出に計上される訪日客消費が激減したことも響いた。

企業の設備投資は1・5%減だった。感染収束や景気の先行きが見通しにくく、工場の新設や増強を見合わせる動きにつながった。住宅投資は0・2%減で、感染拡大で着工が遅れた影響が出た。

家計の実感に近い名目GDPは7・4%減、年率換算で26・4%減だった。働く人に支払われた報酬の総額を示す雇用者報酬（名目）は、前年同期比2・7%減と大きく減少した。

経緯

業種によって分かれた明暗

新型コロナウイルスの感染拡大で世界中の経済活動は大きく制限され、日本、米国、ユーロ圏の2020年4~6月期の国内総生産（GDP）はそろって戦後最悪のマイナス成長に陥った。

日本の年率換算の実質成長率は、速報値から下方修正され、12月時点でマイナス29・2%となった。米国がマイナス31・4%、ユーロ圏がマイナス39・2%と、さらに落ち込み幅が大きかった。

新型コロナによる経済危機は、感染拡大を避けるため人と人との接触が制限され、旅行や観光、外食、スポーツ観戦など「リアル」の経済活動が軒並み止まったことによって生じた。

商品やサービスの需要が世界中で一斉に消失したのが、今回の危機の特徴だ。国際通貨基金（IMF）は今回の危機を「グレート・ロックダウン（大封鎖）」と名付けた。

需要の消失は、総務省の家計調査に色濃く表れた。第1弾の緊急事態宣言が発出された4月の1世帯（2人以上）あたりの消費支出は実質で、前年同月比11・1%減少した（6月5日夕刊一面）。

特に、外出自粛や営業自粛の影響を受けた業種は、壊滅的な打撃を受けた。居酒屋など飲食店での飲酒代は90・3%減、鉄道運賃は89・9%減、宿泊料94・7%減、遊園地入場・乗り物代97・8%減など、「接触型」の支出は軒並み大幅減となった。

一方で、自宅の滞在で使う「巣ごもり型」の支出は大きく増えた。例えば、パスタ70・5%増、即席麺43・3%増、ゲーム機68・2%増などだ。在宅勤務に必要なパソコンも72・3%増と、売れ行き好調だった。

需要の消失と同時に、モノの「供給」にも制約がかかった。感染拡大の震源地となった中国で人の移動が制限された結果、工場の生産がストップし、世界に部品を供給するサプライチェーンが寸断されたためだ。

自動車業界は中国や東南アジアからの部品供給が滞った結果、トヨタ自動車や日産自動車、ホンダなど大手が相次いで生産休止や減産を迫られた。

11月16日　GDP速報値 実額では感染拡大前の水準に及ばない

GDP　年21・4%増　7〜9月　前期急減の反動　実額　コロナ前に及ばず（11月16日夕刊一面）　内閣府が16日発表した2020年7〜9月期の国内総生産（GDP）速報値によると、物価変動の影響を除いた実質GDP（季節調整値）は4〜6月期に比べて5・0%増で、このペースが1年間続くと仮定した年率換算は21・4%増となった。ただ、前期の急減の反動という面が強く、実額では新型コロナウイルスの感染拡大前の水準に及ばない。足元では感染が再拡大しており、先行きには不透明感が漂う。

成長率は、比較できる1980年以降では最も大きく伸びた。統計が残る55年以降では、68年10〜12月期以来約52年ぶりの上げ幅となる。プラス成長は、2019年10月の消費税率の引き上げを控えて駆け込み需要があった19年7〜9月期以来、1年ぶり。政府が緊急事態宣言を出した4〜6月期の年率28・8%減から急回復した。

実質GDPの実額は年率換算で507兆円だった。4〜6月期の483兆円からは回復したが、1〜3月期の526兆円を下回る水準にとどまっている。

7〜9月期は個人消費と輸出が改善した。GDPの半分以上を占める個人消費は前期比4・7%増（前期は8・1%減）で、1年ぶりにプラスに転じた。政府の1人10万円の現金給付で家電や自動車などが好調だった。外食などサービス消費の悪化も底打ちの兆しがある。

輸出は7・0%増（同17・4%減）で、3四半期ぶりのプラスだった。経済活動の再開が早かった中国に加え、停滞していた欧米向けも持ち直した。自動車や自動車部品、電子部品などが伸びている。

一方、企業の設備投資は3・4%減で、2四半期連続のマイナスだった。先行きの不透明感から投資計画を先送りしたり、新規投資を慎重に判断したりする動きが続いている。

住宅投資は7・9%減で、4四半期連続で減った。新型コロナで着工が遅れたことや、販売活動が制限されたことが響いた。

家計の実感に近い名目GDPは5・2%増、年率換算では22・7%増だった。

新型コロナの新規感染者数が全国的に増加しており、今後は回復ペースが鈍化するとの見方が広がっている。

西村経済再生相は16日、「国内感染者数の増加による個人消費への影響などに十分な注意が必要だ」との談話を発表した。

経緯

先行きは見通せず

各国経済は２０２０年４～６月期に戦後最悪のマイナス成長に陥った後、７～９月期は一転、高い成長を記録した（11月16日夕刊一面）。感染拡大が一服して各国で経済活動が再開されたことや、政府・中央銀行の危機対応が功を奏した。日本の実質国内総生産（ＧＤＰ）は、12月の改定値（２次速報）で前期比年率換算22・９％増だった。米国は33・４％増、ユーロ圏は59・９％増となった。

ただ、景気の戻りは鈍い。日本の実質ＧＤＰの水準は急増した７～９月期でも年換算で５２７兆円と、コロナ前のピークだった19年７～９月期の５５９兆円を30兆円ほど下回っている。

20年の秋以降、新型コロナの感染者数は再び拡大し、政府は21年１月７日、緊急事態宣言を再び発令した。

●日本の実質GDPの推移（季節調整値、年換算）

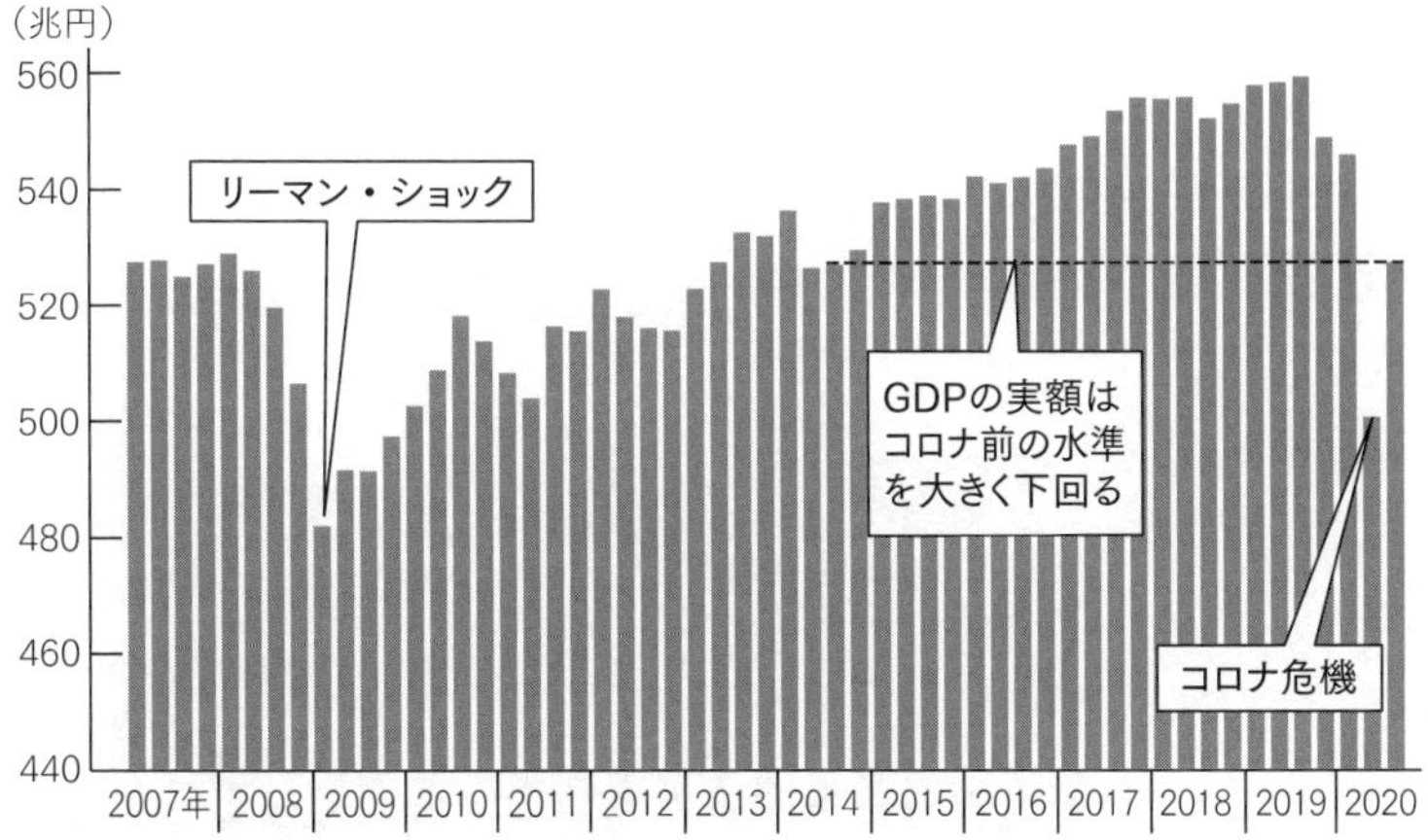

飲食店は営業時間の短縮や休業を迫られ、政府の旅行支援事業「Ｇｏ Ｔｏ トラベル」も休止を余儀なくさ

れた。経済活動が再び制限されたことで景気への下押し圧力は強まった。

08年の金融危機「リーマン・ショック」の際は、米金融機関の破綻をきっかけに金融市場が混乱に陥って企業は資金調達に苦しみ、投資を控えた。金融商品や不動産価格の下落も重なり、世界経済は急激に悪化した。日米とも4四半期連続でマイナス成長となったが、先進各国や中国が大規模な経済対策や金融緩和を実施したところ、経済は回復に転じた。

新型コロナによる経済の悪化は、原因である感染拡大に歯止めがかからず、長期化する恐れがある。新型コロナの感染を封じ込める必要がある。現金給付や休業補償などの対策はその間、景気を底割れさせないための対症療法に過ぎない。感染拡大が収束して人々が平常の生活に戻らないと、経済活動は本格的に再始動しない。

リーマン・ショックの時は、日本のGDPが直前のピーク（08年1～3月期、528兆円）の水準を回復するまで5年半を要した。経済再生の取り組みは、かなりの長期戦を覚悟しなければならないだろう。

雇用情勢も予断を許さない。総務省が発表した20年の平均失業率は2・8%で、前年より0・4ポイント上昇した。リーマン・ショック後の09年以来、11年ぶりに前年から悪化（上昇）した（21年1月29日夕刊一面）。

●リーマン危機とコロナ危機の雇用情勢の比較

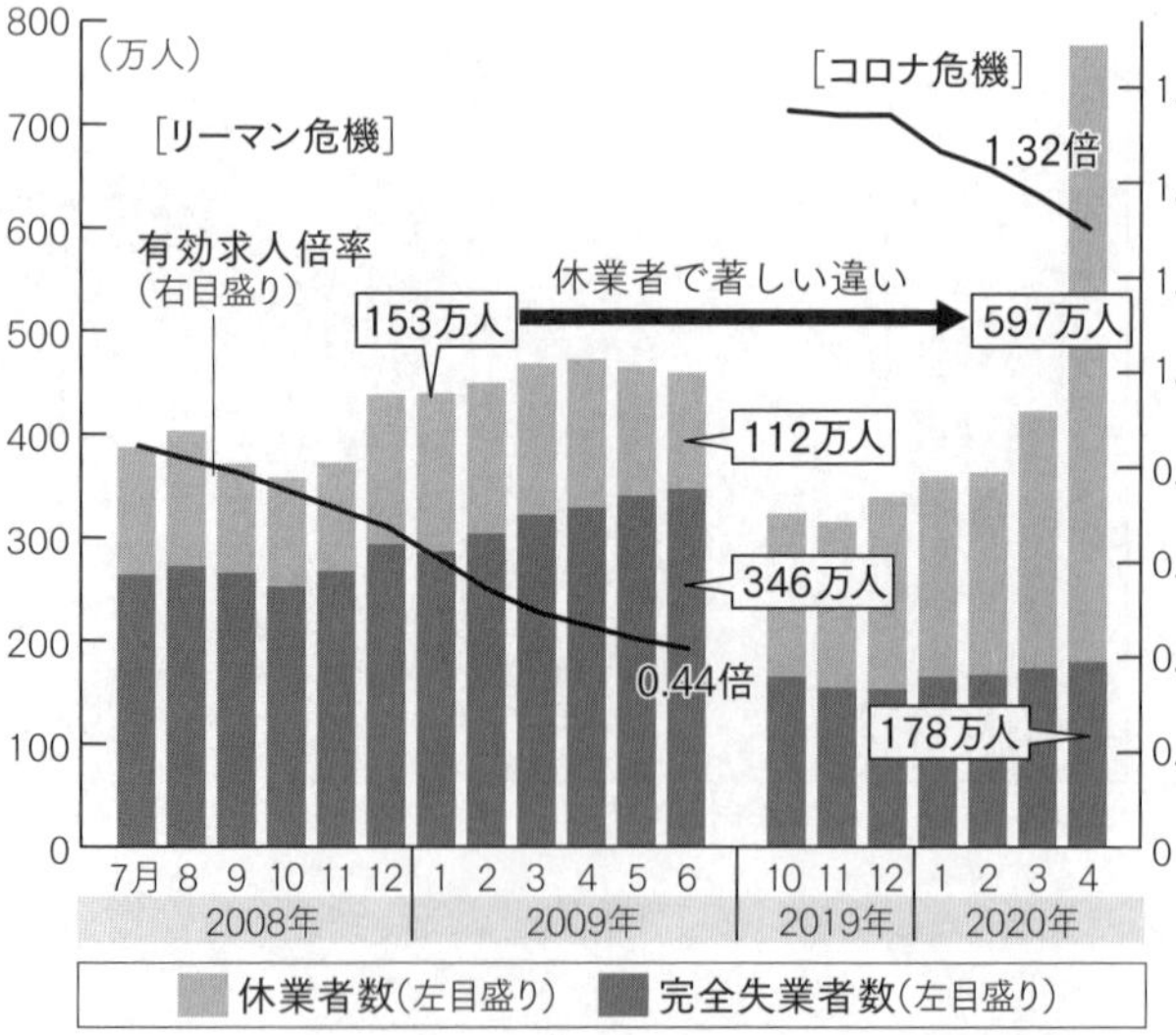

※休業者数と完全失業者数は総務省の労働力調査、
有効求人倍率は厚生労働省の調査による

政府は、企業が従業員に支払う休業手当の一部を補助する「雇用調整助成金」の対象をパートやアルバイトなど非正規労働者に拡大し、休業者1人あたりの支給上限額も日額８３３０円から1万５０００円に引き上げた（20年6月13日朝刊一面）。こうした公的な雇用支援策が奏功し、失職せずに休業する人が増えた。リーマン・ショック時のような失業率の急上昇が避けられたのは幸いだ。

ただ、雇用調整助成金の原資である雇用保険の積立金は21年度に底をつく見通しで、こうした支援策はいつまでも継続できるものではない。政府は21年5月以降、支援の上限額や助成率を段階的に縮小する方針で、「企業が働き手を雇用し続ける余力がなくなり、失業者が急速に増え始める」との懸念が指摘される。

さらに見過ごせないのが、金融システムへの影響である。岡三証券グローバル・リサーチ・センターの高田創理事長は、コロナ・ショックで大きな打撃を受ける企業群として、陸運、小売り、宿泊、飲食、生活関連、娯楽、医療福祉を挙げ、「コロナ7業種」と名付けた。

バブル崩壊の際には、都市再開発や大規模リゾートなどの案件が頓挫し、これらに巨額の融資をしていた大手銀行が痛手を被った。それが大手銀行の経営破綻や合併・再編による3メガバンクなどへの集約につながった。

一方、街の飲食店や地方の旅館、中堅の運送会社といった「コロナ7業種」のメインバンクは、地方銀行などの地域金融機関が多い。コロナで業績が厳しくなった取引先に、多くの地域金融機関が当面の運転資金などを融資して経営を支えているが、コロナ感染が長期化すれば取引先の経営が行き詰まり、融資が不良債権化するリスクがある。コロナ・ショックが地域金融システムを混乱させて地銀再編の引き金となるのか、注意深く見定めたい。

21年1月7日に、東京都などに再び緊急事態宣言が発令されたことにより、景気の先行きはさらに厳しいものになった。当初は2月7日までの1か月間だった期間が、2月2日に3月7日まで延長されたことを受け、主要シンクタンクは経済成長の見通しを下方修正した。大和総研は宣言延長によって実質国内総生産（ＧＤＰ）が1か月あたり1・4兆円押し下げられると試算。21年1～3月期の実質経済成長率の見通しを、それまでの「前期比年率マイナス４％」から「マイナス7%」に引き下げた。

「感染拡大→緊急事態宣言→感染減少で解除→経済活動再開→感染拡大→緊急事態宣言」の繰り返しになれば、いつまでも景気の本格回復は見通せない。感染を防止しつつ、経済活動を正常に近づけるよう、新型コロナと共存できるビジネスモデルやライフスタイルを確立する必要がある。

10月27日　ANAは5100億円の赤字になる見通しだと発表

ANA赤字5100億円予想　過去最悪　再建へ構造改革　21年3月期（10月28日朝刊一面）全日本空輸（ANA）を傘下に持つANAホールディングス（HD）は27日、2021年3月期連結決算の最終利益が過去最悪となる5100億円の赤字（前期は276億円の黒字）になる見通しだと発表した。新型コロナウイルス感染拡大の影響で旅客需要が激減しており、業績が大幅に悪化すると見込んだ。併せて発表した人件費の圧縮や保有する機体数の削減、不採算路線の見直しといった構造改革で経営立て直しを図る。

通期の売上高は前期比62・5%減の7400億円と予想した。

人件費については、ANAの一般社員の月給を20年ぶりに減らすほか、冬のボーナス支給も見送る。家電量販店大手のノジマや、高級スーパーの成城石井などグループ外の企業に来春までに400人以上を出向させる。

運休・減便となっている国際線は、羽田空港発着便を優先して再開させる。国内線は主に羽田、伊丹空港に路線を集約し、地方空港発着の路線は縮小も視野に慎重に検討を進める。航空機は大型機を中心に今年度35機削減する。

こうした対策で20年度は1500億円、21年度は2500億円の経費削減を見込む。

格安航空会社（LCC）の活用も進める。22年度をめどに新たなLCCの運航を始める。

他方、財務基盤を強化するため、金融機関から、一部を資本とみなせる劣後ローンで4000億円を調達する。

記者会見したANAHDの片野坂真哉社長は来期の黒字化を目標に掲げ、「感染症の再来にも耐えられる強靱《きょうじん》な企業グループに生まれ変わる」と強調した。

ＪＲ東・東海　初の赤字　21年3月期予想　コロナ　鉄道利用激減（10月29日朝刊経済面、抜粋）　ＪＲ東日本とＪＲ東海の２０２１年3月期連結決算の業績予想は、売上高が3～5割前後も減少し、１９８７年の分割民営化以降、ともに初の赤字に転落する見通しとなった。鉄道需要がいつ、どの水準まで回復するかは新型コロナウイルスの動向次第といえ、先行きも不透明感が強い。

売上高の大幅減は、緊急事態宣言が出された4～5月以降、鉄道の利用客数が回復しないことが主因だ。ＪＲ東は4～9月、通勤や通学客による「定期券収入」が前年同期比で25％も減少した。本来、鉄道業界は景気動向に左右されにくい収益構造とされてきたが、コロナ禍ではそれが一転した。

同社は不動産や流通などへの多角化を積極的に進め、鉄道事業以外の収入は全体の3割を占める。だが、通勤や通学、観光などの自粛は、駅ナカ立地の商業施設やホテルの宿泊需要などにも軒並み影響が及んだ。

一方、ＪＲ東海は21年3月期の売上高が53・2％減となる見通しで、落ち込みが一段と大きい。出張や観光、帰省自粛によって東海道新幹線の利用者数の減少幅が一時は9割に達し、連結売上高の7割を同新幹線に依存する「一本足経営」があだとなった。

7～9月の減少幅も68％と、4～6月から16ポイントの改善にとどまり、金子慎社長は28日の決算記者会見で「大変厳しい決算だ。（通期）業績の見通しも厳しい」と肩を落とした。

飲食倒産最多ペース　コロナ拡大　小規模店中心　商工リサーチ（11月20日朝刊経済面）　飲食業の閉店が過去最多ペースで増えている。新型コロナウイルスの感染拡大の収束にめどが立たず、資金繰りも厳しくなる中、小規模な店を中心に事業継続をあきらめるケースが相次いでいる。

東京商工リサーチによると、飲食業の1～10月の倒産件数（負債額１０００万円以上）は前年同期比9・2％増の７３０件だった。現状のペースが続くと、今年は、比較可能な１９８９年以降、最多だった２０１１年の８００件を超えるのは確実だ。

規模別では、従業員5人未満の小規模・零細事業者が全体の8割を超える。業種別では、ラーメン店や焼き肉店などの「専門料理店」が最も多く、「食堂、レストラン」、「居酒屋」が続く。

新型コロナの感染拡大前は、倒産の主な原因は人手不足に伴う人件費の上昇だった。19年10～12月には、すでに211件と高水準だったが、新型コロナが追い打ちをかけた。

今年は、政府の補助金や金融機関の資金繰り支援策などもあって4～6月には倒産は200件を割り込んだ。しかし、7～9月は前年同期比14・4％増の237件と増加に転じた。東京商工リサーチは、「売り上げの回復が見込めず、余裕のあるうちに休廃業するケースが増えてくる可能性がある」としている。

東京都渋谷区内で飲食店を営む男性は、「テレワークで昼の客が減った。夜も客の戻りは鈍い。1年分の運転資金は銀行から借りたが、その後はめどが立たない」と話す。持ち帰りの弁当を強化する飲食店も多いが、オフィス街の店舗などでは、在宅勤務の増加でランチの客が減っている。

大手外食チェーンも不採算店舗の閉店を加速させている。ワタミは13日、今年度中にグループの居酒屋などを追加で50店近く閉めると発表した。当初は65店の閉店を予定していたが、新型コロナの感染拡大が続いていることに対応する。

ロイヤルホストなどを運営するロイヤルホールディングスは、21年末までに約70店を閉める計画だが、さらに20店程度の閉店を検討している。モスフードサービスは来年3月までに15店を閉店する計画だ。

飲食店では、売り上げの減少は業績悪化に直結する。費用の多くを占める家賃は、簡単には引き下げられないためだ。「感染拡大の収束が見通せず、新しい生活様式に対応した業態転換なども容易ではない。小規模店舗を中心に倒産は続くだろう」（アナリスト）との見方もある。

経緯

ビジネスモデルを見直す動き

東京商工リサーチのまとめでは、2020年の企業倒産件数は前年比7・2％減の7773件と、バブル期の1990年以来、30年ぶりの低水準となった。

政府と日本銀行による前例のない支援策が倒産の歯止めとなった。3次に及ぶ補正予算と並行して、日本銀行も社債の買い入れ枠拡大や、中小企業に無利子・無担保で融資する民間金融機関に金利0％で資金供給

●資金調達を開示した企業の状況

1000億円以上	26社
500億円以上	7社
100億円以上	34社
10億円以上	81社
1億円以上	21社
金額未定	2社
合計	171社

※東京商工リサーチ調べ

する制度の新設など、資金繰り支援のための「特別プログラム」を導入した（５月22日夕刊一面）。

　大手企業は、実際に融資を受けるだけでなく、設定した金額の範囲内でいつでも無審査で銀行から借り入れできる枠を相次いで確保した。トヨタ自動車が１兆２５００億円、ＡＮＡホールディングス９５００億円、ＪＦＥホールディングス７０００億円と巨額に上る。こうした資金調達は、20年６月時点の公表ベースで上場企業１７１社の計９兆６７５８億円。７月以降の分や中小企業向けも含めれば総額は数十兆円規模に達したとみられる。資金繰りが確保されたことで、多くの企業が当面の経営危機を乗り切った形である。

　とはいえ、コロナ感染の拡大で売り上げが激減した外食や宿泊業は厳しい状況だ。東京商工リサーチの集計では、20年は飲食業の倒産件数が過去最多になったほか、宿泊業も前年比１・５倍の１１８件となった。

　さらに、中小・零細企業では、倒産に至る前に事業継続をあきらめるケースが増えた。東京商工リサーチは20年に休廃業や解散した企業が前年比14・６％増の４万９６９８件だったと発表した（21年１月19日朝刊経済面）。00年の調査開始以来で最多となった。業種別では、外食や宿泊を含む「サービス業他」が１万５６２４件で、全体の３割を占めた。これに、建設業（８２１１件）、小売業（６１６８件）が続いた。

●資金調達額上位10社

企業名	調達額	調達方法
トヨタ自動車	1兆2500億円	銀行借り入れ
ANAHD	9500億円	銀行借り入れ、融資枠
日産自動車	7126億円	銀行借り入れ
JFEHD	7000億円	融資枠
日本製鉄	6000億円	融資枠
リクルートHD	3999億円	融資枠
マツダ	3000億円	銀行借り入れ
コニカミノルタ	2850億円	銀行借り入れ、融資枠
JR西日本	2300億円	融資枠など
日本ペイントHD	2300億円	融資枠、銀行借り入れ

※東京商工リサーチ調べ

休廃業・解散した企業のうち代表者が70歳以上の企業が約6割に上る。後継者難も背景にあるようだ。中小・零細企業の多くが時代の変化に対応できず、追い込まれている現状が、コロナ危機で顕在化した面もあるのではないか。

感染の長期化に対応するため、ニューノーマル(新常態)を見据えてビジネスモデルを見直す動きも出ている。その代表例が「ウーバーイーツ」による外食の宅配代行サービスだ。16年に日本でサービスを開始し、20年には提携する飲食店数は3万店を超えた。緊急事態宣言で営業時間の短縮を求められた飲食店にとって、宅配スタッフを雇わずに夜間の売り上げを確保する貴重な収入源となった。

一方で、自転車とスマホさえあればすぐに仕事を始められるウーバーは、休職者や失業者が当面の収入を確保する雇用のセーフティーネット(安全網)という側面もある。ロンドン五輪の男子フェンシング団体の銀メダリスト、三宅諒選手がトレーニングを兼ねて配達員をする姿も話題を呼んだ。こうしたインターネット上のプラットフォームサービスを介して単発で仕事を請け負う人は、ギグワーカーと呼ばれる。コロナ禍は働き方の多様化をいや応なく促し、先行する米国では5000万人、日本でも1000万人を超えたとの調査もある。

ギグワーカーは働き方が自由である反面、立場は不安定になりがちだ。政府の調査によると、企業と取引する人の4割が一方的な契約条件変更などのトラブルを経験していた。事実上、仕事を発注する企業の従業員のように働きながら、労働者として守られない事例も目立つ。働き方の変化に、労働法制が追いついていない現状を改める必要がある。

感染防止を目的としたテレワークによる在宅勤務の広がりも、新たな商機になるかもしれない。パーソル総合研究所が20年11月、約2万人を対象に行った調査では、テレワーク実施率は社員1万人以上の大企業で45%に達した。人材サービス大手のパソナグループは、本社機能を都内から兵庫県淡路島へ移し、約1200人の社員が段階的に働き始めた(9月1日朝刊経済面)。将来は船上に本社を移す構想もあり、大手企業による東京への一極集中の流れは変わり始めた。

20年12月上旬、東京・日比谷のベンチャー企業「リーガルフォース」本社内で、中途採用された20~30歳代の約10人が業務説明会に臨んだ。社員数は19年1月の15人から20年1月に67人、21年4月現在では191人と、1年ごとに2倍を超えるペースで増えている。400坪近いオフィスも手狭になり、21年5月には東京・豊洲の大型オフィスビルにある1200坪のフロアに移転する。このフロアは、在宅勤務を拡大させた大手企業がオフィスを閉鎖したことで入居が可能になった。

リーガルフォースは主に、企業による法律関連業務のIT化支援を手がけている。「コロナ禍以降、法律業務のIT化に対する要望が一段と顕在化した。サービスをさらに充実させている」(角田望・代表取締役)という。転職者の出身業種はITエンジニアを中心に弁護士やリクルートグループなど幅広く、コロナ禍を機に進む雇用の流動化をビジネスチャンスととらえる。

経団連は20年12月、コロナ後に向けた政策実現の提言書をまとめた。デジタル化による産業構造の転換を図る「デジタルトランスフォーメーション(DX)」を政策の柱と位置づけ、企業や業種間、官公庁を含めたデータ連携の加速や、AI(人工知能)の活用促進などを打ち出した。経団連の中西宏明会長は「21年をコロナ禍からの復活の年とし、ポストコロナ時代に日本が生き残るためには、経済社会のあらゆる分野でDXへの集中投資が不可欠だ」と強調した。

経済対策

2月13日　政府は総額153億円の緊急対応策を決めた

政府緊急対応153億円　「第1弾」決定　検査能力を向上（2020年2月14日朝刊一面、抜粋）　政府は13日、首相官邸で新型コロナウイルス感染症対策本部（本部長・安倍首相）を開き、総額153億円の緊急対応策を決めた。経済的な影響を受けた中小企業への支援や国内検査体制の強化などが柱だ。感染拡大や経済への打撃を抑える狙いがある。

首相は会合で「必要な対策は躊躇《ちゅうちょ》なく実行する」と述べた。対応策は「第1弾」の位置づけで、①中国などからの帰国者らへの支援②国内感染対策の強化③水際対策の強化④影響を受ける産業への支援⑤国際連携の強化——の5項目からなる。

具体的には、国内での感染拡大を防ぐために、国立感染症研究所（東京）の検査能力を上げ、全国の地方衛生研究所の検査体制を拡充する。新たな検査法を開発するほか、簡易検査キットや抗ウイルス薬、ワクチンの研究開発を促進する。

品薄となっているマスクについては、関係企業を支援し、マスクの供給量を確保する。3月の国内供給量を6億枚超に増やす方針だ。こうした国内感染対策に計65億円を支出する。

新型コロナ　イベント自粛　10日延長　政府要請　追加対策4308億円（3月11日朝刊一面、抜粋）　安倍首相は10日、新型コロナウイルスの感染拡大防止に向けて要請した大規模イベントなどの自粛を、今月19日頃まで「10日間程度」継続してほしいと表明した。外国人の入国拒否の対象にイタリア北部などを追加する措置や、総額4308億円の緊急対応策第2弾も発表した。

緊急対応策第2弾には、①医療機関向けマスクを国が一括購入②フリーランスへの休業補償（1人当たり日額で一律4100円）③放課後児童クラブの体制強化④学校給食費を保護者に返還するよう自治体などに要請⑤子どもの世話のために休業した社員の賃金補償（正規か非正規かを問わず1人当たり日額8330円上限）などを盛り込んだ。2019年度予算の予備費約2700億円などを財源に充てる。

経済対策　財政支出39・5兆円　新規国債16兆8000億円（4月7日夕刊一面、抜粋）　政府は7日、新型コロナウイルスの感染拡大に伴う緊急経済対策と2020年度補正予算案を固めた。財政支出は39・5兆円程度、税金や社会保険料の支払い猶予などを含めた事業規模は108・2兆円程度となる。事業規模は国内総生産（GDP）の約2割に相当し、これまでで最大となる。7日夕に閣議決定する。

財源のため、政府は20年度補正予算案で16兆8057億円の新規国債を発行する。このうち、赤字国債が14兆4767億円、建設国債は2兆3290億円。12年の第2次安倍内閣発足後、経済対策の財源に赤字国債をあてるのは初めてとなる。

経済対策の分野別で最も大きいのは「雇用の維持と事業の継続」で、財政支出が22兆円程度、事業規模が80兆円程度となる。低所得や収入の大幅減少などが条件となる1世帯あたり30万円の現金給付や、売上高が大幅に減った中小企業などへの最大200万円の給付金が含まれる。現金給付は6兆円を超える。

安倍首相は7日午前の政府・与党政策懇談会のあいさつで、「あらゆる政策手段を総動員する。世界的に見ても最大級の経済対策となった」と語った。

コロナ経済対策　「1人10万円」補正で検討　政府・与党　組み替え調整へ（4月16日夕刊一面、抜粋）　政府・与党は16日、新型コロナウイルスの感染拡大に伴う緊急経済対策で国民1人当たり10万円を給付する案を実施するため、2020年度補正予算案の組み替えを行う方向で調整に入った。閣議決定後の予算案を組み替えるのは極めて異例。公明党の強い要求に政府・自民党が歩み寄った。

安倍首相は16日午前、公明党の山口代表と電話で協議した。山口氏が10万円給付の実現のため、減収世帯への30万円の現金給付を補正予算案から取り下げるよう求めたのに対し、首相は「引き取って検討する」と述べた。

山口氏が党中央幹事会で明らかにした。

新型コロナ　10万円給付　来月にも開始　市区町村別に世帯ごと申請（4月21日朝刊一面、抜粋）　総務省は20日、新型コロナウイルス感染拡大に伴う緊急経済対策に盛り込まれた現金の概要を発表した。国籍を問わず、4月27日に住民基本台帳に記載されている全ての人が対象となり、早ければ5月にも給付が始まる。これに先立ち、政府は持ち回りの閣議で、緊急経済対策と2020年度補正予算案を決定した。

緊急経済対策の財政措置は48・4兆円程度、事業規模は117・1兆円程度で、過去最大となった。27日に補正予算案を国会に提出し、早期成立を目指す。

今回の見直しでは、新型コロナウイルスの影響で収入が減った世帯への30万円給付を取り下げ、全国民一律の現金給付を追加した。補正予算案では前者の経費（4兆206億円）を削減し、後者の経費（12兆8803億円）を計上した。

補正予算案の歳出は25兆6914億円で、赤字国債発行で23兆3624億円を賄う。20年度の新規国債発行額は当初予算と合わせて58兆2476億円となり、過去最大だった09年度（51兆9550億円）を上回る。

安倍首相は7日に緊急経済対策と20年度補正予算案を決定したが、与党の要請を受け、10万円の一律給付を行う方針に転じた。政府が一度閣議決定した予算案を組み替えるのは極めて異例の措置となる。

経緯

3次にわたる異例の補正予算

人の動きや経済活動を制限することで感染拡大を抑制しつつ、いかに国民の生活や企業を守るか。政府は、感染症拡大と経済悪化を同時に避けるため、休業要請や外出自粛によって収入が減った人や企業を支援する経済対策を相次いで打ち出した。

3月10日の追加対策までは「億円単位」だったが、感染拡大の第1波が日本列島を襲うと、対策の規模は一気に膨らんだ。最初の緊急事態宣言が東京など7都府県に発令された4月7日に決定された緊急経済対策では、減収となった中小企業に最大200万円を支給する「持続化給付金」が創設された。収入が大幅に減った低所得世帯に対する30万円の現金給付なども盛り込まれた。企業の資金繰り支援のための財政投融資などを含めた事業規模は100兆円を超え、国内総生産（GDP）の約2割にあたる過去最大の経済対策となった（4月7日夕刊一面）。

それでも、公明党から現金給付について、対象を減収世帯に限定せずに国民1人あたり一律10万円を給付するよう要望が出され、予算を追加するため補正予算案を組み替えるという異例の措置が取られた。

4月30日には、それまでに打ち出した対策を実施するため、第1次補正予算が成立した。経済対策の事業規模は117・1兆円、財政投融資を含む財政支出は48・4兆円となる。その後、6月12日に第2次補正予算（事業規模117・1兆円、財政支出72・7兆円）も成立し、翌2021年の1月28日には第3次補正予算（同73・6兆円、40・0兆円）が成立した。

規模の面では、欧米にも見劣りしない大型対策が講じられたが、その中身や運用を巡って様々な混乱を招き、国民の間に批判や反発が渦巻くことになる。

●コロナに対応する2020年度補正予算の主な項目

1次補正（20年4月30日成立）	25兆6914億円
財政支出 48.4兆円、事業規模 117.1兆円	
▶現金10万円の一律給付	12兆8803億円
▶中小事業者等の資金繰り対策	3兆8316億円
▶Go To キャンペーン事業	1兆6794億円

2次補正（20年6月12日成立）	31兆9114億円
財政支出 72.7兆円、事業規模 117.1兆円	
▶企業の資金繰り支援強化	11兆6390億円
▶医療提供体制の強化	2兆9892億円
▶新型コロナ感染症対策予備費	10兆円

3次補正（20年12月15日決定）	15兆4271億円
財政支出 40.0兆円、事業規模 73.6兆円	
▶医療提供体制の強化	1兆6447億円
▶脱炭素化の技術開発の基金	2兆円
▶Go To トラベルの延長	1兆311億円
▶中堅・中小企業の事業再構築	1兆1485億円

※財政支出、事業規模は経済対策に対応する額

混乱と不透明さ浮き彫りに

緊急経済対策で最も注目されたのが、国民に一律10万円を給付する「特別定額給付金」だった。円滑な給付を期して、マイナンバーカードを使ったオンライン申請を可能としたが、これが混乱に拍車をかけるという皮肉な展開となった。

5月8日には、「特別定額給付金」を申請するため、マイナンバーカードの手続きをする人が急増し、自治体が使うシステムが全国的につながりにくくなった（5月9日朝刊第2社会面）。

マイナンバーカードには、カードに埋め込まれたＩ

Cチップに電子証明書が搭載されている。ところが、カード取得時に決めた暗証番号を忘れてしまい、定額給付金のオンライン申請ができない人が相次いだ。さらに、電子証明書には5年間の有効期限があり、それが切れていることに気づかず、手続きできない人も多かった。これらの人に加え、この際マイナンバーカードを作ろうとした人など大勢の住民が自治体の窓口に殺到し、役所で「密」の状態が起きるという本末転倒な状況に陥った。

一方、オンライン申請に不慣れな住民側にも入力ミスなどが多く、申請内容のチェックに市区町村の職員が忙殺されることになり、給付が遅延した。確認作業による事務負担の増加を避けるため、オンライン申請を打ち切る自治体もあった。5月1日から約4割の自治体でオンライン申請の受け付けが開始されたものの、1か月以上たった6月3日時点で、郵送による手続きも含め、給付が終わった世帯は2割にとどまった（6月9日朝刊二面）。

この時、マイナンバーカードの取得率は2割程度だった。政府には、オンライン申請の実施を機にカードの普及率を高める狙いがあったとみられるが、行政も住民もデジタル化に不慣れだったため、「困った人に迅速に支援を届ける」という一番大切な政策目的の達成に支障が出たのは残念だった。迅速な支給とマイナンバーカードの普及という「二兎《にと》」を追い、かえってスピーディーな対応が取れなかった。制度設計の甘さは否めない。

「持続化給付金」事業の実施体制を巡る不透明さを指摘する声も上がった。この事業は、減収となった中小企業に最大200万円、個人事業主に最大100万円を支給する。政府は一般社団法人「サービスデザイン推進協議会」に769億円で業務を委託し、同協議会が広告大手の電通に20億円安い749億円で再委託した。野党は「協議会が差額の20億円を中抜きしている」と問題視し、政府を批判した。（6月5日朝刊政治面）

これに対して経済産業省は20億円の内訳について、①振込手数料15・6億円②人件費1・2億円③振り込み業務に関わる専門人材の確保等0・7億円④事務補助要員の人件費等に0・6億円――と説明した。梶山経産相は6月4日の参院経産委員会で、「不明確、不透明な金額は一切ない」と述べた。それでも、資金の流れを疑問視する声はやまず、経産省は公認会計士などの外部専門家による検査を行い、10月12日に「内部ルールに適合しており、不当とは言えない」とする中間検査の結果を発表した（10月13日朝刊二面）。

これとは別に、給付金を不正に受給するケースも相次いだ。迅速な支給を重視して申請要件を簡素化したことから、当初から不正が起きやすいと指摘されていた。売上高を過少申告して収入が減ったと見せかけたり、学生や別の仕事を持つ人が個人事業主などを装って不正受給したりする例が多かった。「困っている人に早く救いの手をさしのべる」という制度の趣旨は間違っていないが、不正をきちんと摘発する体制がなければ、不正が横行してしまう。新型コロナの感染拡大が長期化すれば、同じような給付金の継続を迫られる可能性もある。同じ轍《てつ》を踏まないよう、政府は当初の混乱を猛省し、しっかりとした審査と給付の体制を築かねばならない。

11月18日　内閣府「短期的には大恐慌やリーマン・ショックを上回る」

コロナ影響「大恐慌以上」　内閣府　世界経済報告書　日本対策費　G7トップ（11月19日朝刊経済面）　内閣府は18日、世界経済の現状や見通しを半年ごとに示す報告書「世界経済の潮流」を公表した。新型コロナウイルスの感染拡大による世界経済への影響について「スピードと深さ、国際的な広がりの速さで、短期的には大恐慌やリーマン・ショックを上回るほどのショックだった」と指摘した。

実質国内総生産（GDP）の下落率を、大恐慌時と、今回の新型コロナの影響で比較した場合、フランスや英国で今回が大恐慌時を上回ったという。また、リーマン時とコロナ禍で、鉱工業生産や輸出、小売り売上高の落ち込みを比べても、新型コロナが一時的にリーマン時を上回った。

報告書は、コロナの影響を受けて各国が実施した現金給付や補助金などの経済対策も分析した。先進国ではいずれもリーマン時の規模を上回るという。

日本は事業規模で約233・9兆円に上り、対GDP比では先進7か国（G7）で最も高い42％だった。ドイツ、イタリアが30％を超えた。米国は、金額は約3・3兆ドル（約355兆円）と最大だが、対GDP比は15％

だった。

予算最大106兆6097億円　新規国債11年ぶり増来年度案　閣議決定（12月21日夕刊一面、抜粋）政府は21日午前の閣議で、2021年度予算案を決定した。一般会計の総額は20年度当初予算比3・8％増の106兆6097億円で過去最大となり、3年連続で100兆円を超えた。新型コロナウイルスの感染拡大の影響で、当初予算としては税収が11年ぶりに減少し、国の新たな借金となる新規国債の発行額は11年ぶりに増えた。

菅内閣発足後、初の当初予算となる。新型コロナへの対応では、5兆円の予備費を計上したほか、保健所や国立感染症研究所の体制を強化するための予算を盛り込んだ。自治体の財源不足を受けて地方交付税交付金は2年ぶりに増えた。

政府は21年度予算案とともに、追加経済対策を盛り込んだ20年度第3次補正予算案を「15か月予算」として一体的に編成した。来年1月に召集予定の通常国会に提出し、3月までの成立を目指す。

税収低水準　57兆4480億円（12月21日夕刊一面）

2021年度予算案の税収は57兆4480億円で、当初予算としては15年度以来、6年ぶりの低水準となる。新型コロナウイルス感染拡大に伴って落ち込んだ景気の回復ペースが鈍いためだ。すでに20年度の税収は当初予算を約8・3兆円下回る55兆1250億円と想定しており、小幅な回復にとどまる。

最大の税目は、20年度に続いて消費税になる見通しだ。個人消費が持ち直すため、20年度に比べて1兆円余り多い20兆2840億円になると見込んだ。

法人税は8兆9970億円を想定している。運輸や旅行、飲食業などサービス業の業績回復に時間がかかるとみて、20年度当初予算よりも約3兆円少なく見積もった。所得税は18兆6670億円と見込んだ。

税収不足を補うため、新規国債の発行額は43兆5970億円とした。20年度当初予算に比べて3割以上多く、9年ぶりの高い水準となる。歳入の40・9％を国債が占めることになる。

経緯

緩む財政規律

内閣府が、先進7か国（G7）が新型コロナウイルスを受けて実施した経済対策の規模を11月4日時点で集計したところ、日本は233・9兆円で、国内総生産（GDP）比で42％に上った。規模では米国の3・3兆ドル（355兆円、GDP比15％）が最大だったが、GDP比は日本が最も高かった。

日本ではその後、第3次補正予算が2021年1月28日に成立し、当初予算と3回の補正予算を合わせた、

●日本の一般会計の推移

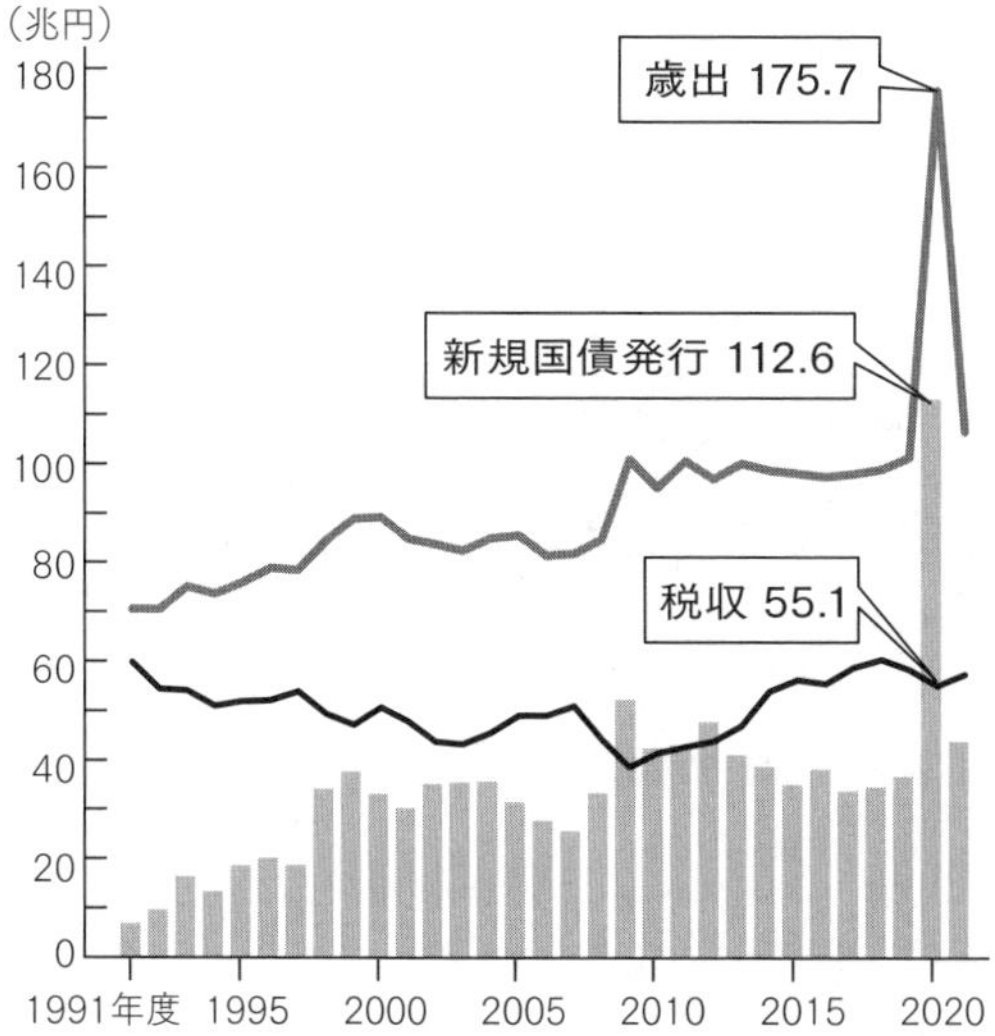

※19年度までは決算、20年度は第3次補正後、21年度は政府案

20年度の一般会計歳出は前年度の1・7倍にあたる175・7兆円に膨れ上がった。新規国債の発行額は3・1倍の112・6兆円だった。いずれも過去最大の異例の予算となった。

巨額の財政出動に踏み切ったことで、各国の財政状況は大幅に悪化した。国際通貨基金（IMF）によると、先進国のGDPに対する債務残高の比率は21年に124・9％に達し、1946年の124・1％を超えて過去最悪となる見通しという。2020年の1年間だけで17・9ポイントも上昇した。

巨額の財政支出は国民の生活を守り、景気の底割れを防ぐためにやむを得ないものの、将来的な財政健全化に向けたハードルは一段と高くなった。

日本の21年度当初予算案は、コロナ対応のための予備費5兆円などを計上し、一般会計の総額が106・6兆円と過去最大になった（12月21日夕刊一面）。一方で、税収は57・4兆円で、当初予算としては15年度以来、6年ぶりの低水準となった。税収不足を補う新規国債の発行額は43・6兆円で、20年度当初予算より3割以上多く、9年ぶりの高水準だ。

政府が財政再建の指標としている国と地方を合わせ

●GDP比債務残高の推移

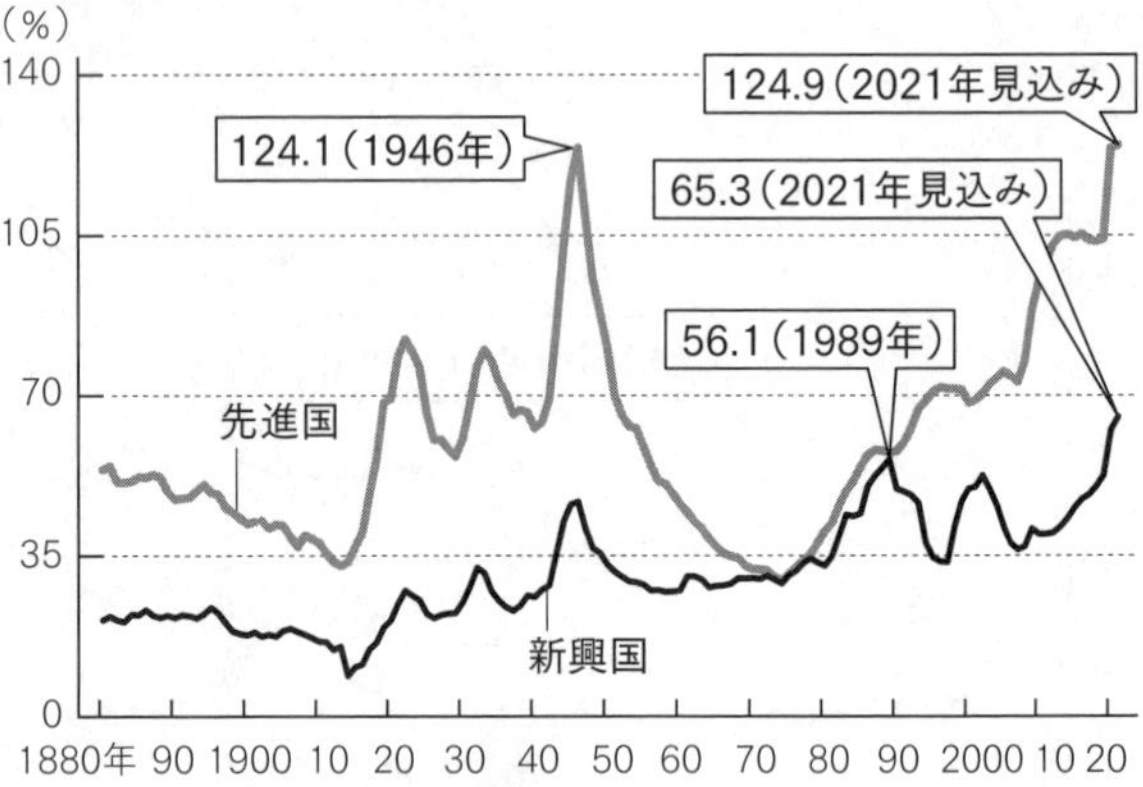

※IMF財政報告より

た基礎的財政収支（プライマリーバランス＝ＰＢ）は、内閣府の試算によると20年度の赤字額は69・4兆円（21年1月22日朝刊経済面）で、19年度の14・6兆円より5倍近く拡大した。

それでも政府は、25年度にＰＢは7・3兆円の赤字まで縮小し、29年度には黒字になると予想している。いずれも、20年7月時点の試算から変わっていない。環境やデジタル分野の投資拡大などで、バブル期以来の高成長を前提としている。コロナ危機の長期化が懸念される中で、現実離れした楽観的な見通しと言わざるを得ない。

コロナ禍への対応が急務の局面で、将来の財政再建を論じることがはばかられるムードはあるが、以前から要求してきた公共事業を、コロナにかこつけて「便乗要求」している例が散見されるなど、財政規律が全体に緩んでいるのも事実だ。

巨額の借金はいずれ将来にツケが回り、年金や医療給付などの削減、行政サービスの低下、道路など公共インフラの改修の遅れなど、様々な不利益をもたらすことになる。

感染防止はもとより、苦境に立つ中小企業や困窮する人への支援に必要な予算は確保しつつ、無駄な財政支出を厳しく削り込むことが大切だ。子や孫の世代に重い負担を押しつけることのないよう、規律ある財政運営が求められている。

視点

トイレットペーパーはなぜ消えた

国内で新型コロナウイルス感染者が初めて確認された2020年1月中旬以降、マスクなどの感染防止グッズが飛ぶように売れ、全国のドラッグストアの商品棚から姿を消した。その模様を報じた2月4日付本紙夕刊社会面の見出しはこうだ。「マスク入荷　めど立たず　ネット上『2箱8万円』」。記事には、通販サイトのアマゾンで「通常価格の50倍以上で転売されている」とある。

感染を恐れて、それまでマスクを使わなかった人も一斉に買ったのだから、当然品薄になる。供給が少なくなれば値上がりするのは、市場の価格調節機能に沿った動きといえる。ただ、ネット通販でほんの短期間に、通常価格の50倍以上になるというのは、いくらなんでも行き過ぎだろう。

経済学でどう説明できるのか。大学生の時に読んだ「ゼミナール　日本経済入門」（日本経済新聞社）を久々に開いて調べたところ、こんな一節が目に留まった。

「（オイルショックによる）狂乱物価時にみせた商社の売り惜しみ・買い占め行動は価格機構への不信を増長した。経済学では『市場の失敗』といわれていることがらだ」

「市場の失敗」と言えば、独占・寡占や、悪徳企業がまき散らす公害などが真っ先に浮かぶが、急激な品薄と価格高騰を招いた失敗とはどのようなものだったのか。品薄になれば将来の値上がりを予想して実需より多く買う「買い占め」が横行する。このため価格上昇に拍車がかかり、買い占めの動きがさらに加速する。価格の上昇に歯止めがかからなくなり、市場本来の価格調節機能がマヒする。そんなところだろうか。この本には、そんなメカニズムまでは書いていなかった。

ただ、私としては、「失敗」というよりも、市場自体が抱えている宿痾《しゅくあ》のようなものだと考えた方が腑《ふ》に落ちる。

コロナが流行すればマスクの需要が増えて値上がりするとの思惑が広がる。目ざとい人が安いうちに買い占めて値上がりを待ち、高値で売り抜けようとするのは容易に予想がつく。実際に品薄になって値段が上がれば「もっと上がるはず」という思惑が働いて、買い占めに拍車がかかる。「値上がり期待」が買いを誘い、とめどなく値上がりしていくのは、バブル期に株価や地価が急騰したのと同じ構図と言えるだろう。

マスクがなくて途方に暮れている人を尻目に、買い占めでひと儲《もう》けをたくらんだ不届き者は許しがたいが、読者の中にもマスクがなくなるのを恐れて、普段より多めにストックした方は少なくないはずだ。マスク不足は、多くの人が「自分や家族を感染症から守りたい」という合理的な判断を下した結果でもある。

「アベノマスク」の全戸配布などが話題になる一方、メーカー各社が増産に励んだこともあり、マスク不足は次第に解消した。価格はコロナ前よりは割高なものの、一時のような異常な高額販売はなりを潜めた。「思惑」に揺さぶられはしたが、市場は次第に本来の機能を取り戻し、需要と供給が釣り合う量と価格に落ち着いていったことになる。バブルの発生と破裂、そしてやがて正常化していく過程は、市場が何度も繰り返してきたことである。

一方、どう考えても不合理なのが、マスク不足の後に続いたトイレットペーパーやティッシュペーパーの品薄である。「マスクと同じ原料なので作れなくなる」「中国からの輸入が止まる」などのデマがきっかけだった。

私たちが紙マスクと呼んでいるのはポリプロピレンなどの化学繊維が主原料で、本当の紙であるトイレットペーパーなどとは違う。業界団体は「紙製品の97％が国産で、現在も通常通り生産・供給を行っているので安心してほしい」と呼びかけたが、あまり効果はなかった。

その当時、多くの人は原因について「デマのせい」ということで納得していたようだが、注目すべきなのは、大半の人が品薄の発端となった情報はデマであり、トイレットペーパーの在庫は十分にあると分かっていたのに買いだめしたことだ。店舗が販売個数を制限するまで、カートに山積みにして大量買いする人をよく見かけた。同様の買いだめ騒ぎは、１９７３年に起きたオイルショック時にも社会問題化した。

騒ぎが繰り返された背景には様々な要因があり、専門家の間でも諸説ある。中でも、行動経済学の先駆者で、２００２年にノーベル経済学賞を受賞したダニエル・カーネマン氏らが提唱した「プロスペクト理論」に沿って考えると分かりやすいように思う。

人は利益を得る喜びより、損失を被る悔しさの方が大きいという理論だ。こうした心理的な傾向は「損失回避バイアス」と呼ばれる。「いま買わずに後で値上がりしたら損をする」「品切れして買えなくなったら大変だ」。そんな気持ちがわき起こり、当面必要な量を上回る買いだめ行動に駆り立てられた、と考えれば得心がいく。

さらに、手に入りにくいものほど欲しくなる消費者心理もあったのだろう。「今日限りですよ」というセールストークに乗せられて、ついつい財布のヒモを緩めてしまった経験のある方は多いはずだ。

伝統的な経済学は、すべての人が自らの利益を最大化するよう合理的に行動すると想定してきたが、行動経済学では心理学の知見を取り入れ、時として非合理的な判断を下すことを前提に経済分析する。

例えば、行動経済学には「ナッジ理論」という考え方がある。ナッジとはヒジで軽くつつくという意味で、法律などで人々に強制するのではなく、ちょっとしたきっかけを与えて背中を押し、自発的によりよい行動をしてもらうようにする。例えば男子小便器の真ん中にハエのシールを貼ったところ、別に自分が得するわけでもないのに無意識にハエを目がけて用を足す人が増え、トイレの清掃コストが大幅に下がったという。ナッジ理論を応用して、無理なく感染防止につながる行動を人々に促すことはできないものだろうか。

コロナ禍という緊急事態の中では、人は普段より非合理的な判断をしがちだ。こうした状況下だからこそ行動経済学の観点から研究が進展し、感染防止と経済活動再開を両立させる糸口が見つかることを期待したい。

（林田晃雄）

第十章

コロナ禍が変えたもの

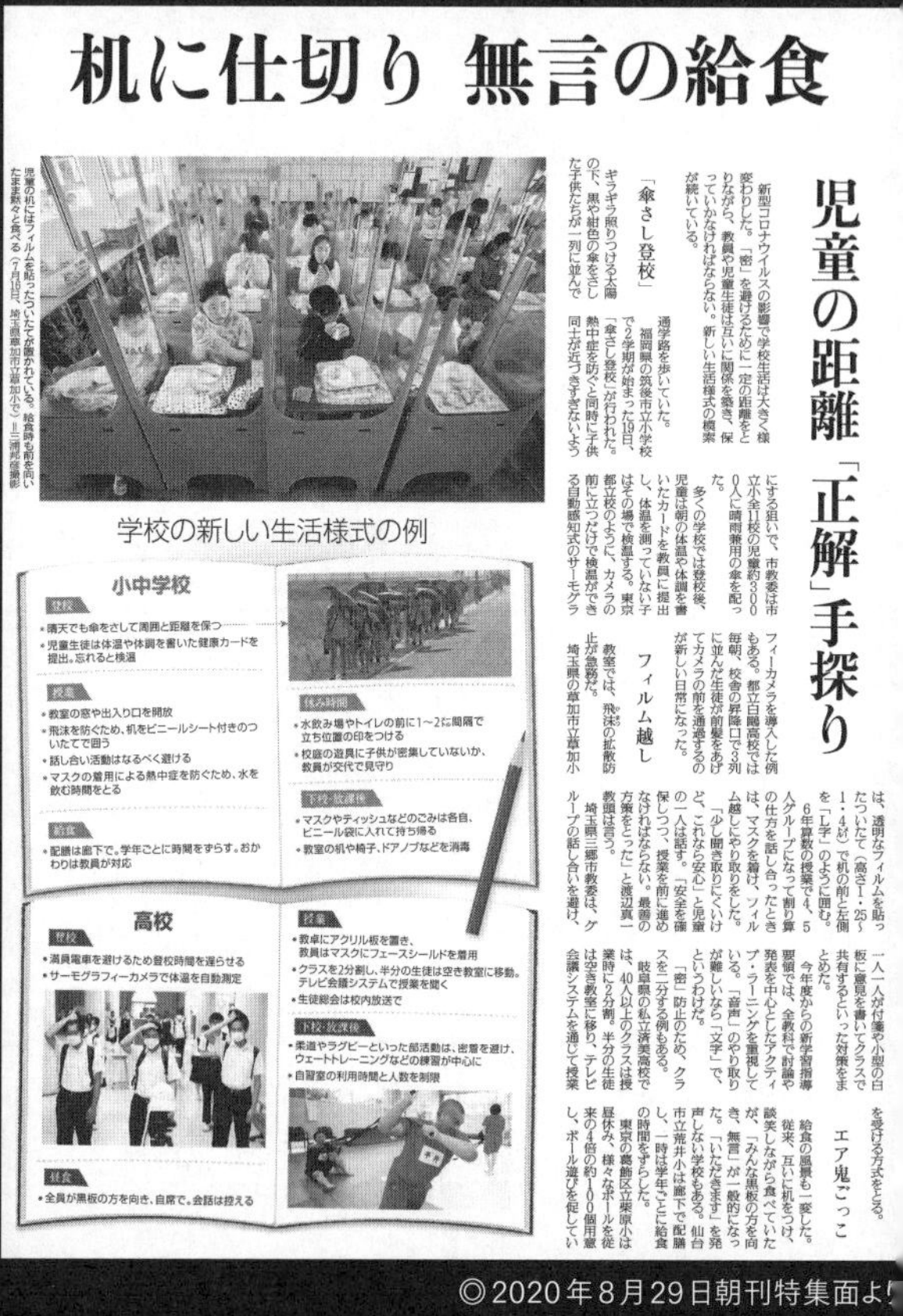

机に仕切り 無言の給食

児童の距離「正解」手探り

新型コロナウイルスの影響で学校生活は大きく様変わりした。「密」を避けるために一定の距離をとりながら、教員や児童生徒は互いに関係を築き、保っていかなければならない。新しい生活様式の模索が続いている。

「傘さし登校」

ギラギラ照りつける太陽の下、黒や紺色の傘をさした子供たちが一列に並んで通学路を歩いていた。

福岡県の筑後市立小学校で2学期が始まった19日、「傘さし登校」が行われた。熱中症を防ぐと同時に子供同士が近づきすぎないようにする狙いで、市教委は市立小全11校の児童約3000人に晴雨兼用の傘を配った。

多くの学校では登校後、児童は朝の体温や体調を書いたカードを教員に提出し、体温を測っていない子はその場で検温する。東京都立校のように、カメラの前に立つだけで検温ができる自動感知式のサーモグラフィーカメラを導入した例もある。都立白鷗高校では毎朝、校舎の昇降口で3列に並んだ生徒が前髪をあげてカメラの前を通過するのが新しい日常になった。

フィルム越し

教室では、飛沫《ひまつ》の拡散防止が急務だ。

埼玉県の草加市立草加小は、透明なフィルムを貼ったついたて（高さ1・25〜1・4㍍）で机の前と左側を「L字」のように囲む。

6年算数の授業で4、5人グループになって割り算の仕方を話し合ったときは、マスクを着け、フィルム越しにやり取りをした。

「少し聞き取りにくいけど、これなら安心」と児童の一人は話す。「安全を確保しつつ、授業を前に進めなければならない。最善の方策をとった」と渡辺真一教頭は言う。

埼玉県三郷市教委は、グループの話し合いを避け、一人一人が付箋や小型の白板に意見を書いてクラスで共有するといった対策をまとめた。

今年度からの新学習指導要領では、全教科で討論や発表を中心としたアクティブ・ラーニングを重視している。「音声」のやり取りが難しいなら「文字」で、というわけだ。

「密」防止のため、クラスを二分する例もある。

岐阜県の私立済美高校では、40人以上のクラスは授業時に2分割。半分の生徒は空き教室に移り、テレビ会議システムを通じて授業を受ける方式をとる。

エア鬼ごっこ

給食の風景も一変した。従来、互いに机をつけ、談笑しながら食べていたが、「みんな黒板の方を向き、無言」が一般的になった。「いただきます」を発声しない学校もある。仙台市立荒井小は廊下で配膳し、一時は学年ごとに給食の時間をずらした。

東京の葛飾区立柴原小は昼休み、様々なボールを従来の4倍の約100個用意し、ボール遊びを促してい

児童の机にはフィルムを貼ったついたてが置かれている。給食時も前を向いたまま黙々と食べる（7月16日、埼玉県草加市立草加小で）＝三浦邦彦撮影

学校の新しい生活様式の例

小中学校

登校
- 晴天でも傘をさして周囲と距離を保つ
- 児童生徒は体温や体調を書いた健康カードを提出。忘れると検温

授業
- 教室の窓や出入り口を開放
- 飛沫を防ぐため、机をビニールシート付きのついたてで囲う
- 話し合い活動はなるべく避ける
- マスクの着用による熱中症を防ぐため、水を飲む時間をとる

給食
- 配膳は廊下で。学年ごとに時間をずらす。おかわりは教員が対応

休み時間
- 水飲み場やトイレの前に1〜2㍍間隔で立ち位置の印をつける
- 校庭の遊具に子供が密集していないか、教員が交代で見守り

下校・放課後
- マスクやティッシュなどのごみは各自、ビニール袋に入れて持ち帰る
- 教室の机や椅子、ドアノブなどを消毒

高校

登校
- 満員電車を避けるため登校時間を遅らせる
- サーモグラフィーカメラで体温を自動測定

給食
- 全員が黒板の方を向き、自席で。会話は控える

授業
- 教卓にアクリル板を置き、教員はマスクにフェースシールドを着用
- クラスを2分割し、半分の生徒は空き教室に移動。テレビ会議システムで授業を聞く
- 生徒総会は校内放送で

下校・放課後
- 柔道やラグビーといった部活動は、密着を避け、ウェートトレーニングなどの練習が中心に
- 自習室の利用時間と人数を制限

◎2020年8月29日朝刊特集面よ

スポーツ

イベントの延期、中止

新型コロナウイルスの影響によるスポーツイベントの延期や中止は、2020年2月ごろから目立ち始めた。当初は、ボクシングの東京五輪アジア・オセアニア予選など、コロナウイルス感染拡大の発生源とされた中国で行われるイベントを中心に、中止や延期が続いたが、2月後半、感染が世界的広がりを見せると、状況は一気に深刻さの度合いを増した。

サッカーのJリーグは、2月21日に開幕したものの、2月25日になると、3月15日までの94試合の開催延期を発表。安倍首相が2月26日、多数の観客が集まるスポーツイベントなどの主催者に対し、今後2週間は中止や延期、規模縮小などの対応を取るよう要請すると、開催自粛の動きがスポーツ界全体に広がった。プロ野球はオープン戦を無観客とすることを決め、バスケットボール男子・Bリーグやラグビーのトップリーグがリーグ戦を延期した。中止・延期はプロボクシング、フットサル、体操、ゴルフ、卓球など多くの競技に及び、無観客対応もゴルフ、テニス、競馬などに広がった。

東京五輪の選考を兼ねた3月1日の東京マラソンは、一般参加3万8000人の出場が取りやめになり、トップ選手約200人だけで行われ、大迫傑《すぐる》が日本新で優勝して五輪代表へ前進した。観戦自粛の呼びかけに、例年100万人の沿道観戦者は7万人余にとどまった。春場所の中止も検討していた日本相撲協会は3月1日、感染症の専門家も招いた臨時理事会で、戦時中の1945年夏場所以来75年ぶりとなる無観客開催を決定。初日の3月8日、大阪府立体育会館で歓声の代わりに響いたのは、行司や呼び出しの声、力士がまわしをたたいたり、足の裏で土俵をならしたりする音、カメラのシャッター音ぐらいで、静寂の中、黒星を喫した人気力士の炎鵬は「アドレナリンが出なかった。普段、声援でどれだけ力を頂いていたかを感じた」と話した。

日本野球機構（NPB）とJリーグが3月2日、合同で記者会見。情報やノウハウを共有する「新型コロナウイルス対策連絡会議」を設置し、賀来満夫・東北医科薬科大特任教授ら専門家チームの意見を基に、公式戦開催については独自に判断する体制で臨むと発表。専門家チームは同月12日、ジェット風船、指笛、トランペットなどの鳴り物などはリスクが高いなどとするリスク評価を意見書として公表した。

全国の小中高校で一斉休校が3月2日に始まると、学生スポーツはさらなる苦境に追い込まれる。高校野球の春の選抜は無観客を前提に準備すると日本高校野球連盟が3月4日に発表したものの、感染拡大を受け、開幕8日前の3月11日、「選手の感染予防に最大限取り組んでも、安心できる環境を担保できない」として、史上初の中止を決定した。

深刻な事態は続く。世界中に感染が広がり、五輪予選など国際大会の開催が次々見送られ、予定通り2020年7月に五輪が開幕することへの反対の声が各国の五輪委員会や競技団体から上がる中、3月24日、安倍首相とIOC（国際オリンピック委員会）のトーマス・バッハ会長との電話会談で、東京五輪・パラリンピックの1年延期が決定。延期と方向付けることで、中止を回避するのが日本政府の狙いだったが、その後のスポーツイベントはほぼ完全にストップし、スポンサー契約の打ち切りなどで活動資金難に陥るアスリートも少なくなく、五輪メダリストが遠征費捻出のためアルバイトをするケースもあった。体力、技術、意欲の維持が難しいとして現役を引退する選手も相次いだ。

政府の緊急事態宣言は、4月7日に7都府県に発令され、16日に全国に拡大。5月14日に39県で解除、21日に関西3府県でも解除され、25日に全面解除された。

この間、4月26日には、全国高校総体（インターハイ）も史上初の開催中止が決まった。感染懸念のほか、休校で部活動が大幅に制限され、準備不足によるけがや事故のリスクなどが考慮された。さらに、5月20日、夏の全国高校野球選手権大会も中止が決定。県境をまたぐ移動や宿泊、地方大会での感染リスクに加え、休校が長引く中での地方大会開催が学業の支障になりかねないことなどが理由で、夏の甲子園中止は史上3度目、戦後では初だった。

大相撲は、夏場所初日を5月10日から2週間延期す

開催予定日	競技名	大会名	開催地	
5月23、30日	ラグビー	日本選手権	東京、大阪	中止
5月24日	自動車	インディ500マイル	米インディアナ州	8月23日に延期
5月24日～6月7日	テニス	全仏オープン	フランス	9月27日～10月11日に延期
5月26～31日	自転車	BMX 世界選手権	米テキサス州	延期
6月4～7日	ゴルフ	全米女子オープン	米テキサス州	12月10～13日に延期
6月8～14日	野球	全日本大学選手権	東京	中止
6月18～21日	ゴルフ	全米オープン	米ニューヨーク州	9月17～20日に延期
6月25～28日	ゴルフ	全米女子プロ選手権	米ペンシルベニア州	10月8～11日に延期
6月27日、7月4、11日	ラグビー	日本代表戦3試合	静岡、大分、兵庫	中止
6月27日～7月19日	自転車	ツール・ド・フランス	フランス	8月29日～9月20日に延期
6月29日～7月12日	テニス	ウィンブルドン選手権	英国	中止
7月16～19日	ゴルフ	全英オープン	英国	中止
7月16～19日	オートバイ	鈴鹿8時間耐久ロードレース	三重	中止
7月23～26日	ゴルフ	女子エビアン選手権	フランス	中止
7月2～15日	野球	社会人日本選手権	兵庫、大阪	中止
8月10～24日	総合	全国高校総体	群馬ほか	中止
8月10日開幕	野球	全国高校選手権	兵庫	中止
9月14～20日	テニス	ジャパン女子オープン	広島	中止
9月21～27日	テニス	東レ・パンパシフィックオープン	東京	中止
9月22～27日	バドミントン	ダイハツ・ヨネックス・ジャパン・オープン	神奈川	中止
9月27日	陸上	ベルリンマラソン	ドイツ	中止
10月5～11日	テニス	楽天ジャパンオープン	東京	中止
10月11日	自動車	F1日本グランプリ決勝	三重	中止
10月11日	陸上	シカゴマラソン	米イリノイ州	中止
10月11日	陸上	出雲全日本大学選抜駅伝	島根	中止
11月1日	陸上	ニューヨークシティー・マラソン	米ニューヨーク州	中止
11月20～25日	野球	明治神宮大会	東京	中止
11月29日	陸上	大阪マラソン	大阪	中止
12月10～13日	フィギュアスケート	グランプリファイナル	中国	中止
12月11～13日	柔道	グランドスラム東京大会	東京	中止
2021年				
1月9、10、15～17日	スキー	ジャンプ女子W杯	北海道、山形	中止
2月6、7日	スキー	ジャンプ男子W杯	北海道	中止
2月18～28日	スキー	フリースタイル、スノーボード世界選手権	中国	中止、3月に欧米などで開催

●新型コロナウイルスの影響で中止や延期となった主な大会など
（東京五輪・パラリンピック、プロ野球、大相撲、Ｊリーグを除く）

開催予定日	競技名	大会名	開催地	
2020年				
2月3～14日	ボクシング	東京五輪アジア・オセアニア予選	中国・武漢	中止、3月にヨルダンで開催
2月20～23日	ゴルフ	米女子ツアー・ホンダLPGA	タイ・パタヤ	中止
2月21日	バスケットボール	男子アジア杯予選	千葉	延期
2月27日～3月1日	ゴルフ	米女子ツアー・HSBC女子チャンピオンズ	シンガポール	中止
2月29日以降	バスケットボール	Wリーグ	各地	中止
2月29日以降	ラグビー	トップリーグ	各地	中止
3月5日以降	ゴルフ	国内女子ツアー23戦	各地	中止
3月5～8日	ゴルフ	米女子ツアー・ブルーベイLPGA	中国・海南島	中止
3月5～8日	スキー	宮様大会	北海道	中止
3月13～15日	陸上	世界室内選手権	中国・南京	2023年に延期
3月13～15日	スピードスケート	ショートトラック世界選手権	ソウル	中止
3月13～15日	ハンドボール	日本リーグ・プレーオフ	東京	中止
3月13～15日	空手	プレミアリーグ	モロッコ	中止
3月14日	卓球	Tリーグファイナル	東京	中止
3月18～21日	フィギュアスケート	世界選手権	カナダ	中止
3月19日開幕	野球	選抜高校大会	兵庫	中止
3月20日以降	バスケットボール	Bリーグ	各地	中止
3月22～29日	卓球	世界選手権団体戦	韓国・釜山	中止
3月25～29日	バレーボール	全日本選手権ファイナルラウンド	神奈川	中止
3月26日	野球	米大リーグ開幕	北米	7月23日に延期
3月26日以降	サッカー	W杯アジア予選	各地	延期
3月28日～4月26日	ソフトボール	女子日本リーグ	各地	中止
3月29日	陸上	世界ハーフマラソン選手権	ポーランド	10月17日に延期
3月31日～4月10日	アイスホッケー	女子世界選手権	カナダ	中止
4月2～5日	ゴルフ	ANAインスピレーション	米カリフォルニア州	9月10～13日に延期
4月2～7日	水泳	競泳日本選手権	東京	12月3～6日に延期
4月9～12日	ゴルフ	マスターズ選手権	米ジョージア州	11月12～15日に延期
4月11日開幕	野球	東京六大学春季リーグ	東京	8月10日に延期
4月12日	陸上	日本選手権50キロ競歩	石川	中止
4月16日以降	ゴルフ	国内男子ツアー19戦	各地	中止
4月19日	柔道	全日本女子選手権	横浜	12月27日に延期
4月20日	陸上	ボストンマラソン	米マサチューセッツ州	中止
4月21～26日	卓球	ジャパンオープン荻村杯	福岡	中止
4月29日	柔道	全日本選手権	千葉	12月26日に延期
5月14～17日	ゴルフ	全米プロ選手権	米カリフォルニア州	8月6～9日に延期

ることを4月3日に決めたものの、5月4日になって中止を決定。本場所中止は、戦災による国技館修復が遅延した1946年夏場所、八百長問題に揺れた2011年春場所に続いて3度目だ。

プロ野球は、開幕予定日が当初の「3月20日」から「4月10日以降」「4月24日」「当面延期」と延期を繰り返したが、この間、専門家チームの提言を基に選手らへのPCR検査などの対策を練り、感染対策のガイドライン（指針）を策定した上で、6月19日、無観客による3か月遅れの開幕にこぎつけた。

Jリーグも、同様のガイドラインを定め、J2、J3が6月27日、J1は7月4日、約4か月ぶりに無観客でリーグを再開（J3は開幕）。プレー以外での選手の接触を極力避けるため、円陣や抱擁、ユニホーム交換などが禁止された。

夏になると、スポーツ界も徐々に熱気を帯びる。

大相撲は7月19日から半年ぶりに観客を入れた「7月場所」を、名古屋から両国国技館に会場を移して開催。観客は収容人数の4分の1となる2500人に制限した。プロ野球とJリーグは7月10日から5000人を上限に観客を受け入れ、9月19日には上限を収容人数の50%に引き上げた（Jリーグは、1万7000人以上収容の会場では30%をめどに段階的に緩和）。東京六大学野球も8月に春季リーグを開催。関係者がプロ野球とJリーグの会議に参加して情報収集し、ガイドラインを策定して観客入場にも踏み切った。

高校野球は、夏の全国選手権大会と地方大会が中止になったものの、地方大会に代わる独自大会が全都道府県で6~8月に行われた。授業の妨げにならないよう、土日を中心に試合を組み、日本高野連の指針を基に感染防止策を取って行われ、日本プロ野球選手会から1億円が寄付された。8月には、幻となった春の選抜に出場が決まっていた32校による交流試合が甲子園球場で行われ、プロを目指す高校3年生がスカウトらに実力を披露する合同練習会も甲子園と東京ドームで開かれた。

中止となった夏の高校総体（インターハイ）の代替大会も各地で開催された。

プロゴルフも6月以降、無観客ながら多くの大会が行われた。10月以降は延期となっていた陸上の日本選手権や競泳日本選手権、バドミントン全日本総合選手権なども行われた。

海外でも、夏以降は、ゴルフの男女メジャー大会やテニスの四大大会など、春に延期された大会が開催された。ただ、国際大会の開催はより困難を伴う。11月に日本を含む4か国の選手が参加した体操の大会は、感染者を出さず成功裏に終わったものの、感染対策費が高額となるなど、五輪開催に向け課題も浮き彫りになった。

秋以降、再び感染が拡大し、2021年1月に緊急事態宣言が発令された。ラグビーのトップリーグは、チーム関係者に感染が相次いだことを受け、1月16日に予定していた開幕を延期。プロ野球のキャンプも無観客となった。東京五輪・パラリンピックの延期後、初のテスト大会として3月に東京で開催予定だったアーティスティックスイミング五輪最終予選は5月に延期されることになった。日本政府がスポーツ関係者の入国特例措置を中断していることや、感染状況によって選手の練習環境に大きな違いがある状況を踏まえ、延期が妥当と判断された。

選手らの感染

スポーツ界でも選手や指導者らの感染が相次いだ。日本サッカー協会の田嶋幸三会長は英国やオランダ、米国の視察から20年3月8日に帰国後、3月16日に入院し、4月2日に退院。重症化はしなかったものの、感染拡大による医療現場の危機をこの時期から肌で感じていたことを明らかにした。5月13日には、大相撲の三段目・勝武士《しょうぶし》さん（高田川部屋）が亡くなった。その後も、プロ野球やJリーグの選手、大相撲の力士などの感染が続き、プロ野球のソフトバンク、Jリーグの柏などは感染者が出たことで試合の中止などを強いられ、集団生活を送っている大相撲では複数の感染者が出た部屋の力士全員が休場となるなどの影響が出た。バドミントンは選手の感染により、21年1月のタイでの国際大会への日本選手全員の遠征が中止となった。

寮生活をすることも多い大学、高校スポーツでは集団感染も頻発。大学ラグビーや年末年始の高校生のバスケットボール大会などへの出場を辞退するケースもあった。

（運動部次長　萱津節）

文化

エンタメにも深刻な影響

政府は２０２０年２月26日、新型コロナの感染拡大を防ぐため、多数の観客が集まるスポーツ・文化イベントの主催団体に対し、２週間の自粛を要請した。

エンタメ界にとって公演は大きな収入源だ。全国ツアーを控えていたＲＡＤＷＩＭＰＳの野田洋次郎は、ツイッターに「ドーム４カ所を含む今回のツアー、全部中止にした場合ウチのような個人事務所が生き残る可能性はどのくらいあるんだろうか」と書き込んだ。

当時、新型コロナは未知の脅威で、対策も手探りだったことから、Ｘ ＪＡＰＡＮのＹＯＳＨＩＫＩは、「自己責任っていう問題じゃないと思うよ。（中略）今からでも、自分も含めて、冷静な判断のもとにそれぞれができることをしよう」とツイッターに投稿し、コンサートの自粛を呼びかけた。

全国の映画館や劇場は２月以降、次々と休業に追い込まれた。各地で予定されていた映画祭も中止。演劇や歌舞伎の公演、音楽のライブやコンサート、宝塚歌劇など次々と休演になった。４月には緊急事態宣言が全国に拡大し、全国の映画館が休止になるなど、影響が広がった。

５月25日に緊急事態宣言が全面解除され、映画館をはじめ演奏会や演劇公演も徐々に再開した。▽入場前の検温▽間隔を空けた座席販売▽チケット半券のもぎりは客自身で行う▽公演終了後は時間差を設けて退場――などのほか、各分野で様々な対策が取られた。

クラシックの演奏会では従来、拍手や「ブラボー」のかけ声で演者をねぎらってきたが、飛沫《ひまつ》が懸念される「ブラボー」は控えるよう呼びかけられた。オペラのコンサートでは、全員がフェースシールドを装着して臨んだり、普段は狭いピットで演奏するオーケストラを舞台上に配置したりする例も見られた。

８月に公演を再開した東京・銀座の歌舞伎座でも、

「待ってました！」「松嶋屋！」などのかけ声が飛沫の危険性から禁止に。三味線などの奏者は、特注の黒マスクを着け演奏した。演出も「コロナ仕様」に。恋人同士が抱き合う終盤の名場面を、密着せず手ぬぐいの端と端を握り合い、思いを確かめ合うよう変更する演目もあった。

１０００以上の公演が中止となった劇団四季は、支援を求めてクラウドファンディングを実施。目標額の1億円をはるかに超える約2億１０００万円が集まった。吉田智誉樹社長は「舞台芸術は不要不急という論調があったが、公演がなければ我々はやっていけない。反響には勇気をもらった」と話した。

インターネットを通した公演の映像配信も各分野で広まった。伝統を誇る日本舞踊でも、西川箕乃助さん、花柳寿楽さんらトップクラスの舞踊家が流派を超えて結集。無観客の劇場を逆手に取り、ドローンを駆使した迫力ある映像の配信に挑んだ。

記録を塗り替えた「鬼滅の刃」

よもやコロナ禍に見舞われた20年に記録が塗り替えられようとは――。国内の映画興行収入ランキングで、「劇場版『鬼滅《きめつ》の刃《やいば》』無限列車編」が、「千と千尋の神隠し」（01年公開、３１６億８０００万円）を19年ぶりに抜き、歴代1位となった。

コロナ禍を受け、多くの映画が公開延期となったり、製作自体が止まったりした中、1日に40回以上も上映するシネマ・コンプレックスが出るなど、異例の編成も話題になった。

だが多少の明るいトピックはあったにしても、エンタメ界が負った傷は深い。エンターテインメント市場の調査を行う「ぴあ総研」は10月、演劇や音楽コンサートなどのチケット推計販売額の合計「ライブ・エンタテインメント市場規模」が、20年は前年比約8割減の１３０６億円になるとする試算を発表した。19年の市場規模は６２９５億円だった。

エンターテインメント大手のエイベックスは、ライブやイベントが開催できず、業績が悪化。11月、グループ全体の従業員の約6%にあたる１００人程度の希望退職を募集することにした。12月には東京都港区南青山の本社ビルを７００億円以上で売却すると発表した。

大みそかのＮＨＫ紅白歌合戦、人気グループ「嵐」

のラストライブが無観客で行われたのは、20年の幕切れとして象徴的だった。

志村けんさんの死

新型コロナの危険を、多くの日本人に「自分ごと」と感じさせたのは、3月29日の志村けんさん（当時70）の訃報《ふほう》だった。新型コロナ感染が判明してからわずか6日後の悲報で、「こんなに早く亡くなってしまうとは」「今まで人ごとだったコロナの怖さが一気に身近になった」と世間に衝撃を与えた。志村さんの死を惜しんで、テレビ各局が追悼番組を相次いで放映した。

東京女子大の橋元良明教授（情報社会心理学）らが4月に行ったアンケートでは、新型コロナの危険を認識した出来事（複数回答）のトップは「志村けんさんの死去」（61％）で、2位の「政府による緊急事態宣言」（42％）を大きく上回った。

コロナ禍による死で最も大きな特徴の一つは、「さよならを言えない死」だとノンフィクション作家の柳田邦男さんは指摘した。ウイルスに感染して入院した人に、家族は見舞いに行けず、亡くなる時に十分な別れも言えない。志村けんさんの兄・知之さんによると、感染防止のため遺体との対面もかなわず、遺体は火葬され、遺骨を自宅に引き取ったという。

コロナ禍では、4月23日に朝の情報番組の司会などで親しまれた女優の岡江久美子さんも63歳で死去。外交評論家の岡本行夫さんやファッションデザイナーの高田賢三さんらも犠牲になった。

（文化部次長　小布施祐一）

教育現場

休校長期化
学校でのＩＣＴ活用　遅れる日本

新型コロナウイルス感染拡大に伴い、２０２０年３月から多くの地域で小中学校などの休校が長期化した。突然の休校措置だったこともあり、学校現場は混乱し、子どもたちの学習が事実上ストップしたケースも少なくない。ほかの先進諸国に比べて日本は学校での情報通信技術（ＩＣＴ）活用が遅れており、技術的な支援や指導の手法などにも課題が残る。

自治体間で格差

文部科学省の20年4月16日時点での調査によると、公立小中高校で休校を実施する自治体のうち、「教育委員会が独自に作成した動画授業」を家庭学習で実施していたのは10％、「それ以外のデジタル教材」に取り組んでいたのは29％にとどまった。「双方向のオンライン授業」を実施していたのは5％に過ぎない。重複回答で、「実施予定」を含めてこの数字である。

「教科書や紙の教材を活用した家庭学習」は１００％だったが、その内容にも自治体や学校によって取り組みに差が出た。文科省は20年4月20日時点で新学年の教科書を配布していない自治体が5％に上るとして、早急に配布するよう求めた。翌日付で文科省が都道府県などに出した通知は、「個別の児童生徒の学習支援・心身の確認状況に自治体間に大きな差がみられる」としたうえで、「休校中の学習の保障」を強調した。具体的には、教科書に基づく家庭学習を課すことを挙げ、「まずは家庭のパソコンやスマートフォンなども活用して、ＩＣＴを積極的に活用すること」を打ち出した。学級担任などには児童生徒の心身の健康状態を電話などで定期的に把握することも求めた。

実際に横浜市などでは、20年3月から全校での家庭訪問などによる児童生徒の状況確認を励行していた。

また、休校期間中の後半には、ビデオ会議システムを使った朝礼を導入した小学校もあり、子どもや保護者から好評を得たという。その一方で、通知を受けてから保護者への電話連絡を始めたり、教科書を配布したりする自治体もあり、自治体や学校の意識が問われた。教員が在宅勤務でＩＣＴを活用している自治体が23％にとどまったのも深刻で、業務の効率性という点でも対応が求められる。

1人1台を前倒し

政府は児童生徒1人につき1台のパソコンなどの学習用端末を23年度までに整備する計画だった。20年度はまず、小学5、6年、中学1年の分を配備予定だったが、予定を前倒しし、小中学校の全学年分を配備できる予算を確保した。

公立小中高校などの端末1台あたりの児童生徒数の平均は19年3月時点で5・4人で、自治体間での差が大きい。

今回の事態を受け、文科省は今後配備するタブレット端末やノートパソコンを自宅に持ち帰れる態勢を新たに想定することになった。ネット環境がない家庭に自治体が通信機器を貸し出す費用も補助する。自治体からは「購入の準備が整わず、早急な配備ができるかどうか」「持ち帰っての使用は管理上ハードルが高い」など戸惑いの声も上がった。一方で、保護者からの要望もあり、学習用端末の選定や手続きをスピードアップする自治体もみられた。

「教師にも子どもにも学習に使う経験やノウハウが十分にない状態では、端末が導入されても円滑な移行は難しい」と指摘したのは、全国連合小学校長会の喜名朝博会長だ。特に、休校は年度の切り替え時期に行われたため、未習分野が多く、映像授業だけでは理解しづらい面があった。既に1人1台のタブレット端末が全児童生徒に貸与されていた東京都渋谷区の担当者も「新しい内容は休校明けの授業で改めて教える必要があり、家庭学習の進め方が難しい」と課題を指摘した。

情報選択の力育成を

学校でのＩＣＴ活用を先進的に進めていた一部の地域では、円滑に遠隔学習に移行する例もみられた。茨城県つくば市は地元の大学や研究機関の協力を得て、以前から小中学校の授業でＩＣＴを先進的に導入してきた。調べ学習や発表のほか、ネットで各教科の問題に取り組む教材「つくばチャレンジングスタディ」を運用する。約7万問から個人の習熟度や苦手分野に応じた出題が行われ、教師は学習の進捗《しんちょく》を把握できる仕組みだ。

つくば市立みどりの学園義務教育学校（小中一貫校）ではこの環境を生かし、教師が連日授業動画の収録、配信を行った。ただ、インターネットの通信環境がない家庭もあるため、端末による学習は必須とせず、プリントの課題を補完する役割にとどめるなどの配慮も行った。

学校のホームページには「先生あのね」というコーナーも設けられ、児童生徒が動画の感想や質問を書き込めるようにした。「学校はいつから始まりますか」「友達に会いたい」といった声も寄せられたという。「動画に担任教師らが登場すれば、子どもは身近に感じる。国語辞典の使い方や九九など、内容は対面でなくても分かりやすい題材を工夫している。家庭でも使える端末が児童生徒に貸与されれば、さらに効果的な学習ができる。これを教訓に、台風やインフルエンザなどによる休校に備えることも必要だ」と毛利靖校長は話した。

情報教育に詳しい中川一史・放送大学教授は「多くの地域で、1人1台の学習端末の整備が休校期間に間に合わなかったのは残念だ。各校は印刷物も活用し、実態に応じてできることを工夫するしかない。本来は家庭学習でも端末を使えるようにするのが望ましいが、情報を適切に選択して活用する力の育成が一層重要になる」と指摘した。

休校を契機に、学習への不安から塾や民間の通信学習に頼る動きも加速し、家庭環境による格差が広がることも懸念された。学校再開後も、学習に課題を抱えていた子どもたちを中心に「授業のスピードが速くついていけない」との声も上がっていることが困窮世帯を支援する団体などから報告されている。学校現場には児童生徒の状況を踏まえつつ、柔軟できめ細かい対応が求められる。

（編集委員　古沢由紀子）

こころ

「心の不調」にどう対応するか

新型コロナウイルスの感染拡大で、精神的な疲労や不安を感じる人が増えた。こうした状況で心の不調が表れること自体は、人としてごく自然なことだ。しかし、コロナ禍による生活苦や家庭内の悩みから、うつなどの病的な状態になるケースもある。2020年の日本の自殺者数が11年ぶりに増加に転じたのも、コロナの影響があると考えられている。危機時におけるメンタルヘルスの課題が浮かび上がった。

半数以上が「何らかの不安」

厚生労働省が20年9月に初めて実施した大規模アンケート調査（15歳以上の1万人余が回答）では、新型コロナウイルスの感染拡大に伴って何らかの不安を感じていた人が、2～7月のどの時期でも半数以上いたことが分かった。

「何らかの不安」とは、「神経過敏に感じた」「そわそわ、落ち着かなく感じた」「気分が落ち込んで、何が起こっても気が晴れないように感じた」のいずれか。全国に最初の緊急事態宣言が出された4～5月は64％と最も高く、8～9月も45％が心の不調を訴えていた。

以前はできたことができなくなってしまった閉塞《へいそく》感、感染への不安や恐れ、マスクを着用しない人や大声でしゃべる人への不快感など、コロナ禍の中では誰もがネガティブな感情に支配されてもおかしくはない。そもそも人が不安や恐れを抱くことは、危機を回避するために必要な能力だ。不安や恐れがあるからこそ、自分や家族が災難に見舞われないよう、事前に備え、対処できるのである。

しかし、その感情が度を越してしまい、生活に支障が出てくるレベルになると、今度は不安や恐れ自体に自分が苦しめられることになる。そうならないためには、普段から不安や恐れとの付き合い方を知っておた方がいい。将来、コロナとは別のウイルスによるパンデミックがいつ起きてもおかしくないことを考えれば、学校や職場、町内会など、あらゆる現場での教育や啓発が求められる。たとえば、以下の情報は有意義だ。

- 不安や恐れを「頭の中で」打ち消そうと努力しては逆効果。「こんなことで不安になるなんて、ばかげている。考えないようにしよう」などと意識すると、結局はその考えにとらわれ、逃れられず、かえって不安が増幅する場合が少なくない。
- 運動が、うつや不安などを軽減させるという調査研究は国内外にたくさんある。運動はスポーツでなくてもかまわない。外に出て散歩をすれば、新鮮な空気を吸いながら四季折々の景色を眺めることで心をリフレッシュできるし、ステイホームによる運動不足の解消にもつながる。家の掃除や片付けなど、家事を意識的にてきぱき行うだけでも効果はある。
- 今この瞬間に注意を向け、心の癖と行動を変える「マインドフルネス」も効果的だ。本来は、呼吸などを観察する瞑想《めいそう》の練習をするが、ネガティブな感情や考えが湧いた時に、「……と考えた」と後にくっつけるだけでも良い。たとえば、「新型コロナに感染して重症化したらどうしよう」と不安で仕方なくなった時、自分が考えたことの後に、「と考えた」と頭の中で繰り返し言ってみる。そこで我に返って、「それはあくまで思考に過ぎず、いま起きている事実ではない」と、距離を置いて認識できればしめたものだ。ネガティブな感情にのみ込まれることなく、冷静に次の選択が可能になる。

つらい時は外部に相談を

もちろん、運動もマインドフルネスも万能ではない。20年には飲食店の倒産件数が過去最多を更新し、解雇や雇い止めにあった労働者が8万人を超えた。家庭内暴力（DV）の相談件数も過去最多だった。外出自粛の影響とみられる。

コロナ禍が原因のこうした経済苦やDVは、もはや不安や恐れを通り過ぎ、現実に直面している危機的状況と言える。それはやがて、うつ状態を引き起こし、

「死」をも考えてしまう「精神的危機」にもつながりかねない。

子どもの心も心配だ。国立成育医療研究センター（東京）が、新型コロナウイルスの感染が拡大した20年11〜12月、小中高校生（計715人）のストレスを調べたところ、調査対象となった300人超の高校生の3割に「うつ症状」が見られたことが分かった。また、全体の16％（114人）が、髪の毛を抜くなどの自傷行為をしたと回答している。

厚労省と警察庁は21年3月、20年の全国の自殺者数が前年より912人増え2万1081人だったと発表した。11年ぶりの増加である。女性と小中高生の増加が目立ち、厚労省は「新型コロナウイルス流行の長期化で、生活苦や学業などの悩みが深刻化しているため」と分析している。

世界保健機関（WHO）が以前まとめた、自殺した人の家族など周囲の人への聞き取り調査では、自殺した人の9割以上が、うつ病や統合失調症など精神科の診断がつく状態だった。つまり、もともと心の病を抱えていなくても、死ぬ直前は冷静な判断ができない精神状態だったと考えられる。

運動やマインドフルネスは役に立つことがあるが、それぞれが抱える根本的な問題が解決するわけではない。いちばん大切なのは、自分一人でつらさや苦しさを抱え込まず、外部に助けを求めることだ。

特に男性は、女性に比べて人に相談するのが苦手な人が多いと言われる。「つらい時は遠慮せずに相談する」という意識や行動を当たり前に身につけるためにも、やはり生涯を通じた啓発や教育が欠かせない。公的・民間の相談体制のさらなる充実も求められる。行政がSNS運営業者と連携し、自殺に関連する書き込みに対して支援情報を積極的に伝える「プッシュ型支援」も一つの方法だ。

親密な触れあいを否定し、人と人との距離を遠ざけたコロナ禍。菅首相は21年、坂本1億総活躍相に新設の「孤独・孤立対策」を担当させた。自殺防止や貧困対策など、各省庁にまたがる施策の調整に当たらせるという。パンデミックにおける心のケアやサポートはどうあるべきか。どうすれば苦しむ人たちの心を救うことができるのか。コロナ禍を奇貨として、私たち一人ひとりが「自分ごと」として考えなければならない。

（編集委員　山口博弥）

介　護

コロナ禍で浮かび上がった介護の脆弱性と課題

　要介護高齢者が増える一方、家族の介護力の低下や介護職員の不足が深刻化する日本。それでなくても介護体制の脆弱性《ぜいじゃくせい》への懸念が高まっていたところに、コロナ禍が追い打ちをかけた形だ。２０４０年代初めまで高齢者は増え続け、平均寿命は今後も延び、認知症の人の急増が予測される。年を取っても安心して暮らせる介護体制を確立できるかが問われている。

　重症化や死亡リスクが高い高齢者は、新型コロナウイルスに感染しないよう、十分に注意を払う必要がある。しかし、「3密（密閉・密集・密接）」を避けにくいのが、介護の世界だ。要介護高齢者は、入浴、排せつなどの身体介護で介護職員と直接触れ合う機会が多く、介護施設には、そうした要介護の人たちが多く集まる。

突然の休業要請

　コロナの集団感染は介護施設、とりわけ、自宅で暮らす高齢者が日帰りで通う通所型の施設（デイサービス）で多く見られた。

　名古屋市では、複数のデイサービスで感染が確認されたことから、20年3月、二つの区にあるデイサービス１２６か所に2週間の休業を要請した。突然の休業要請を受け、困ったのが、約５８００人に上る利用者とその家族だ。

　80歳の認知症の夫と98歳の母親の面倒をみる75歳の女性は、翌日からデイサービスが休みになると聞いて驚いた。

「デイに夫や母を預けることで何とか在宅生活を成り立たせてきたのに、サービスを使えなくなったらもうおしまい」とこの女性は思ったという。

　幸い、時間を短縮して受け入れてくれる施設があったことで、何とか切り抜けることができた。この女性のように、介護サービスを使うことで在宅生活を維持している「老老介護」世帯はもはや少しも珍しいことではない。

厚生労働省の「2019年国民生活基礎調査」によると、同居人が介護をしている世帯のうち、介護をする人も、される人も65歳以上というケースは約6割。ともに75歳以上は3割に上る。高齢の夫婦同士のほか、高齢者がその親世代の面倒をみるケースも目立つ。

ちなみに、100歳以上の人口は、20年に初めて8万人を超えた。国の研究機関の予測によれば、40年にはその数は30万人を超える。ピーク時の74年には71万7000人まで増えるというから、高齢の子供が高齢の親をみる「老老」ならぬ、3世代にわたる「老老老介護」世帯が今後、増えていく可能性はある。

認知症の悪化も

コロナ禍は、認知症の人とその家族にも多大な影響を与えている。

広島大学が日本老年医学会などとともに20年に実施した調査では、調査対象となった医療・介護施設とケアマネジャーのいずれも約4割が、介護サービスの制限や外出自粛などの取り組みにより、「認知症の人の症状や状態に影響が生じた」と回答した。特に、在宅の認知症の人の場合、認知機能の低下に加え、食事や着替えなどの基本的な動作の能力が下がっていることが明らかになった。また、コロナ陽性・疑い患者がいた56の医療・介護施設に対する調査では、「認知症を理由に入院を断られたり、移送が困難だったりした」と答えた施設が約2割あった。

認知症の人の中には、マスクをし続けるのが難しかったり、病院で静かにしていられなかったり、点滴の管を抜いてしまったりする場合がある。一般の病院では対応が難しいとされた人をどうするか——。東京都立松沢病院では、認知症や統合失調症の人たちを積極的に受け入れたが、近くにそうした機関がないと感染しても行き場を失いかねない。

事業者の倒産は過去最多

コロナ禍はまた、事業者にも大きな影響を与えている。民間信用調査会社の東京商工リサーチによると、20年の介護事業者の倒産件数は118件で、過去最多を記録した。業種別では「訪問介護」が56件で最も多く、次がデイサービスを含む「通所・短期入所介護」の38件だった。人手不足で厳しい経営環境が続いていたところにコロナ禍が襲い、利用控えや、利用人数や利用時間の制限などで経営が苦しくなったとみられる。同社によると、倒産とは別に自主休業や廃業、解散の件数も増えており、コロナが収束しなければ、21年も倒産や自主廃業などの件数が増える可能性は高い。

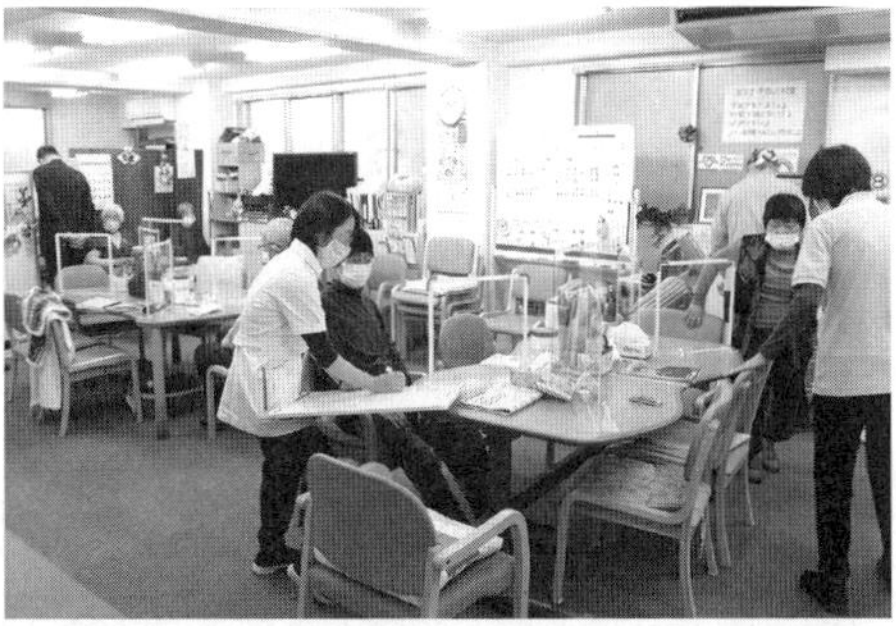

コロナ禍を受けた高齢者の利用控えにより、介護事業の経営は厳しさを増している。都内のデイサービスで。2021年1月19日撮影（21年3月12日朝刊解説面）

コロナ下での介護を取り巻く状況は非常に厳しいといえる。最も重要なことは、できる限りの感染予防策を講じて、要介護高齢者が介護サービスを途切れることなく、継続して受けられるようにすることだ。そのためには、事業者への経済的支援、職員に対する感染予防教育、介護事業者間や医療機関との連携と協力体制の構築が欠かせない。

「3密」回避に向けたＩＴ、ＡＩ、ロボットの活用も急務だ。テレビ電話を使って利用者の状態を外部から把握したり、ＡＩを搭載した自動運転の車いすを使ってベッドからトイレなどへの移動を実現したり、リフトやロボットを用いて入浴や排せつ、食事の介助をしたりすることなどが考えられる。介護業界とＩＴ業界の連携を進め、介護記録や伝達業務のさらなるデジタル化も必要だ。

日本全体で労働力人口が減少する中で、外国人労働力やロボット活用の重要性が増している。ただ、今後も少子化や高齢化、長寿化が進むことを考えると、介護の仕事に人が集まるようにすることを忘れてはならない。そのためには、業務の専門性と魅力を高め、それを「見える化」する努力が求められる。

（編集委員　猪熊律子）

暮らし

衣食住、家族関係に変化

新型コロナ禍では、感染防止のために外出を自粛し、在宅時間が増えたことで、衣食住のスタイルも変化を余儀なくされた。

食——テイクアウトの活況

２０２０年4月に緊急事態宣言が出て以降、外食を控え、自宅で食卓を囲む傾向が強まった。調査会社「マクロミル」が6月に行った調査では、約54％の人が4月以降、自宅での食事が増えたと回答。食事の準備で大変になったとの声が上がる一方で、普段、調理とは縁遠い男性らが取り組む動きも見られた。

食卓に彩りを添えたのが、テイクアウトだった。高級料理やパンケーキなど、これまで持ち帰りではなじみのなかったメニューも対象になるなど、人気を集めた。「ぐるなび総研」が1年を象徴する料理として選ぶ「今年の一皿」も、テイクアウトに決まった。

一方、飲食店では検温や手指の消毒が求められ、透明な仕切り板越しに飲食する風景が定着した。飲み会は、パソコンなどのビデオ通話を使い、オンライン上で行われることが増えた。

住——在宅勤務を快適に

住まい方を見直す機運も高まった。テレワークが進み、在宅で仕事をする人が増えたことで、「職住融合」の兆しが見え始めている。

リビングで仕事をすると、家族の出入りなどで集中しにくく、専用スペースを設ける動きが出た。ミサワホーム総合研究所が6月、在宅勤務経験者に行った調査では、「仕事に適した部屋がない」と28％が答え、31％が部屋を模様替えしたり、机や椅子を購入したりしていた。

通勤回数が減り、住みたい地域にも変化が表れた。

従来は利便性から都心部や駅から近い場所が人気だったが、自然が豊かなど、住環境の良い郊外の物件への関心が高まり、不動産会社への問い合わせが増えた。

衣――着心地よい「おうち服」に需要

快適で、デザインはシンプル――。「巣ごもり」の時間は、他人の視線を意識しないで済み、着心地のよい服への需要を高めた。こうした服を提供するブランドは、多くのアパレル会社が経営不振にあえぐ中でも、人気を集めた。

オンライン会議のための装いの工夫も生まれた。顔周りの画面映りを良くしようと、はつらつとした印象を与える目元のメーキャップや、目に留まりやすく、見栄えのするピアスやイヤリングが関心を集めた。

外出時のファッションアイテムとして進化したのが、マスクだ。コーディネートの一部としてファッションショーでも提案された。

増加するDV

コロナ禍や新しい日常は、家族関係や弱い立場の女性にも影響を与えている。

家族で過ごす時間が増えたことで一体感が生まれたと肯定的に捉える人がいる反面、夫婦間で家事の負担などを巡ってトラブルが起き、「コロナ離婚」という言葉も生まれた。家庭内暴力（DV）の相談件数も増えている。女性の割合が多い非正規労働を中心に職が失われ、就業者数の減少幅は一時、男性の2倍近くになった。

本紙くらし欄の人気コーナー「人生案内」への相談にも、コロナ禍の影響が表れた。「友人と会うのも気が引け、一人で過ごしていると苦しい」（30歳代女性）、「派遣の仕事がなくなり、不安」（30歳代女性）などと心理的、経済的な苦境に悩むもののほか、「感染拡大防止について、友人たちとの意識の違いが気になる」（40歳代女性）など、価値観の違いに戸惑う相談も。「入院中で終末期を迎えた母に面会できず、苦しい」（40歳代女性）などと、家族を気遣う相談が寄せられる一方で、「休みの日が重なることが増えたが、夫が家事もせず、思いやりもない」（50歳代女性）など、夫婦間のあつれきについての悩みもあった。新型コロナは、家族との関係について見つめ直すきっかけになっている。

（生活部次長　西内高志）

社会的に弱い立場に置かれた人々

新型コロナの感染拡大は、母子世帯や引きこもりを抱える家庭など、社会的に弱い立場に置かれた人々の暮らしを直撃した。

母子世帯に追い打ち

コロナ禍で打撃を受けた飲食業などの非正規労働者には女性が多く、特に母子世帯への影響は深刻だった。

認定NPO法人しんぐるまざあず・ふぉーらむ&シングルマザー調査プロジェクトの調査（2020年7月実施）によると、回答したシングルマザー約1800人の約7割の雇用や収入に影響があった。

その要因の一つが臨時一斉休校だ。休校により「仕事日や仕事時間を減らす必要があった」「仕事を休む必要があった」がいずれも2割を超えた。しかも、給食がなくなったことで「1日の食事の回数が減った」が2割近くあった。

厚生労働省の調査[*1]によると、母子世帯の平均年間収入は348万円。国民生活基礎調査による児童のいる世帯の平均所得を100として比較すると、49・2と半分以下だ。もともと苦しい母子世帯の家計に、コロナ禍が追い打ちをかけた形だ。

障害者就労の後退

雇用情勢の悪化は、政府が進めてきた障害者の就労拡大にも水を差した。

厚生労働省によると、20年1～11月に企業などを解雇された障害者は累計で2000人を超えた。単月ベースでは9月以降、前年比で改善傾向がみられるが、厚労省調査は全国のハローワークを通じて把握できたもので、実態はより厳しかった可能性がある。

障害者雇用は景気変動の影響を受けにくいとされてきた。障害者雇用促進法で企業に法定雇用率の達成が義務づけられているからだ。しかし、障害者の仕事は清掃や事務補助など職場内の業務が多く、テレワークの普及などに伴って仕事が減ったと推測できる。

障害者が働く場の一つである福祉作業所も、生産した商品の販売先の休業やイベントの中止で販路を失い、苦境に陥った。

福祉作業所などでつくる「きょうされん」の調査[*2]

（20年7月実施、速報）によると、回答した348か所の作業所のうち、4月は73・6％が前年同月より減収となり、平均減収率は32％に上った。5月は81％が減収となり、減収率は36・7％だった。減収だった作業所の34％は収入の回復について「全く見通しがもてない」と回答した。

この結果、障害者に支払う工賃も、前年同月より減った作業所が5月は66・1％に上った。

政府は20年度第2次補正予算で1事業所当たり最大50万円を支給する支援策を準備した。ただ、要件が厳しい上、減収額に比べて支給額が少ないなどの指摘もあり、経営悪化で閉鎖するケースもあった。

内閣府の推計では、自宅に半年以上閉じこもっている「引きこもり」は100万人を超えるとされている。コロナ禍によって、当事者の集いの中止が相次ぐなど、社会復帰に向けた支援活動が停滞を余儀なくされた。

就職の失敗や解雇などをきっかけに引きこもりとなるケースも少なくなく、コロナ禍による経済の停滞で、引きこもりが増加する懸念も出ている。

（社会保障部次長　加藤弘之）

＊1　厚生労働省子ども家庭局（2017年12月15日）「平成28年度全国ひとり親世帯等調査結果報告」
＊2　きょうされん（2020年7月20日）「速報値・報告　新型コロナウイルスの影響に関する生産活動・利用者工賃実態調査」

おわりに

新型コロナの流行を受け、WHOや欧州委員会、米国（議会調査局）、中国政府など多くの機関が対応状況や関連の出来事を日ごとに並べた「タイムライン（時系列表）」を公表した。米ニューヨーク・タイムズ紙など各国の主要メディアもこの動きに追随した。

現在の国際保健の分野では、保健緊急事態に対して「イベントに基づくサーベイランス（EBS）」という手法が重用されている。これは、感染集団（クラスター）の発生や不調の訴えの急増などの情報をインターネット経由で監視し、それらを時系列的に把握することで、感染症流行の兆候を検知する手法だ。検査の陽性者数などの集計値（指標）を用いた従来型の「指標に基づくサーベイランス（IBS）」は平時に向いており、想定外の事態への対処が難しい。

タイムラインは、こうした国際保健の様変わりに合わせた動きと言える。その時々の出来事を記録し、公表していくことで、透明性の確保にもつながり、後世の検証にも役立つ。

では、日本はどうか。残念ながら、日本政府の公式タイムラインはいまだ存在しない。発生国の海を挟んだ隣に位置し、世界で3番目に感染が確認された国で、横浜港のクルーズ船感染など世界の先例となる出来事もあった。ここまで時間が経過した後に初動からのタイムラインを公表したとしても、文言修正や検証と称した「答え合わせ」をした後のデータになってしまい、本来の目的からずれたものになってしまう。

だが、日々の出来事をその時々の価値観や重要度で記録し、公開してきたものは日本にもある。新聞だ。新聞はその日に刷られるので、発行後は調整や修正のしようがない。これを生かし、我々なりに「日本版タイムライン」を作れないか。これが本書の出発点であった。

新聞にはニュースだけでなく、日々の出来事としては切り取れないような分析やわかりやすい解説、社会の諸様相に関する問題提起など様々な情報が網羅されている。それもまた重要なセールスポイントではあるが、2020年の1年間だけで全国・地域版合わせ、10万ものコロナ関連記事がある中で、すべてを1冊にまとめるのは無理がある。今回は、タイムラインとしての記事活用に重点を置くことにした。将来の国際的な全文検索や電子化も念頭に、書名には英語の副題も付け、引用文献・注釈欄には引用元の英語や中国語を入れた。

本書冒頭の出来事一覧を見るだけでも多くのことがわかるはずだ。流行は世界中に拡散し、想定もしていなかった事態を次々と派生させた。新たな言葉が次々と現れては、やがて見出しに定着していく。序盤は「○○は初めて」が目立つが、中盤以降は感染者数や死者数などが「○○人を超えた」というニュースに置き換わり、その間隔も狭まってゆく。それでも、多少のことでは驚かなくなった。

読売新聞の全国・地域版に掲載されているコロナ関連記事の数は20年4、5月をピークに、その後は多少変動しながらも減少した。コロナ禍での様々な出来事がニュース（非日常）ではなくなり、次第に日常化した結果とみることもできる。確かに、マスクを着け、アクリル板に囲まれ、その日の新規感染者数を知る暮らしにもすっかり慣れた。つまるところ、本書の記録というのは政府や海外の話のようで、実は私たちが1年余り経験してきた日々の変化そのものなのだ。
残念なことに、その変化があまりに急速で編集が追いつかず、21年に入ってからの出来事や続報をかなり積み残してしまった。本書で扱いきれなかった内容については、本紙や調査研究本部のオピニオン誌「読売クオータリー」、電子版の「読売新聞オンライン」を通じ、今後も情報発信を続けようと思う。

本書は、読売新聞東京本社調査研究本部が中心となって編集作業にあたった。第一〜十章の署名記事の執筆者のほか、井深太路・調査研究本部次長、林真奈美、坂上博、舟槻格致の各主任研究員、社会部の太田雅之次長、科学部の宮崎敦次長、江村泰山、松田俊輔両記者、大阪本社地方部の増田弘治次長、経済部の中沢謙介次長、山下福太郎記者が、書き下ろし部の編集作業や執筆を担当した。出版にあたり、中央公論新社プロジェクト編集部の青沼隆彦部長、山本啓子さんには多くの助言をいただいた。山影麻奈さんには報道記録という狙いにふさわしい装幀をデザインしていただき、市川真樹子さんにはページと図版と土壇場での注文が多い本書をきれいにまとめていただいた。この場を借りて改めて感謝したい。

調査研究本部主任研究員　笹沢教一

【わ行】

【ま行】

【や行】

【ら行】

【な行】

【は行】

【た行】

【さ行】

【か行】

主な事項と人名の索引

中国語の事項は日本語読みの順で配置した。

【あ行】

2020年4月7日　緊急事態宣言発令

首相記者会見　要旨

4月7日夜に首相官邸で行われた安倍首相の記者会見の要旨は次の通り。

冒頭発言

現状ではまだ全国的かつ急速な蔓延《まんえん》には至っていないとしても、医療提供体制が逼迫《ひっぱく》している地域が生じていることを踏まえれば、もはや時間の猶予はないとの結論に至った。

最も感染者が多い東京では、政府として今月中を目途に五輪関係施設を改修し、８００人規模で軽症者を受け入れる施設を整備する予定だ。必要があれば、ここに自衛隊の医療スタッフを動員し、臨時の医療施設として活用することも可能だ。

事態は切迫している。足もとでは5日で2倍になるペースで感染者が増加を続けており、このペースで感染拡大が続けば、2週間後には1万人、1か月後には8万人を超える。

しかし、専門家の試算では、人と人との接触機会を最低7割、極力8割削減できれば、2週間後には感染者の増加をピークアウトさせ、減少に転じさせることができる。そうすれば、爆発的な感染者の増加を回避できるだけでなく、クラスター（感染集団）対策による封じ込めの可能性も出てくる。その効果を見極める期間も含め、ゴールデンウィークが終わる5月6日までの1か月に限定して外出自粛をお願いする。

社会機能を維持するために、必要な職種を除き、オフィスでの仕事は原則、自宅で行えるようにしていただきたい。どうしても出勤が必要な場合も、ローテーションを組むなどによって、出勤者の数を最低7割は減らす、時差出勤を行う、人の距離を十分に取るといった取り組みを実施していただけるよう、全ての事業者にお願いする。レストランなどの営業にあたっても、換気の徹底、客同士の距離を確保するなどの対策をお願いする。

今まで通り外に出て散歩をしたり、ジョギングをすることは何ら問題ない。集会やイベントを避け、家族以外の多人数での会食も行わないようお願いする。

世界経済だけでなく、日本経済が今まさに戦後最大の危機に直面している。その強い危機感のもとに、GDP（国内総生産）の2割に当たる事業規模１０８兆円、世界的にも最大級の経済対策を実施する。考えうる政策手段を総動員して、国民とともに、この戦後最大の危機を乗り越えていく決意だ。

緊急事態宣言は海外でみられるような都

市封鎖、ロックダウンを行うものでは全くない。今後も電車やバスなどの公共交通機関は運行される。道路を封鎖することなど決してない。

今、私たちが最も恐れるべきは、恐怖それ自体だ。SNSで広がったデマによって、トイレットペーパーが店頭で品薄になったことは記憶に新しいことだと思う。ただ恐怖に駆られ、拡散された誤った情報に基づいてパニックを起こしてしまう。そうなると、ウイルスそれ自体のリスクを超える甚大な被害をもたらしかねない。

専門家の見解では、東京や大阪での感染リスクは現状でも、不要不急の外出を自粛して普通の生活を送っている限り、決して高くない。封鎖を行った海外の都市とは全く状況が異なる。

地方に移動するなどの動きは厳に控えていただきたい。地方には重症化リスクが高いと言われる高齢者もたくさんいる。その感染リスクを高めることのないようお願いする。

全く先が見えない大きな不安の中でも、希望は確実に生まれている。日本中、世界中の企業、研究者の英知を結集して、ワクチンや治療薬の開発が進んでいる。新型インフルエンザの治療薬として承認を受け、副作用なども判明しているアビガンはすでに120例を超える投与が行われ、症状改善に効果が出ているとの報告も受けている。アビガンの備蓄量を現在の3倍、200万人分まで拡大する。

私たちは、ともに力を合わせれば、再び希望を持って前に進んでいくことができる。ウイルスとの闘いに打ち勝ち、緊急事態という試練も必ずや乗り越えることができると確信している。

質疑応答

――国民の協力を得るために何が最も重要と考えるか。1か月後、どのような感染状況だと想定しているか。

この暗いトンネルを抜けるには、国民みんなで努力を重ねなければならない。（人と人との接触を）7割、8割減らすことは並大抵のことではないと思うが、国民に協力いただければ、必ず達成できると確信している。

――休業要請が、補償や損失補塡《ほてん》とセットでないのは問題ではないか。30万円の現金給付などは、対象を絞り込む方針に自民党内からも異論が出ている。

損失は（休業要請した）その業界にとどまるものではない。取引している皆さんにも大きな影響が出ることをかんがみれば、個別に補償するのではなく、困難な状況にある皆さんに現金給付を行いたい。

30万円の給付については、自民党内にも「一律で給付した方がいいのではないか」という議論があり、検討した。例えば、国会議員や公務員も収入には影響を受けていない。本当に厳しく、収入が減少した人に直接給付が行くようにしたいと考えた。

なるべく早く補正予算を通し、5月に直ちに出ていくようにしたい。全員給付になると、手に届くまで3か月くらい時間がかかる。

――世界の首脳で感染例が出ているが、安倍首相の体調は。感染した場合、国政運営はどうなるのか。

私はできるだけ手洗いをしながら、免疫力を維持するために睡眠の時間を確保したい。なるべく規則正しく生活することも大切だ。

私が感染した場合は、意識がある場合は首相公邸などで隔離しながら執務を行う。意識がなくなれば、麻生副総理が臨時代理になり、一瞬でも遅滞がないように対応をしていく。

基本的対処方針　要旨

政府対策本部が4月7日に改定した新型コロナウイルス感染症対策の基本的対処方針の要旨は次の通り。

全般的な方針

▽情報提供・共有と蔓延防止策により、クラスター（感染集団）の封じ込めと接触機会の低減を図り、感染拡大の速度を抑制する。

▽サーベイランス（発生動向調査）・情報収集と適切な医療の提供により、重症者と死亡者の発生を最小限に食い止めるべく万全を尽くす。

▽的確な蔓延防止策と経済・雇用対策により、社会・経済機能への影響を最小限にとどめる。

▽対策は、当該地域での感染者の発生が抑制された場合には、強化した対策を適宜、適切に元に戻す。

情報提供・共有

▽政府は、以下のような、国民に対する正確で分かりやすく、状況の変化に即応した情報提供や呼びかけを行い、冷静な対応をお願いする。

・手洗い、せきエチケットなどの基本的な感染対策の徹底

・風邪症状など体調不良が見られる場合の休暇取得、学校の欠席、外出自粛の呼びかけ

・室内で「三つの密」を避ける

・家族以外の多人数での会食を避ける

・「ロックダウン」（都市封鎖）のような施策は実施しないことを周知

サーベイランス・情報収集

▽地方自治体は、医師の届け出により疑似症患者を把握し、医師が必要と認める検査を実施する。

▽厚生労働省は、地方衛生研究所や民間検査機関などの関係機関における検査体制の一層の強化を図る。

▽厚労省は、国内の流行状況などを把握するため、既存のサーベイランスの効果的な利用や、さらに有効なサーベイランスの仕組みを構築する。

▽政府は、迅速診断用の簡易検査キットの開発を引き続き速やかに進める。

蔓延防止

▽都道府県は、クラスターが発生しているおそれがある場合、関係する催し物（イベント）や「三つの密」のある集まりについて、開催の自粛要請を強く行う。全国的かつ大規模な催し物の開催は、リスクへの対応が整わない場合は中止または延期を含め、主催者による慎重な対応を求める。

感染が拡大傾向にあり、オーバーシュート（爆発的な患者急増）の予兆がみられる地域では、期間を示した上で、外出や催し物開催の自粛要請を迅速に行う。感染が収束に向かい始めた場合は、リスクの低い活動から自粛要請の解除を行う。

▽特定都道府県（緊急事態宣言の対象区域に属する都道府県）は、地域の特性に応じた実効性のある緊急事態措置を講じる。必要最小限の措置とし、内容と必要性を住民に丁寧に説明する。

▽特定都道府県は、不要不急の帰省や旅行など都道府県をまたいで人が移動することは極力避けるよう、また、食料・医薬品や生活必需品の買い占めなどの混乱が生じないよう、住民に冷静な対応を促す。

▽特定都道府県は、必要に応じ、期間及び区域を示した上で、まずは外出の自粛要請を行う。自粛対象とならない具体例は、通院、食料・医薬品・生活必需品の買い出し、出勤、散歩などが考えられる。自粛要請の期間は30日程度が適当と考えられる。期間は地域の状況を踏まえて、短縮と延長を適切に行う。

▽特定都道府県は、まずは在宅勤務（テレワーク）を強力に推進する。出勤する場合でも時差出勤、自転車通勤などを推進する。職場では「三つの密」を避ける行動を徹底するよう促す。クラスターが多数発生している繁華街の接客を伴う飲食店には外出を自粛するよう促す。
▽特定都道府県は、国民生活・国民経済の安定確保に不可欠な業務を行う事業者については、事業の特性を踏まえ、継続を要請する。
▽文部科学省は（学校の）臨時休業の実施に係る考え方の周知を行い、感染拡大の状況や専門家会議の見解を踏まえ、必要に応じ、追加的な考え方を示す。
▽厚労省は、保育所や放課後児童クラブなどについて、保育の縮小や臨時休園などの考え方を示す。
▽政府と、特定都道府県以外の都道府県は、職場などでの感染拡大防止のため、職場内で「三つの密」を避け、事業所内や通勤・外勤時の感染防止行動の徹底、在宅勤務や時差通勤、自転車通勤の積極的な活用、事業所の換気の励行、発熱などの風邪症状が見られる労働者への出勤免除や外出自粛勧奨、出張による移動を減らすためのテレビ会議の利用などを強力に呼びかける。
▽政府は、入国制限、渡航中止勧告、帰国者のチェック・健康観察などの検疫の強化、査証（ビザ）の制限などを引き続き実施する。

医療

▽厚労省は、以下のように、地域ごとに柔軟な医療提供体制を確保する。
・患者が増加し、重症者等に対する入院医療の提供に支障をきたすおそれがあると判断する都道府県では、厚労省に相談の上、入院治療が必要ない軽症者等は自宅療養とし、電話等情報通信機器を用いて遠隔で健康状態を把握し、医師が必要とした場合には電話等情報通信機器を用いて診療を行う体制を整備する
・自宅療養とする際、高齢者や基礎疾患を有する者等への感染の恐れがある場合には、地方自治体は、軽症者が宿泊施設等での療養を行うことや、同居家族が一時的に別の場所に滞在することなど、家族内感染のリスクを下げるための取り組みを講じる
・患者が増加し、増設した帰国者・接触者外来での医療提供の限度を超えるおそれがあると判断する都道府県では、厚労省に相談の上、必要な感染予防策を講じた上で、一般の医療機関での外来診療を行う。症状が軽度な場合は、自宅での安静・療養を原則とし、状態が変化した場合に、かかりつけ医等に相談した上で、受診するよう周知する
▽厚労省は、以下の医療提供体制の確保を進める。
・患者を集約して優先的に受け入れる医療機関の指定など、地域の医療機関の役割分担を行い、結核病床や一般の医療機関の一般病床等の活用も検討し、ピーク時の入院患者を受け入れるために必要な病床を確保する
▽厚労省は、医療機関や高齢者施設等の施設内感染を徹底的に防止する観点から、以下の周知徹底を行う。
・「三つの密」が同時に重なる場を徹底して避けること
・面会者からの感染を防ぐため、面会は緊急の場合を除き一時中止すべきこと
▽厚労省は、適切な医療提供・感染管理の観点で、次の事項に取り組む。
・感染が疑われる妊産婦への早めの相談の呼びかけ
・有効な治療薬やワクチン等の開発を加速すること

経済・雇用対策

政府は、蔓延を防止するとともに、内外経済や国民生活への影響を注意深く見極めながら、機動的に、必要かつ十分な経済財政政策をちゅうちょなく行うこととし、日本経済を確かな成長軌道へと戻すための思い切った措置を講じていく。特に、影響を受けているフリーランスを含め、様々な形態で働く方々の雇用や生活を維持し、中小・小規模事業者や個人事業主が継続して事業に取り組めるよう制度を整える。

その他重要な留意事項

▽人権への配慮

・政府は、海外から一時帰国した児童生徒等への学校の受け入れ支援やいじめ防止等の必要な取り組みを実施する

・政府や関係機関は、国民の自由と権利の制限は必要最小限のものとするとともに、女性や障害者などに与える影響を十分配慮して実施する

・政府と地方自治体は、マスクや個人防護具、医薬品、医薬部外品、食料品等に係る物価の高騰や買い占め、売り惜しみを未然に回避し、沈静化するため、必要に応じて措置を講じる

▽物資・資材の供給

・政府は、マスクや消毒薬、食料品等の増産や円滑な供給を関連事業者に要請する。政府は、感染防止や医療提供体制の確保のため、マスク、個人防護具、人工呼吸器等の必要な物資を国の責任で確保し、必要に応じ、緊急輸送の要請や売り渡しの要請等を行う

・政府は、マスクの転売行為を禁止し、過剰な在庫を抱えることのないよう消費者や事業者に冷静な対応を呼びかける。政府は布製マスクの普及を進める

▽その他

・基本的対処方針を変更し、緊急事態の継続や終了にあたっては、新たな科学的知見、感染状況、施策の実行状況等を考慮した上で、基本的対処方針等諮問委員会の意見を十分踏まえた上で臨機応変に対応する

2021年1月7日　緊急事態宣言発令

首相記者会見　要旨

菅首相の記者会見の要旨は次の通り。

冒頭発言

新型コロナウイルス感染症対策本部を開き、緊急事態宣言を決定した。対象は東京、千葉、埼玉、神奈川の1都3県で、期間は1か月だ。

現在の感染の中心は1都3県で、この2週間で全国平均の感染者数の約半分が集中し、大変な危機感を持っている。何としてもこれ以上の感染拡大を食い止め、減少傾向に転じさせるため、緊急事態宣言を決断した。1年近く対策に取り組む中で学んできた経験をもとに徹底した対策を行う。

飲食店については午後8時までの（営業）時間短縮を徹底する。酒の提供は午後7時までとすることを要請する。本日の政令改正で、各知事が要請に従わない飲食店

を公表することも可能になった。

多くの事業者は厳しい経営状況にある。協力金の支援額を引き上げ、1都3県の午後8時までの時間短縮に対し、ひと月あたり180万円までの協力金を国が支援する。

出勤すれば、どうしても同僚との食事や会話が増える。そうした機会をできる限り減らす。出勤者数7割減をぜひお願いしたい。都会でも地方でも同じ働き方ができるようにテレワークを強力に推進したい。夜間の飲食や会話を含めた感染リスクを防ぐため、午後8時以降の不要不急の外出自粛を徹底してほしい。

スポーツ観戦やコンサートについては、一律に入場者数を5000人までとし、場内の飲食も控えるように要請する。

これまで学校から地域に感染が広まった例はほとんどなかった。未来を担う子どもたちの学びの機会を守りたい。小中学校、高校、大学、幼稚園、保育園について休校・休園は求めない。大学には、対面・オンライン授業を効果的に組み合わせるように要請する。

昨年以来、コロナの感染拡大の中でも、我が国の失業率は直近で2・9%で、主要国で最も低い水準で推移している。雇用を守ることが政治の責務だ。今後も雇用を守り、事業を継続してもらうことを優先に取り組む。無利子無担保融資は十分な資金を用意した。手続きを簡単にしたい。

今後、緊急事態宣言による対策に続き、新型インフルエンザ対策特別措置法の改正、ワクチンの早期接種と、段階を踏んで取り組む。まずは緊急事態宣言で効果的な対策を行い、感染拡大を食い止め、減少傾向に転じさせる。（感染状況が最も深刻な）「ステージ4」を早急に脱却する。

特措法を改正し、罰則など強制力を付与することで、より実効的な対策を可能にしたい。法案の内容に関する議論を急ぎ、早期に国会に提出する。

感染対策の決め手となるワクチンについては、製薬会社の治験データの作業を前倒しし、安全性・有効性の審査を行った上で、できる限り2月下旬までには接種開始できるようにする。

一貫して大事なのは医療体制だ。必要な方には必要な医療を提供する。病床が逼迫《ひっぱく》する1都3県において、コロナ対応の病床を大幅に増やす。民間病院などが新たに対応病床を増やした場合には、1床あたり450万円の補助を従来の支援に上乗せして実施する。これにより、1床あたり約2000万円の支援が行われる。

各知事の要請があれば、自衛隊の医療チームをいつでも投入できるように万全の態勢を整えている。

1年近いコロナとの戦いで痛みを伴う自粛要請に協力をいただいており、国民の皆さんには心から感謝を申し上げる。今回の世界規模の感染の波は、私たちが想像をしていたものを超え、厳しいものになっている。しかし、この状況は必ず克服できると思っている。そのためにはもう一度、皆さんに制約のある生活をお願いせざるを得ない。

私たちはこの1年間の経験で多くのことを学んだ。会話をする時は必ずマスク（着用）をお願いする。外食を控え、テレワーク7割（の実現）、夜8時以降の不要不急の外出自粛、この3点を特に徹底すれば、必ず感染を抑えられる。

最近の1都3県の感染者の半分以上が30代以下の若者だ。多くの場合、重い症状が出ることはないが、若者への感染がさらなる感染拡大につながっているとの現実がある。どうか、皆さんの両親や父母、家庭、友人など世代を超えて大切な命を守るために、自身のことと捉えていただき、行動をお願いしたい。

1か月後には必ず事態を改善させる。首

相として感染拡大防止に全力を尽くし、ありとあらゆる方策を講じる。これまでの国民の皆さんの協力に感謝するとともに、今一度、協力をお願いして、私からのあいさつとさせていただく。

質疑応答

――緊急事態宣言は1か月で解除可能か。

対策の効果が感染者数として表れるのに2週間ほどかかる。見極める期間が必要なのでまず1か月にした。随時、状況を見ながら必要な対策を取っていきたい。

――経済への影響は。

経済への影響は避けられないが、事業規模74兆円の経済対策も決定しており、しっかりと対応したい。

――宣言発令を求めている大阪や愛知などを対象地域に追加する考えは。

大阪などの感染者数が非常に高い水準であることは認識している。1都3県以外の地域でも感染状況が厳しくなってきた場合には、様々な対策、措置が必要だと思っている。現時点ではそうした状況にはない。

――今夏の東京五輪・パラリンピックは開催可能か。

感染対策を万全にして安全、安心な大会を実現したい。国際オリンピック委員会（IOC）のバッハ会長と昨年会談した時に東京五輪は必ず実現し、今後とも緊密に連携をしていくことで一致している。

――中小事業者向けの資金繰り支援策「持続化給付金」の再支給の考えは。

雇用を守って事業を継続してもらうことがまず大事だ。宣言によって厳しい影響を受ける方も出てくるだろう。どのような支援策があるのか、検討したい。

基本的対処方針　要旨

新型コロナウイルス感染症対策の基本的対処方針の要旨は次の通り。

感染症発生の状況

我が国では２０２０年1月15日に最初の感染者が確認された後、21年1月5日までに計25万３４３人の感染者、３７１８人の死者が確認された。

昨年12月には首都圏を中心に新規報告数は過去最多の状況が継続し、医療提供体制が逼迫する地域が見受けられた。こうした感染状況や医療提供体制・公衆衛生体制に対する負荷の状況にかんがみ、21年1月7日、政府対策本部長（菅首相）は新型インフルエンザ対策特別措置法に基づき、1月8日から2月7日の31日間、東京都、埼玉県、千葉県、神奈川県を区域とする緊急事態宣言を行った。

◇緊急事態宣言の考え方

緊急事態宣言発出の判断に当たっては、国内の感染拡大や医療提供体制・公衆衛生体制の逼迫の状況（特に感染状況が最も深刻な「ステージ4」相当の対策が必要な地域の状況など）を踏まえ、全国的かつ急速な蔓延《まんえん》により国民生活や国民経済に甚大な影響を及ぼす恐れがあるか否かについて、政府対策本部長が、基本的対処方針等諮問委員会の意見を十分踏まえた上で総合的に判断する。

解除は、「ステージ3」相当の地域になっているかなどを踏まえて判断する。なお、解除後の対策の緩和は段階的に行い、必要な対策は「ステージ2」相当以下に下がるまで続ける。

◇新型コロナウイルス感染症の特徴

• 重症化や死亡の割合は、高齢者は高く、若者は低い傾向にある。昨年6月から8月に診断された人で、重症化する割合は約1・6％（50歳代以下で0・3％、60歳代以上で8・5％）、死亡する人の割合は約1・0％（50歳代以下で0・06％、

60歳代以上で5・7%）となっている。

•重症化のリスクとなる基礎疾患には、慢性閉塞《へいそく》性肺疾患、慢性腎臓病、糖尿病、高血圧、心血管疾患、肥満がある。

•他の人に感染させる可能性がある期間は発症2日前から、発症後7日から10日間程度。発症の直前・直後でウイルス排出量が高くなると考えられている。

•英国、南アフリカなどで変異株が確認された。英国の解析では、今までの流行株よりも感染性が高いことが示唆されている。予防策は従来と同様、「3密」回避やマスク着用、手洗いなどが推奨されている。

全般的な方針

緊急事態措置を実施すべき区域では、社会経済活動を幅広く止めるのではなく、感染リスクが高く、感染拡大の主な起点となっている場面に効果的な対策を徹底する。飲食を伴うものを中心として対策を講じ、その実効性を上げるため、飲食につながる人の流れを制限する。具体的には飲食店に対する営業時間短縮要請、夜間の外出自粛、テレワークの推進等の取り組みを強力に推進する。

対策の重要事項

◇蔓延防止

▼外出の自粛

緊急事態宣言の対象区域とされた「特定都道府県」は、不要不急の外出・移動の自粛について協力を要請する。特に午後8時以降の不要不急の外出自粛について、住民に徹底する。

▼イベントの開催制限

特定都道府県はイベント主催者に対し、①人数上限５０００人②収容率50%以下③午後8時まで④飲食を伴わない――などの要件に沿った開催の要請を行う。開催にあたり「3密」や飲食回避の徹底を求める。

▼施設の使用制限

特定都道府県は、感染リスクが高いと指摘される飲食の場を避ける観点から、飲食店（宅配やテイクアウトは除く）に対し、午後8時までの営業時間短縮（酒類の提供は午前11時から午後7時まで）の要請を行う。正当な理由なく要請に応じない場合は、法律に基づく指示を行い、要請と指示の公表を行う。政府は地方創生臨時交付金に設けた「協力要請推進枠」で飲食店に対して協力金の支払いを行う都道府県を支援する。

▼職場への出勤

「出勤者数の7割削減」を目指すことも含め、接触機会の低減に向け、在宅勤務（テレワーク）や、出勤が必要となる職場でもローテーション勤務等を強力に推進する。事業継続に必要な場合を除き、午後8時以降の勤務を抑制する。時差出勤、自転車通勤など人との接触を低減する取り組みを強力に推進する。

▼学校の取り扱い

文部科学省は、学校設置者や大学などに一律に臨時休業を求めるのではなく、地域の感染状況に応じた感染防止策の徹底を要請する。幼稚園、小中高校などは、「学校における新型コロナウイルス感染症に関する衛生管理マニュアル」などを踏まえた対応を要請する。大学には感染防止と面接授業・遠隔授業の効果的実施などによる学修機会の確保の両立に向け、適切な対応を要請する。大学入学共通テスト、高校入試などは、感染防止策や追試験など受験機会の確保に万全を期した上で予定通り実施する。

◇医療

厚生労働省と都道府県は関係機関と協力して、次のような対策を講じる。

▼病床確保や都道府県全体の入院調整に最大限努力した上で、なお病床が逼迫する場合、高齢者を含め入院治療が必要ない無症状者や軽症者は、宿泊施設や自宅で療養することとし、入院が必要な患者への医療提供体制の確保を図る。

▼家庭内での感染防止や症状急変時の対応のため、宿泊施設が十分確保されている地域では、軽症者は宿泊療養を基本とする。都道府県は、ホテルなど一時的な宿泊療養施設の確保に努め、政府は都道府県の取り組みを支援する。

▼特に病床が逼迫する場合、医療機関は必要に応じ、医師の判断で延期が可能な手術や入院の延期を検討し、空床確保に努める。

▼医療機関や高齢者施設などで面会者からの感染を防ぐため、面会は地域における発生状況なども踏まえ、緊急の場合を除き制限するなどの対応を検討する。

◇その他重要な留意事項

▼偏見や差別への対応

新型コロナウイルス感染症への罹患《りかん》は誰にでも生じ得る。感染者や家族、勤務先への不当な扱いや誹謗《ひぼう》中傷は人権侵害だけでなく、受診の遅れや検査回避、保健所による疫学調査への協力拒否などにつながり、感染防止策に支障を生じさせかねない。悪質な行為には法的責任が伴うことを、政府のホームページなどを活用して、幅広く周知する。クラスター（感染集団）発生などの対応中は、感染症に関する正しい知識に加え、感染者を温かく見守るべきことなどを発信する。

■緊急事態宣言時に事業継続が求められる事業者

以下の事業者には「3密」回避の取り組みを講じつつ、事業の継続を求める。

(1)医療体制の維持

病院・薬局、医薬品・医療機器の輸入・製造・販売など全ての医療関係者。

(2)支援が必要な人への保護の継続

高齢者や障害者ら支援が必要な人の居住や支援に関する全ての関係者。

(3)国民の安定的な生活の確保

①インフラ（電力、ガス、石油・石油化学・LPガス、上下水道、通信・データセンター）②飲食料品供給（農業・林業・漁業、飲食料品の輸入・製造・加工・流通・ネット通販）③生活必需物資供給（家庭用品の輸入・製造・加工・流通・ネット通販）④宅配・テイクアウト、生活必需物資の小売り（百貨店・スーパー、コンビニ、ドラッグストア、ホームセンター）⑤家庭用品のメンテナンス（配管工・電気技師）⑥生活必需サービス（ホテル・宿泊、銭湯、理美容、ランドリー、獣医師）⑦ごみ処理（廃棄物収集・運搬、処分）⑧冠婚葬祭業⑨メディア（テレビ、ラジオ、新聞、ネット関係者）⑩個人向けサービス（ネット配信、遠隔教育、ネット環境維持に関する設備・サービス、車の整備）

(4)社会の安定の維持

①金融サービス（銀行、信金・信組、証券、保険、クレジットカード）②物流・運送サービス（鉄道、バス・タクシー・トラック、海運・港湾管理、航空・空港管理、郵便）③国防に必要な製造業・サービス業の維持（航空機、潜水艦）④企業活動・治安の維持に必要なサービス（ビルメンテナンス、セキュリティー）⑤安全安心に必要な社会基盤（河川や道路管理、公共工事、廃棄物処理）⑥警察、消防など行政サービス⑦託児所など育児サービス

本書は、２０２０年元日から21年春までの読売新聞に掲載された新型コロナウイルス感染症（ＣＯＶＩＤ－19）に関する記事で構成されている。各章の解説・論考は、専門記者による書き下ろし。

装幀・扉・口絵デザイン　山影麻奈
本文レイアウト・ＤＴＰ　市川真樹子
編集協力　中央公論新社

報道《ほうどう》記録《きろく》 新型《しんがた》コロナウイルス感染症《かんせんしょう》

2021年6月22日　初版発行

編　著　読売新聞東京本社調査研究本部《よみうりしんぶんとうきょうほんしゃちょうさけんきゅうほんぶ》

編集人　南　砂

発行人　山口寿一

発行所　読売新聞東京本社
〒100-8055 東京都千代田区大手町1-7-1
電話　03-3242-1111（代表）
URL　https://www.yomiuri.co.jp/

印刷・製本　図書印刷

Printed in Japan　ISBN978-4-643-21008-8　C0036

定価はカバーに表示してあります。落丁本・乱丁本はお手数ですが小社宛お送りください。送料小社負担にてお取り替えいたします。